JN015507

登録販売者

過去6回

本試験問題集

新星出版社

登録販売者試験問題は

「手引き」の勉強が最短で合格に直結する！

問1　医薬品の本質に関する次の記述のうち、正しいものの組合せはどれか。

a　医薬品が人◯◯◯◯◯◯◯◯◯◯◯◯◯◯多岐に渡るが、そのすべてが◯◯◯◯◯◯◯◯◯

b　人体に対◯◯◯◯◯◯◯◯◯◯◯◯◯◯剤であれば、誤って人体か◯◯◯◯◯◯◯◯◯◯◯◯◯ることはない。

c　一般用医◯◯◯◯◯◯◯◯◯◯◯◯◯◯製造物責任法（平成6年法◯◯◯◯◯◯◯◯◯

d　医薬品は、市販後にも、医学・薬学等の新たな知見、使用成績等に基づき、その有効性、安全性等の確認が行われる仕組みになっている。

> **令和5年度 東京都**
> **登録販売者試験問題**
> **試験日　2023年9月10日**
> ※試験日は地域により異なります。

a ▶
b ▶
c ▶
d ▶

●「手引き」は公開されている！

　登録販売者の試験問題は、原則として各都道府県が作成するため、厚生労働省では**「試験問題の作成に関する手引き（最新改正版：令和6年4月）」**（以下、「手引き」）を公表しており、試験問題は、この「手引き」から出題されています。

　しかも、問題文そのものが「手引き」から、そのまま抜粋して作られています。実際に2023年9月に実施された東京都の問題から1例をご紹介します。問1は、「手引き」冒頭の「医薬品の本質」から出題されていますが、4つの選択肢すべてが、該当項目の範囲からそのまま出題されています。本書別冊解答・解説では「手引き」から問題の解説に該当する部分を、できる限りそのまま掲載しています。

　試験問題は各地域で作成されていますが、出題されるポイントは共通しており、本書を勉強することで、重要ポイントを繰り返し勉強することができます。

「手引き」から出る‼

最新版は令和6年4月に改正された！

I　医薬品概論

1）医薬品の本質

　医薬品は、多くの場合、人体に取り込まれて作用し、効果を発現させるものである。し

本来、医薬品も人体にとっては異物（外来物）であるため、また、医薬品が人体に及ぼす

複雑、かつ、多岐に渡り、そのすべては解明されていないため、必ずしも期待される有益

（薬効）のみをもたらすとは限らず、好ましくない反応（副作用）を生じる場合もある。

　人体に対して使用されない医薬品についても、例えば、殺虫剤の中には誤って人体がそ

されれば健康を害するおそれがあるものもあり、検査薬は検査結果について正しい解釈や

なされなければ医療機関を受診して適切な治療を受ける機会を失うおそれがあるなど、人

に影響を与えるものもある。

　医薬　　　　　　　　　　　　　　　　　　　　　　　　　　　身体の構造

に影響　　厚生労働省「試験問題の作成に関する手引き」　　したものであ

使用に　　　　　　　（令和6年4月改訂版）　　　　　　　　であ　　売時の取扱い

は、医　　厚生労働省ホームページ　　　　　　　　　　　　　　　　　それが添付

であり　　mhlw.go.jp/content/001243494.pdf　　　　　　　　み重ねや使用

　医薬　　　　　　　　　　　　　　　　　　　　　　　　　　　たな情報が付

入者　が適切に使用することにより、初　　　　　　　　する専門家においては、これらに円滑に対応で

報を伴　なければ、単なる薬物（有効成分　　　　　　る。

医薬品には　製品に添付されている文書（　　　　　　　　このほか、医薬品は、人の生命や健康に密接

　一般用医薬品　　一般の生活者が自ら選　　　質が保証されていなければならない。医薬品、

は、添付文書や製品表示に記載された内容　　　関する法律[1]（昭和35年法律第145号。以下

認識不足を生じることもある。購入者等が　　　有無にかかわらず、異物等の混入、変質等がある

には、その販売に専門家が関与し、専門用　　　医薬品の販売等を行う者においても、そのよう

を行い、また、購入者等が知りたい情報を　　　者による製品回収等の措置がなされることもあ

が不可欠である。　　　　　　　　　　　　　　意しておくことが重要である。

　また、医薬品は、市販後にも、医学　　　　　　一般用医薬品として販売される製品は、製造

安全性等の確認が行われる仕組みになって　　　という。）の対象でもある。

「試験問題の作成に関する手引き」は、法改正などに伴い改正されています。

3

登録販売者とは

　登録販売者とは、一般用医薬品（市販薬）を販売できる専門職のことです。この資格は2009年の薬事法（現在の薬機法）改正により誕生しました。

　薬事法改正により、登録販売者がいれば一般用医薬品のほとんどを販売できるようになったことから、現在では、薬局、ドラッグストアをはじめ、コンビニ、スーパー、ホームセンターなど、さまざまな業界から求められている資格です。

合格ラインは7割の正答率

●試験は簡単ではない

　登録販売者試験では、合格基準点が『全体の7割以上の得点、かつ各試験項目ごとの出題数に対して3.5割以上の正答（地域により4割となります)』が求められます。試験は決して簡単ではありません。

●本書の特長

　登録販売者の試験は「手引き」をしっかり勉強すれば確実に合格できます。ただし、この「手引き」は約400ページと膨大な量があります。

　本書では、別冊の解説文は「手引き」からそのまま該当箇所を抜粋しました。あえて「手引き」の文章を要約するなどは行わず、主語を加えたり文末を修正する程度の変更のみとしました。

　すべての問題には「手引き」の該当箇所を☞印で示しました。さらに、誤りの選択肢には間違っている個所を正しく直して、〜〜〜線をいれてあります。

　この問題集を勉強すれば、「手引き」の重要ポイントを効率よく勉強することができます。

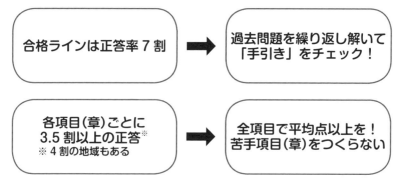

「試験問題の作成に関する手引き」は、令和6年4月に改訂されました。

●登録販売者試験

　登録販売者試験は全国の都道府県で行われています。

　合格後には、勤務地の都道府県知事あてに販売従事登録申請をおこなうことで、登録販売者として働くことができます。

　試験問題は、「**北海道・東北**（北海道、青森県、岩手県、宮城県、秋田県、山形県、福島県）」「**北関東・甲信越**（茨城県、栃木県、群馬県、山梨県、長野県、新潟県）」「**南関東**（埼玉県、千葉県、東京都、神奈川県）」「**北陸・東海**（富山県、石川県、岐阜県、静岡県、愛知県、三重県）」「**関西広域連合**（滋賀県、京都府、大阪府、兵庫県、和歌山県、徳島県）・**福井県**」「**中国・四国**（鳥取県、島根県、岡山県、広島県、山口県、香川県、愛媛県、高知県）」「**九州・沖縄**（福岡県、佐賀県、長崎県、熊本県、大分県、宮崎県、鹿児島県、沖縄県）」と、地域ごとに共通試験問題で行われています。注：徳島県は関西広域連合と共通の問題、**奈良県**は独自の問題で実施しています。

登録販売者試験の概要

試験日程	年1回以上、各都道府県単位で実施
試験方法	筆記試験（択一式マークシート方式）
受験資格	（1）学歴・年齢：不問 （2）実務経験：不問 ※合格者は都道府県に販売従事登録申請を行い、「販売従事登録証」の発行を受ければ、登録販売者として実務を行うことができます。
問題作成	厚生労働省発表のガイドラインである「試験問題の作成に関する手引き」から各都道府県が問題を作成します。また、複数の都道府県で共通問題を作成している場合もあります。 厚生労働省ホームページ　https://www.mhlw.go.jp/ ※「試験問題の作成に関する手引き」は、法改正等があれば随時改正されます。（**最新版は令和6年4月一部改訂版**）
試験項目及び問題数 ※各項目（章）の出題順は、都道府県により異なります。	第1章　医薬品に共通する特性と基本的な知識　　20問 第2章　人体の働きと医薬品　　20問 第3章　主な医薬品とその作用　　40問 第4章　薬事関係法規・制度　　20問 第5章　医薬品の適正使用と安全対策　　20問
試験時間	240分（試験は午前・午後に分けて1日で実施）
問い合わせ先	各都道府県の薬務課や保健所など

●販売従事登録申請

　登録販売者試験の合格者は、従事する薬局、店舗販売業又は配置販売業を所管する都道府県にて販売従事登録申請を行う必要があります。従事する薬局等を所管する都道府県であれば、受験地の都道府県以外の都道府県であっても販売従事登録ができます。

本書の使い方

●本冊　試験問題

　令和5年度試験から、東京都と大阪府の出題問題をそのまま掲載、さらに、平成30年度～令和5年度に全国で出題された問題から選別した問題を掲載しました。

> 実際の試験では午前、午後、各60問を、それぞれ120分間で解答します。1問あたり2分間を目安に解答することで、本番試験の実践対策となります。

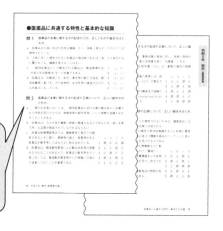

●別冊　解答・解説

　解説文は、問題文の誤りに該当する部分を「手引き」から掲載、━━━━━で分かりやすく表示しました。

> ☞は、手引きの該当箇所を示しています。例えば「☞第1章Ⅰ−1）」とは、「試験問題の作成に関する手引き」の「第1章　医薬品に共通する特性と基本的な知識」の「Ⅰ　医薬品概論」の「1）医薬品の本質」を示しています。

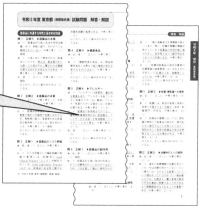

●別冊　別表など

　試験では、本文だけでなく、各章の別表からも出題されています。別冊には、出題頻度の高い別表を掲載しました。また、マークシートの解答用紙を巻末に掲載してあります。マークシートでの解答の仕方にも慣れておきましょう。

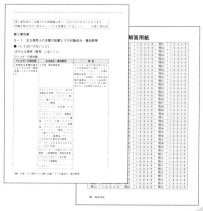

登録販売者過去6回
本試験問題集
CONTENTS

※別冊は取り外してお使いください。

2024年度受験案内

　参考として東京都の受験案内などをもとに作成しました。試験日程や申請書類などは受験地により異なります。必ず、受験地の受験案内を参照してください。

●試験日程

　令和6年9月8日

●受験受付

　令和6年5月20日～5月31日まで。受験案内（願書）は、東京都内の保健所、都庁第一本庁舎及び第二本庁舎の1階及び2階の各正面受付、薬務課（都庁第一本庁舎30階北側）の窓口で配布します。郵送配布も可能です（東京都ホームページを参照）。

注：ブロック内で試験日が同じであっても、願書受付期間は都道府県によって異なる場合があります。必ず、受験地の受験案内で確認してください。

●受験申請書類

申請書類	注意事項
受験願書	受験願書に記入する氏名は、戸籍（日本国籍を有しない方は、住民票）に記載されている文字を使用してください。 受験手数料（令和6年度13,600円※）を納付し、領収証書を受験願書の裏面の所定の場所に貼り付けてください。 ※受験手数料は受験する都道府県により異なります。
写真台帳	写真台帳の所定の場所に、氏名、年齢及び撮影年月を記入し、写真（裏面にボールペン等により消えない文字で氏名及び生年月日を記入してください。）を貼り付けてください。写真は、出願前6か月以内に脱帽して正面から撮影した縦4.5センチメートル、横3.5センチメートルの上半身像のものを使用してください（スナップ写真及び背景が写っているものは不可）。 ※写真の指定などの申請書類は、受験する都道府県により異なる場合があります。

●出題範囲

　厚生労働省の「試験問題の作成に関する手引き（令和6年4月）」から出題。
※令和6年4月に、令和4年3月作成の手引きが一部改訂されました。

●合格者の発表

　令和6年10月18日（金曜日）合格者の受験番号をホームページに掲載。合格者には、合格通知を郵送。

●合格基準

　配点を各問1点とし、以下の2つの基準の両方を満たすこと。
　総出題数（120問）に対する正答率が7割以上（84点以上）であること
　試験項目ごとの出題数に対する正答率が3割5分以上であること

●受験申込

試験に関する問い合わせ、受験願書等は、各都道府県の薬務課や保健所で受け付けています。

> 受験案内、受験願書は、各都道府県の薬務課、保健所、複数の府県などで構成された団体（例：関西広域連合）などで、配布しています。都道府県により、インターネット、郵送による請求も可能です。一部ではインターネットによる出願も行われています。

登録販売者試験はやさしいか？

登録販売者試験は2015年度から受験資格が問われなくなり受験者数も増加しましたが、合格率（全国）は40％強で推移しています。しかし、都道府県での実績を見ると大きなばらつきがあることがわかります。ただし、必ずしも合格率が試験問題の難易度に直結しているわけではありませんので注意が必要です。

●最近の合格率

	令和4年度			令和5年度		
	受験者数	合格者数	合格率	受験者数	合格者数	合格率
北海道	2,005 人	1,043 人	52.0%	1,595 人	817 人	51.2%
青森県	672 人	328 人	48.8%	527 人	228 人	43.3%
岩手県	687 人	286 人	41.6%	582 人	258 人	44.3%
宮城県	1,491 人	736 人	49.4%	1,030 人	460 人	44.7%
秋田県	460 人	187 人	40.7%	353 人	140 人	39.7%
山形県	526 人	228 人	43.3%	439 人	184 人	41.9%
福島県	1,343 人	564 人	42.0%	1,177 人	472 人	40.1%
茨城県	1,316 人	636 人	48.3%	1,555 人	835 人	53.7%
栃木県	853 人	370 人	43.4%	1,008 人	484 人	48.0%
群馬県	1,808 人	1,033 人	57.1%	1,578 人	871 人	55.2%
埼玉県	2,579 人	1,034 人	40.1%	2,258 人	1,024 人	45.3%
千葉県	2,910 人	1,158 人	39.8%	2,251 人	973 人	43.2%
東京都	4,570 人	1,898 人	41.5%	3,729 人	1,639 人	44.0%
神奈川県	3,216 人	1,433 人	44.6%	2,881 人	1,369 人	47.5%
新潟県	920 人	464 人	50.4%	789 人	401 人	50.8%
山梨県	510 人	286 人	56.1%	327 人	147 人	45.0%

長野県	948 人	474 人	50.0%	781 人	396 人	50.7%
富山県	613 人	250 人	40.8%	538 人	224 人	41.6%
石川県	734 人	297 人	40.5%	717 人	312 人	43.5%
福井県	444 人	136 人	30.6%	394 人	133 人	33.8%
岐阜県	999 人	405 人	40.5%	864 人	390 人	45.1%
静岡県	1,652 人	761 人	46.1%	1,748 人	922 人	52.7%
愛知県	3,171 人	1,380 人	43.5%	2,852 人	1,355 人	47.5%
三重県	672 人	301 人	44.8%	702 人	303 人	43.2%
滋賀県	7,893 人（関西広域連合）	2,767 人（関西広域連合）	35.1%	8,885 人（関西広域連合）	3,057 人（関西広域連合）	34.4%
京都府						
大阪府						
兵庫県						
和歌山県						
徳島県						
奈良県	601 人	287 人	47.8%	1,645 人	891 人	54.2%
鳥取県	220 人	82 人	37.3%	240 人	63 人	26.3%
島根県	373 人	126 人	33.8%	227 人	64 人	28.2%
岡山県	858 人	337 人	39.3%	932 人	262 人	28.1%
広島県	1,054 人	450 人	42.7%	975 人	299 人	30.7%
山口県	512 人	225 人	43.9%	620 人	184 人	29.7%
香川県	467 人	204 人	43.7%	425 人	106 人	24.9%
愛媛県	623 人	241 人	38.7%	526 人	133 人	25.3%
高知県	362 人	108 人	29.8%	304 人	65 人	21.4%
福岡県	2,426 人	1,415 人	58.3%	2,719 人	1,451 人	53.4%
佐賀県	1,328 人	787 人	59.3%	725 人	333 人	45.9%
長崎県	558 人	308 人	55.2%	436 人	205 人	47.0%
熊本県	780 人	423 人	54.2%	652 人	318 人	48.8%
大分県	571 人	332 人	58.1%	661 人	363 人	54.9%
宮崎県	433 人	231 人	53.3%	385 人	177 人	46.0%
鹿児島県	829 人	420 人	50.7%	696 人	314 人	45.1%
沖縄県	619 人	276 人	44.6%	486 人	192 人	39.5%
年度計	55,606 人	24,707 人	44.4%	52,214 人	22,814 人	43.7%

資料出所：厚生労働省

令和5年度

登録販売者試験問題

東京都（南関東4県共通）

試 験 日　2023 年 9 月 10 日
合格発表　2023 年 10 月 20 日

共通試験は、東京都、千葉、埼玉、神奈川の各県で実施されました。

注意事項

1　試験問題の数は午前、午後各 60 問で、それぞれ 120 分以内で解答して
　ください。
2　解答用紙は、試験問題とは別に配布します。
　　解答用紙には、必ず氏名と受験番号を記入し、また、受験番号に該当す
　る数字を塗りつぶしてください。
　　試験終了後は、解答用紙のみ提出してください。
3　解答方法は次のとおりです。
　(1)　解答用紙の該当箇所の数字を HB の鉛筆（シャープペンシルでも可）
　　で塗りつぶしてください。
　　　設問に対する解答は、1 設問に対して一つです。複数個所を塗りつぶ
　　した場合は、解答したことにはなりません。
　(2)　解答を修正した場合は、消しゴムであとが残らないように完全に消し
　　てください。
　　　鉛筆のあとが残ったり、✖のような消し方をした場合は、修正又は
　　解答したことにはならないので注意してください。
　(3)　解答用紙は、折り曲げたり汚したりしないよう、注意してください。
4(1)　試験問題は、成分名の表記を含め、厚生労働省が定める「試験問題の
　　作成に関する手引き（令和 4 年 3 月作成、令和 5 年 4 月一部改訂）」に
　　基づいて作成しています。
　(2)　設問中の科学用語、成分名、人名、学名などの表記そのものには誤り
　　はないものとして解答してください。
　(3)「医薬品、医療機器等の品質、有効性及び安全性の確保等に関する法
　　律」について、問題文中では「医薬品医療機器等法」と表記しています。
5　試験問題の内容については、質問を受け付けません。
※この注意事項は、実際の試験問題を参考に作成したものです。

●医薬品に共通する特性と基本的な知識

問 1 医薬品の本質に関する次の記述のうち、正しいものの組合せはどれか。

a 医薬品が人体に及ぼす作用は複雑、かつ、多岐に渡るが、そのすべてが解明されている。

b 人体に対して使用されない医薬品の殺虫剤であれば、誤って人体がそれに曝_{さら}されても、健康を害することはない。

c 一般用医薬品として販売される製品は、製造物責任法（平成6年法律第85号）の対象でもある。

d 医薬品は、市販後にも、医学・薬学等の新たな知見、使用成績等に基づき、その有効性、安全性等の確認が行われる仕組みになっている。

1 （a、b）
2 （a、c）
3 （a、d）
4 （b、c）
5 （c、d）

問 2 医薬品の本質に関する次の記述の正誤について、正しい組合せはどれか。

a 一般の生活者においては、一般用医薬品の添付文書や製品表示に記載された内容を見ただけでは、効能効果や副作用等について誤解や認識不足を生じることがある。

b 医薬品は、人の生命や健康に密接に関連するものであるため、高い水準で均一な品質が保証されていなければならない。

c 医薬品医療機器等法では、健康被害の発生の可能性があるときに限り、異物等の混入、変質等がある医薬品を販売等してはならない旨を定めている。

d 医薬品は、製造販売業者による製品回収等の措置がなされることがあるので、医薬品の販売等を行う者においては、製造販売業者等からの情報に日頃から留意しておくことが重要である。

	a	b	c	d
1	誤	正	正	誤
2	正	正	誤	正
3	正	誤	正	正
4	誤	正	誤	正
5	正	正	正	正

問 3 医薬品のリスク評価に関する次の記述の正誤について、正しい組合せはどれか。

a　医薬品の投与量と効果の関係は、薬物用量の増加に伴い、効果の発現が検出されない「無作用量」から、最小有効量を経て「治療量」に至る。

b　動物実験により求められる50％致死量（LD_{50}）は、薬物の毒性の指標として用いられる。

c　ヒトを対象とした臨床試験の実施の基準には、国際的に Good Laboratory Practice（GLP）が制定されている。

d　医薬品に対しては、製造販売後の調査及び試験の実施の基準として Good Post-marketing Study Practice（GPSP）が制定されている。

	a	b	c	d
1	正	正	誤	正
2	正	誤	正	誤
3	誤	正	正	正
4	誤	誤	正	正
5	正	誤	誤	誤

問 4 健康食品に関する次の記述の正誤について、正しい組合せはどれか。

a　健康増進や維持の助けになることが期待されるいわゆる「健康食品」は、あくまで食品であり、医薬品とは法律上区別される。

b　「機能性表示食品」は、事業者の責任で科学的根拠をもとに疾病に罹患していない者の健康維持及び増進に役立つ機能を商品のパッケージに表示するものとして、国の個別の許可を受けたものである。

c　「特定保健用食品」は、身体の生理機能などに影響を与える保健機能成分を含むもので、個別に（一部は規格基準に従って）特定の保健機能を示す有効性や安全性などに関する国の審査を受け、許可されたものである。

d　一般用医薬品の販売時には、健康食品の摂取の有無について確認することが重要である。

	a	b	c	d
1	正	正	誤	正
2	誤	正	誤	正
3	正	誤	誤	誤
4	正	誤	正	正
5	誤	正	正	誤

問 5 アレルギー（過敏反応）に関する次の記述の正誤について、正しい組合せはどれか。

a　アレルギーには、体質的・遺伝的な要素はない。

b　アレルギーは、内服薬だけでなく外用薬等でも引き起こされることがある。

c　医薬品の添加物は、アレルギーを引き起こす原因物質とはならない。

d　普段は医薬品にアレルギーを起こしたことがない人でも、病気等に対する抵抗力が低下している状態などの場合には、思わぬアレルギーを生じることがある。

	a	b	c	d
1	誤	正	正	誤
2	誤	誤	誤	正
3	正	誤	誤	誤
4	誤	正	誤	正
5	正	正	正	誤

問 6 医薬品の副作用に関する次の記述の正誤について、正しい組合せはどれか。

a　副作用は、眠気や口渇等の比較的よく見られるものから、日常生活に支障を来す程度の健康被害を生じる重大なものまで様々である。

b　医薬品を十分注意して適正に使用した場合であっても、副作用が生じることがある。

c　一般用医薬品の場合は、通常、重大な副作用を回避することよりも、使用を中断することによる不利益を回避することが優先される。

d　副作用は、容易に異変を自覚できるものばかりでなく、明確な自覚症状として現れないこともある。

	a	b	c	d
1	正	正	誤	正
2	誤	正	誤	誤
3	正	誤	誤	誤
4	正	誤	正	正
5	誤	正	正	誤

問7 医薬品の使用等に関する次の記述の正誤について、正しい組合せはどれか。

a 小児への使用を避けるべき医薬品を「子供だから大人用のものを半分にして飲ませればよい」として服用させるなど、安易に医薬品を使用する場合には、副作用につながる危険性が高い。

b 一般用医薬品を長期連用すると、症状を抑えていることで重篤な疾患の発見が遅れたり、肝臓や腎臓などの器官を傷めたりする可能性がある。

c 一般用医薬品には、習慣性・依存性がある成分を含んでいるものはない。

d 一般用医薬品は、その使用を判断する主体が一般の生活者であることから、その適正な使用を図っていく上で、販売時における専門家の関与が特に重要である。

	a	b	c	d
1	正	正	正	誤
2	正	正	誤	正
3	正	誤	正	誤
4	誤	正	誤	正
5	誤	誤	正	正

問8 医薬品と食品との相互作用に関する次の記述の正誤について、正しい組合せはどれか。

a 相互作用には、医薬品が吸収、分布、代謝又は排泄される過程で起こるものと、医薬品が薬理作用をもたらす部位において起こるものがある。

b 酒類（アルコール）をよく摂取する者は、肝臓の代謝機能が高まっていることが多く、アセトアミノフェンでは、通常よりも代謝されやすくなることがある。

c 生薬成分が配合された医薬品と生薬成分が含まれた食品（ハーブ等）を合わせて摂取すると、その医薬品の効き目や副作用を増強させることがある。

d 外用薬であれば、食品の摂取によって、その作用や代謝が影響を受ける可能性はない。

	a	b	c	d
1	正	正	誤	正
2	誤	正	正	正
3	正	正	正	誤
4	正	誤	正	誤
5	誤	誤	誤	正

問9　小児への医薬品の使用に関する次の記述の正誤について、正しい組合せはどれか。

a　小児は、大人と比べて身体の大きさに対して腸が長く、服用した医薬品の吸収率が相対的に高い。

b　小児は、血液脳関門が未発達であるため、吸収されて循環血液中に移行した医薬品の成分が脳に達しやすい。

c　小児は、肝臓や腎臓の機能が未発達であるため、医薬品の成分の代謝・排泄に時間がかかり、作用が強く出過ぎたり、副作用がより強く出ることがある。

d　「医療用医薬品の添付文書等の記載要領の留意事項」（平成 29 年 6 月 8 日付け薬生安発 0608 第 1 号厚生労働省医薬・生活衛生局安全対策課長通知別添）において、おおよその目安として、小児は 5 歳以上、15 歳未満との年齢区分が用いられている。

	a	b	c	d
1	正	正	正	誤
2	誤	正	誤	誤
3	正	誤	正	誤
4	誤	誤	正	正
5	正	正	誤	正

問10　高齢者への医薬品の使用に関する次の記述のうち、正しいものの組合せはどれか。

a　高齢者は、喉の筋肉が衰えて飲食物を飲み込む力が弱まっている（嚥下障害）場合があり、内服薬を使用する際に喉に詰まらせやすい。

b　一般に高齢者は生理機能が衰えつつあり、特に、肝臓や腎臓の機能が低下していると医薬品の作用が現れにくくなるため、若年時と比べて副作用を生じるリスクは低い。

c　「医療用医薬品の添付文書等の記載要領の留意事項」（平成 29 年 6 月 8 日付け薬生安発 0608 第 1 号厚生労働省医薬・生活衛生局安全対策課長通知別添）において、おおよその目安として 75 歳以上を「高齢者」としている。

d　高齢者は、医薬品の取り違えや飲み忘れを起こしやすいなどの傾向があり、家族や介護関係者等の理解や協力も含めて、医薬品の安全使用の観点からの配慮が重要となることがある。

1　（a、b）
2　（a、c）
3　（a、d）
4　（b、c）
5　（c、d）

問11　妊婦又は妊娠していると思われる女性及び母乳を与える女性（授乳婦）への医薬品の使用に関する次の記述の正誤について、正しい組合せはどれか。

a　ビタミンA含有製剤は、妊娠前後の一定期間に通常の用量を超えて摂取すると胎児に先天異常を起こす危険性が高まるとされている。

b　胎盤には、胎児の血液と母体の血液とが混ざりあう仕組み（血液－胎盤関門）がある。

c　便秘薬のように、配合成分やその用量によっては流産や早産を誘発するおそれがあるものがある。

d　授乳婦が使用した医薬品の成分が乳汁中に移行することはない。

	a	b	c	d
1	正	正	誤	誤
2	誤	誤	誤	正
3	正	誤	正	誤
4	誤	正	正	正
5	誤	誤	正	誤

問12　医療機関で治療を受けている人等への医薬品の使用に関する次の記述の正誤について、正しい組合せはどれか。

a　生活習慣病等の慢性疾患の種類や程度によっては、一般用医薬品の使用により、その症状が悪化することがある。

b　過去に医療機関で治療を受けていたが、現在、治療を受けていない場合は、一般用医薬品の使用について、特に注意する必要はない。

c　医療機関での治療を特に受けていない場合であっても、医薬品の種類や配合成分等によっては、特定の症状がある人が使用するとその症状を悪化させるおそれがある。

d　医療機関・薬局で交付された薬剤を使用している人については、登録販売者において一般用医薬品との併用の可否を判断することは困難なことが多く、その薬剤を処方した医師若しくは歯科医師又は調剤を行った薬剤師に相談するよう説明する必要がある。

	a	b	c	d
1	正	誤	誤	誤
2	誤	正	誤	正
3	誤	誤	正	誤
4	正	正	誤	誤
5	正	誤	正	正

問13 プラセボ効果に関する次の記述の正誤について、正しい組合せはどれか。

a　プラセボ効果とは、医薬品を使用したとき、結果的又は偶発的に薬理作用を生じることをいう。

b　プラセボ効果は、時間経過による自然発生的な変化（自然緩解など）は関与していないと考えられている。

c　プラセボ効果によってもたらされる反応や変化には、望ましいもの（効果）だけであり、不都合なもの（副作用）はない。

d　プラセボ効果は、客観的に測定が可能な変化として現れることはなく、主観的な変化だけが現れる。

	a	b	c	d
1	正	誤	誤	正
2	誤	正	正	誤
3	正	誤	正	誤
4	誤	正	誤	正
5	誤	誤	誤	誤

問14 医薬品の品質に関する次の記述の正誤について、正しい組合せはどれか。

a　医薬品が保管・陳列される場所については、清潔性が保たれるとともに、その品質が十分保持される環境となるよう（高温、多湿、直射日光等の下に置かれることのないよう）留意する必要がある。

b　医薬品は、適切な保管・陳列がなされれば、経時変化による品質の劣化は起こらない。

c　一般用医薬品は、購入後、すぐに使用されるとは限らず、家庭における常備薬として購入されることも多いことから、外箱等に記載されている使用期限から十分な余裕をもって販売等がなされることも重要である。

d　外箱等に記載されている「使用期限」は、開封状態で保管された場合でも品質が保持される期限である。

	a	b	c	d
1	誤	正	正	正
2	正	誤	正	誤
3	正	正	正	誤
4	正	誤	誤	正
5	誤	誤	誤	正

問15　一般用医薬品で対処可能な症状等の範囲に関する次の記述のうち、正しいものの組合せはどれか。

a　一般用医薬品の販売等に従事する専門家においては、医薬品の使用によらない対処を勧めることが適切な場合があることにも留意する必要がある。

b　症状が重いとき（例えば、高熱や激しい腹痛がある場合、患部が広範囲である場合等）に、まずは一般用医薬品を使用することが適切な対処である。

c　一般用医薬品を一定期間使用しても症状の改善がみられないときには、医療機関を受診して医師の診療を受ける必要がある。

d　一般用医薬品で対処可能な範囲は、乳幼児や妊婦等、医薬品を使用する人によって変わるものではない。

1　（a、b）
2　（a、c）
3　（b、c）
4　（b、d）
5　（c、d）

問16　一般用医薬品の販売時におけるコミュニケーションにおいて、医薬品の販売等に従事する専門家として留意すべき事項に関する次の記述の正誤について、正しい組合せはどれか。

a　購入者等が、自分自身や家族の健康に対する責任感を持ち、適切な医薬品を選択して、適正に使用するよう、働きかけていくことが重要である。

b　「何のためにその医薬品を購入しようとしているか（購入者等のニーズ、購入の動機）」は、医薬品の販売等に従事する専門家が購入者等から確認しておきたい基本的なポイントの一つである。

c　購入者側に情報提供を受けようとする意識が乏しい場合であっても、購入者側から医薬品の使用状況に係る情報をできる限り引き出し、可能な情報提供を行っていくためのコミュニケーション技術を身につけるべきである。

d　購入者等が、一般用医薬品を使用する状況は随時変化する可能性があるため、販売数量は一時期に使用する必要量とする等、販売時のコミュニケーションの機会が継続的に確保されるよう配慮することが重要である。

	a	b	c	d
1	正	正	正	正
2	誤	正	正	正
3	正	誤	正	正
4	正	正	誤	正
5	正	正	正	誤

問17 サリドマイド及びサリドマイド訴訟に関する次の記述の正誤について、正しい組合せはどれか。

a サリドマイド訴訟は、サリドマイド製剤を妊娠している女性が使用したことにより、出生児に四肢欠損、耳の障害等の先天異常（サリドマイド胎芽症）が発生したことに対する損害賠償訴訟である。

b サリドマイドは、催眠鎮静成分として承認され、鎮静作用を目的として胃腸薬にも配合されていた。

c サリドマイドの副作用のうち血管新生を妨げる作用は、サリドマイドの光学異性体のうち、一方の異性体（S体）のみが有する作用であるため、もう一方の異性体（R体）を分離して製剤化すれば避けることができる。

d サリドマイドによる薬害事件は、日本のみならず世界的にも問題となったため、WHO加盟国を中心に市販後の副作用情報の収集の重要性が改めて認識され、各国における副作用情報の収集体制の整備が図られることとなった。

	a	b	c	d
1	正	正	誤	正
2	誤	正	誤	正
3	誤	正	正	誤
4	正	誤	正	誤
5	誤	誤	正	正

問18 スモン及びスモン訴訟に関する次の記述のうち、正しいものの組合せはどれか。

a スモン訴訟とは、解熱鎮痛剤として販売されたキノホルム製剤を使用したことにより、亜急性脊髄視神経症に罹患したことに対する損害賠償訴訟である。

b スモンの原因となったキノホルム製剤には、一般用医薬品として販売されていた製品もある。

c スモン訴訟は、各地の地裁及び高裁において和解が勧められているが、いまだ全面和解には至っていない。

d スモン訴訟を一つの契機として、医薬品の副作用による健康被害の迅速な救済を図るため、医薬品副作用被害救済制度が創設された。

1	（a、b）
2	（a、c）
3	（b、c）
4	（b、d）
5	（c、d）

問19　ヒト免疫不全ウイルス（HIV）訴訟に関する次の記述の正誤について、正しい組合せはどれか。

a　HIV訴訟は、血友病患者が、HIVが混入した原料血漿^{しょう}から製造された免疫グロブリン製剤の投与を受けたことにより、HIVに感染したことに対する損害賠償訴訟である。

b　HIV訴訟は、国及び製薬企業を被告として提訴され、その後和解が成立した。

c　HIV訴訟を契機として、緊急に必要とされる医薬品を迅速に供給するための「緊急輸入」制度の創設等を内容とする改正薬事法が成立し、施行された。

d　HIV訴訟を契機に、血液製剤の安全確保対策として検査や献血時の問診の充実が図られた。

	a	b	c	d
1	正	正	誤	正
2	誤	正	正	正
3	誤	正	正	誤
4	正	誤	正	誤
5	誤	誤	誤	正

問20　クロイツフェルト・ヤコブ病（CJD）及びCJD訴訟に関する次の記述のうち、正しいものの組合せはどれか。

a　CJD訴訟は、脳外科手術等に用いられていたウシ乾燥硬膜を介してCJDに罹^り患したことに対する損害賠償訴訟である。

b　CJDは、ウイルスの一種であるプリオンが原因とされている。

c　CJDは、認知症に類似した症状が現れ、死に至る重篤な神経難病である。

d　CJD訴訟を一つの契機として、生物由来製品による感染等被害救済制度が創設された。

1　（a、b）
2　（a、c）
3　（b、c）
4　（b、d）
5　（c、d）

●人体の働きと医薬品

問21 消化器系に関する次の記述の正誤について、正しい組合せはどれか。

a 歯冠の表面は象牙質で覆われ、象牙質の下にはエナメル質と呼ばれる硬い骨状の組織がある。

b 飲食物を飲み込む運動（嚥下）が起きるときには、喉頭の入り口にある弁（喉頭蓋）が反射的に開くことにより、飲食物が喉頭や気管に流入せずに食道へと送られる。

c 胃は、食道から内容物が送られてくると、その刺激に反応して胃壁の平滑筋が弛緩し、容積が拡がる（胃適応性弛緩）。

d 胃粘液に含まれる成分は、小腸におけるビタミンB12の吸収に重要な役割を果たしている。

	a	b	c	d
1	誤	誤	正	正
2	正	誤	誤	正
3	誤	正	誤	誤
4	正	正	正	誤
5	誤	正	正	正

問22 消化器系に関する次の記述の正誤について、正しい組合せはどれか。

a 膵臓は、炭水化物、タンパク質、脂質のそれぞれを消化する酵素の供給を担っている。

b 肝臓で産生された胆汁に含まれる胆汁酸塩（コール酸、デオキシコール酸等の塩類）は、タンパク質の消化を容易にし、また、水溶性ビタミンの吸収を助ける。

c 大腸は、盲腸、虫垂、上行結腸、横行結腸、下行結腸、S状結腸、直腸からなる管状の臓器で、内壁粘膜に絨毛がある。

d 肛門には動脈が細かい網目状に通っていて、肛門周囲の組織がうっ血すると痔の原因となる。

	a	b	c	d
1	誤	正	誤	誤
2	正	誤	誤	誤
3	正	正	誤	正
4	正	誤	正	正
5	誤	正	正	誤

問23　呼吸器系に関する次の記述の正誤について、正しい組合せはどれか。

a　鼻腔の内壁には粘液分泌腺が多く分布し、鼻汁を分泌する。

b　喉頭は、発声器としての役割もあり、呼気で喉頭上部にある声帯を振動させて声が発せられる。

c　喉頭から肺へ向かう気道が左右の肺へ分岐するまでの部分を気管支といい、そこから肺の中で複数に枝分かれする部分を気管という。

d　肺自体には肺を動かす筋組織がないため、自力で膨らんだり縮んだりするのではなく、横隔膜や肋間筋によって拡張・収縮して呼吸運動が行われている。

	a	b	c	d
1	正	正	誤	誤
2	正	正	誤	正
3	正	誤	正	誤
4	誤	誤	誤	正
5	誤	正	正	誤

問24　循環器系に関する次の記述のうち、正しいものの組合せはどれか。

a　心臓の内部は上部左右の心房、下部左右の心室の４つの空洞に分かれており、心室で血液を集めて心房に送り、心房から血液を拍出する。

b　血管壁にかかる圧力（血圧）は、通常、上腕部の動脈で測定され、心臓が収縮したときの血圧を最小血圧という。

c　四肢を通る静脈では血流が重力の影響を受けやすいため、一定の間隔で存在する内腔に向かう薄い帆状のひだ（静脈弁）が発達しており、血液の逆流を防いでいる。

d　消化管壁を通っている毛細血管の大部分は、門脈と呼ばれる血管に集まって肝臓に入る。

1　（a、b）
2　（a、c）
3　（b、c）
4　（b、d）
5　（c、d）

問25 血液及びリンパ系に関する次の記述の正誤について、正しい組合せはどれか。

a 血漿は、90％以上が水分からなり、アルブミン、グロブリン等のタンパク質のほか、微量の脂質、糖質、電解質を含む。

b 血液の粘稠性は、主として血漿の水分量や血中脂質量で決まり、赤血球の量はほとんど影響を与えない。

c リンパ球は、血液中の白血球の中で最も数が多く、白血球の約60％を占めている。

d リンパ管は、互いに合流して次第に太くなり、最終的に鎖骨の下にある動脈につながるが、途中にリンパ節と呼ばれる結節がある。

	a	b	c	d
1	正	正	誤	正
2	正	誤	誤	誤
3	正	誤	正	誤
4	誤	誤	誤	正
5	誤	正	正	誤

問26 泌尿器系に関する次の記述のうち、正しいものの組合せはどれか。

a 腎小体では、原尿中のブドウ糖やアミノ酸等の栄養分及び血液の維持に必要な水分や電解質が再吸収される。

b 腎臓には内分泌腺としての機能もあり、骨髄における赤血球の産生を促進するホルモンを分泌する。

c 副腎皮質では、自律神経系に作用するアドレナリンとノルアドレナリンが産生・分泌される。

d 女性は尿道が短いため、細菌などが侵入したとき膀胱まで感染を生じやすい。

1 （a、b）
2 （a、c）
3 （a、d）
4 （b、d）
5 （c、d）

問27　目に関する次の記述の正誤について、正しい組合せはどれか。

a　水晶体の前には虹彩があり、瞳孔を散大・縮小させて眼球内に入る光の量を調節している。

b　水晶体は、その周りを囲んでいる毛様体の収縮・弛緩によって、遠くの物を見るときには丸く厚みが増し、近くの物を見るときには扁平になる。

c　結膜の充血では白目の部分だけでなく眼瞼の裏側も赤くなるが、強膜が充血したときは眼瞼の裏側は赤くならない。

d　涙器は、涙液を分泌する涙腺と、涙液を鼻腔に導出する涙道からなる。

	a	b	c	d
1	誤	誤	誤	正
2	正	正	誤	誤
3	正	誤	正	誤
4	正	誤	正	正
5	誤	正	正	正

問28　鼻及び耳に関する次の記述のうち、正しいものの組合せはどれか。

a　鼻中隔の前部は、毛細血管が少ないことに加えて粘膜が厚いため、傷つきにくく鼻出血を起こしにくい。

b　鼻腔と副鼻腔を連絡する管は非常に狭いため、鼻腔粘膜が腫れると副鼻腔の開口部がふさがりやすくなり、副鼻腔に炎症を生じることがある。

c　小さな子供では、耳管が太く短くて、走行が水平に近いため、鼻腔からウイルスや細菌が侵入し、感染が起こりやすい。

d　内耳は、平衡器官である蝸牛と、聴覚器官である前庭からなり、いずれも内部はリンパ液で満たされている。

1　（a、b）
2　（a、c）
3　（b、c）
4　（b、d）
5　（c、d）

問29 外皮系に関する次の記述の正誤について、正しい組合せはどれか。

a 角質層は、細胞膜が丈夫な線維性のセラミドでできた板状の角質細胞と、ケラチンを主成分とする細胞間脂質で構成されている。

b メラニン色素は、皮下組織にあるメラニン産生細胞（メラノサイト）で産生され、太陽光に含まれる紫外線から皮膚組織を防護する役割がある。

c 毛球の下端のへこんでいる部分を毛乳頭といい、毛乳頭には毛細血管が入り込んで、取り巻く毛母細胞に栄養分を運んでいる。

d 汗腺には、アポクリン腺とエクリン腺の二種類があり、アポクリン腺は手のひらなど毛根がないところも含め全身に分布する。

	a	b	c	d
1	正	正	誤	誤
2	正	誤	誤	正
3	正	誤	正	誤
4	誤	正	正	正
5	誤	誤	正	誤

問30 骨格系及び筋組織に関する次の記述のうち、正しいものの組合せはどれか。

a 骨の基本構造は、主部となる骨質、骨質表面を覆う骨膜、骨質内部の骨髄、骨の接合部にある関節軟骨の四組織からなる。

b 骨組織を構成する無機質は骨に硬さを与え、有機質（タンパク質及び多糖体）は骨の強靱さを保つ。

c 平滑筋は、筋線維を顕微鏡で観察すると横縞模様（横紋）が見えるので横紋筋とも呼ばれる。

d 不随意筋は体性神経系で支配されるのに対して、随意筋は自律神経系に支配されている。

1 （a、b）
2 （a、c）
3 （b、c）
4 （b、d）
5 （c、d）

問31　脳や神経系の働きに関する次の記述のうち、正しいものの組合せはどれか。

a　脊髄には、心拍数を調節する心臓中枢、呼吸を調節する呼吸中枢がある。

b　延髄は、多くの生体の機能を制御する部位であるが、複雑な機能の場合はさらに上位の脳の働きによって制御されている。

c　末梢神経系は、随意運動、知覚等を担う体性神経系と、消化管の運動や血液の循環等のように生命や身体機能の維持のため無意識に働いている機能を担う自律神経系に分類される。

d　副交感神経の節後線維の末端から放出される神経伝達物質はノルアドレナリンである。

1　（a、b）
2　（a、c）
3　（b、c）
4　（b、d）
5　（c、d）

問32　医薬品の有効成分の吸収及び代謝に関する次の記述の正誤について、正しい組合せはどれか。

a　内服以外の用法で使用される医薬品には、適用部位から有効成分を吸収させて、全身作用を発揮させることを目的とするものがある。

b　鼻腔粘膜の下には毛細血管が豊富なため、点鼻薬の成分は循環血液中に移行しやすく、初めに肝臓で代謝を受けて全身に分布する。

c　咽頭の粘膜に適用する含嗽薬（うがい薬）は、その多くが唾液や粘液によって食道へ流れてしまうため、咽頭粘膜からの吸収が原因で全身的な副作用が起こることは少ない。

d　有効成分が皮膚から浸透して体内の組織で作用する医薬品の場合は、浸透する量は皮膚の状態、傷の有無やその程度による影響を受けない。

	a	b	c	d
1	正	誤	正	誤
2	誤	誤	誤	正
3	誤	正	正	誤
4	正	誤	誤	誤
5	正	正	誤	正

問33 医薬品の有効成分の代謝及び排泄に関する次の記述の正誤について、正しい組合せはどれか。

a 医薬品の有効成分が代謝を受けると、作用を失ったり（不活性化）、作用が現れたり（代謝的活性化）、あるいは体外へ排泄されやすい脂溶性の物質に変化したりする。

b 肝機能が低下した人では、医薬品を代謝する能力が低いため、一般的には正常な人に比べて全身循環に到達する有効成分の量がより多くなり、効き目が過剰に現れたり、副作用を生じやすくなったりする。

c 医薬品の有効成分は未変化体のままで、あるいは代謝物として、体外に排出されるが、肺から呼気中に排出されることはない。

d 腎機能が低下した人では、正常の人よりも有効成分の尿中への排泄が早まるため、医薬品の効き目が十分に現れず、副作用も生じにくい。

	a	b	c	d
1	正	正	誤	誤
2	正	誤	正	誤
3	誤	誤	正	正
4	誤	正	誤	誤
5	正	誤	誤	正

問34 医薬品の体内での働きに関する次の記述の正誤について、正しい組合せはどれか。

a 医薬品を十分な間隔をあけずに追加摂取して血中濃度を高くしても、ある濃度以上になるとより強い薬効は得られなくなり、有害な作用（副作用や毒性）も現れにくくなる。

b 有効成分の血中濃度は、ある時点でピーク（最高血中濃度）に達し、その後は低下していくが、これは代謝・排泄の速度が吸収・分布の速度を上回るためである。

c 全身作用を目的とする医薬品の多くは、使用後の一定期間、その有効成分の血中濃度が、最小有効濃度と毒性が現れる濃度域の間の範囲に維持されるよう、使用量及び使用間隔が定められている。

d 循環血液中に移行した有効成分は、血流によって全身の組織・器官へ運ばれて作用するが、多くの場合、標的となる細胞に存在する受容体、酵素、トランスポーターなどのタンパク質と結合し、その機能を変化させることで薬効や副作用を現す。

	a	b	c	d
1	誤	誤	誤	正
2	正	誤	正	誤
3	誤	正	正	誤
4	正	正	誤	誤
5	誤	正	正	正

問35 医薬品の剤形及び適切な使用方法に関する次の記述の正誤について、正しい組合せはどれか。

a 錠剤（内服）は、胃や腸で崩壊し、有効成分が溶出することが薬効を発現する前提となるため、例外的な場合を除いて、口中で噛み砕いて服用してはならない。

b トローチ剤は、有効成分が口腔内や咽頭部に行き渡るよう、口中に含み、噛まずにゆっくり溶かすようにして使用される。

c 外用局所に適用する剤形のうち、一般的に適用部位を水から遮断したい場合には、クリーム剤ではなく軟膏剤を用いることが多い。

d カプセル剤は、カプセル内に薬剤を充填した剤形であり、水なしで服用すると、カプセルの原材料として広く用いられているゼラチンが喉や食道に貼り付くことがある。

	a	b	c	d
1	正	正	正	正
2	誤	誤	正	誤
3	正	正	誤	正
4	正	誤	誤	誤
5	誤	誤	正	正

問36 皮膚粘膜眼症候群（スティーブンス・ジョンソン症候群）及び中毒性表皮壊死融解症（TEN）に関する次の記述の正誤について、正しい組合せはどれか。

a 皮膚粘膜眼症候群は、発症機序の詳細が不明であり、また、発症の可能性がある医薬品の種類も多いため、発症の予測は極めて困難である。

b 皮膚粘膜眼症候群は、38℃以上の高熱を伴って、発疹・発赤、火傷様の水疱等の激しい症状が比較的短時間のうちに全身の皮膚、口、眼等の粘膜に現れる病態である。

c 皮膚粘膜眼症候群又は中毒性表皮壊死融解症の前兆として、両眼に現れる急性結膜炎（結膜が炎症を起こし、充血、目やに、流涙、痒み、腫れ等を生じる病態）は、皮膚や粘膜の変化とほぼ同時期又は半日～1日程度先行して生じることが知られている。

d 皮膚粘膜眼症候群と中毒性表皮壊死融解症は、原因医薬品の使用開始後2週間以内に発症することが多く、1ヶ月以上経ってから起こることはない。

	a	b	c	d
1	正	誤	正	正
2	誤	正	誤	正
3	正	正	正	誤
4	正	誤	誤	誤
5	誤	誤	正	誤

問37 医薬品の副作用として現れる肝機能障害に関する次の記述の正誤について、正しい組合せはどれか。

a 医薬品により生じる肝機能障害は、有効成分又はその代謝物の直接的肝毒性が原因で起きる中毒性のものと、有効成分に対する抗原抗体反応が原因で起きるアレルギー性のものに大別される。

b 黄疸(だん)は、ビリルビン（黄色色素）が血液中へ排出されず、胆汁中に滞留することにより生じる。

c 軽度の肝機能障害の場合、自覚症状がなく、健康診断等の血液検査（肝機能検査値の悪化）で初めて判明することが多い。

d 肝機能障害が疑われた場合、原因と考えられる医薬品を使用し続けても、不可逆的な病変（肝不全）を生じることはない。

	a	b	c	d
1	正	正	正	誤
2	誤	正	誤	誤
3	正	誤	正	誤
4	正	正	誤	正
5	誤	誤	正	正

問38 医薬品の副作用として現れる偽アルドステロン症に関する次の記述の正誤について、正しい組合せはどれか。

a 副腎皮質からのアルドステロン分泌が増加することにより生じる。

b 主な症状に、手足の脱力、血圧上昇、筋肉痛、こむら返り、手足のしびれ、むくみ（浮腫）等がある。

c 病態が進行すると、筋力低下、起立不能、歩行困難、痙攣(けいれん)等を生じる。

d 複数の医薬品や、医薬品と食品との間の相互作用によって起きることがある。

	a	b	c	d
1	正	誤	正	正
2	誤	正	誤	正
3	誤	誤	正	誤
4	正	正	誤	誤
5	誤	正	正	正

問39　医薬品の副作用に関する次の記述の正誤について、正しい組合せはどれか。

a　医薬品の使用が原因で血液中の白血球（好中球）が減少し、細菌やウイルスの感染に対する抵抗力が弱くなって、突然の高熱、悪寒、喉の痛み、口内炎、倦怠感等の症状を呈することがある。

b　医薬品の使用が原因で血液中の血小板が減少し、鼻血、歯ぐきからの出血、手足の青あざ（紫斑）等の症状が現れることがある。

c　精神神経症状は、医薬品の大量服用や長期連用、乳幼児への適用外の使用等の不適正な使用がなされた場合に限られ、通常の用法・用量では発生しない。

d　無菌性髄膜炎は、大部分はウイルスが原因と考えられているが、マイコプラズマ感染症やライム病、医薬品の副作用等によって生じることもある。

	a	b	c	d
1	誤	誤	正	正
2	誤	正	正	正
3	正	誤	正	誤
4	正	正	誤	正
5	正	正	誤	誤

問40　循環器系に現れる副作用に関する次の記述の正誤について、正しい組合せはどれか。

a　うっ血性心不全とは、心筋の自動性や興奮伝導の異常が原因で心臓の拍動リズムが乱れる病態である。

b　息切れ、疲れやすい、足のむくみ、急な体重の増加、咳とピンク色の痰などを認めた場合は、うっ血性心不全の可能性が疑われる。

c　医薬品を適正に使用している場合は、動悸（心悸亢進）や一過性の血圧上昇、顔のほてりを生じることはない。

d　心不全の既往がある人は、薬剤による心不全を起こしやすい。

	a	b	c	d
1	正	誤	正	正
2	正	正	正	誤
3	誤	誤	誤	正
4	正	正	誤	誤
5	誤	正	誤	正

●薬事に関する法規と制度

問41　次の記述は、医薬品医療機器等法第1条の条文である。（　　　）の中に入れるべき字句の正しい組合せはどれか。

第一条　この法律は、医薬品、医薬部外品、化粧品、医療機器及び再生医療等製品（以下「医薬品等」という。）の品質、有効性及び安全性の確保並びにこれらの使用による保健衛生上の危害の発生及び（　a　）のために必要な規制を行うとともに、（　b　）の規制に関する措置を講ずるほか、医療上特にその必要性が高い医薬品、医療機器及び再生医療等製品の研究開発の促進のために必要な措置を講ずることにより、（　c　）を図ることを目的とする。

	a	b	c
1	まん延の予防	指定薬物	保健衛生の向上
2	拡大の防止	指定薬物	健康の保持
3	拡大の防止	麻薬及び向精神薬	保健衛生の向上
4	まん延の予防	麻薬及び向精神薬	健康の保持
5	拡大の防止	指定薬物	保健衛生の向上

問42 登録販売者及び医薬品医療機器等法第36条の8に規定する販売従事登録に関する次の記述のうち、正しいものの組合せはどれか。ただし、厚生労働省令で定める書類の省略に関する規定は考慮しなくてよい。

a 登録販売者とは、一般用医薬品の販売又は授与に従事しようとする者がそれに必要な資質を有することを確認するために都道府県知事が行う試験に合格した者をいう。

b 登録販売者は、住所に変更を生じたときには、30日以内に、その旨を登録を受けた都道府県知事に届け出なければならない。

c 医薬品医療機器等法施行規則第15条の11の3に基づき、薬局開設者は、その薬局において業務に従事する登録販売者に対し、厚生労働大臣に届出を行った者（研修実施機関）が行う研修を毎年度受講させなければならないこととされている。

d 販売従事登録を受けようとする者は、販売従事登録申請書を医薬品の販売又は授与に従事する薬局又は医薬品の販売業の店舗の所在地の都道府県知事（配置販売業にあっては、配置しようとする区域をその区域に含む都道府県の知事）に提出しなければならない。

1 （a、b）
2 （a、d）
3 （b、c）
4 （b、d）
5 （c、d）

問43 一般用医薬品及び要指導医薬品に関する次の記述の正誤について、正しい組合せはどれか。

a 一般用医薬品及び要指導医薬品における効能効果の表現は、診断疾患名（例えば、胃炎、胃・十二指腸潰瘍等）で示されている。

b 毒薬又は劇薬は、要指導医薬品に該当することがある。

c 卸売販売業者は、配置販売業者に対し、一般用医薬品及び要指導医薬品を販売又は授与することができる。

d 検査薬において、検体の採取に身体への直接のリスクを伴うものであって、血液を検体とするものは、一般用医薬品としては認められていないが、要指導医薬品としては認められているものがある。

	a	b	c	d
1	正	誤	誤	正
2	誤	正	誤	誤
3	正	誤	正	誤
4	誤	誤	誤	正
5	正	正	正	誤

問44 毒薬及び劇薬に関する次の記述のうち、正しいものの組合せはどれか。

a 毒薬又は劇薬を、18歳未満の者その他安全な取扱いに不安のある者に交付することは禁止されている。

b 劇薬を貯蔵、陳列する場所については、かぎを施さなければならない。

c 毒薬は、それを収める直接の容器又は被包に、黒地に白枠、白字をもって、当該医薬品の品名及び「毒」の文字が記載されていなければならない。

d 劇薬を一般の生活者に対して販売する際、譲受人から交付を受ける文書には、当該譲受人の症状の記載は不要である。

1 （a、b）
2 （a、d）
3 （b、c）
4 （b、d）
5 （c、d）

問45 一般用医薬品のリスク区分に関する次の記述のうち、正しいものの組合せはどれか。

a 第一類医薬品は、その副作用等により日常生活に支障を来す程度の健康被害が生ずるおそれがある医薬品のうち、その使用に関し特に注意が必要なものとして厚生労働大臣が指定するものが含まれる。

b 第二類医薬品は、その成分や使用目的等から、その副作用等により日常生活に支障を来す程度の健康被害が生ずるおそれがあり、保健衛生上のリスクが比較的高い一般用医薬品である。

c 第三類医薬品は、第一類医薬品及び第二類医薬品以外の一般用医薬品で、副作用等により身体の変調・不調が起こるおそれのないものである。

d 第三類医薬品である医薬品の分類が、第一類医薬品又は第二類医薬品に変更されることはない。

1 （a、b）
2 （a、c）
3 （a、d）
4 （b、c）
5 （c、d）

問46 次のうち、医薬品医療機器等法第 50 条に基づき、医薬品の直接の容器又は被包に記載されていなければならない事項として<u>誤っているもの</u>はどれか。ただし、厚生労働省令で定める表示の特例に関する規定は考慮しなくてよい。

1 製造番号又は製造記号
2 指定第二類医薬品にあっては、枠の中に「2」の数字
3 配置販売品目以外の一般用医薬品にあっては、「店舗専用」の文字
4 重量、容量又は個数等の内容量
5 製造業者の氏名又は名称及び住所

問47 医薬部外品及び化粧品に関する次の記述の正誤について、正しい組合せはどれか。

a 医薬部外品を製造販売する場合には、厚生労働大臣が基準を定めて指定するものを除き、品目ごとに許可が必要である。

b 医薬部外品を販売する場合には、都道府県知事による販売業の許可が必要である。

c 化粧品の直接の容器又は直接の被包には、「化粧品」の文字の表示が義務付けられている。

d 化粧品において、医薬品的な効能効果を表示・標榜することは、一切認められていない。

	a	b	c	d
1	正	誤	正	誤
2	正	正	誤	正
3	誤	誤	誤	正
4	誤	正	正	誤
5	正	誤	誤	誤

問48 保健機能食品等の食品に関する次の記述の正誤について、正しい組合せはどれか。

a 食品衛生法において、食品とは、医薬品及び医薬部外品以外のすべての飲食物であると規定されている。

b 特別用途食品は、乳児、幼児、妊産婦又は病者の発育又は健康の保持若しくは回復の用に供することが適当な旨を医学的・栄養学的表現で記載し、かつ、用途を限定したもので、健康増進法の規定に基づく許可又は承認を受け、「特別の用途に適する旨の表示」をする食品である。

c ビタミンDを栄養成分として含有している栄養機能食品に栄養表示する場合は、「ビタミンDは、皮膚や粘膜の健康維持を助けるとともに、抗酸化作用を持つ栄養素です。」と栄養成分の機能の表示を行わなければならない。

d マグネシウムを栄養成分として含有している栄養機能食品に栄養表示する場合は、「マグネシウムは、骨の形成や歯の形成に必要な栄養素です。マグネシウムは、多くの体内酵素の正常な働きとエネルギー産生を助けるとともに、血液循環を正常に保つのに必要な栄養素です。」と栄養成分の機能の表示を行わなければならない。

	a	b	c	d
1	正	正	誤	誤
2	正	誤	正	誤
3	誤	正	誤	正
4	誤	誤	誤	正
5	誤	正	正	誤

問49 薬局に関する次の記述のうち、正しいものの組合せはどれか。

a 医薬品を取り扱う場所であって、薬局として開設の許可を受けていないものについては、病院又は診療所の調剤所を除き、薬局の名称を付してはならない。

b 医薬品をあらかじめ小分けし、販売する行為が認められている。

c 一般用医薬品の販売を行うためには、薬局の開設の許可と併せて店舗販売業の許可も受けなければならない。

d 調剤を実施する薬局は、医療法に基づく医療提供施設として位置づけられている。

1 （a、b）
2 （a、d）
3 （b、c）
4 （b、d）
5 （c、d）

問50 薬局に関する次の記述の正誤について、正しい組合せはどれか。なお、本設問において、「薬剤師不在時間」とは、医薬品医療機器等法施行規則第1条第2項第2号で規定されるものとする。

a 開店時間のうち、当該薬局において調剤に従事する薬剤師が当該薬局以外の場所においてその業務を行うため、やむを得ず、かつ、一時的に当該薬局において薬剤師が不在となる時間を薬剤師不在時間という。

b 薬剤師不在時間内に限り、登録販売者でも第一類医薬品を販売することができる。

c 薬局開設者は、薬剤師不在時間内は、調剤室を閉鎖するとともに、調剤に従事する薬剤師が不在のため調剤に応じることができない旨等、薬剤師不在時間に係る掲示事項を当該薬局内の見やすい場所及び当該薬局の外側の見やすい場所に掲示しなければならない。

d 薬剤師不在時間内は、当該薬局の管理を行う薬剤師が、薬剤師不在時間内に当該薬局において勤務している従事者と連絡ができる体制を備えなければならない。

	a	b	c	d
1	正	誤	正	正
2	誤	正	誤	誤
3	誤	誤	正	正
4	正	誤	誤	誤
5	正	正	誤	正

問51 店舗販売業に関する次の記述の正誤について、正しい組合せはどれか。

a 店舗販売業者は、第三類医薬品を陳列する場合、薬局等構造設備規則に規定する「情報提供を行うための設備」から7メートル以内の範囲に陳列しなければならない。

b 第一類医薬品の販売等をする店舗において、薬剤師を店舗管理者とすることができない場合、過去5年間のうち、登録販売者として業務に従事した期間が通算して2年以上（過去5年間において合計1,920時間以上）ある登録販売者は、その店舗の店舗管理者になることができる。

c 薬剤師が従事している店舗販売業の店舗においては、調剤を行うことができる。

d 店舗販売業者は、その店舗に薬剤師が従事している場合であっても、要指導医薬品を販売することはできない。

	a	b	c	d
1	誤	正	誤	正
2	正	誤	正	正
3	正	正	誤	誤
4	誤	正	正	誤
5	誤	誤	誤	誤

問52 配置販売業に関する次の記述のうち、正しいものの組合せはどれか。

a 配置販売業の許可は、申請者の住所地の都道府県知事が与えることとされている。

b 配置販売業者は、一般用医薬品のうち経年変化が起こりにくいこと等の基準（配置販売品目基準（平成21年厚生労働省告示第26号））に適合するもの以外の医薬品を販売等してはならない。

c 配置販売業者又はその配置員は、配置販売に従事しようとする区域の都道府県知事が発行する身分証明書の交付を受け、かつ、これを携帯しなければ、医薬品の配置販売に従事してはならない。

d 配置販売業者が、店舗による販売又は授与の方法で一般用医薬品を販売等しようとする場合には、別途、薬局の開設又は店舗販売業の許可を受ける必要がある。

1 （a、c）
2 （a、d）
3 （b、c）
4 （b、d）
5 （c、d）

問53　薬局における要指導医薬品及び一般用医薬品の陳列に関する次の記述の正誤について、正しい組合せはどれか。

a　購入者の利便性等を考慮し、薬効分類が同じである要指導医薬品と第一類医薬品を、区別することなく陳列することができる。

b　要指導医薬品を陳列する場合、要指導医薬品陳列区画の内部の陳列設備、鍵をかけた陳列設備、又は要指導医薬品を購入しようとする者等が直接手の触れられない陳列設備に陳列しなければならない。

c　開店時間のうち、要指導医薬品又は一般用医薬品を販売し、又は授与しない時間は、これらを通常陳列し、又は交付する場所を閉鎖しなければならない。

d　鍵をかけた陳列設備に第一類医薬品を陳列する場合は、第一類医薬品陳列区画の内部の陳列設備に陳列しなくてもよい。

	a	b	c	d
1	正	正	正	正
2	誤	正	正	正
3	正	誤	正	正
4	正	正	誤	正
5	正	正	正	誤

問54　次のうち、医薬品医療機器等法第29条の4に基づき、店舗販売業者が、当該店舗の見やすい位置に掲示板で掲示しなければならない事項として、正しいものの組合せはどれか。

a　当該店舗内の情報提供及び指導を行う場所

b　取り扱う要指導医薬品及び一般用医薬品の区分

c　個人情報の適正な取扱いを確保するための措置

d　店舗に勤務する登録販売者の氏名及び販売従事登録番号

1　（a、b）
2　（a、c）
3　（b、c）
4　（b、d）
5　（c、d）

問55 薬局開設者が医薬品の特定販売を行うことにおいて、インターネットを利用して広告する場合、医薬品医療機器等法施行規則第15条の6に基づき、ホームページに見やすく表示しなければならない次の事項の正誤について、正しい組合せはどれか。

a 現在勤務している薬剤師又は登録販売者の別、その氏名及び写真

b 薬局製造販売医薬品を調剤室以外の場所に陳列する場合にあっては、薬局製造販売医薬品の定義及びこれに関する解説並びに表示、情報の提供及び陳列に関する解説

c 開店時間と特定販売を行う時間が異なる場合にあっては、その開店時間及び特定販売を行う時間

d 特定販売を行う薬局製造販売医薬品又は一般用医薬品の使用期限

	a	b	c	d
1	正	正	誤	正
2	誤	正	正	正
3	正	誤	正	誤
4	正	誤	誤	正
5	誤	正	正	誤

問56 次の記述は、医薬品医療機器等法第66条の条文である。（　　　）の中に入れるべき字句の正しい組合せはどれか。なお、2箇所の（　a　）及び（　b　）内には、どちらも同じ字句が入る。

第六十六条（　a　）、医薬品、医薬部外品、化粧品、医療機器又は再生医療等製品の名称、製造方法、（　b　）に関して、明示的であると暗示的であるとを問わず、（　c　）な記事を広告し、記述し、又は流布してはならない。

2　医薬品、医薬部外品、化粧品、医療機器又は再生医療等製品の（　b　）について、医師その他の者がこれを保証したものと誤解されるおそれがある記事を広告し、記述し、又は流布することは、前項に該当するものとする。

3　（　a　）、医薬品、医薬部外品、化粧品、医療機器又は再生医療等製品に関して堕胎を暗示し、又はわいせつにわたる文書又は図画を用いてはならない。

	a	b	c
1	何人も	効能、効果又は性能	虚偽又は誇大
2	何人も	効能、効果又は性能	不正又は不当
3	医薬関係者は	効能、効果又は性能	不正又は不当
4	何人も	成分、性状又は品質	虚偽又は誇大
5	医薬関係者は	成分、性状又は品質	不正又は不当

問57 医薬品の広告に関する次の記述のうち、正しいものの組合せはどれか。

a 医薬品の広告に該当するか否かについては、(1) 顧客を誘引する意図が明確であること、(2) 特定の医薬品の商品名（販売名）が明らかにされていること、(3) 一般人が認知できる状態であることのいずれか一つを満たす場合に、広告に該当すると判断されている。

b 一般用医薬品の販売広告には、薬局、店舗販売業又は配置販売業において販売促進のため用いられるチラシやダイレクトメール（電子メールを含む）、POP広告も含まれる。

c 医療用医薬品と同じ有効成分を含有する一般用医薬品については、当該医療用医薬品の効能効果、用法用量をそのまま標榜（ぼう）すれば、承認されている内容を正確に反映した広告といえる。

d 医薬品等適正広告基準では、医薬品の効能効果又は安全性について、最大級の表現又はこれに類する表現等を行うことは不適当とされている。

1 （a、b）
2 （a、c）
3 （b、c）
4 （b、d）
5 （c、d）

問58　医薬品の広告に関する次の記述の正誤について、正しい組合せはどれか。なお、本設問においては「法」とは、「医薬品医療機器等法」を指すものとする。

a　厚生労働大臣又は都道府県知事は、法第68条（承認前の医薬品、医療機器及び再生医療等製品の広告の禁止）の規定に違反して広告等を行った者に対してその行為の中止、再発防止等の措置命令を行うことができる。

b　法第68条は、広告等の依頼主だけでなく、その広告等に関与するすべての人が対象となる。

c　厚生労働大臣又は都道府県知事は、法第75条の5の2により、医薬品、医療機器等の名称、製造方法、効能、効果又は性能に関する虚偽・誇大な広告を行った者に対して、課徴金を納付させる命令を行うことができる。

d　医薬関係者、医療機関、公的機関、団体等が、公認、推薦、選用等している旨の広告については、仮に事実であったとしても、原則として不適当とされている。

	a	b	c	d
1	誤	正	正	誤
2	正	誤	正	誤
3	正	誤	正	正
4	正	正	誤	正
5	誤	正	誤	正

問59　医薬品の販売方法に関する次の記述の正誤について、正しい組合せはどれか。

a　医薬品を懸賞や景品として授与することは、原則として認められていない。

b　キャラクターグッズ等の景品類を提供して医薬品を販売することは、不当景品類及び不当表示防止法の限度内であれば認められている。

c　購入者の利便性のため異なる複数の医薬品又は医薬品と他の物品を組み合わせて販売又は授与する場合には、組み合わせた医薬品について、購入者等に対して情報提供を十分に行える程度の範囲内であって、かつ、組み合わせることに合理性が認められるものでなければならない。

d　購入者の利便性のため、効能効果が重複する医薬品を組み合わせて販売することが推奨されている。

	a	b	c	d
1	正	正	誤	正
2	誤	正	正	誤
3	正	誤	誤	正
4	正	正	正	誤
5	誤	誤	誤	誤

問60 医薬品医療機器等法に基づく行政庁による店舗販売業者に対する監視指導及び処分に関する次の記述の正誤について、正しい組合せはどれか。なお、本設問において、「都道府県知事」とは、「都道府県知事（その店舗の所在地が保健所を設置する市又は特別区の区域にある場合においては、市長又は区長）」とする。

a　都道府県知事は、薬事監視員に、店舗販売業者が医薬品を業務上取り扱う場所に立ち入らせ、無承認無許可医薬品、不良医薬品又は不正表示医薬品等の疑いのある物を、全て収去させなければならない。

b　都道府県知事は、店舗管理者に薬事に関する法令又はこれに基づく処分に違反する行為があったとき、又はその者が管理者として不適当であると認めるときは、その店舗販売業者に対して、店舗管理者の変更を命ずることができる。

c　都道府県知事は、店舗販売業者に対し、不正表示医薬品、不良医薬品等について、廃棄、回収その他公衆衛生上の危険の発生を防止するに足りる措置をとるべきことを命ずることができる。

	a	b	c
1	誤	正	誤
2	誤	正	正
3	正	誤	正
4	正	誤	誤
5	正	正	正

●主な医薬品とその作用

問61 かぜ（感冒）及びかぜ薬（総合感冒薬）に関する次の記述のうち、正しいものの組合せはどれか。

a　かぜの約8割は細菌の感染が原因であるが、それ以外にウイルスの感染などがある。

b　インフルエンザ（流行性感冒）は、感染力が強く、また重症化しやすいため、かぜとは区別して扱われる。

c　かぜ薬は、細菌やウイルスの増殖を抑えたり、体内から除去することにより、咳や発熱などの諸症状の緩和を図るものである。

d　かぜの原因となる細菌やウイルスの種類は、季節や時期などによって異なる。

1　（a、b）
2　（a、c）
3　（a、d）
4　（b、d）
5　（c、d）

問62　次の表は、ある一般用医薬品のかぜ薬（総合感冒薬）に含まれている成分の一覧である。このかぜ薬に関する次の記述のうち、正しいものの組合せはどれか。

3錠中	
グアイフェネシン	60mg
ジヒドロコデインリン酸塩	8mg
dl－メチルエフェドリン塩酸塩	20mg
アセトアミノフェン	300mg
クロルフェニラミンマレイン酸塩	2.5mg
無水カフェイン	25mg
リボフラビン	4mg

a　グアイフェネシンは、鼻汁分泌やくしゃみを抑えることを目的として配合されている。

b　ジヒドロコデインリン酸塩は、長期連用や大量摂取によって倦怠感や虚脱感、多幸感等が現れることがある。

c　アセトアミノフェンは、主として中枢作用によって解熱・鎮痛をもたらすため、末梢における抗炎症作用は期待できない。

d　クロルフェニラミンマレイン酸塩は、去痰作用を目的として配合されている。

1　（a、b）
2　（a、c）
3　（b、c）
4　（b、d）
5　（c、d）

問63 かぜ（感冒）の症状緩和に用いられる漢方処方製剤に関する次の記述のうち、正しいものの組合せはどれか。

a 柴胡桂枝湯は、体力中等度又はやや虚弱で、多くは腹痛を伴い、ときに微熱・寒気・頭痛・吐きけなどのあるものの胃腸炎、かぜの中期から後期の症状に適すとされる。

b 香蘇散は、構成生薬としてカンゾウを含まず、体力虚弱で、神経過敏で気分がすぐれず胃腸の弱いもののかぜの初期、血の道症に適すとされる。

c 小青竜湯は、体力中程度又はやや虚弱で、うすい水様の痰を伴う咳や鼻水が出るものの気管支炎、気管支喘息、鼻炎、アレルギー性鼻炎、むくみ、感冒、花粉症に適すとされる。

d 葛根湯は、体力虚弱で、汗が出るもののかぜの初期に適すとされる。

1 （a、b）
2 （a、c）
3 （b、c）
4 （b、d）
5 （c、d）

問64 解熱鎮痛薬及びその配合成分等に関する次の記述の正誤について、正しい組合せはどれか。

a サザピリンが配合された一般用医薬品の解熱鎮痛薬は、15歳未満の小児に対して使用することができる。

b アスピリンには血液を凝固しにくくさせる作用があり、医療用医薬品として、血栓ができやすい人に対する血栓予防薬の成分としても用いられている。

c ボウイは、ツヅラフジ科のオオツヅラフジの蔓性の茎及び根茎を、通例、横切したものを基原とする生薬で、鎮痛、尿量増加（利尿）等の作用を期待して用いられる。

d シャクヤクは、発汗を促して解熱を助ける作用を期待して配合されている。

	a	b	c	d
1	誤	正	誤	正
2	誤	正	正	誤
3	正	誤	正	誤
4	正	誤	誤	正
5	誤	誤	誤	誤

問65 眠気を促す薬に関する次の記述の正誤について、正しい組合せはどれか。

a 抗ヒスタミン成分を主薬とする催眠鎮静薬は、慢性的に続く睡眠障害の緩和に適している。

b ブロモバレリル尿素を含有する催眠鎮静薬は、胎児に障害を引き起こさないため、妊婦の睡眠障害の緩和に適している。

c 柴胡加竜骨牡蛎湯は、体力中等度以上で、精神不安があって、動悸、不眠、便秘などを伴う高血圧の随伴症状（動悸、不安、不眠）、神経症、更年期神経症、小児夜なき、便秘に適すとされる。

d 酸棗仁湯は、体力中等度以下で、心身が疲れ、精神不安、不眠などがあるものの不眠症、神経症に適すとされる。

	a	b	c	d
1	正	正	正	正
2	誤	正	正	誤
3	誤	誤	正	正
4	正	正	誤	正
5	誤	誤	誤	誤

問66 眠気防止薬の主な有効成分として配合されるカフェインに関する次の記述の正誤について、正しい組合せはどれか。

a 腎臓におけるナトリウムイオンの再吸収促進作用があり、尿量の増加をもたらす。

b 胃液分泌抑制作用があり、その結果、副作用として胃腸障害（食欲不振、悪心・嘔吐）が現れることがある。

c 反復摂取により依存を形成するという性質がある。

d 眠気防止薬におけるカフェインの1回摂取量はカフェインとして200mg、1日摂取量はカフェインとして500mgが上限とされている。

	a	b	c	d
1	誤	正	誤	正
2	誤	誤	正	誤
3	正	正	正	誤
4	正	正	誤	正
5	誤	誤	正	正

問67 次の表は、ある一般用医薬品の鎮暈薬（乗物酔い防止薬）に含まれている成分の一覧である。この鎮暈薬に関する記述の正誤について、正しい組合せはどれか。

1錠中	
ジフェニドール塩酸塩	16.6mg
スコポラミン臭化水素酸塩水和物	0.16mg
無水カフェイン	30.0mg
ピリドキシン塩酸塩	5.0mg

a　ジフェニドール塩酸塩は、内耳にある前庭と脳を結ぶ神経（前庭神経）の調節作用のほか、内耳への血流を改善する作用を示す。

b　スコポラミン臭化水素酸塩水和物は、消化管からよく吸収され、他の抗コリン成分と比べて脳内に移行しやすいとされる。

c　無水カフェインは、抗めまい成分による眠気の解消を期待して配合されている。

d　ピリドキシン塩酸塩は、乗物酔いに伴う頭痛を和らげる作用が期待される。

	a	b	c	d
1	正	正	正	正
2	誤	誤	誤	正
3	正	誤	正	誤
4	正	正	誤	誤
5	誤	正	正	正

問68 小児の疳を適応症とする生薬製剤・漢方処方製剤（小児鎮静薬）及びその配合成分等に関する次の記述の正誤について、正しい組合せはどれか。

a　漢方処方製剤は、用法用量において適用年齢の下限が設けられていない場合にあっても、生後6ヶ月未満の乳児には使用しないこととなっている。

b　小児鎮静薬には、鎮静と中枢刺激のように相反する作用を期待する生薬成分が配合されている場合もあるが、身体の状態によってそれらに対する反応が異なり、総じて効果がもたらされると考えられている。

c　小児鎮静薬は、夜泣き、ひきつけ、疳の虫等の症状を鎮めることを目的とした医薬品であり、小児における虚弱体質の改善は目的としていない。

d　ジャコウは、緊張や興奮を鎮め、また、血液の循環を促す作用等を期待して用いられる。

	a	b	c	d
1	誤	正	正	正
2	正	誤	誤	正
3	正	誤	正	誤
4	正	正	誤	誤
5	誤	正	誤	正

問69 鎮咳去痰薬の配合成分に関する次の記述のうち、正しいものの組合せはどれか。

a　カルボシステインは、気管支を拡張させる作用を示し、呼吸を楽にして咳や喘息の症状を鎮めることを目的として用いられる。

b　トリメトキノール塩酸塩水和物は、抗炎症作用のほか、気道粘膜からの粘液の分泌を促進することを目的として用いられる。

c　メトキシフェナミン塩酸塩は、心臓病、高血圧、糖尿病又は甲状腺機能亢進症の診断を受けた人では、症状を悪化させるおそれがある。

d　コデインリン酸塩水和物は、妊娠中に摂取された場合、吸収された成分の一部が血液－胎盤関門を通過して胎児へ移行することが知られている。

1　（a、b）
2　（a、d）
3　（b、c）
4　（b、d）
5　（c、d）

問70 鎮咳去痰薬に配合される生薬成分に関する次の記述のうち、正しいものの組合せはどれか。

a　ゴミシは、マツブサ科のチョウセンゴミシの果実を基原とする生薬で、鎮咳作用を期待して用いられる。

b　キキョウは、ユリ科のジャノヒゲの根の膨大部を基原とする生薬で、鎮咳、去痰、滋養強壮等の作用を期待して用いられる。

c　セキサンは、ヒガンバナ科のヒガンバナ鱗茎を基原とする生薬で、去痰作用を期待して用いられる。

d　バクモンドウは、ヒメハギ科のイトヒメハギの根を基原とする生薬で、去痰作用を期待して用いられる。

1　（a、b）
2　（a、c）
3　（b、c）
4　（b、d）
5　（c、d）

問71 口腔咽喉薬・うがい薬（含嗽薬）及びその配合成分に関する次の記述の正誤について、正しい組合せはどれか。

a　ポビドンヨードが配合された含嗽薬では、まれにショック（アナフィラキシー）のような全身性の重篤な副作用を生じることがある。

b　駆風解毒散は体力に関わらず使用でき、喉が腫れて痛む扁桃炎、扁桃周囲炎に適すとされる。

c　セチルピリジニウム塩化物は、喉の粘膜を刺激から保護する目的で配合される。

d　アズレンスルホン酸ナトリウムは、炎症を生じた粘膜組織の修復を促す作用を期待して配合されている場合がある。

	a	b	c	d
1	正	正	正	正
2	誤	正	正	誤
3	正	正	誤	正
4	誤	誤	誤	正
5	正	誤	正	誤

問72 止瀉薬の配合成分に関する次の記述の正誤について、正しい組合せはどれか。

a　タンニン酸ベルベリンは、タンニン酸（収斂作用）とベルベリン（抗菌作用）の化合物であり、消化管内ではタンニン酸とベルベリンに分かれて、それぞれ止瀉に働くことを期待して用いられる。

b　天然ケイ酸アルミニウムは、その抗菌作用により、細菌感染を原因とする下痢の症状を鎮めることを目的として配合される。

c　沈降炭酸カルシウムは、腸管内の異常発酵等によって生じた有害な物質を吸着させることを目的として配合されている場合がある。

d　ロペラミド塩酸塩は、腸管の運動を低下させる作用を示し、胃腸鎮痛鎮痙薬との併用は避ける必要がある。

	a	b	c	d
1	正	誤	正	正
2	誤	正	誤	正
3	誤	誤	正	誤
4	正	誤	誤	誤
5	正	正	誤	誤

問73 胃や腸の不調を改善する目的で用いられる漢方処方製剤に関する次の記述の正誤について、正しい組合せはどれか。

a　安中散は、体力中等度以下で、腹部は力がなくて、胃痛又は腹痛があって、ときに胸やけや、げっぷ、胃もたれ、食欲不振、吐きけ、嘔吐などを伴うものの神経性胃炎、慢性胃炎、胃腸虚弱に適するとされる。

b　大黄甘草湯は、体力に関わらず使用でき、便秘、便秘に伴う頭重、のぼせ、湿疹・皮膚炎、ふきでもの、食欲不振、腹部膨満、腸内異常発酵、痔などの症状の緩和に適すとされる。

c　構成生薬にダイオウを含む漢方処方製剤では、吸収された成分の一部が乳汁中に移行し、乳児に下痢を生じるおそれがあるため、母乳を与える女性では使用を避けるか、又は使用期間中の授乳を避ける必要がある。

d　六君子湯は、まれに重篤な副作用として、肝機能障害を生じることが知られている。

	a	b	c	d
1	正	正	正	正
2	誤	誤	誤	正
3	誤	誤	正	正
4	正	正	正	誤
5	正	誤	誤	誤

問74 胃の薬の配合成分等に関する次の記述のうち、正しいものの組合せはどれか。

a　ロートエキスは、吸収された成分の一部が母乳中に移行して乳児の脈が遅くなるおそれがある。

b　センブリは、味覚を刺激して反射的な唾液や胃液の分泌を促すことにより、弱った胃の働きを高めることを目的として配合されている場合がある。

c　リュウタンは、クマ科の *Ursus arctos* Linné 又はその他近縁動物の胆汁を乾燥したものを基原とする生薬で、苦味による健胃作用を期待して用いられる。

d　カルニチン塩化物は、胃の働きの低下や食欲不振の改善を期待して、胃腸薬や滋養強壮保健薬に用いられる。

1　（a、b）
2　（a、d）
3　（b、c）
4　（b、d）
5　（c、d）

問75 胃腸鎮痛鎮痙薬の配合成分等に関する次の記述のうち、正しいものの組合せはどれか。

a　パパベリン塩酸塩は、胃液分泌を抑える目的で使用される。

b　エンゴサクは、ナス科ハシリドコロの根茎及び根を基原とし、鎮痛鎮痙作用を期待して配合される。

c　オキセサゼインは、局所麻酔作用のほか、胃液分泌を抑える作用もあるとされている。

d　ブチルスコポラミン臭化物については、まれに重篤な副作用としてショック（アナフィラキシー）を生じることが知られている。

1　（a、b）
2　（a、d）
3　（b、c）
4　（b、d）
5　（c、d）

問76 強心薬及びその配合成分等に関する次の記述の正誤について、正しい組合せはどれか。

a　センソ及びロクジョウは、心筋に直接刺激を与え、その収縮力を高める作用（強心作用）を期待して用いられる。

b　ゴオウは、ウシ科のウシの胆嚢中に生じた結石を基原とする生薬で、強心作用のほか、末梢血管の拡張による血圧降下、興奮を静める等の作用があるとされる。

c　シンジュは、ウグイスガイ科のアコヤガイ等の外套膜組成中に病的に形成された顆粒状物質を基原とする生薬で、鎮静作用等を期待して用いられる。

d　苓桂朮甘湯は、強心作用と尿量増加（利尿）作用が期待される生薬が含まれており、水毒（漢方の考え方で、体の水分が停滞したり偏在して、その循環が悪いことを意味する。）の排出を促す。

	a	b	c	d
1	正	正	正	正
2	正	正	正	誤
3	誤	誤	正	正
4	誤	正	誤	正
5	正	誤	誤	誤

問77 浣腸薬及びその配合成分に関する次の記述のうち、正しいものの組合せはどれか。

a　グリセリンが配合された浣腸薬は、グリセリンによる組織修復促進を期待して、肛門や直腸の粘膜に損傷があり出血している場合に使用される。

b　グリセリンが配合された浣腸薬を使用すると、排便時に血圧低下を生じて、立ちくらみの症状が現れることがある。

c　注入剤を使用する場合は、薬液の放出部を肛門に差し込み、薬液だまりの部分を絞って、薬液を押し込むように注入する。

d　ソルビトールは、直腸内で徐々に分解して炭酸ガスの微細な気泡を発生することで直腸を刺激する作用を期待して用いられる。

1　（a、b）
2　（a、c）
3　（b、c）
4　（b、d）
5　（c、d）

問78 高コレステロール改善薬の配合成分に関する次の記述の正誤について、正しい組合せはどれか。

a　パンテチンは、低密度リポタンパク質（LDL）等の異化排泄を促進し、リポタンパクリパーゼ活性を高めて、高密度リポタンパク質（HDL）産生を高める作用があるとされる。

b　大豆油不けん化物（ソイステロール）は、腸管におけるコレステロールの吸収を抑える働きがあるとされる。

c　ビタミンEは、コレステロールの生合成抑制と排泄・異化促進作用、過酸化脂質分解作用を有すると言われている。

d　リノール酸は、コレステロールと結合して、代謝されやすいコレステロールエステルを形成するとされ、肝臓におけるコレステロールの代謝を促す効果を期待して用いられる。

	a	b	c	d
1	正	正	正	誤
2	正	正	誤	正
3	誤	正	誤	誤
4	誤	誤	正	正
5	誤	誤	誤	正

問79 貧血用薬及びその配合成分に関する次の記述の正誤について、正しい組合せはどれか。

a　貧血の症状がみられる以前から予防的に貧血用薬（鉄製剤）を使用することは適当でない。

b　硫酸銅は、補充した鉄分を利用してヘモグロビンが産生されるのを助ける目的で配合されている場合がある。

c　硫酸マンガンは、骨髄での造血機能を高める目的で配合されている。

d　ビタミンCは、消化管内で鉄が吸収されやすい状態に保つことを目的として用いられる。

	a	b	c	d
1	正	正	誤	正
2	正	正	誤	誤
3	誤	正	正	誤
4	誤	誤	正	正
5	誤	誤	誤	正

問80　循環器用薬及びその配合成分に関する次の記述の正誤について、正しい組合せはどれか。

a　七物降下湯は、体力中等度以下で、顔色が悪くて疲れやすく、胃腸障害のないものの高血圧に伴う随伴症状（のぼせ、肩こり、耳鳴り、頭重）に適すとされる。

b　ルチンは、ビタミン様物質の一種で、高血圧等における毛細血管の補強、強化の効果を期待して用いられる。

c　ヘプロニカートは、ニコチン酸を遊離し、そのニコチン酸の働きによって末梢の血液循環を改善する作用を示すとされる。

d　ユビデカレノンは、肝臓や心臓などの臓器に多く存在し、エネルギー代謝に関与する酵素の働きを助ける成分で、摂取された栄養素からエネルギーが産生される際にビタミンB群とともに働く。

	a	b	c	d
1	正	正	正	正
2	正	誤	誤	誤
3	正	誤	正	誤
4	誤	正	正	正
5	誤	誤	誤	正

問81　痔の薬及びその配合成分等に関する次の記述のうち、正しいものの組合せはどれか。

a　プレドニゾロン酢酸エステルが配合された坐剤及び注入軟膏では、その含有量によらず長期連用を避ける必要がある。

b　クロルヘキシジン塩酸塩は、痔に伴う痛み・痒みを和らげることを期待して配合されている。

c　セイヨウトチノミは、トチノキ科のセイヨウトチノキ（マロニエ）の種子を用いた生薬で、主に抗炎症作用を期待して用いられる。

d　コウカは、マメ科のエンジュの蕾を基原とする生薬で、主に止血効果を期待して用いられる。

1　（a、b）
2　（a、c）
3　（b、c）
4　（b、d）
5　（c、d）

問82 泌尿器用薬及びその配合成分等に関する次の記述の正誤について、正しい組合せはどれか。

a サンキライは、クワ科のマグワの樹皮を基原とする生薬で、利尿作用のほかに、経口的に摂取した後、尿中に排出される分解代謝物が抗菌作用を示し、尿路の殺菌消毒効果を期待して用いられる。

b 日本薬局方収載のカゴソウは、煎薬として残尿感、排尿に際して不快感のあるものに用いられる。

c 竜胆瀉肝湯は、体力中等度以上で、下腹部に熱感や痛みがあるものの排尿痛、残尿感、尿の濁り、こしけ（おりもの）、頻尿に適すとされる。

d 猪苓湯は、体力に関わらず使用でき、排尿異常があり、ときに口が渇くものの排尿困難、排尿痛、残尿感、頻尿、むくみに適すとされる。

	a	b	c	d
1	正	正	正	正
2	正	誤	誤	正
3	誤	正	正	正
4	正	正	誤	誤
5	誤	誤	正	誤

問83 婦人薬及びその配合成分に関する次の記述の正誤について、正しい組合せはどれか。

a エチニルエストラジオールは、人工的に合成された女性ホルモンの一種であり、妊娠中の女性ホルモンの補充のために用いられる。

b 女性の月経や更年期障害に伴う諸症状の緩和に用いられる主な漢方処方製剤として、温経湯、加味逍遙散、柴胡桂枝乾姜湯があり、これらは構成生薬としてカンゾウを含む。

c 桃核承気湯は、体力中等度以上で、のぼせて便秘しがちなものの月経不順、月経困難症、月経痛、月経時や産後の精神不安、腰痛、便秘、高血圧の随伴症状（頭痛、めまい、肩こり）、痔疾、打撲症に適すとされ、構成生薬としてダイオウを含む。

d 五積散は、体力中等度又はやや虚弱で、冷えがあるものの胃腸炎、腰痛、神経痛、関節痛、月経痛、頭痛、更年期障害、感冒に適すとされ、構成生薬としてマオウを含む。

	a	b	c	d
1	正	正	誤	誤
2	正	誤	正	正
3	誤	正	誤	誤
4	誤	正	正	正
5	誤	誤	正	誤

問84 内服アレルギー用薬に用いられる抗ヒスタミン成分に関する次の記述の正誤について、正しい組合せはどれか。

a　内服薬として摂取された抗ヒスタミン成分は、吸収されて循環血流に入り全身的に作用する。

b　メキタジンは、まれに重篤な副作用としてショック（アナフィラキシー）、肝機能障害、血小板減少を生じることがある。

c　ジフェンヒドラミン塩酸塩は、吸収されたジフェンヒドラミンの一部が乳汁に移行して乳児に昏睡を生じるおそれがあるため、母乳を与える女性は使用を避けるか、使用する場合には授乳を避ける必要がある。

d　抗ヒスタミン成分は、ヒスタミンの働きを抑える作用以外に、抗アドレナリン作用も示すため、起立性低血圧、めまい、ふらつきが現れることがある。

	a	b	c	d
1	正	正	正	正
2	誤	誤	正	正
3	誤	正	誤	誤
4	正	誤	誤	正
5	正	正	正	誤

問85 内服アレルギー用薬（鼻炎用内服薬を含む。）及びその配合成分に関する次の記述のうち、正しいものの組合せはどれか。

a　鼻炎用内服薬では、鼻粘膜の炎症を和らげることを目的として、トラネキサム酸が配合されている場合がある。

b　皮膚感染症（たむし、疥癬等）により、湿疹やかぶれ等に似た症状が現れた場合、皮膚感染症そのものに対する対処よりも、アレルギー用薬を使用して一時的に痒み等の緩和を図ることを優先する必要がある。

c　鼻炎用内服薬では、鼻腔内の粘液分泌腺からの粘液の分泌を抑えるとともに、鼻腔内の刺激を伝達する副交感神経系の働きを抑えることによって、鼻汁分泌やくしゃみを抑えることを目的として抗コリン成分が配合されている場合がある。

d　一般用医薬品には、アトピー性皮膚炎による慢性湿疹等の治療に用いることを目的とするものがある。

1　（a、b）
2　（a、c）
3　（b、c）
4　（b、d）
5　（c、d）

問86 鼻炎用点鼻薬及びその配合成分に関する次の記述の正誤について、正しい組合せはどれか。

a 鼻炎用点鼻薬は、急性鼻炎、アレルギー性鼻炎又は副鼻腔炎による諸症状のうち、鼻づまり、鼻みず、くしゃみ、頭重の緩和を目的として、鼻腔内に適用される外用液剤である。

b 鼻炎用点鼻薬は、鼻粘膜の充血を和らげる成分が主体となり、抗ヒスタミン成分や抗炎症成分を組み合わせて配合されており、それらは、鼻粘膜から吸収されて循環血流に入り全身的な作用を目的としている。

c アドレナリン作動成分は、副交感神経系を刺激して鼻粘膜を通っている血管を拡張することにより、鼻粘膜の充血や腫れを和らげることを目的として配合される。

d クロモグリク酸ナトリウムは、肥満細胞からヒスタミンの遊離を抑える作用を示し、花粉、ハウスダスト等による鼻アレルギー症状の緩和を目的として、通常、抗ヒスタミン成分と組み合わせて配合される。

	a	b	c	d
1	誤	正	正	正
2	正	正	誤	誤
3	誤	正	正	誤
4	正	誤	正	誤
5	正	誤	誤	正

問87 眼科用薬に関する次の記述の正誤について、正しい組合せはどれか。

a 洗眼液は、涙液成分を補うことを目的とするもので、目の疲れや乾き、コンタクトレンズ装着時の不快感等に用いられる。

b 抗菌性点眼薬は、抗菌成分が配合され、結膜炎やものもらい、眼瞼炎等に用いられるものである。

c 人工涙液は、目の洗浄、眼病予防に用いられるもので、主な配合成分として抗菌成分のほか、抗炎症成分、抗ヒスタミン成分等が用いられる。

	a	b	c
1	正	正	正
2	誤	誤	正
3	正	正	誤
4	誤	正	誤
5	正	誤	誤

問88　眼科用薬の配合成分に関する次の記述の正誤について、正しい組合せはどれか。

a　スルファメトキサゾールは、細菌感染による結膜炎やものもらい、眼瞼炎などの化膿性の症状の改善を目的として用いられるが、すべての細菌に対して効果があるわけではない。

b　ホウ酸は、洗眼薬として用時水に溶解し、結膜嚢の洗浄・消毒に用いられる。

c　イプシロン－アミノカプロン酸は、角膜の乾燥を防ぐことを目的として用いられる。

d　アスパラギン酸マグネシウムは、新陳代謝を促し、目の疲れを改善する効果を期待して配合されている場合がある。

	a	b	c	d
1	正	正	正	正
2	正	正	誤	正
3	正	誤	正	誤
4	誤	正	誤	誤
5	誤	誤	正	誤

問89　きず口等の殺菌消毒成分に関する次の記述のうち、正しいものの組合せはどれか。

a　アクリノールは黄色の色素で、一般細菌類の一部（連鎖球菌、黄色ブドウ球菌などの化膿菌）、真菌に対する殺菌消毒作用を示すが、結核菌、ウイルスに対しては効果がない。

b　オキシドールの作用は、過酸化水素の分解に伴って発生する活性酸素による酸化、及び発生する酸素による泡立ちによる物理的な洗浄効果であるため、作用の持続性は乏しく、また、組織への浸透性も低い。

c　ポビドンヨードに含まれるヨウ素は、その酸化作用により、結核菌を含む一般細菌類、真菌類に対して殺菌消毒作用を示すが、ウイルスに対しては効果がない。

d　クロルヘキシジングルコン酸塩は、一般細菌類、真菌類に対しては比較的広い殺菌消毒作用を示すが、結核菌やウイルスに対する殺菌消毒作用はない。

1　（a、b）
2　（a、c）
3　（b、c）
4　（b、d）
5　（c、d）

問90 皮膚に用いる薬の配合成分に関する次の記述のうち、正しいものの組合せはどれか。

a　皮膚に温感刺激を与え、末梢血管を拡張させて患部の血行を促す効果を期待して、ニコチン酸ベンジルエステルが配合されている場合がある。

b　ノニル酸ワニリルアミドは、きり傷、擦り傷等の創傷面の痛みや、湿疹、皮膚炎等による皮膚の痒みを和らげる局所麻酔成分として配合されている場合がある。

c　バシトラシンは、細菌のDNA合成を阻害することにより抗菌作用を示す。

d　サリチル酸は、角質成分を溶解することにより角質軟化作用を示す。

1　（a、b）
2　（a、c）
3　（a、d）
4　（b、c）
5　（c、d）

問91 歯痛・歯槽膿漏薬の配合成分とその配合目的の組合せのうち、正しいものの組合せはどれか。

	配合成分	配合目的
a	オイゲノール ———————	炎症を起こした歯周組織の修復を促す作用
b	ジブカイン塩酸塩 —————	齲蝕により露出した歯髄を通っている知覚神経の伝達を遮断して痛みを鎮める作用
c	グリチルリチン酸二カリウム ——	細菌の繁殖を抑える作用
d	カルバゾクロム ———————	炎症を起こした歯周組織からの出血を抑える作用

1　（a、b）
2　（a、c）
3　（b、c）
4　（b、d）
5　（c、d）

問92 口内炎及び口内炎用薬の配合成分等に関する次の記述の正誤について、正しい組合せはどれか。

a 口内炎は、通常であれば1〜2週間で自然寛解する。

b 一般用医薬品の副作用として口内炎が現れることもあるため、医薬品の販売等に従事する専門家においては、口内炎用薬を使用しようとする人における状況の把握に努めることが重要である。

c 口内炎が再発を繰り返す場合には、ベーチェット病などの可能性も考えられるので、医療機関を受診するなどの対応が必要である。

	a	b	c
1	正	正	正
2	誤	誤	正
3	正	正	誤
4	正	誤	誤
5	誤	正	正

問93 禁煙補助剤及びその配合成分に関する次の記述の正誤について、正しい組合せはどれか。

a 咀嚼剤は、菓子のガムのように噛み、口腔内に放出されたニコチンを唾液とともに徐々に飲み込み摂取するものである。

b 禁煙補助剤は、喫煙を完全に止めたうえで使用することとされている。

c うつ病と診断されたことのある人では、禁煙時の離脱症状により、うつ症状を悪化させることがあるため、禁煙補助剤の使用が効果的である。

d ニコチンは、アドレナリン作動成分が配合された医薬品との併用により、その作用を減弱させるおそれがある。

	a	b	c	d
1	誤	正	誤	誤
2	誤	正	正	正
3	正	正	誤	誤
4	正	誤	誤	正
5	正	誤	正	誤

問94 ビタミン主薬製剤の配合成分に関する次の記述のうち、正しいものの組合せはどれか。

a　ビタミン B1 は、炭水化物からのエネルギー産生に不可欠な栄養素で、神経の正常な働きを維持する作用がある。

b　ビタミン D は、下垂体や副腎系に作用してホルモン分泌の調節に関与するとされており、ときに生理が早く来たり、経血量が多くなったりすることがある。

c　ビタミン A は、骨の形成を助ける栄養素であり、過剰症として、高カルシウム血症、異常石灰化が知られている。

d　ビタミン B2 は、脂質の代謝に関与し、皮膚や粘膜の機能を正常に保つために重要な栄養素である。

1　（a、b）
2　（a、c）
3　（a、d）
4　（b、c）
5　（c、d）

問95 滋養強壮保健薬の配合成分に関する次の記述の正誤について、正しい組合せはどれか。

a　皮膚や粘膜などの機能を維持することを助ける栄養素として、ニコチン酸アミドが配合されている場合がある。

b　グルクロノラクトンは、骨格筋に溜まった乳酸の分解を促す働きを期待して用いられる。

c　ヘスペリジンは、髪や爪などに存在するアミノ酸の一種で、皮膚におけるメラニンの生成を抑えるとともに、皮膚の新陳代謝を活発にしてメラニンの排出を促す働きがあるとされる。

d　コンドロイチン硫酸は軟骨組織の主成分で、軟骨成分を形成及び修復する働きがあるとされる。

	a	b	c	d
1	正	正	正	誤
2	正	誤	誤	正
3	誤	正	正	正
4	誤	正	誤	正
5	正	誤	誤	誤

問96 漢方処方製剤に関する次の記述の正誤について、正しい組合せはどれか。

a　現代中国で利用されている中医学に基づく薬剤は、中薬と呼ばれ、漢方薬と同じものである。

b　漢方処方製剤は、生薬成分を組み合わせて配合された医薬品で、個々の有効成分（生薬成分）の薬理作用を主に考えて、それらが相加的に配合されたものである。

c　漢方処方製剤を利用する場合、患者の「証」に合わないものが選択された場合には、効果が得られないばかりでなく、副作用を生じやすくなる。

d　一般用医薬品に用いることが出来る漢方処方は、現在 50 処方程度である。

	a	b	c	d
1	誤	誤	正	誤
2	正	正	正	誤
3	誤	正	誤	正
4	正	誤	正	正
5	誤	誤	誤	正

問97 漢方処方製剤の「適用となる症状・体質」と「重篤な副作用」に関する次の記述のうち、誤っているものはどれか。

	漢方処方製剤	適用となる症状・体質	重篤な副作用
1	黄連解毒湯 （おうれん げ どくとう）	体力虚弱で、元気がなく、胃腸の働きが衰えて、疲れやすいものの虚弱体質、疲労倦怠、病後・術後の衰弱、食欲不振、ねあせ、感冒	肝機能障害 間質性肺炎 偽アルドステロン症
2	防已黄耆湯 （ぼう い おう ぎ とう）	体力中等度以下で、疲れやすく、汗のかきやすい傾向があるものの肥満に伴う関節の腫れや痛み、むくみ、多汗症、肥満症	肝機能障害 間質性肺炎 偽アルドステロン症
3	防風通聖散 （ぼうふうつうしょうさん）	体力充実して、腹部に皮下脂肪が多く、便秘がちなものの高血圧や肥満に伴う動悸・肩こり・のぼせ・むくみ・便秘、蓄膿症（副鼻腔炎）、湿疹・皮膚炎、ふきでもの（にきび）、肥満症	肝機能障害 間質性肺炎 偽アルドステロン症 腸間膜静脈硬化症
4	大柴胡湯 （だいさい ことう）	体力が充実して、脇腹からみぞおちあたりにかけて苦しく、便秘の傾向があるものの胃炎、常習便秘、高血圧や肥満に伴う肩こり・頭痛・便秘、神経症、肥満症	肝機能障害 間質性肺炎
5	清上防風湯 （せいじょうぼうふうとう）	体力中等度以上で、赤ら顔で、ときにのぼせがあるもののにきび、顔面・頭部の湿疹・皮膚炎、赤鼻（酒さ）	肝機能障害 偽アルドステロン症 腸間膜静脈硬化症

問98 消毒薬及びその配合成分に関する次の記述の正誤について、正しい組合せはどれか。

a 殺菌・消毒は、物質中のすべての微生物を殺滅又は除去することであり、滅菌は生存する微生物の数を減らすために行われる処置である。

b エタノールは、アルコール分が微生物のタンパク質を変性させ、それらの作用を消失させることから、殺菌消毒作用を示す。

c 次亜塩素酸ナトリウムは、強い酸化力により一般細菌類、真菌類、ウイルス全般に対する殺菌消毒作用を示すが、皮膚刺激性が強いため、通常人体の消毒には用いられない。

d 消毒薬を誤って飲み込んだ場合、一般的な家庭における応急処置として、通常は多量の牛乳などを飲ませるが、水は飲ませてはいけない。

	a	b	c	d
1	正	正	正	正
2	誤	正	正	誤
3	誤	正	誤	正
4	正	誤	正	正
5	正	誤	誤	誤

問99 殺虫剤・忌避剤及び衛生害虫に関する次の記述の正誤について、正しい組合せはどれか。

a 殺虫剤・忌避剤のうち、原液を用時希釈して用いるもの、長期間にわたって持続的に殺虫成分を放出させる又は一度に大量の殺虫成分を放出させるもの等、取扱い上、人体に対する作用が緩和とはいえない製品については医薬品又は医薬部外品として扱われる。

b 忌避剤は人体に直接使用されるが、虫さされによる痒みや腫れなどの症状を和らげる効果はない。

c ハエの幼虫（ウジ）が人の体内や皮膚などに潜り込み、組織や体液や消化器官内の消化物を食べて直接的な健康被害を与えるハエ蛆症と呼ばれる症状がある。

d ゴキブリの卵は医薬品の成分が浸透しやすい殻で覆われているため、燻蒸処理による殺虫効果は高い。

	a	b	c	d
1	正	誤	正	誤
2	正	誤	誤	正
3	正	正	誤	誤
4	誤	正	正	正
5	誤	正	正	誤

問100 一般用検査薬に関する次の記述のうち、正しいものの組合せはどれか。

a　一般の生活者が正しく用いて原因疾患を把握し、一般用医薬品による速やかな治療につなげることを目的として用いられる。

b　検査薬は、対象とする生体物質を特異的に検出するように設計されているが、検体中の対象物質の濃度が極めて低い場合には検出反応が起こらずに陰性の結果が出る場合がある。

c　尿糖検査の場合、原則として早朝尿（起床直後の尿）を検体とし、激しい運動の直後は避ける必要がある。

d　一般的な妊娠検査薬は、月経予定日が過ぎて概ね1週目以降の検査が推奨されている。

1　（a、b）
2　（a、c）
3　（b、c）
4　（b、d）
5　（c、d）

●医薬品の適正使用と安全対策

問101 一般用医薬品（人体に直接使用しない検査薬を除く。）の添付文書に関する次の記述の正誤について、正しい組合せはどれか。

a　重要な内容が変更された場合には、改訂年月を記載するとともに改訂された箇所を明示することとされている。

b　紙の添付文書の同梱は廃止され、注意事項等情報は電子的な方法により提供されることとなった。

c　添付文書に記載されている適正使用情報は、医薬品の販売等に従事する専門家が正確に理解できるよう、専門的な表現となっている。

d　製造販売業者の名称及び所在地が記載されているが、販売を他社に委託している場合には、販売を請け負っている販社等の名称及び所在地も併せて記載されることがある。

	a	b	c	d
1	正	正	正	誤
2	正	誤	誤	正
3	誤	誤	正	誤
4	正	誤	誤	誤
5	誤	正	誤	正

問102 一般用医薬品の製品表示の記載に関する次の記述の正誤について、正しい組合せはどれか。

a 添加物として配合されている成分の記載については、外箱等は記載スペースが限られることから、アレルギーの原因となり得ることが知られているもの等、安全対策上重要なものを記載し、「（これら以外の）添加物成分は、添付文書をご覧ください」としている場合がある。

b 外箱には医薬品医療機器等法の規定による法定表示事項のみが記載され、他の法令に基づく製品表示がなされることはない。

c 専門家への相談勧奨に関する事項については、記載スペースが狭小な場合には、「使用が適さない場合があるので、使用前には必ず医師、歯科医師、薬剤師又は登録販売者に相談してください」等と記載されている。

d 使用期限の表示については、適切な保存条件の下で製造後3年を超えて性状及び品質が安定であることが確認されている医薬品において法的な表示義務はない。

	a	b	c	d
1	誤	誤	正	正
2	正	誤	誤	誤
3	誤	正	正	誤
4	誤	正	誤	誤
5	正	誤	正	正

問103 次の医薬品成分等を含有する内服用の胃腸薬である一般用医薬品の添付文書等において、長期間服用した場合に、アルミニウム脳症及びアルミニウム骨症を発症したとの報告があるため、「次の人は使用（服用）しないこと」の項目中に「透析療法を受けている人」と記載することとされている成分として、正しいものの組合せはどれか。

a アルジオキサ
b 次没食子酸ビスマス
c スクラルファート
d アカメガシワ

1 （a、b）
2 （a、c）
3 （a、d）
4 （b、c）
5 （b、d）

問104 次の医薬品成分のうち、一般用医薬品の添付文書等において、「次の人は使用（服用）しないこと」の項目中に「本剤又は本剤の成分、牛乳によるアレルギー症状を起こしたことがある人」と記載することとされている成分はどれか。

1　硫酸ナトリウム
2　リドカイン
3　ジプロフィリン
4　タンニン酸アルブミン
5　セトラキサート塩酸塩

問105 一般用医薬品の添付文書等の「相談すること」の項目中に「次の診断を受けた人」と記載することとされている医薬品成分等と基礎疾患等の組合せの正誤について、正しい組合せはどれか。

	医薬品成分等	基礎疾患等
a	サントニン ――――――――――	甲状腺機能亢進症
b	エテンザミド ――――――――――	肝臓病
c	メチルエフェドリン塩酸塩 ―――	心臓病
d	マオウ ―――――――――――――	貧血

	a	b	c	d
1	正	正	誤	正
2	正	誤	正	誤
3	誤	正	正	誤
4	誤	誤	正	正
5	誤	誤	誤	誤

問106 一般用医薬品の添付文書等の「相談すること」の項目中に「次の症状がある人」と記載することとされている医薬品成分等と症状の組合せの正誤について、正しい組合せはどれか。

	医薬品成分等	症状
a	ロペラミド塩酸塩 ―――――――	けいれん
b	ジフェニドール塩酸塩 ――――	むくみ
c	イソプロパミドヨウ化物 ―――	吐き気・嘔吐
d	小児五疳薬 ――――――――――	はげしい下痢

	a	b	c	d
1	正	正	誤	誤
2	正	誤	正	正
3	誤	正	誤	正
4	誤	正	正	誤
5	誤	誤	誤	正

問107 次の医薬品成分等のうち、一般用医薬品の添付文書等において、「次の人は使用（服用）しないこと」の項目中に「妊婦又は妊娠していると思われる人」と記載することとされているものの正誤について、正しい組合せはどれか。

a　デキストロメトルファン臭化水素酸塩水和物

b　ジフェンヒドラミン塩酸塩を主薬とする催眠鎮静薬（睡眠改善薬）

c　カゼイン

d　オキセサゼイン

	a	b	c	d
1	誤	正	誤	正
2	誤	正	正	誤
3	正	誤	正	正
4	正	誤	誤	誤
5	誤	誤	誤	正

問108 内服用の一般用医薬品の添付文書等の「してはいけないこと」の項目中に「服用後、乗物又は機械類の運転操作をしないこと」と記載することとされている成分として、正しいものの組合せはどれか。

a　ピレンゼピン塩酸塩水和物

b　テオフィリン

c　スコポラミン臭化水素酸塩水和物

d　ウルソデオキシコール酸

1　（a、b）
2　（a、c）
3　（b、c）
4　（b、d）
5　（c、d）

問109 次の一般用医薬品の漢方製剤のうち、その添付文書等において、うっ血性心不全、心室頻拍の副作用が現れることがあるため、「してはいけないこと」の項目中に「症状があるときのみの服用にとどめ、連用しないこと」と記載することとされているものはどれか。

1　防風通聖散
　　ぼうふうつうしょうさん

2　響声破笛丸
　　きょうせいはてきがん

3　柴胡桂枝湯
　　さいこけいしとう

4　芍薬甘草湯
　　しゃくやくかんぞうとう

5　麻子仁丸
　　ましにんがん

問110 一般用医薬品の添付文書の「してはいけないこと」の項目中に「次の部位には使用しないこと」と記載することとされている薬効群等とその理由に関する次の記述の正誤について、正しい組合せはどれか。

a 殺菌消毒薬（液体絆創膏）は、湿潤した患部に用いると、分泌液が貯留して症状を悪化させることがあるため、ただれ、化膿している患部には使用しない。

b うおのめ・いぼ・たこ用薬は、角質溶解作用の強い薬剤であり、誤って目に入ると障害を与える危険性があるため、目の周囲には使用しない。

c 外用鎮痒消炎薬（エアゾール剤に限る）は、特定の局所に使用することが一般に困難であり、目などに薬剤が入るおそれがあるため、目の周囲、粘膜等には使用しない。

d みずむし・たむし用薬は、皮膚刺激成分により、強い刺激や痛みを生じるおそれがあるため、目や目の周囲、粘膜（例えば、口腔、鼻腔、膣等）には使用しない。

	a	b	c	d
1	正	正	正	正
2	正	正	誤	正
3	正	誤	正	誤
4	誤	正	誤	誤
5	誤	誤	誤	正

問111 下の表は、ある一般用医薬品のかぜ薬（総合感冒薬）に含まれている成分の一覧と用法用量である。この医薬品を購入する目的で店舗を訪れた40歳女性から、次のような相談を受けた。この相談に対する登録販売者の説明について、適切なものの組合せはどれか。

〈相談内容〉

　車を運転するので、このかぜ薬は眠くならないか教えて欲しい。保管方法と、このかぜ薬を服用しても症状の改善がみられない場合の対処方法も教えて欲しい。

　今後、娘（13歳）にも、このかぜ薬を使いたいと思っている。

6カプセル（成人1日量）中	
アセトアミノフェン	500mg
エテンザミド	400mg
クロルフェニラミンマレイン酸塩	7.5mg
dl－メチルエフェドリン塩酸塩	40mg
無水カフェイン	120mg

年齢	1回量	1日服用回数
成人（15歳以上）	2カプセル	3回
7歳以上15歳未満	1カプセル	

a　服用後、眠気等があらわれる成分は本剤に配合されていません。

b　カプセル剤のため、冷蔵庫内で保管してください。

c　一定期間又は一定回数服用しても症状の改善がみられない場合は、服用を中止し、医療機関を受診してください。

d　娘さんが水痘（水ぼうそう）もしくはインフルエンザにかかっている又はその疑いのある場合は、服用前に医師、薬剤師又は登録販売者に相談してください。

1　（a、b）
2　（a、c）
3　（a、d）
4　（b、c）
5　（c、d）

問112 医薬品等の安全性情報等に関する次の記述のうち、正しいものの組合せはどれか。

a 独立行政法人医薬品医療機器総合機構のホームページには、一般用医薬品・要指導医薬品の添付文書情報が掲載されている。

b 医薬品の製造販売業者等は、医薬品の有効性及び安全性に関する事項その他医薬品の適正な使用のために必要な情報を収集し、検討するとともに、薬局開設者等に対して、提供するよう努めなければならないが、薬局等に従事する薬剤師や登録販売者は情報提供の対象となっていない。

c 厚生労働省は、医薬品（一般用医薬品を含む）、医療機器等による重要な副作用、不具合等に関する情報をとりまとめ、「医薬品・医療機器等安全性情報」として、広く医薬関係者向けに情報提供を行っている。

d 緊急安全性情報は、医療用医薬品や医家向け医療機器についての情報伝達であり、一般用医薬品についての情報が発出されたことはない。

1 （a、b）
2 （a、c）
3 （a、d）
4 （b、c）
5 （c、d）

問113 医薬品の副作用情報等の収集に関する次の記述の正誤について、正しい組合せはどれか。

a 医薬品・医療機器等安全性情報報告制度は、1967年3月より、約3000の医療機関をモニター施設に指定して、厚生省（当時）が直接副作用報告を受ける「医薬品副作用モニター制度」としてスタートした。

b 登録販売者は、医薬品・医療機器等安全性情報報告制度に基づく報告を行う医薬関係者として位置づけられている。

c 2002年7月に薬事法が改正され、医師や薬剤師等の医薬関係者による副作用等の報告が義務化された。

d 医療用医薬品で使用されていた有効成分を一般用医薬品で初めて配合したものについては、10年を超えない範囲で厚生労働大臣が承認時に定める一定期間（概ね8年）、承認後の使用成績等を製造販売業者等が集積し、厚生労働省へ提出する制度（再審査制度）が適用される。

	a	b	c	d
1	正	正	正	誤
2	正	正	誤	誤
3	誤	誤	誤	正
4	誤	正	正	正
5	誤	誤	正	誤

問114 医薬品医療機器等法第68条の10第1項の規定に基づき、医薬品の製造販売業者に義務付けられている、その製造販売した医薬品の副作用等の報告に関する次の記述のうち、正しいものの組合せはどれか。

a 外国における製造、輸入又は販売の中止、回収、廃棄その他の保健衛生上の危害の発生又は拡大を防止するための措置の実施については、30日以内に厚生労働大臣に報告しなければならない。

b 医薬品によるものと疑われる副作用症例の発生のうち、使用上の注意から予測できないもので重篤（死亡を除く）な事例については、15日以内に厚生労働大臣に報告しなければならない。

c 副作用症例・感染症の発生傾向が著しく変化したことを示す研究報告については、30日以内に厚生労働大臣に報告しなければならない。

d 医薬品によるものと疑われる感染症症例の発生のうち、使用上の注意から予測できるもので重篤（死亡を含む）な事例については、30日以内に厚生労働大臣に報告しなければならない。

1 （a、b）
2 （a、c）
3 （b、c）
4 （b、d）
5 （c、d）

問115 医薬品の副作用情報等の評価及び措置に関する次の記述について、（　　　）の中に入れるべき字句の正しい組合せはどれか。

収集された副作用等の情報は、その医薬品の製造販売業者等において評価・検討され、必要な安全対策が図られる。各制度により集められた副作用情報については、（　a　）において専門委員の意見を聴きながら調査検討が行われ、その結果に基づき、（　b　）は、（　c　）の意見を聴いて、使用上の注意の改訂の指示等を通じた注意喚起のための情報提供や、効能・効果や用法・用量の一部変更、調査・実験の実施の指示、製造・販売の中止、製品の回収等の安全対策上必要な行政措置を講じている。

	a	b	c
1	日本製薬団体連合会	厚生労働大臣	消費者委員会
2	日本製薬団体連合会	都道府県知事	薬事・食品衛生審議会
3	都道府県	都道府県知事	薬事・食品衛生審議会
4	独立行政法人医薬品医療機器総合機構	都道府県知事	消費者委員会
5	独立行政法人医薬品医療機器総合機構	厚生労働大臣	薬事・食品衛生審議会

問116 医薬品医療機器等法第68条の10第2項の規定に基づき、医薬関係者に義務付けられている医薬品の副作用等の報告に関する次の記述の正誤について、正しい組合せはどれか。

a　安全対策上必要があると認められる場合であっても、医薬品の過量使用や誤用等によるものと思われる健康被害については報告する必要はない。

b　複数の専門家が医薬品の販売等に携わっている場合であっても、当該薬局又は医薬品の販売業において販売等された医薬品の副作用等によると疑われる健康被害の情報に直接接した専門家1名から報告書が提出されれば十分である。

c　報告様式の記入欄すべてに記入がなされる必要はなく、医薬品の販売等に従事する専門家においては、購入者等から把握可能な範囲で報告がなされればよい。

d　医薬品によるものと疑われる、日常生活に支障を来すが入院治療を必要としない程度の健康被害については、報告の対象とならない。

	a	b	c	d
1	誤	正	誤	正
2	正	誤	誤	誤
3	正	正	正	誤
4	誤	正	正	誤
5	誤	誤	誤	正

問117 医薬品副作用被害救済制度の給付に関する次の記述の正誤について、正しい組合せはどれか。

a　障害児養育年金は、医薬品の副作用により一定程度の障害の状態にある20歳未満の人を養育する人に対して給付されるものである。

b　医療手当は、医薬品の副作用による疾病の治療（入院治療を必要とする程度）に要した費用を実費補償するものである。

c　遺族年金は、生計維持者が医薬品の副作用により死亡した場合に、その遺族の生活の立て直し等を目的として給付されるものであり、最高10年間を給付の限度とする。

d　遺族一時金の給付は、請求期限がない。

	a	b	c	d
1	正	正	正	誤
2	正	誤	誤	正
3	誤	誤	正	誤
4	誤	正	誤	正
5	誤	誤	誤	誤

問118 医薬品副作用被害救済制度に関する次の記述の正誤について、正しい組合せはどれか。

a　製品不良など、製薬企業に損害賠償責任がある場合は、救済制度の対象から除外されている。

b　人体に直接使用する殺菌消毒剤は、救済制度の対象とならない。

c　一般用医薬品の使用による副作用被害への救済給付の請求に当たっては、医師の診断書、要した医療費を証明する書類（受診証明書）などのほか、その医薬品を販売等した薬局開設者、医薬品の販売業者が作成した販売証明書等が必要となる。

d　医薬品の不適正な使用による健康被害についても、救済給付の対象となる。

	a	b	c	d
1	正	正	正	正
2	正	誤	正	誤
3	誤	正	誤	誤
4	正	誤	誤	正
5	誤	誤	誤	正

問119 一般用医薬品の安全対策に関する次の記述のうち、正しいものの組合せはどれか。

a　解熱鎮痛成分としてアミノピリン、スルピリンが配合されたアンプル入りかぜ薬の使用による重篤な副作用（ショック）で死亡例が発生し、厚生省（当時）より関係製薬企業に対し、製品の回収が要請された。

b　プソイドエフェドリン塩酸塩が配合された一般用医薬品による脳出血等の副作用症例が複数報告されたことを受け、厚生労働省から関係製薬企業等に対して、使用上の注意の改訂、代替成分への切替え等について指示がなされた。

c　小青竜湯とインターフェロン製剤の併用例による間質性肺炎が報告されたことから、インターフェロン製剤との併用を禁忌とする旨の使用上の注意の改訂がなされた。

d　一般用かぜ薬の使用によると疑われる間質性肺炎の発生事例が複数報告されたことを受け、厚生労働省は、一般用かぜ薬全般について使用上の注意の改訂を指示した。

1　（a、b）
2　（a、c）
3　（a、d）
4　（b、c）
5　（c、d）

問120 医薬品の適正使用のための啓発活動等に関する次の記述の正誤について、正しい組合せはどれか。

a　登録販売者には、適切なセルフメディケーションの普及定着、医薬品の適正使用の推進のため、啓発活動に積極的に参加、協力することが期待されている。

b　毎年10月17日〜23日の1週間を「薬と健康の週間」として、国、自治体、関係団体等による広報活動やイベント等が実施されている。

c　「6・26国際麻薬乱用撲滅デー」を広く普及し、薬物乱用防止を一層推進するため、毎年6月20日〜7月19日までの1ヶ月間、国、自治体、関係団体等により、「ダメ。ゼッタイ。」普及運動が実施されている。

d　薬物乱用や薬物依存は、違法薬物（麻薬、覚醒剤、大麻等）によるものであり、一般用医薬品によっては生じ得ない。

	a	b	c	d
1	正	正	正	誤
2	正	正	誤	誤
3	正	誤	誤	正
4	誤	誤	正	正
5	誤	正	誤	正

令和5年度

登録販売者試験問題

大阪府（関西広域連合、福井県 2府5県共通）

試 験 日　2023 年 8 月 27 日
合格発表　2023 年 10 月 2 日

共通試験は、京都府、大阪府、滋賀、兵庫、和歌山、徳島、福井の各県で実施されました。

注意事項

1　解答用紙（マークシート）に記入されている受験番号が受験票記載の受験番号と一致しているかを確認し、一致していれば解答用紙に氏名、フリガナを正確に記入してください。
2　各問題に対する解答は、全て1つですので、必ず解答用紙に1つだけマークしてください。2つ以上マークすると、その解答は無効になります。
3　記入は、すべてHBの黒鉛筆又はシャープペンシルを使用し、解答用紙に記載の「マークの仕方」の（良い例）のとおり濃くはっきりと記入してください。
4　解答用紙に誤ってマークしたときは、消しゴムできれいに消してください。
5　解答用紙は、折り曲げたり汚したりしないでください。
6　解答用紙は持ち帰らないで、必ず提出してください。
7　試験時間は午前、午後各2時間です。試験開始から1時間は退室できません。1時間を経過してから退室する方は、解答用紙の氏名と受験番号を再度確認し、試験監督者に提出してから、静かに退室してください。一度退室すると再入室はできません。
8　試験終了前10分間は退室できません。
9　受験票と試験問題は、持ち帰ってください。
10　試験問題文中、「医薬品、医療機器等の品質、有効性及び安全性の確保等に関する法律」を「法」と、「独立行政法人医薬品医療機器総合機構」を「PMDA」とそれぞれ省略して記載しています。
11　問題の内容については、質問を受け付けません。
※この注意事項は、実際の試験問題を参考に作成したものです。

●医薬品に共通する特性と基本的な知識

問 1 医薬品の本質に関する記述の正誤について、正しい組合せを一つ選べ。

a 法では、健康被害の発生の可能性の有無にかかわらず、異物等の混入、変質等がある医薬品を販売してはならない旨を定めている。

b 一般用医薬品には、添付文書や製品表示に必要な情報が記載されているので、販売時に専門家は専門用語を分かりやすい表現で伝えるなどの情報提供を行う必要はない。

c 医薬品は、効能効果、用法用量、副作用等の必要な情報が適切に伝達されることを通じて、購入者等が適切に使用することにより、初めてその役割を十分に発揮するものである。

d 医薬品は、人の疾病の診断、治療若しくは予防に使用されるなど、その有用性が認められたものであり、使用に際して保健衛生上のリスクは伴わない。

	a	b	c	d
1	誤	正	正	誤
2	正	正	誤	正
3	正	誤	正	誤
4	誤	正	誤	正
5	正	誤	正	正

問 2 医薬品のリスク評価に関する記述の正誤について、正しい組合せを一つ選べ。

a 医薬品は、治療量上限を超えると、効果よりも有害反応が強く発現する「中毒量」となり、「最小致死量」を経て、「致死量」に至る。

b 医薬品は、少量の投与でも長期投与されれば慢性的な毒性が発現する場合がある。

c ヒトを対象とした臨床試験の実施の基準には、国際的に Good Clinical Practice（GCP）が制定されている。

d 医薬品の製造販売後の調査及び試験の実施の基準として、Good Vigilance Practice（GVP）が制定されている。

	a	b	c	d
1	正	正	正	誤
2	正	正	誤	正
3	正	正	誤	誤
4	誤	誤	正	誤
5	誤	正	誤	正

問 3　健康食品に関する記述の正誤について、正しい組合せを一つ選べ。

a 「特定保健用食品」は、身体の生理機能などに影響を与える保健機能成分を含むものであり、特定の保健機能を示す有効性や安全性などに関して、国への届出が必要である。

b 「栄養機能食品」は、国が定めた規格基準に適合したものであれば、身体の健全な成長や発達、健康維持に必要な栄養成分（ビタミン、ミネラルなど）の健康機能を表示することができる。

c 「機能性表示食品」は、事業者の責任で科学的根拠をもとに疾病に罹患した者の健康維持及び増進に役立つ機能を商品のパッケージに表示するものとして国に届出された商品である。

d 一般用医薬品の販売時には、健康食品の摂取の有無について確認することは重要で、購入者等の健康に関する意識を尊重しつつも、必要があれば健康食品の摂取についての指導も行うべきである。

	a	b	c	d
1	正	誤	正	正
2	正	正	正	誤
3	正	正	誤	誤
4	誤	正	誤	正
5	誤	誤	正	正

問 4 セルフメディケーションに関する記述の正誤について、正しい組合せを一つ選べ。

a　世界保健機関（WHO）によれば、セルフメディケーションとは、「自分自身の健康に責任を持ち、中程度の身体の不調は自分で手当てすること」とされている。

b　急速に少子高齢化が進む中、持続可能な医療制度の構築に向け、医療費の増加やその国民負担の増大を解決し、健康寿命を伸ばすことが日本の大きな課題であり、セルフメディケーションの推進は、その課題を解決する重要な活動のひとつである。

c　平成29年1月からは、適切な健康管理の下で医療用医薬品からの代替を進める観点から、条件を満たした場合にスイッチOTC（Over The Counter）医薬品の購入の対価について、一定の金額をその年分の総所得金額等から控除するセルフメディケーション税制が導入された。

d　セルフメディケーション税制については、令和4年1月の見直しにより、スイッチOTC医薬品以外にも腰痛や肩こり、風邪やアレルギーの諸症状に対応する一般用医薬品が税制の対象となっている。

	a	b	c	d
1	正	正	正	誤
2	正	正	誤	正
3	正	誤	正	正
4	誤	正	正	正
5	正	正	正	正

問 5 アレルギーに関する記述の正誤について、正しい組合せを一つ選べ。

a　外用薬によって、アレルギーが引き起こされることはない。

b　医薬品の有効成分だけでなく、薬理作用がない添加物も、アレルギーを引き起こす原因物質となり得る。

c　アレルギーと体質的・遺伝的な要素は関連がないため、近い親族にアレルギー体質の人がいたとしても注意する必要はない。

d　医薬品の中には、鶏卵や牛乳等を原材料として作られているものがあるため、それらに対するアレルギーがある人では使用を避けなければならない場合もある。

	a	b	c	d
1	正	正	誤	正
2	正	正	誤	誤
3	誤	正	正	誤
4	誤	正	誤	正
5	誤	誤	正	誤

問 6 医薬品の不適正な使用と副作用に関する記述の正誤について、正しい組合せを一つ選べ。

a 医薬品の不適正な使用は、概ね使用する人の誤解や認識不足に起因するものと、医薬品を本来の目的以外の意図で使用するものに大別することができる。

b 人体に直接使用されない医薬品であっても、使用する人の誤解や認識不足によって、使い方や判断を誤り、副作用につながることがある。

c 医薬品の長期連用により精神的な依存がおこり、使用量が増え、購入するための経済的な負担が大きくなる例が見られる。

d 医薬品は、その目的とする効果に対して副作用が生じる危険性が最小限となるよう、使用する量や使い方が定められている。

	a	b	c	d
1	正	正	正	誤
2	正	正	誤	正
3	正	誤	正	正
4	誤	正	正	正
5	正	正	正	正

問 7 一般用医薬品の適正使用に関する記述の正誤について、正しい組合せを一つ選べ。

a 手軽に入手できる一般用医薬品を使用して、症状を一時的に緩和するだけの対処を漫然と続けているような場合には、適切な治療の機会を失うことにつながりやすい。

b 指示どおりの使用量であれば、一般用医薬品を長期連用しても、医薬品を代謝する器官を傷めることはない。

c 青少年は、薬物乱用の危険性に関する認識や理解が必ずしも十分でないため、身近に入手できる薬物を興味本位で乱用することがある。

d 適正に使用された場合は安全かつ有効な医薬品であっても、乱用された場合には薬物依存を生じることがある。

	a	b	c	d
1	正	誤	正	誤
2	正	誤	正	正
3	正	正	誤	誤
4	誤	正	正	正
5	誤	正	誤	正

問 8 他の医薬品との相互作用に関する記述の正誤について、正しい組合せを一つ選べ。

a 医薬品の相互作用は、医薬品が吸収、分布、代謝又は排泄される過程で起こり、医薬品の薬理作用をもたらす部位において起こることはない。

b 一般用医薬品のかぜ薬（総合感冒薬）やアレルギー用薬では、成分や作用が重複することが多く、通常、これらの薬効群に属する医薬品の併用は避けることとされている。

c 一般用医薬品の購入者等が医療機関で治療を受けている場合には、一般用医薬品を併用しても問題ないかどうか、治療を行っている医師若しくは歯科医師、又は処方された医薬品を調剤する薬剤師に確認する必要がある。

d 複数の医薬品を併用した場合、医薬品の作用が減弱することはあるが、増強することはない。

	a	b	c	d
1	誤	正	正	誤
2	正	誤	正	誤
3	正	正	誤	正
4	正	誤	誤	正
5	誤	誤	誤	誤

問 9 食品と医薬品の相互作用に関する記述の正誤について、正しい組合せを一つ選べ。

a カフェインを含む総合感冒薬と、コーヒーを一緒に服用しても、カフェインの過剰摂取になることはない。

b 酒類（アルコール）は、医薬品の吸収や代謝に影響を与えることがある。

c 生薬成分が配合された医薬品とハーブ等の食品を合わせて摂取すると、その医薬品の効き目や副作用を増強させることがある。

d 外用薬であっても、食品によって医薬品の作用や代謝が影響を受ける可能性がある。

	a	b	c	d
1	正	誤	正	誤
2	正	誤	誤	正
3	誤	正	正	正
4	誤	正	誤	正
5	誤	誤	正	正

問10 小児等への医薬品の使用に関する記述の正誤について、正しい組合せを一つ選べ。

a 小児の血液脳関門は未発達であるため、吸収されて循環血液中に移行した医薬品の成分が脳に達しやすい。

b 小児では、大人と比べて身体の大きさに対して腸が長いため、服用した医薬品の吸収率が相対的に高い。

c 乳児向けの用法用量が設定されている医薬品であっても、乳児は医薬品の影響を受けやすく、また、状態が急変しやすいため、基本的には医師の診療を受けることが優先され、一般用医薬品による対処は最小限にとどめるのが望ましい。

d 医薬品の販売に従事する専門家は、年齢に応じた用法用量が定められていない医薬品の場合には、成人用の医薬品の量を減らして小児へ与えるように保護者等に説明すべきである。

	a	b	c	d
1	正	正	誤	正
2	誤	誤	正	誤
3	正	正	正	誤
4	正	誤	正	誤
5	誤	正	誤	正

問11 高齢者への医薬品の使用に関する記述の正誤について、正しい組合せを一つ選べ。

a 「医療用医薬品の添付文書等の記載要領の留意事項」において、おおよその目安として65歳以上を「高齢者」としている。

b 高齢者は、持病（基礎疾患）を抱えていることが多いが、一般用医薬品の使用によって基礎疾患の症状が悪化することはない。

c 高齢者は、生理機能の衰えの度合いに個人差が小さいため、年齢から副作用を生じるリスクがどの程度増大しているか判断することができる。

d 高齢者は、喉の筋肉が衰えて飲食物を飲み込む力が弱まっている場合があり、内服薬を使用する際に喉に詰まらせやすい。

	a	b	c	d
1	正	正	誤	誤
2	正	誤	正	誤
3	誤	正	正	正
4	正	誤	誤	正
5	誤	正	誤	正

問12 妊婦又は妊娠していると思われる女性及び母乳を与える女性（授乳婦）への医薬品の使用に関する記述の正誤について、正しい組合せを一つ選べ。

a 医薬品の種類によっては、授乳婦が使用した医薬品の成分の一部が乳汁中に移行することが知られており、母乳を介して乳児が医薬品の成分を摂取することになる場合がある。

b 多くの一般用医薬品は、妊婦が使用した場合における胎児への安全性に関する評価は困難とされている。

c 便秘薬には、配合成分やその用量によっては、流産や早産を誘発するおそれがあるものがある。

d ビタミンAは、胎児にとって非常に重要な成分の一つであるため、妊婦に対して特に妊娠初期（妊娠3か月以内）のビタミンA含有製剤の過剰摂取には留意する必要はない。

	a	b	c	d
1	正	正	正	誤
2	正	正	誤	正
3	正	誤	正	正
4	誤	正	正	正
5	正	正	正	正

問13 プラセボ効果に関する記述の正誤について、正しい組合せを一つ選べ。

a プラセボ効果は、医薬品を使用したこと自体による楽観的な結果への期待（暗示効果）は関与しないと考えられている。

b プラセボ効果によってもたらされる反応や変化は、望ましいもの（効果）であり、不都合なもの（副作用）はない。

c プラセボ効果は、主観的な変化だけでなく、客観的に測定可能な変化として現れることがある。

d 医薬品の使用によってプラセボ効果と思われる反応や変化が現れたときには、それを目的として使用の継続が推奨される。

	a	b	c	d
1	正	正	誤	誤
2	正	誤	正	誤
3	正	誤	誤	正
4	誤	誤	正	正
5	誤	誤	正	誤

問14 医薬品の品質に関する記述の正誤について、正しい組合せを一つ選べ。

a 医薬品の有効成分には、高温や多湿により品質劣化を起こすものはあるが、光（紫外線）による品質劣化を起こすものはない。

b 医薬品が保管・陳列される場所については、清潔性が保たれるとともに、その品質が十分保持される環境となるよう留意する必要がある。

c 品質が承認等された基準に適合しない医薬品、その全部又は一部が変質・変敗した物質から成っている医薬品は販売が禁止されている。

d 一般用医薬品は家庭の常備薬として購入されることも多いため、外箱等に表示されている使用期限から十分な余裕をもって販売することが重要である。

	a	b	c	d
1	正	正	誤	誤
2	正	誤	正	誤
3	誤	正	正	正
4	正	誤	誤	正
5	誤	正	誤	正

問15 一般用医薬品で対処可能な症状等の範囲に関する記述の正誤について、正しい組合せを一つ選べ。

a 一般用医薬品の役割として、健康の維持・増進があるが、健康状態の自己検査は含まれない。

b 科学的・合理的に効果が期待できるものであれば、生活習慣病の治療も一般用医薬品の役割として含まれる。

c 乳幼児や妊婦等では、通常の成人の場合に比べ、一般用医薬品で対処可能な範囲は限られる。

d 一般用医薬品にも使用すればドーピングに該当する成分を含んだものがあるため、スポーツ競技者から相談があった場合は、専門知識を有する薬剤師などへの確認が必要である。

	a	b	c	d
1	正	誤	正	誤
2	正	誤	誤	正
3	誤	正	正	正
4	誤	正	誤	正
5	誤	誤	正	正

問16 一般用医薬品の販売時のコミュニケーションに関する記述の正誤について、正しい組合せを一つ選べ。

a 一般用医薬品では、情報提供を受けた当人のみが医薬品を使用するとして、販売時のコミュニケーションを考える。

b 一般用医薬品の購入者は、使用者の体質や症状等を考慮して製品を事前に調べて選択しているのでなく、宣伝広告や販売価格等に基づき漠然と製品を選択していることがあることにも留意しなければならない。

c 登録販売者は、生活者のセルフメディケーションに対して、第二類医薬品及び第三類医薬品の販売、情報提供等を担う観点から、支援する姿勢が基本となる。

d 登録販売者からの情報提供は、説明内容が購入者等にどう理解されたかなどの実情を把握しながら行う必要はなく、専門用語を分かりやすい平易な表現で説明するだけでよい。

	a	b	c	d
1	正	正	誤	誤
2	誤	正	正	誤
3	誤	誤	正	正
4	誤	誤	誤	正
5	正	誤	誤	誤

問17 医薬品の販売等に従事する専門家が、一般用医薬品の購入者から確認しておきたい基本的なポイント（事項）としての正誤について、正しい組合せを一つ選べ。

a 何のためにその医薬品を購入しようとしているか（購入者等のニーズ、購入の動機）。

b その医薬品を使用する人が医療機関で治療を受けていないか。

c その医薬品を使用する人がアレルギーや医薬品による副作用等の経験があるか。

d その医薬品がすぐに使用される状況にあるか（その医薬品によって対処しようとする症状等が現にあるか）。

	a	b	c	d
1	正	正	正	誤
2	正	正	誤	正
3	正	誤	正	正
4	誤	正	正	正
5	正	正	正	正

問18 厚生省（当時）は、悲惨な被害を再び発生させることのないように、その決意を銘記した「誓いの碑」を建立した。この「誓いの碑」の記述について、（　　）の中に入れるべき字句の正しい組合せを一つ選べ。

「誓いの碑」には、

「命の尊さを心に刻みサリドマイド、スモン、（　a　）のような（　b　）による悲惨な被害を再び発生させることのないよう（　c　）の確保に最善の努力を重ねていくことをここに銘記する　千数百名もの感染者を出した『（　d　）』事件　このような事件の発生を反省しこの碑を建立した
平成 11 年 8 月　厚生省」
と刻まれている。

	a	b	c	d
1	O157 感染	医薬品	医薬品の安全性・有効性	薬害肝炎
2	O157 感染	毒物及び劇物	医療の安全	薬害肝炎
3	HIV 感染	医薬品	医薬品の安全性・有効性	薬害エイズ
4	HIV 感染	医薬品	医療の安全	薬害肝炎
5	HIV 感染	毒物及び劇物	医薬品の安全性・有効性	薬害エイズ

HIV：ヒト免疫不全ウイルス
O157：腸管出血性大腸菌 O157

問19 クロイツフェルト・ヤコブ病（CJD）及び CJD 訴訟に関する記述の正誤について、正しい組合せを一つ選べ。

a　CJD 訴訟とは、脳外科手術等に用いられていたウシ原料由来の人工硬膜を介して CJD に罹患したことに対する損害賠償訴訟である。

b　CJD は、細菌の一種であるプリオンが原因とされている。

c　本訴訟では、輸入販売業者及び製造業者が被告として提訴されたが、国は提訴されなかった。

d　本訴訟を一因として、生物由来製品による感染等被害救済制度が創設された。

	a	b	c	d
1	正	誤	正	正
2	正	誤	正	誤
3	誤	正	正	誤
4	誤	誤	誤	正
5	正	正	誤	正

問20 C 型肝炎及び C 型肝炎訴訟に関する記述の正誤について、正しい組合せを一つ選べ。

a　C 型肝炎訴訟とは、ウイルスに汚染された注射器（注射針や注射筒）が連続使用されたことが原因で、C 型肝炎ウイルスに感染したことに対する損害賠償訴訟である。

b　国及び製薬企業を被告として、複数の地裁で提訴されたが、判決は、国及び製薬企業が責任を負うべき期間等について判断が分かれていた。

c　C 型肝炎ウイルス感染者の早期・一律救済の要請にこたえるべく、2008 年 1 月に議員立法による特別措置法が制定、施行された。

d　「薬害再発防止のための医薬品行政等の見直しについて（最終提言）」を受け、医師、薬剤師、法律家、薬害被害者などの委員により構成される医薬品等行政評価・監視委員会が設置された。

	a	b	c	d
1	正	正	正	誤
2	正	正	誤	正
3	正	誤	正	正
4	誤	正	正	正
5	正	正	正	正

●主な医薬品とその作用

問21 かぜ及びかぜ薬（総合感冒薬）に関する記述の正誤について、正しい組合せを一つ選べ。

a かぜは様々な症状が組み合わさって現れるため、様々な症状を緩和させるために多くの成分を含有する総合感冒薬を選択することが推奨される。

b かぜ薬は症状の緩和に加えて、原因となるウイルスの増殖抑制効果も期待できる。

c 冷気や乾燥、アレルギーのような非感染性の要因は、かぜの原因とはならない。

d かぜはウイルス（ライノウイルス、コロナウイルスなど）の感染が原因であり、細菌の感染は原因とはならない。

	a	b	c	d
1	誤	誤	誤	正
2	誤	誤	正	誤
3	誤	正	誤	誤
4	正	誤	誤	誤
5	誤	誤	誤	誤

問22 かぜ薬（総合感冒薬）の配合成分とその配合目的との関係について、正しいものの組合せを一つ選べ。

	配合成分	配合目的
a	サリチルアミド	咳を抑える。
b	グアイフェネシン	痰の切れを良くする。
c	チペピジンヒベンズ酸塩	発熱を鎮める。
d	ベラドンナ総アルカロイド	くしゃみや鼻汁を抑える。

1 （a、b）
2 （a、c）
3 （a、d）
4 （b、c）
5 （b、d）

問23 かぜの症状緩和に用いられる漢方処方製剤のうち、マオウを含むものの組合せを一つ選べ。

a 柴胡桂枝湯
b 麦門冬湯
c 小青竜湯
d 葛根湯

1 （a、b）
2 （a、d）
3 （b、c）
4 （b、d）
5 （c、d）

問24 解熱鎮痛薬及びその配合成分に関する記述の正誤について、正しい組合せを一つ選べ。

a アセトアミノフェンは、15歳未満の小児に対しては、いかなる場合も一般用医薬品として使用してはならない。

b アスピリン喘息は、アスピリン特有の副作用であり、他の解熱鎮痛成分では起こらない。

c 解熱鎮痛薬の服用期間中は、飲酒は避けることとされている。

d 多くの解熱鎮痛薬には、体内におけるプロスタグランジンの産生を抑える成分が配合されている。

	a	b	c	d
1	正	正	誤	誤
2	誤	正	正	誤
3	誤	誤	正	正
4	誤	誤	誤	正
5	正	誤	誤	誤

問25 解熱鎮痛薬に配合される成分の配合目的に関する記述について、正しいものの組合せを一つ選べ。

a ケイヒは、骨格筋の緊張を鎮める目的で配合される。

b 水酸化アルミニウムゲルは、解熱鎮痛成分（生薬成分を除く。）による胃腸障害の軽減を目的として配合される。

c メトカルバモールは、中枢神経系を刺激して頭をすっきりさせたり、疲労感・倦怠感を和らげることなどを目的として配合される。

d ビタミンB1は、発熱等によって消耗されやすいビタミンの補給を目的として配合される。

1 （a、b）
2 （a、c）
3 （a、d）
4 （b、c）
5 （b、d）

問26 25歳女性が月経痛の症状があるため、次の成分の一般用医薬品の解熱鎮痛薬を購入する目的で店舗を訪れた。

1錠中：

成分	分量
イソプロピルアンチピリン	75mg
アセトアミノフェン	125mg
アリルイソプロピルアセチル尿素	30mg
無水カフェイン	25mg

この解熱鎮痛薬に関する記述の正誤について、正しい組合せを一つ選べ。

a イソプロピルアンチピリンは、ピリン系解熱鎮痛成分によって薬疹等のアレルギーを起こしたことのある人は使用しない。

b 本剤には、血栓予防薬としても用いられる成分が含まれている。

c アセトアミノフェンは、他の解熱鎮痛成分に比べて胃腸障害を起こしやすいため、本剤は空腹を避けて服用する。

d アリルイソプロピルアセチル尿素は、脳の興奮を抑え、痛覚を鈍くする効果が期待できる。

	a	b	c	d
1	正	誤	正	誤
2	正	誤	誤	正
3	誤	誤	正	誤
4	正	正	誤	誤
5	誤	誤	誤	正

問27 神経質、精神不安、不眠等の症状の改善を目的とした漢方処方製剤に関する記述の正誤について、正しい組合せを一つ選べ。

a 加味帰脾湯(かみきひとう)は、体力中等度以上で、精神不安があって、動悸(き)、不眠、便秘などを伴う高血圧の随伴症状、神経症、更年期神経症、小児夜なき、便秘に適すとされる。

b 抑肝散(よくかんさん)は、体力中等度をめやすとして、神経がたかぶり、怒りやすい、イライラなどがあるものの神経症、不眠症、小児夜なき、小児疳症、歯ぎしり、更年期障害、血の道症に適すとされる。

c 酸棗仁湯(さんそうにんとう)は、体力中等度以下で、心身が疲れ、精神不安、不眠などがあるものの不眠症、神経症に適すとされる。

d 柴胡加竜骨牡蛎湯(さいこかりゅうこつぼれいとう)は、体力中等度以下で、心身が疲れ、血色が悪く、ときに熱感を伴うものの貧血、不眠症、精神不安、神経症に適すとされる。

	a	b	c	d
1	正	誤	正	誤
2	誤	正	正	誤
3	誤	誤	正	正
4	正	正	誤	誤
5	正	誤	誤	正

問28 眠気防止薬の有効成分として配合されるカフェインに関する記述の正誤について、正しい組合せを一つ選べ。

a 腎臓におけるナトリウムイオンの再吸収抑制作用があり、尿量の増加をもたらす。

b 胃液分泌抑制作用があるため、胃酸過多の人でも服用できる。

c 作用は弱いながら反復摂取により依存を形成するという性質がある。

d 乳汁中に移行しないことから、授乳中の女性でも摂取量を気にせず摂取できる。

	a	b	c	d
1	誤	正	正	誤
2	正	誤	正	誤
3	正	正	誤	正
4	正	誤	誤	誤
5	誤	誤	誤	誤

問29 乗物酔い防止薬の配合成分に関する記述の正誤について、正しい組合せを一つ選べ。

a ジプロフィリンは、不安や緊張などの心理的な要因を和らげることにより乗物酔いの発現を抑える。

b メクリジン塩酸塩は、胃粘膜への麻酔作用によって嘔吐刺激を和らげる。

c スコポラミン臭化水素酸塩水和物は、肝臓で速やかに代謝されるため、抗ヒスタミン成分と比べて作用の持続時間は短い。

d ジフェニドール塩酸塩は、内耳にある前庭と脳を結ぶ神経（前庭神経）の調節作用のほか、内耳への血流を改善する作用を示す。

	a	b	c	d
1	正	正	誤	誤
2	誤	正	正	誤
3	誤	誤	正	正
4	誤	誤	誤	正
5	正	誤	誤	誤

問30 小児の疳を適応症とする生薬製剤・漢方処方製剤（小児鎮静薬）に関する記述の正誤について、正しい組合せを一つ選べ。

a ゴオウ、ジャコウは、鎮静、健胃、強壮などの作用を期待して、小児の疳を適応症とする生薬製剤に用いられる。

b 身体的な問題がなく生じる夜泣き、ひきつけ、疳の虫等の症状については、症状が治まるまでは保護者側の安眠等を図ることを優先して小児鎮静薬を使用することは適すとされている。

c 小児の疳を適応症とする漢方処方製剤のうち、用法用量において適用年齢の下限が設けられていない場合は、生後1か月の乳児にも使用できる。

d 小建中湯を乳幼児に使用する場合は、体格の個人差から体重当たりのグリチルリチン酸の摂取量が多くなることがあるので、特に留意する必要がある。

	a	b	c	d
1	正	誤	正	誤
2	正	誤	誤	正
3	誤	誤	正	誤
4	正	正	誤	誤
5	誤	誤	誤	正

問31 呼吸器官に作用する薬の配合成分に関する記述の正誤について、正しい組合せを一つ選べ。

a　デキストロメトルファン臭化水素酸塩水和物は、延髄の咳嗽中枢に作用する麻薬性鎮咳成分である。

b　メチルエフェドリン塩酸塩は、交感神経系を抑制して気管支を拡張させる作用がある。

c　キサンチン系成分は、心臓刺激作用も示すことから、副作用として動悸が現れることがある。

d　クロルフェニラミンマレイン酸塩は、気道粘膜からの粘液の分泌を促進し、痰を出しやすくする。

	a	b	c	d
1	正	正	誤	誤
2	正	正	誤	正
3	正	誤	誤	誤
4	誤	誤	正	正
5	誤	誤	正	誤

問32 咳止めや痰を出しやすくする目的で用いられる漢方処方製剤として、次の記述にあてはまる最も適切なものを一つ選べ。

体力中程度をめやすとして、気分がふさいで、咽喉・食道部に異物感があり、ときに動悸、めまい、嘔気などを伴う不安神経症、神経性胃炎、つわり、咳、しわがれ声、のどのつかえ感に適すとされる。

1　麻杏甘石湯
2　響声破笛丸
3　半夏厚朴湯
4　五虎湯
5　甘草湯

問33　胃に作用する薬の配合成分に関する記述の正誤について、正しい組合せを一つ選べ。

a　スクラルファートは、マグネシウムを含む成分であるため、透析を受けている人では使用を避ける必要がある。

b　ピレンゼピン塩酸塩は、血栓のある人、血栓を起こすおそれのある人では、生じた血栓が分解されにくくなることが考えられる。

c　ジメチルポリシロキサン（ジメチコン）は、消化管内容物中に発生した気泡の分離を促すことを目的として配合されている場合がある。

d　ウルソデオキシコール酸は、胆汁の分泌を促す作用（利胆作用）があるとされ、消化を助ける効果を期待して用いられる。

	a	b	c	d
1	正	正	誤	誤
2	誤	正	正	誤
3	誤	誤	正	正
4	誤	誤	誤	正
5	正	誤	誤	誤

問34　整腸薬又は止瀉薬及びその配合成分に関する記述の正誤について、正しい組合せを一つ選べ。

a　腸内殺菌成分の入った止瀉薬は、下痢の予防で服用したり、症状が治まったのに漫然と服用したりすると、腸内細菌のバランスを崩し、腸内環境を悪化させることがある。

b　トリメブチンマレイン酸塩は、消化管の平滑筋に直接作用して、消化管の運動を調整する作用があるが、まれに重篤な副作用として肝機能障害を生じることがある。

c　ロペラミド塩酸塩が配合された止瀉薬は、効き目が強すぎて便秘が現れることがあり、まれに重篤な副作用としてイレウス様症状を生じることがある。

d　ベルベリン塩化物は、海外において長期連用した場合に精神神経症状が現れたとの報告があるため、1週間以上継続して使用しないこととされている。

	a	b	c	d
1	正	正	誤	正
2	誤	誤	正	誤
3	正	正	正	誤
4	正	誤	正	誤
5	誤	正	誤	正

問35 瀉下薬の配合成分に関する記述の正誤について、正しい組合せを一つ選べ。

a　酸化マグネシウムは、腸内容物の浸透圧をさげることにより、糞便中の水分量を増やす作用がある。

b　センノシドが配合された瀉下薬については、妊婦又は妊娠していると思われる女性では、使用を避けるべきである。

c　ビサコジルを含む腸溶性製剤は、胃内でビサコジルが溶け出すおそれがあるため、服用後1時間以内は牛乳の摂取を避けることとされている。

d　ジオクチルソジウムスルホサクシネートは、糞便中の水分量を増して柔らかくすることによる瀉下作用を期待して用いられる。

	a	b	c	d
1	正	正	誤	誤
2	正	誤	正	誤
3	誤	正	正	正
4	正	誤	誤	正
5	誤	正	誤	正

問36 次の記述にあてはまる漢方処方製剤として、最も適切なものを一つ選べ。

体力中程度以下で、ときに便が硬く塊状なものの便秘、便秘に伴う頭重、のぼせ、湿疹・皮膚炎、ふきでもの、食欲不振、腹部膨満、腸内異常醗酵、痔などの症状の緩和に適すとされる。

1　六君子湯
2　大黄牡丹皮湯
3　人参湯
4　麻子仁丸
5　桂枝加芍薬湯

問37 胃腸鎮痛鎮痙薬の配合成分に関する記述の正誤について、正しい組合せを一つ選べ。

a チキジウム臭化物には、口渇、便秘、排尿困難等の副作用が現れることがある。

b ブチルスコポラミン臭化物は、まれに重篤な副作用としてショック（アナフィラキシー）を生じることが知られている。

c ロートエキスは、吸収された成分の一部が母乳中に移行して乳児の脈が速くなる（頻脈）おそれがある。

d パパベリン塩酸塩は、抗コリン成分と異なり、眼圧を上昇させる作用はない。

	a	b	c	d
1	正	正	誤	正
2	誤	誤	正	誤
3	正	正	正	誤
4	正	誤	正	誤
5	誤	正	誤	正

問38 一般用医薬品の強心薬に配合される生薬成分のうち、鎮静作用を目的として配合されるものの組合せを一つ選べ。

a ロクジョウ
b シンジュ
c センソ
d ジンコウ

1 （a、b）
2 （a、d）
3 （b、c）
4 （b、d）
5 （c、d）

問39 一般用医薬品の苓桂朮甘湯（りょうけいじゅつかんとう）に関する記述の正誤について、正しい組合せを一つ選べ。

a 体力中等度以下で、めまい、ふらつきがあり、ときにのぼせや動悸があるものの立ちくらみ、めまい、頭痛、耳鳴り、動悸、息切れ、神経症、神経過敏に適すとされる。

b 利尿作用により、水毒（漢方の考え方で、体の水分が停滞したり偏在して、その循環が悪いことを意味する。）の排出を促す。

c 強心作用が期待される生薬を含んでいる。

d 構成生薬としてカンゾウを含むため、高血圧、心臓病、腎臓病の診断を受けた人では、偽アルドステロン症を生じやすい。

	a	b	c	d
1	正	正	誤	正
2	誤	誤	正	誤
3	正	正	正	誤
4	正	誤	正	誤
5	誤	正	誤	正

問40 次の成分の一般用医薬品の高コレステロール改善薬を購入しようとする者への登録販売者の説明について、適切なものの組合せを一つ選べ。

6カプセル中：

成分	分量
パンテチン	375mg
大豆油不けん化物	600mg
トコフェロール酢酸エステル	100mg

a 腸管におけるコレステロールの吸収を抑える働きがある成分が含まれています。

b 末梢血管における血行を促進する成分が含まれています。

c 尿が黄色くなる成分が含まれていますが心配ありません。

d 1年くらい服用を続けても症状・コレステロール値に改善が見られない時には、服用を中止し、医療機関を受診してください。

1 （a、b）
2 （a、c）
3 （b、c）
4 （b、d）
5 （c、d）

問41 貧血用薬（鉄製剤）及びその配合成分に関する記述の正誤について、正しい組合せを一つ選べ。

a 赤血球ができる過程で必要不可欠なビタミンB12の構成成分である銅が配合されている場合がある。

b 消化管内で鉄が吸収されやすい状態に保つことを目的として、ビタミンCが配合されていることがある。

c 服用後、便が黒くなる場合には、重大な副作用の可能性があるため直ちに服用を中止する。

d 貧血の症状がみられる以前から予防的に使用することが適当である。

	a	b	c	d
1	正	正	誤	誤
2	正	誤	正	正
3	誤	正	誤	誤
4	正	誤	正	誤
5	誤	誤	正	正

問42 次の成分を含む一般用医薬品の外用痔疾用薬に関する記述の正誤について、正しい組合せを一つ選べ。

坐剤1個（1.75g）中：

成分	分量
リドカイン	60mg
グリチルレチン酸	30mg
アラントイン	20mg
トコフェロール酢酸エステル	50mg

a リドカインは、まれに重篤な副作用としてショック（アナフィラキシー）を生じることがある。

b グリチルレチン酸は、比較的緩和な抗炎症作用を示す成分である。

c アラントインは、痛みや痒みを和らげることを目的として配合される局所麻酔成分である。

d トコフェロール酢酸エステルは、出血を抑えることを目的として配合される止血成分である。

	a	b	c	d
1	正	正	誤	誤
2	正	誤	正	正
3	誤	正	誤	誤
4	正	誤	正	誤
5	誤	誤	正	正

問43 婦人薬として用いられる漢方処方製剤のうち、カンゾウを含むものの組合せを一つ選べ。

a 当帰芍薬散
b 加味逍遙散
c 桂枝茯苓丸
d 桃核承気湯

1 （a、b）
2 （a、d）
3 （b、c）
4 （b、d）
5 （c、d）

問44 次の記述にあてはまる漢方処方製剤として、最も適切なものを一つ選べ。

比較的体力があり、ときに下腹部痛、肩こり、頭重、めまい、のぼせて足冷えなどを訴えるものの、月経不順、月経異常、月経痛、更年期障害、血の道症、肩こり、めまい、頭重、打ち身、しもやけ、しみ、湿疹・皮膚炎、にきびに適すとされる。

1 桂枝茯苓丸
2 温清飲
3 桃核承気湯
4 当帰芍薬散
5 四物湯

問45 鼻炎用内服薬及びその配合成分に関する記述の正誤について、正しい組合せを一つ選べ。

a メチルエフェドリン塩酸塩は、依存性がある抗コリン成分であり、長期間にわたって連用された場合、薬物依存につながるおそれがある。

b ロラタジンは、肥満細胞から遊離したヒスタミンが受容体と反応するのを妨げることにより、ヒスタミンの働きを抑える作用を示す。

c トラネキサム酸は、皮膚や鼻粘膜の炎症を和らげることを目的として用いられる。

d クレマスチンフマル酸塩が配合された内服薬を服用した後は、乗物又は機械類の運転操作を避けることとされている。

	a	b	c	d
1	正	正	正	誤
2	正	正	誤	正
3	正	誤	正	正
4	誤	正	正	正
5	正	正	正	正

問46 鼻炎用点鼻薬の配合成分に関する記述について、正しいものの組合せを一つ選べ。

a ナファゾリン塩酸塩は、鼻粘膜を通っている血管を拡張させることにより、鼻粘膜の充血や腫れを和らげる。

b ケトチフェンフマル酸塩は、ヒスタミンの働きを抑えることにより、くしゃみや鼻汁等の症状を緩和する。

c クロモグリク酸ナトリウムは、アレルギー性でない鼻炎や副鼻腔炎に対しても有効である。

d リドカイン塩酸塩は、鼻粘膜の過敏性や痛みや痒みを抑えることを目的として配合される場合がある。

1 （a、b）
2 （a、c）
3 （b、c）
4 （b、d）
5 （c、d）

問47 眼科用薬及びその配合成分に関する記述の正誤について、正しい組合せを一つ選べ。

a 人工涙液は、涙液成分を補うことを目的とするもので、目の疲れや乾き、コンタクトレンズ装着時の不快感等に用いられる。

b プラノプロフェンは、炎症の原因となる物質の生成を抑える作用を示し、目の炎症を改善する効果を期待して用いられる。

c ホウ酸は、角膜の乾燥を防ぐことを目的として用いられる。

d サルファ剤は、細菌及び真菌の感染に対する効果が期待できるが、ウイルスの感染に対する効果はない。

	a	b	c	d
1	正	正	誤	正
2	正	正	誤	誤
3	誤	正	正	誤
4	誤	正	誤	正
5	誤	誤	正	誤

問48 30歳女性が、目の充血があるため、次の成分の一般用医薬品の一般点眼薬を購入する目的で店舗を訪れた。

100mL中：

成分	分量
テトラヒドロゾリン塩酸塩	0.05g
グリチルリチン酸二カリウム	0.25g
クロルフェニラミンマレイン酸塩	0.03g
パンテノール	0.1 g
アスパラギン酸カリウム	0.0 g

（添加物として、ベンザルコニウム塩化物、pH調整剤等を含む。）

この点眼薬に関する記述の正誤について、正しい組合せを一つ選べ。

a　この医薬品には、結膜を通っている血管を収縮させて目の充血を除去することを目的としてテトラヒドロゾリン塩酸塩が配合されている。

b　この医薬品に配合されるアスパラギン酸カリウムは、新陳代謝を促し、目の疲れを改善する効果を期待して配合されているアミノ酸成分である。

c　この医薬品を点眼する際には、容器の先端が眼瞼（まぶた）や睫毛（まつげ）に触れないようにする。

d　この医薬品は、ソフトコンタクトレンズを装着したまま点眼することができる。

	a	b	c	d
1	正	誤	正	正
2	正	正	正	誤
3	正	正	誤	誤
4	誤	正	誤	正
5	誤	誤	正	正

問49 きず口等の殺菌消毒成分に関する記述の正誤について、正しい組合せを一つ選べ。

a　ベンザルコニウム塩化物は、石けんとの混合により殺菌消毒効果が高まる。

b　ヨードチンキは、ヨウ素をポリビニルピロリドン（PVP）に結合させて水溶性とし、ヨウ素が遊離して殺菌作用を示すように工夫されている。

c　クロルヘキシジン塩酸塩は、結核菌を含む一般細菌類、真菌類、ウイルスに対して殺菌消毒作用を示す。

d　消毒用エタノールは、皮膚への刺激性が弱いため、脱脂綿やガーゼに浸して患部に貼付することができる。

	a	b	c	d
1	誤	誤	誤	正
2	誤	誤	正	誤
3	誤	正	誤	誤
4	正	誤	誤	誤
5	誤	誤	誤	誤

問50 外皮用薬及びその配合成分に関する記述の正誤について、正しい組合せを一つ選べ。

a　分子内にステロイド骨格を持たない非ステロイド性抗炎症成分として、デキサメタゾンがある。

b　ケトプロフェンを主薬とする外皮用薬では、紫外線により、使用中又は使用後しばらくしてから重篤な光線過敏症が現れることがある。

c　フェルビナクを主薬とする外皮用薬は、皮膚感染症に対して効果がなく、痛みや腫れを鎮めることでかえって皮膚感染が自覚されにくくなるおそれがある。

d　インドメタシンを主薬とする外皮用薬は、妊婦又は妊娠していると思われる女性にも使用を推奨できる。

	a	b	c	d
1	正	正	誤	正
2	正	正	誤	誤
3	誤	正	正	誤
4	誤	正	誤	正
5	誤	誤	正	誤

問51 外皮用薬及びその配合成分に関する記述について、正しいものの組合せを一つ選べ。

a 温感刺激成分が配合された外皮用薬は、打撲や捻挫などの急性の腫れや熱感を伴う症状に対して適している。

b ジフェンヒドラミンは、適用部位でプロスタグランジンの産生を抑えることで、湿疹、皮膚炎、かぶれ、あせも等の皮膚症状の緩和を目的として使用される。

c ヘパリン類似物質は、患部局所の血行を促す目的で用いられるほか、抗炎症作用や保湿作用も期待される。

d アンモニアは、皮下の知覚神経に麻痺を起こさせる成分として、主に虫さされによる痒みに用いられる。

1 （a、b）
2 （a、d）
3 （b、c）
4 （b、d）
5 （c、d）

問52 毛髪用薬及びその配合成分に関する記述の正誤について、正しい組合せを一つ選べ。

a 効能・効果に「壮年性脱毛症」や「円形脱毛症」等の疾患名を掲げた製品の中には、医薬部外品として販売されているものもある。

b カシュウは、タデ科のツルドクダミの塊根を基原とする生薬で、頭皮における脂質代謝を高めて、余分な皮脂を取り除く作用を期待して用いられる。

c エストラジオール安息香酸エステルは、女性ホルモンによる脱毛抑制効果を期待して配合されている場合がある。

d ヒノキチオールは、ヒノキ科のタイワンヒノキ、ヒバ等から得られた精油成分で、抗菌、抗炎症などの作用を期待して用いられる。

	a	b	c	d
1	正	誤	正	誤
2	正	誤	誤	正
3	誤	正	正	正
4	誤	正	誤	正
5	誤	誤	正	正

問53 歯痛・歯槽膿漏薬の配合成分とその配合目的としての作用に関する記述の正誤について、正しい組合せを一つ選べ。

	配合成分	配合目的としての作用
a	ジブカイン塩酸塩	齲蝕（むし歯）で露出した歯髄の知覚神経の伝達を遮断して痛みを鎮める。
b	カルバゾクロム	歯肉炎、歯周炎（歯槽膿漏）の症状である口臭を抑える。
c	オイゲノール	齲蝕（むし歯）部分での細菌の繁殖を抑える。
d	銅クロロフィリンナトリウム	炎症を起こした歯周組織の修復を促す。

	a	b	c	d
1	誤	正	正	誤
2	正	誤	正	正
3	正	正	正	正
4	正	誤	正	誤
5	誤	正	誤	正

問54 次の記述は、登録販売者と禁煙補助剤（咀嚼剤）の購入者との会話である。購入者からの相談に対する登録販売者の説明について、適切なものの組合せを一つ選べ。

a	購入者	ニコチン離脱症状とはどのような症状ですか。
	登録販売者	血中のニコチン濃度の低下によって、イライラしたり、集中できなくなったり、落ち着かない等の症状がでます。
b	購入者	ニコチン置換療法とはどのようなものですか。
	登録販売者	喫煙を継続しながら徐々に本剤に変更していく方法です。離脱症状の軽減を図りながら徐々に摂取量を減らし、最終的にニコチン摂取をゼロにします。
c	購入者	本剤を使用する場合、食べ物や飲み物で気をつけることはありますか。
	登録販売者	口の中が酸性になるとニコチンの吸収が増加するので、口腔内を酸性にするコーヒーや炭酸飲料などを飲んだ後はしばらく使用を避ける必要があります。
d	購入者	高血圧の薬を飲んでいるのですが、本剤を使用しても大丈夫ですか。
	登録販売者	使用している治療薬の効果に影響を生じたり、症状を悪化させる可能性があるため、使用の適否については主治医と相談してください。

1　（a、b）
2　（a、d）
3　（b、c）
4　（b、d）
5　（c、d）

問55 ビタミン成分に関する記述の正誤について、正しい組合せを一つ選べ。

a ビタミンB6は、脂質の代謝に関与し、皮膚や粘膜の機能を正常に保つために重要な栄養素である。

b ビタミンB2は、炭水化物からのエネルギー産生に不可欠な栄養素で、腸管運動を促進する作用がある。

c ビタミンDの欠乏症として、高カルシウム血症、異常石灰化が知られている。

d ビタミンAは、夜間視力を維持したり、皮膚や粘膜の機能を正常に保つために重要な栄養素である。

	a	b	c	d
1	正	誤	正	誤
2	正	誤	誤	正
3	誤	誤	正	誤
4	正	正	誤	誤
5	誤	誤	誤	正

問56 滋養強壮保健薬の配合成分に関する記述の正誤について、正しい組合せを一つ選べ。

a コンドロイチン硫酸は、肝臓の働きを助け、肝血流を促進する働きがあり、全身倦怠感や疲労時の栄養補給を目的として配合される場合がある。

b カルシウムは、骨や歯の形成に必要な栄養素であり、筋肉の収縮、血液凝固、神経機能にも関与する。

c アスパラギン酸ナトリウムは、アスパラギン酸のビタミンCの吸収を助ける等の作用を期待して、滋養強壮保健薬やかぜ薬に配合されている場合がある。

d ナイアシンは、下垂体や副腎系に作用してホルモンの分泌の調節に関与するため、ときに経血量が多くなることがある。

	a	b	c	d
1	正	正	誤	誤
2	正	誤	正	正
3	誤	正	誤	誤
4	正	誤	正	誤
5	誤	誤	正	正

問57 一般用医薬品の防風通聖散（ぼうふうつうしょうさん）に関する記述の正誤について、正しい組合せを一つ選べ。

a 体力が充実して、脇腹からみぞおちあたりにかけて苦しく、便秘の傾向があるものの胃炎、常習便秘、高血圧や肥満に伴う肩こり・頭痛・便秘、神経症、肥満症に適すとされる。

b 構成生薬としてマオウは含まれない。

c 便秘に用いられる場合には、漫然と長期の使用は避け、1週間位使用しても症状の改善がみられないときは、いったん使用を中止して専門家に相談するなどの対応が必要である。

d 肥満症又は肥胖症（はん）に用いられる場合、医薬品の販売等に従事する専門家においては、生活習慣の改善が重要であることを説明する等、正しい理解を促すことが重要である。

	a	b	c	d
1	正	正	正	正
2	誤	誤	正	正
3	誤	誤	誤	正
4	正	正	誤	誤
5	正	誤	正	誤

問58 感染症の防止及び消毒薬に関する記述の正誤について、正しい組合せを一つ選べ。

a 滅菌は、物質中のすべての微生物を殺滅又は除去することである。

b 消毒薬の効果は、微生物の種類による影響を受けない。

c クレゾール石ケン液は、結核菌を含む一般細菌類、真菌類に対して殺菌消毒作用を示すが、大部分のウイルスに対する殺菌消毒作用はない。

d 次亜塩素酸ナトリウムは、皮膚刺激性が弱く、手指・皮膚の消毒に適している。

	a	b	c	d
1	誤	正	正	誤
2	正	誤	正	誤
3	正	正	誤	正
4	正	誤	誤	誤
5	誤	誤	誤	誤

問59 殺虫剤・忌避剤及びその配合成分に関する記述の正誤について、正しい組合せを一つ選べ。

a シラミの防除には、フェノトリンが配合されたシャンプーが有効である。

b ゴキブリの卵は、殺虫剤の成分が浸透しやすい殻で覆われているため、燻蒸処理を行えば駆除できる。

c イエダニは、ネズミを宿主として生息場所を広げていくため、まず、宿主動物であるネズミを駆除することが重要である。

d イカリジンは、年齢による使用制限がない成分で、蚊やマダニに対して殺虫効果を示す。

	a	b	c	d
1	正	誤	正	誤
2	正	誤	正	正
3	正	正	誤	誤
4	誤	正	正	正
5	誤	正	誤	正

問60 尿糖・尿タンパク検査薬に関する記述の正誤について、正しい組合せを一つ選べ。

a 通常、尿は弱アルカリ性であるが、食事その他の影響で中性～弱酸性に傾くと、正確な検査結果が得られなくなることがある。

b 尿タンパク検査の場合、中間尿ではなく出始めの尿を採取して検査することが望ましい。

c 尿タンパク検査の場合、原則として早朝尿（起床直後の尿）を検体とし、激しい運動の直後は避ける必要がある。

d 尿糖検査の結果に異常がある場合、その要因は、腎炎やネフローゼ、尿路感染症、尿路結石等がある。

	a	b	c	d
1	正	誤	正	誤
2	正	誤	誤	正
3	誤	誤	正	誤
4	正	正	誤	誤
5	誤	誤	誤	正

●人体の働きと医薬品

問61 消化管に関する記述について、正しいものの組合せを一つ選べ。

a 食道の上端と下端には括約筋があり、胃の内容物が逆流しないように防いでいる。

b 胃で分泌されるペプシノーゲンは、胃酸によりペプシンとなって、脂質を消化する。

c 小腸は全長6〜7mの臓器で、十二指腸、回腸、盲腸の3部分に分かれる。

d 大腸内には腸内細菌が多く存在し、腸管内の食物繊維（難消化性多糖類）を発酵分解する。

1 （a、b）
2 （a、d）
3 （b、c）
4 （b、d）
5 （c、d）

問62 肝臓及び胆囊に関する記述の正誤について、正しい組合せを一つ選べ。

a 腸内に放出された胆汁酸塩の大部分は、大腸で再吸収されて肝臓に戻る。

b 胆汁に含まれるビリルビンは、赤血球中のグロブリンが分解された老廃物である。

c 小腸で吸収されたブドウ糖は、肝臓に運ばれてグリコーゲンとして蓄えられる。

d 胆管閉塞によりビリルビンが循環血液中に滞留すると、黄疸を生じる。

	a	b	c	d
1	正	誤	正	誤
2	誤	正	正	誤
3	誤	誤	正	正
4	正	正	誤	誤
5	正	誤	誤	正

問63 呼吸器系に関する記述の正誤について、正しい組合せを一つ選べ。

a 気道は上気道、下気道に分けられ、気管は上気道に含まれる器官である。

b 喉頭の大部分と気管から気管支までの粘膜は、線毛上皮で覆われている。

c 横隔膜や肋間筋によって、肺が拡張・収縮して呼吸運動が行われている。

d 肺胞の壁を介して、二酸化炭素が血液中の赤血球に取り込まれる。

	a	b	c	d
1	正	正	誤	正
2	正	正	誤	誤
3	誤	正	正	誤
4	誤	正	誤	正
5	誤	誤	正	誤

問64 循環器系に関する記述について、正しいものの組合せを一つ選べ。

a 四肢を通る動脈には、内腔に向かう薄い帆状のひだが一定間隔で存在する。

b 血管壁の収縮と弛緩は、自律神経系によって制御される。

c 心室には、血液を送り出す側には弁があるが、取り込む側には弁がない。

d 血管系は閉鎖循環系であるのに対して、リンパ系は開放循環系である。

1 （a、b）
2 （a、c）
3 （b、c）
4 （b、d）
5 （c、d）

問65 血液に関する記述の正誤について、正しい組合せを一つ選べ。

a 血液の粘稠性は、主として血漿の水分量や白血球の量で決まる。

b アルブミンは、血液の浸透圧を保持する働きがある。

c 赤血球は、中央部がくぼんだ円盤状の細胞で、血液全体の約10%を占める。

d リンパ球は、血管壁を通り抜けて組織の中に入り込むと、マクロファージと呼ばれる。

	a	b	c	d
1	正	正	誤	誤
2	正	誤	正	正
3	誤	正	誤	誤
4	正	誤	正	誤
5	誤	誤	正	正

問66 目に関する記述の正誤について、正しい組合せを一つ選べ。

a　眼瞼（まぶた）は、物理的・化学的刺激から目を防護するために、皮下組織が多く厚くできていて、内出血や裂傷を生じにくい。

b　角膜と水晶体の間は、組織液（房水）で満たされ、眼圧を生じさせている。

c　雪眼炎は、赤外線に眼球が長時間曝されることにより、角膜の上皮が損傷を起こした状態である。

d　視細胞が光を感じる反応にはビタミンDが不可欠であるため、ビタミンDが不足すると夜間の視力が低下する夜盲症を生じる。

	a	b	c	d
1	正	正	誤	誤
2	正	誤	正	正
3	誤	正	誤	誤
4	正	誤	正	誤
5	誤	誤	正	正

問67 鼻及び耳に関する記述の正誤について、正しい組合せを一つ選べ。

a　鼻中隔の前部は、毛細血管が豊富に分布していることに加えて粘膜が薄いため、傷つきやすく鼻出血を起こしやすい。

b　鼻腔粘膜に炎症が起きて腫れた状態を鼻炎といい、鼻閉（鼻づまり）や鼻汁過多などの症状が生じる。

c　中耳は、外耳と内耳をつなぐ部分であり、鼓膜、鼓室、耳小骨、耳管からなる。

d　内耳は、平衡器官である蝸牛と聴覚器官である前庭の2つの部分からなり、いずれも内部はリンパ液で満たされている。

	a	b	c	d
1	正	正	正	誤
2	正	正	誤	正
3	正	誤	正	正
4	誤	正	正	正
5	正	正	正	正

問68 皮膚に関する記述の正誤について、正しい組合せを一つ選べ。

a 皮膚の主な機能は、身体の維持と保護、体水分の保持、熱交換及び外界情報の感知である。

b 皮膚は、表皮、真皮、皮下組織からなり、このうち皮下組織は、角質細胞と細胞間脂質で構成されている。

c メラニン色素は、真皮の最下層にあるメラニン産生細胞で産生され、太陽光に含まれる紫外線から皮膚組織を防護する役割がある。

d 体温調節のための発汗は全身の皮膚に生じるが、精神的緊張による発汗は手のひらや足底、脇の下、顔面などの限られた皮膚に生じる。

	a	b	c	d
1	正	正	誤	誤
2	正	誤	正	誤
3	誤	正	正	正
4	正	誤	誤	正
5	誤	正	誤	正

問69 骨組織に関する記述について、（　　　）の中に入れるべき字句の正しい組合せを一つ選べ。

骨は生きた組織であり、（　a　）と骨形成が互いに密接な連絡を保ちながら進行し、これを繰り返すことで（　b　）が行われる。骨組織の構成成分のうち、（　c　）は、骨に硬さを与える役割をもつ。

	a	b	c
1	骨吸収	骨の新陳代謝	無機質
2	骨吸収	骨の新陳代謝	有機質
3	骨吸収	造血	有機質
4	骨代謝	造血	無機質
5	骨代謝	骨の新陳代謝	有機質

問70 脳や神経系の働きに関する記述の正誤について、正しい組合せを一つ選べ。

a 中枢神経系は脳と脊髄から構成され、脳は脊髄と延髄でつながっている。

b 脳における血液の循環量は、心拍出量の約15％、ブドウ糖の消費量は全身の約25％、酸素の消費量は全身の約20％と多い。

c 末梢神経系は、脳や脊髄から体の各部に伸びており、体性神経系と自律神経系に分類されている。

d 自律神経系は、交感神経系と副交感神経系からなり、各臓器・器官でそれぞれの神経線維の末端から神経伝達物質と呼ばれる生体物質を放出している。

	a	b	c	d
1	正	正	正	誤
2	正	正	誤	正
3	正	誤	正	正
4	誤	正	正	正
5	正	正	正	正

問71 内服薬の有効成分の吸収に関する記述の正誤について、正しい組合せを一つ選べ。

a 内服薬のほとんどは、その有効成分が消化管の中でも主に大腸で吸収される。

b 消化管からの有効成分の吸収は、一般に、濃度の低い方から高い方へ能動的に取り込まれる現象である。

c 有効成分の吸収量や吸収速度は、消化管内容物や他の医薬品の作用によって影響を受ける。

d 全身作用を目的としない内服薬の中には、有効成分が消化管で吸収されて循環血液中に移行することで、好ましくない作用を生じるものもある。

	a	b	c	d
1	正	正	正	正
2	誤	誤	正	正
3	誤	誤	誤	正
4	正	正	誤	誤
5	正	誤	正	誤

問72 薬の代謝、排泄に関する記述の正誤について、正しい組合せを一つ選べ。

a　有効成分が体内で代謝を受けると、作用を失ったり、作用が現れたり、あるいは体外へ排泄されやすい水溶性の物質に変化する。

b　経口投与後、消化管で吸収された有効成分は、全身循環に入る前に門脈を経由して肝臓を通過するため、まず肝臓で代謝を受ける。

c　肝機能が低下した人では、正常な人に比べて全身循環に到達する有効成分の量が多くなり、効き目が過剰に現れることがある。

d　有効成分と血漿タンパク質との複合体は、腎臓で濾過されやすくなり、尿中へ速やかに排泄される。

	a	b	c	d
1	正	正	正	誤
2	正	正	誤	正
3	正	誤	正	正
4	誤	正	正	正
5	正	正	正	正

問73 内服用医薬品の剤形及びその一般的な特徴に関する記述の正誤について、正しい組合せを一つ選べ。

a　錠剤は、飛散せずに服用できる点や、有効成分の苦味や刺激性を口中で感じることなく服用できる点が主な特徴である。

b　腸溶錠は、腸内での溶解を目的として錠剤表面をコーティングしているため、水とともに服用してはならない。

c　経口液剤は、有効成分の血中濃度が上昇しやすいため、習慣性や依存性がある成分が配合されている場合、不適正な使用がなされることがある。

d　カプセル剤は、カプセル内に散剤や顆粒剤、液剤等を充填した剤形であり、水なしで服用してもよい。

	a	b	c	d
1	誤	正	正	誤
2	正	誤	正	誤
3	正	正	誤	正
4	正	誤	誤	誤
5	誤	誤	誤	誤

問74 外用薬の剤形及びその一般的な特徴に関する記述の正誤について、正しい組合せを一つ選べ。

a 軟膏剤は、油性基剤に水分を加えたもので、患部を水で洗い流したい場合に用いる。

b クリーム剤は、油性の基剤で皮膚への刺激が弱く、適用部位を水から遮断したい場合に用いる。

c 外用液剤は、軟膏剤やクリーム剤に比べて、適用部位が乾きにくいという特徴がある。

d 貼付剤は、適用部位に有効成分が一定時間留まるため、薬効の持続が期待できる。

	a	b	c	d
1	正	正	誤	誤
2	誤	正	正	誤
3	誤	誤	正	正
4	誤	誤	誤	正
5	正	誤	誤	誤

問75 全身的に現れる医薬品の副作用に関する記述の正誤について、正しい組合せを一つ選べ。

a ショック（アナフィラキシー）は、発症後の進行が非常に速やかな（通常、2時間以内に急変する。）ことが特徴である。

b 医薬品により生じる肝機能障害は、有効成分又はその代謝物の直接的肝毒性が原因の中毒性のものに限定される。

c 偽アルドステロン症は、体内にカリウムが貯留し、ナトリウムと水が失われることによって生じる病態である。

d ステロイド性抗炎症薬や抗癌薬などの使用は、易感染性をもたらすことがある。

	a	b	c	d
1	正	正	誤	誤
2	正	誤	正	誤
3	誤	正	正	正
4	正	誤	誤	正
5	誤	正	誤	正

問76 精神神経系に現れる医薬品の副作用に関する記述の正誤について、正しい組合せを一つ選べ。

a　医薬品の副作用として現れる精神神経症状は、医薬品の大量服用や長期連用、乳幼児への適用外の使用等の不適正な使用がなされた場合に限って発生する。

b　眠気を催すことが知られている医薬品を使用した後は、乗物や危険な機械類の運転操作に従事しないよう十分注意することが必要である。

c　医薬品の副作用による無菌性髄膜炎では、早期に原因医薬品の使用を中止した場合でも、予後不良となることがほとんどである。

d　医薬品の副作用による無菌性髄膜炎は、過去に軽度の症状を経験した人の場合、再度、同じ医薬品を使用することにより再発し、急激に症状が進行する場合がある。

	a	b	c	d
1	誤	正	正	誤
2	誤	正	誤	正
3	誤	誤	誤	正
4	正	正	誤	誤
5	正	誤	正	誤

問77 消化器系に現れる医薬品の副作用に関する記述の正誤について、正しい組合せを一つ選べ。

a　消化性潰瘍とは、胃や十二指腸の粘膜組織が傷害されているが、粘膜組織の欠損は粘膜筋板を超えない状態をいう。

b　医薬品の副作用による消化性潰瘍は、必ず自覚症状があり、胃のもたれ、食欲低下、胸やけ、吐きけ、胃痛、空腹時にみぞおちが痛くなる、消化管出血に伴って糞便が黒くなるなどの症状が現れる。

c　イレウス様症状が悪化すると、腸内細菌の異常増殖によって全身状態の衰弱が急激に進行する可能性がある。

d　イレウス様症状は、下痢治癒後の便秘を放置すると、症状を悪化させてしまうことがある。

	a	b	c	d
1	正	誤	正	誤
2	誤	正	正	誤
3	誤	誤	正	正
4	正	正	誤	誤
5	正	誤	誤	正

問78 呼吸器系に現れる医薬品の副作用に関する記述の正誤について、正しい組合せを一つ選べ。

a　間質性肺炎は、気管支又は肺胞が細菌に感染して炎症を生じたものである。

b　医薬品の副作用による間質性肺炎は、一般的に、医薬品の使用開始から数か月後に発症することが多い。

c　医薬品の副作用による間質性肺炎は、かぜや気管支炎の症状と明らかに異なるため、区別がつきやすい。

d　医薬品の副作用による喘息の症状は、時間とともに悪化し、顔面の紅潮や目の充血、吐きけ、腹痛、下痢等を伴うこともある。

	a	b	c	d
1	正	正	誤	誤
2	誤	正	正	誤
3	誤	誤	正	正
4	誤	誤	誤	正
5	正	誤	誤	誤

問79 循環器系に現れる医薬品の副作用に関する記述の正誤について、正しい組合せを一つ選べ。

a　うっ血性心不全とは、心筋の自動性や興奮伝導の異常が原因で心臓の拍動リズムが乱れる病態である。

b　不整脈の種類によっては失神（意識消失）することもあり、その場合には自動体外式除細動器（AED）の使用を考慮するとともに、直ちに救急救命処置が可能な医療機関を受診する必要がある。

c　医薬品の副作用としての不整脈は、代謝機能の低下によってその発症リスクが高まることがあるので、腎機能や肝機能の低下、併用薬との相互作用等に留意するべきである。

d　高血圧や心臓病等、循環器系疾患の診断を受けている人は、心臓や血管に悪影響を及ぼす可能性が高い医薬品を使用してはならない。

	a	b	c	d
1	正	誤	正	誤
2	正	誤	誤	正
3	誤	正	正	正
4	誤	正	誤	正
5	誤	誤	正	正

問80 感覚器系に現れる医薬品の副作用に関する記述について、正しいものの組合せを一つ選べ。

a　コリン作動成分が配合された医薬品によって、眼圧が上昇することがある。

b　眼圧の上昇に伴って、頭痛や吐きけ・嘔吐等の症状が現れることもある。

c　高眼圧を長時間放置すると、視神経が損傷して視野欠損といった視覚障害に至るおそれがあるが、この症状は可逆的である。

d　瞳の拡大（散瞳）を生じる可能性のある成分が配合された医薬品を使用した後は、乗物や機械類の運転操作を避けなければならない。

1　（a、b）
2　（a、c）
3　（b、c）
4　（b、d）
5　（c、d）

●薬事に関する法規と制度

問81 次の記述は、法第 1 条の 5 第 1 項の条文の一部である。（　　　）の中に入れるべき字句の正しい組合せを一つ選べ。なお、複数箇所の（　b　）内は、いずれも同じ字句が入る。

　医師、歯科医師、薬剤師、（　a　）その他の医薬関係者は、医薬品等の有効性及び安全性その他これらの（　b　）に関する知識と理解を深めるとともに、これらの使用の対象者（略）及びこれらを購入し、又は譲り受けようとする者に対し、これらの（　b　）に関する事項に関する（　c　）な情報の提供に努めなければならない。

	a	b	c
1	登録販売者	適正な使用	正確かつ適切
2	登録販売者	適正な保管方法	具体的
3	獣医師	適正な使用	具体的
4	獣医師	適正な使用	正確かつ適切
5	獣医師	適正な保管方法	具体的

問82 登録販売者に関する記述の正誤について、正しい組合せを一つ選べ。

a 薬局開設者は、その薬局において業務に従事する登録販売者に対し、厚生労働大臣に届出を行った研修実施機関が行う研修を、毎年度受講させなければならない。

b 販売従事登録を受けようと申請する者が、精神機能の障害により業務を適正に行うに当たって必要な認知、判断及び意思疎通を適切に行うことができないおそれがある場合は、当該申請者に係る精神の機能の障害に関する医師の診断書を、申請書に添えなければならない。

c 二以上の都道府県において一般用医薬品の販売又は授与に従事しようとする者は、いずれか一の都道府県知事の販売従事登録のみを受けることができる。

d 登録販売者は、一般用医薬品の販売又は授与に従事しようとしなくなったときは、30日以内に、登録販売者名簿の登録の消除を申請しなければならない。

	a	b	c	d
1	正	正	正	誤
2	正	正	誤	正
3	正	誤	正	正
4	誤	正	正	正
5	正	正	正	正

問83 一般用医薬品及び要指導医薬品に関する記述の正誤について、正しい組合せを一つ選べ。

a 一般用医薬品及び要指導医薬品は、あらかじめ定められた用量に基づき、適正使用することによって効果を期待するものである。

b 一般用医薬品及び要指導医薬品の効能効果の表現は、通常、診断疾患名（胃炎、胃・十二指腸潰瘍等）で示されている。

c 要指導医薬品は、定められた期間を経過し、薬事・食品衛生審議会において、一般用医薬品として取り扱うことが適切であると認められると、一般用医薬品に分類される。

d 要指導医薬品には、人体に直接使用されない検査薬であって、血液を検体とするものなど、検体の採取に身体への直接のリスクを伴うものもある。

	a	b	c	d
1	正	正	誤	正
2	誤	誤	正	誤
3	正	正	正	誤
4	正	誤	正	誤
5	誤	正	誤	正

問84 毒薬及び劇薬に関する記述の正誤について、正しい組合せを一つ選べ。

a 毒薬は、18歳未満の者その他安全な取扱いに不安のある者に交付してはならない。

b 劇薬を貯蔵、陳列する場所には、かぎを施さなければならない。

c 現在のところ、一般用医薬品には、毒薬又は劇薬に該当するものはない。

d 劇薬を一般の生活者に対して販売又は譲渡する際、当該医薬品を譲り受ける者から交付を受ける文書には、当該譲受人の職業の記載は不要である。

	a	b	c	d
1	誤	正	誤	正
2	誤	正	正	誤
3	正	誤	正	正
4	誤	誤	正	誤
5	正	正	誤	正

問85 生物由来製品に関する記述について、[ ]の中に入れるべき字句の正しい組合せを一つ選べ。

生物由来製品は、法第2条第10項において、「人その他の生物（[a]を除く。）に由来するものを原料又は材料として製造をされる医薬品、[b]のうち、保健衛生上特別の注意を要するものとして、厚生労働大臣が薬事・食品衛生審議会の意見を聴いて指定するもの」と定義されており、現在の科学的知見において、[c]の発生リスクの蓋然性が極めて低いものについては、指定の対象とならない。

	a	b	c
1	植物	医薬部外品、化粧品又は医療機器	感染症
2	植物	医薬部外品、化粧品又は医療機器	副作用
3	植物	医薬部外品又は医療機器	副作用
4	微生物	医薬部外品、化粧品又は医療機器	感染症
5	微生物	医薬部外品又は医療機器	副作用

問86 法第 50 条に基づき、一般用医薬品の直接の容器又は直接の被包に記載されていなければならない事項について、正しいものの組合せを一つ選べ。ただし、厚生労働省令で定める表示の特例に関する規定は考慮しなくてよい。

a 重量、容量又は個数等の内容量

b 配置販売品目以外の一般用医薬品にあっては、「店舗専用」の文字

c 用法及び用量

d 製造販売業者等の氏名又は名称及び電話番号

1 （a、b）
2 （a、c）
3 （b、c）
4 （b、d）
5 （c、d）

問87 医薬部外品に関する記述の正誤について、正しい組合せを一つ選べ。

a 一般小売店では、医薬品の販売業の許可がなくても医薬部外品を販売することができる。

b 人又は動物の保健のために、ねずみ、はえ、蚊、のみ、その他これらに類する生物の防除の目的のために使用される物であり、機械器具等を含む。

c 効能効果があらかじめ定められた範囲内であって、成分や用法等に照らして人体に対する作用が緩和であることを要件として、医薬品的な効能効果を表示・標榜することが認められている。

d 医薬部外品の直接の容器又は直接の被包には、「医薬部外品」の文字の表示が義務付けられている。

	a	b	c	d
1	正	正	誤	誤
2	正	誤	正	正
3	誤	正	誤	誤
4	正	誤	正	誤
5	誤	誤	正	正

問88 化粧品の効能効果として表示・標榜することが認められている範囲に関する記述の正誤について、正しい組合せを一つ選べ。

a 乾燥による小ジワを目立たなくする。
b 日やけによるシミ、ソバカスを防ぐ。
c 脱毛を防止する。
d 芳香を与える。

	a	b	c	d
1	正	正	正	誤
2	正	正	誤	正
3	正	正	誤	誤
4	誤	誤	正	誤
5	誤	正	誤	正

問89 保健機能食品等の食品に関する記述の正誤について、正しい組合せを一つ選べ。

a 食品とは、医薬品、医薬部外品及び再生医療等製品以外のすべての飲食物をいう。
b 特定保健用食品、機能性表示食品、特別用途食品を総称して、保健機能食品という。
c 特別用途食品の中には、えん下困難者用食品が含まれる。
d 機能性表示食品は、食品表示法に基づく食品表示基準に規定されている食品である。

	a	b	c	d
1	誤	正	正	誤
2	正	誤	正	正
3	正	正	正	正
4	正	誤	正	誤
5	誤	正	誤	正

問90 これまでに認められている、主な特定保健用食品の表示内容と保健機能成分に関する組合せについて、誤っているものを一つ選べ。

	表示内容	保健機能成分
1	血圧が高めの方に適する。	ラクトトリペプチド
2	カルシウム等の吸収を高める。	フラクトオリゴ糖
3	コレステロールが高めの方に適する。	大豆たんぱく質
4	食後の血中中性脂肪が上昇しにくい。	中性脂肪酸
5	骨の健康維持に役立つ。	キトサン

問91 薬局に関する記述について、正しいものの組合せを一つ選べ。

a 医療法において、調剤を実施する薬局は、医療提供施設として位置づけられている。

b 薬局では、特定の購入者の求めに応じて医薬品の包装を開封して分割販売することはできるが、医薬品をあらかじめ小分けし、販売することはできない。

c 薬局で薬事に関する実務に従事する薬剤師を管理者とすることができない場合には、その薬局において一般用医薬品の販売又は授与に関する業務に従事する登録販売者を管理者にすることができる。

d 薬剤の適正な使用の確保のため、診療又は調剤に従事する他の医療提供施設と連携することで、専門的な薬学的知見に基づく指導を実施するために必要な機能を備える薬局は、傷病の区分ごとに、その所在地の都道府県知事の認定を受けて地域連携薬局と称することができる。

1 （a、b）
2 （a、d）
3 （b、c）
4 （b、d）
5 （c、d）

問92 店舗販売業者が薬剤師又は登録販売者に行わせる、要指導医薬品又は一般用医薬品のリスク区分に応じた情報提供等に関する記述の正誤について、正しい組合せを一つ選べ。

a 要指導医薬品を販売又は授与する場合には、情報提供を行った薬剤師の氏名、店舗の名称及び店舗の電話番号、その他連絡先を購入者等へ伝えさせなければならない。

b 第一類医薬品を販売又は授与する場合には、その店舗において医薬品の販売又は授与に従事する薬剤師又は登録販売者に、書面を用いて、必要な情報を提供させなければならない。

c 第二類医薬品を販売又は授与する場合には、その店舗において医薬品の販売又は授与に従事する薬剤師又は登録販売者に、必要な情報を提供させるよう努めなければならない。

d 第三類医薬品を購入した者から相談があった場合には、その店舗において医薬品の販売等に従事する薬剤師又は登録販売者に、必要な情報を提供させなければならない。

	a	b	c	d
1	正	誤	正	正
2	正	誤	正	誤
3	誤	正	正	誤
4	誤	誤	誤	正
5	正	正	誤	正

問93 店舗販売業者が医薬品を陳列する方法に関する記述の正誤について、正しい組合せを一つ選べ。

a 医薬品は、他の物と区別して陳列しなければならない。

b 要指導医薬品と一般用医薬品を、混在しないように陳列しなければならない。

c 一般用医薬品は、薬効群ごとに区別すれば、リスク区分ごとに区別して陳列する必要はない。

d 指定第二類医薬品を、鍵をかけた陳列設備に陳列する場合は、「情報提供を行うための設備」から7メートル以内の範囲に陳列する必要はない。

	a	b	c	d
1	正	正	正	誤
2	正	正	誤	正
3	正	正	誤	誤
4	誤	誤	正	誤
5	誤	正	誤	正

問94 薬局開設者が、法第９条の５の規定に基づき、当該薬局の見やすい場所に掲示しなければならない事項の正誤について、正しい組合せを一つ選べ。

a 勤務する薬剤師の薬剤師免許証

b 営業時間、営業時間外で相談できる時間及び営業時間外で医薬品の購入、譲受けの申込みを受理する時間

c 指定第二類医薬品を購入し、又は譲り受けようとする場合は、当該指定第二類医薬品の禁忌を確認すること及び当該指定第二類医薬品の使用について、薬剤師又は登録販売者に相談することを勧める旨

d 医薬品による健康被害の救済制度に関する解説

	a	b	c	d
1	正	正	誤	誤
2	正	誤	正	誤
3	誤	正	正	正
4	正	誤	誤	正
5	誤	正	誤	正

問95 薬局における特定販売に関する記述の正誤について、正しい組合せを一つ選べ。

a 劇薬に該当する薬局製造販売医薬品は、特定販売により販売することができる。

b 特定販売を行うことについて、インターネットを利用して広告する場合はホームページに、一般用医薬品の陳列の状況を示す写真を見やすく表示しなければならない。

c 特定販売を行う薬局に注文された医薬品がない場合、別の薬局から発送することができる。

d 特定販売により一般用医薬品を購入しようとする者から、対面又は電話による相談応需の希望があった場合には、当該薬局において従事する薬剤師又は登録販売者が対面又は電話により情報提供を行わなければならない。

	a	b	c	d
1	正	正	誤	誤
2	正	誤	正	誤
3	誤	正	正	正
4	正	誤	誤	正
5	誤	正	誤	正

問96　医薬品の広告に関する記述の正誤について、正しい組合せを一つ選べ。

a　医薬品の効能、効果等について、医師その他の者がこれを保証したものと誤解されるおそれがある記事を広告し、記述し、又は流布してはならない。

b　医薬品の広告に該当するか否かについては、（1）顧客を誘引する意図が明確であること、（2）特定の医薬品の商品名（販売名）が明らかにされていること、（3）一般人が認知できる状態であることのうち、いずれかの要件を満たす場合、該当するものと判断される。

c　厚生労働大臣が医薬品、医療機器等の名称、製造方法、効能、効果又は性能に関する虚偽・誇大な広告を行った者に対して、違反を行っていた期間中における対象商品の売上額 × 4.5％の課徴金の納付を命じる「課徴金制度」がある。

d　医薬品の製造販売業者に限っては、承認前の医薬品の名称に関する広告を行うことができる。

	a	b	c	d
1	誤	正	正	誤
2	正	誤	正	正
3	正	正	正	正
4	正	誤	正	誤
5	誤	正	誤	正

問97　医薬品等適正広告基準に関する記述の正誤について、正しい組合せを一つ選べ。

a　「医薬品等適正広告基準」においては、購入者等に対して、医薬品について、事実に反する認識を与えるおそれがある広告のほか、過度の消費や乱用を助長するおそれがある広告についても、不適正なものとされている。

b　医薬品等の使用前後の写真は、効能効果を保証するために積極的に用いるのが適当である。

c　漢方処方製剤の効能効果は、配合されている個々の生薬成分がそれぞれ作用しているため、それらの構成生薬の作用を個別に挙げて説明することが適当である。

d　一般用医薬品については、同じ有効成分を含有する医療用医薬品の効能効果をそのまま標榜すれば、承認されている内容を正確に反映した広告といえる。

	a	b	c	d
1	誤	正	正	誤
2	正	誤	正	誤
3	正	正	誤	正
4	正	誤	誤	誤
5	誤	誤	誤	誤

問98 医薬品の販売方法に関する記述の正誤について、正しい組合せを一つ選べ。

a 一般用医薬品を懸賞や景品として授与することは、原則として認められていない。

b キャラクターグッズ等の景品類を提供して医薬品を販売することは、不当景品類及び不当表示防止法の限度内であれば認められている。

c 配置販売業において、医薬品を先用後利によらず現金売りを行うことは、顧客の求めに応じたものであれば、適正な販売方法である。

d 店舗販売業者が、在庫処分を主な目的に、効能効果が重複する医薬品を組み合わせて販売することは、適正な販売方法である。

	a	b	c	d
1	正	正	正	誤
2	正	正	誤	正
3	正	正	誤	誤
4	誤	誤	正	誤
5	誤	正	誤	正

問99 法に基づく行政庁による監視指導及び処分に関する記述の正誤について、正しい組合せを一つ選べ。なお、本問において、「都道府県知事」とは、「都道府県知事（薬局又は店舗販売業にあっては、その薬局又は店舗の所在地が保健所設置市又は特別区の区域にある場合においては、市長又は区長。）」とする。

a 薬局開設者や医薬品の販売業者が、薬事監視員による立入検査や収去を拒んだり、妨げたり、忌避した場合の罰則の規定が設けられている。

b 都道府県知事は、店舗販売業において一般用医薬品の販売等を行うための業務体制が基準（体制省令）に適合しなくなった場合、店舗管理者に対して、その業務体制の整備を命ずることができる。

c 都道府県知事は、薬事監視員に、薬局開設者又は医薬品の販売業者が医薬品を業務上取り扱う場所に立ち入らせ、帳簿書類を収去させることができる。

d 厚生労働大臣は、配置販売業の配置員が、その業務に関し、法若しくはこれに基づく命令又はこれらに基づく処分に違反する行為があったときは、その配置販売業者に対して、期間を定めてその配置員による配置販売の業務の停止を命ずることができる。

	a	b	c	d
1	正	正	誤	誤
2	誤	正	正	誤
3	誤	誤	正	正
4	誤	誤	誤	正
5	正	誤	誤	誤

問100 一般の生活者からの医薬品の苦情及び相談に関する記述について、正しいものの組合せを一つ選べ。

a 医薬品の販売関係の業界団体・職能団体においては、一般用医薬品の販売等に関する相談を受けつける窓口を設置し、業界内における自主的なチェックと自浄的是正を図る取り組みがなされている。

b 独立行政法人国民生活センターでは、寄せられた苦情等の内容から、薬事に関する法令への違反、不遵守につながる情報が見出された場合には、法に基づき立入検査によって事実関係を確認のうえ、必要な指導、処分等を行っている。

c 生活者からの苦情等は、消費者団体等の民間団体にも寄せられることがあるが、これらの団体では生活者へのアドバイスは行ってはならないとされている。

d 消費者団体等の民間団体では、必要に応じて行政庁への通報や問題提起を行っている。

1 （a、b）
2 （a、d）
3 （b、c）
4 （b、d）
5 （c、d）

●医薬品の適正使用と安全対策

問101 一般用医薬品（一般用検査薬を除く）の添付文書等に関する記述の正誤について、正しい組合せを一つ選べ。

a 医薬品の有効性・安全性等に係る新たな知見、使用に係る情報に関し、重要な内容が変更された場合は、改訂年月の記載と改訂箇所の明示がなされる。

b 添付文書は開封時に一度目を通されれば十分というものでなく、必要なときにいつでも取り出して読むことができるように保管される必要がある。

c 「効能又は効果」には、一般の生活者が自ら判断できる症状、用途等が示されているが、「適応症」として記載されている場合もある。

d 一般用医薬品も医療用医薬品と同様に、紙の添付文書の同梱を廃止し、注意事項等の情報は電子的な方法により提供されることとなった。

	a	b	c	d
1	正	誤	正	正
2	正	正	正	誤
3	正	正	誤	誤
4	誤	正	誤	正
5	誤	誤	正	正

問102 一般用医薬品の添付文書等の「使用上の注意」に関する記述について、誤っているものを一つ選べ。

1　使用上の注意は、「してはいけないこと」、「相談すること」及び「その他の注意」から構成され、枠囲い、文字の色やポイントを替えるなど他の記載事項と比べて目立つように記載されている。

2　摂取されたアルコールによって、医薬品の作用の増強、副作用を生じる危険性の増大等が予測される場合に、「服用前後は飲酒しないこと」と記載されている。

3　「使用上の注意」、「してはいけないこと」及び「相談すること」の各項目の見出しには、それぞれ標識的マークが付されていることが多い。

4　「してはいけないこと」には、守らないと症状が悪化する事項、副作用又は事故等が起こりやすくなる事項について記載されている。

5　「服用後、乗物又は機械類の運転操作をしないこと」は、小児に通常当てはまらない内容であるため、小児に使用される医薬品においては記載されていない。

問103 一般用医薬品の保管及び取扱いに関する記述について、最も適切なものを一つ選べ。

1　添付文書に「直射日光の当たらない、湿気の少ない涼しい場所に密栓して保管すること」と表示されているので、錠剤を冷蔵庫内で保管した。

2　5歳の子供が誤飲することを避けるため、子供の手が届かず、かつ目につかないところに医薬品を保管した。

3　勤務先に携行するのに便利だと考え、医薬品を別の容器へ移し替えた。

4　開封後は早く使い切らないと変質すると思い、点眼薬を家族の数人で使い回した。

5　シロップ剤は特に変質しにくい剤形であるため、開封後、室温で保管した。

問104 一般用医薬品の製品表示に関する記述について、正しいものの組合せを一つ選べ。

a 使用期限の表示については、適切な保存条件下で製造後1年を超えて性状及び品質が安定であることが確認されている医薬品において、法的な表示義務はない。

b 滋養強壮を目的とする内服液剤で、1回服用量中0.1mLを超えるアルコールを含有するものについては、アルコールを含有する旨及びその分量が記載されている。

c 配置販売される医薬品の使用期限は、「配置期限」として記載される場合がある。

d 可燃性ガスを噴射剤としているエアゾール製品では、添付文書等の「保管及び取扱い上の注意」に消防法に基づく注意事項が記載されているが、その容器への表示は義務づけられていない。

1 （a、b）
2 （a、d）
3 （b、c）
4 （b、d）
5 （c、d）

問105 緊急安全性情報に関する記述の正誤について、正しい組合せを一つ選べ。

a A4サイズの黄色地の印刷物で、イエローレターとも呼ばれる。

b 医療用医薬品や医家向け医療機器についての情報伝達である場合が多いが、一般用医薬品に関係した情報が発出されたこともある。

c 医療機関や薬局等へ直接配布されるものであり、電子メールによる情報伝達は認められていない。

d 厚生労働省からの命令、指示に基づいて作成されるもので、製造販売業者の自主決定に基づいて作成されることはない。

	a	b	c	d
1	正	正	誤	誤
2	誤	正	正	誤
3	誤	誤	正	正
4	誤	誤	誤	正
5	正	誤	誤	誤

問106 医薬品等の安全性情報等に関する記述の正誤について、正しい組合せを一つ選べ。

a　PMDA のホームページには、要指導医薬品の添付文書情報は掲載されているが、一般用医薬品の添付文書情報は掲載されていない。

b　PMDA のホームページには、厚生労働省が製造販売業者等に指示した緊急安全性情報、「使用上の注意」の改訂情報が掲載されている。

c　PMDA が配信する医薬品医療機器情報配信サービス（PMDA メディナビ）は、誰でも利用できる。

d　医薬品・医療機器等安全性情報は、厚生労働省が情報をとりまとめ、広く医薬関係者向けに情報提供を行っている。

	a	b	c	d
1	正	正	誤	誤
2	正	誤	正	誤
3	誤	正	正	正
4	正	誤	誤	正
5	誤	正	誤	正

問107 医薬品の副作用情報等の収集、評価及び措置に関する記述の正誤について、正しい組合せを一つ選べ。

a　医薬品・医療機器等安全性情報報告制度は、厚生省（当時）が全国の全ての医療機関から、直接副作用報告を受ける「医薬品副作用モニター制度」としてスタートした。

b　登録販売者は、医薬品・医療機器等安全性情報報告制度に基づいて報告を行う医薬関係者として位置づけられている。

c　収集された副作用等の情報は、その医薬品の製造販売業者等において評価・検討され、必要な安全対策が図られる。

d　厚生労働大臣は、各制度により集められた副作用情報の調査検討結果に基づき、使用上の注意の改訂の指示等、安全対策上必要な行政措置を講じている。

	a	b	c	d
1	正	誤	正	誤
2	正	誤	誤	正
3	誤	正	正	正
4	誤	正	誤	正
5	誤	誤	正	正

問108 法第68条の10第1項の規定に基づき、医薬品の製造販売業者がその製造販売した医薬品について行う副作用等の報告において、15日以内に厚生労働大臣に報告することとされている事項の正誤について、正しい組合せを一つ選べ。

a 医薬品によるものと疑われる副作用症例のうち、使用上の注意から予測できないもので、非重篤な国内事例

b 医薬品によるものと疑われる感染症症例のうち、使用上の注意から予測できないもので、非重篤な国内事例

c 医薬品によるものと疑われる副作用症例のうち、使用上の注意から予測できるもので、死亡に至った国内事例

d 医薬品によるものと疑われる副作用症例のうち、発生傾向の変化が保健衛生上の危害の発生又は拡大のおそれを示すもので、重篤（死亡含む）な国内事例

	a	b	c	d
1	正	誤	正	誤
2	正	誤	誤	正
3	誤	正	正	正
4	誤	正	誤	正
5	誤	誤	正	正

問109 医薬品の副作用等による健康被害の救済に関する記述について、（　　　）の中に入れるべき字句の正しい組合せを一つ選べ。

（　a　）・スモン事件等を踏まえ、1979年に薬事法が改正され、医薬品の市販後の安全対策の強化を図るため、再審査・再評価制度の創設、副作用等の報告制度の整備、（　b　）の危害の発生又は拡大を防止するための緊急命令、廃棄・（　c　）に関する法整備等がなされた。

	a	b	c
1	違法薬物事件	保健衛生上	廃止命令
2	違法薬物事件	国民生活上	回収命令
3	サリドマイド事件	国民生活上	廃止命令
4	サリドマイド事件	保健衛生上	回収命令
5	サリドマイド事件	保健衛生上	廃止命令

問110 医薬品副作用被害救済制度に関する記述の正誤について、正しい組合せを一つ選べ。

a 医薬品の副作用による疾病のため、入院治療が必要と認められるが、やむをえず自宅療養を行った場合は、給付の対象とならない。

b 製薬企業に損害賠償責任がある場合にも、救済制度の対象となる。

c 健康被害が医薬品の副作用によると診断した医師が、PMDA に対して給付請求を行うこととされている。

d 救済給付業務に必要な費用のうち、事務費はすべて国庫補助により賄われている。

	a	b	c	d
1	誤	正	正	誤
2	正	誤	正	誤
3	正	正	誤	正
4	正	誤	誤	誤
5	誤	誤	誤	誤

問111 医薬品副作用被害救済制度の給付に関する記述の正誤について、正しい組合せを一つ選べ。

a 遺族年金の給付は、請求期限がない。

b 葬祭料の給付は、請求期限がない。

c 医療手当の給付の請求期限は、請求に係る医療が行われた日の属する月の翌月の初日から5年以内である。

d 障害年金は、医薬品の副作用により一定程度の障害の状態にある18歳以上の人の生活補償等を目的として給付されるものである。

	a	b	c	d
1	正	正	誤	誤
2	正	正	誤	正
3	正	誤	誤	誤
4	誤	誤	正	正
5	誤	誤	正	誤

問112 医薬品等を適正に使用したにもかかわらず、副作用によって一定程度以上の健康被害が生じた場合に、医薬品副作用被害救済制度の対象となるものの正誤について、正しい組合せを一つ選べ。

a 一般用医薬品の胃腸薬

b いわゆる健康食品として販売されたもの

c 一般用医薬品の殺菌消毒剤（人体に直接使用するもの）

d ワセリン（日本薬局方収載医薬品）

	a	b	c	d
1	正	正	誤	誤
2	正	誤	正	誤
3	誤	正	正	正
4	正	誤	誤	正
5	誤	正	誤	正

問113 一般用医薬品の安全対策に関する記述の正誤について、正しい組合せを一つ選べ。

a アンプル入りかぜ薬の使用による重篤な副作用（ショック）で死亡例が発生したことから、1965年に厚生省（当時）は関係製薬企業に対し、アンプル入りかぜ薬製品の回収を要請した。

b 塩酸フェニルプロパノールアミンが配合された一般用医薬品による脳出血等の副作用症例が複数報告されたことから、厚生労働省は、代替成分としてプソイドエフェドリン塩酸塩等への速やかな切替えを指示した。

c 慢性肝炎患者が小柴胡湯（しょうさいことう）を使用して間質性肺炎を発症し、死亡を含む重篤な転帰に至った例もあったことから、1996年に厚生省（当時）は関係製薬企業に対して緊急安全性情報の配布を指示した。

d 一般用かぜ薬の使用によると疑われる肝機能障害の発生事例が報告されたことを受けて、2003年に厚生労働省は一般用かぜ薬全般につき使用上の注意の改訂を指示した。

	a	b	c	d
1	正	正	正	誤
2	正	正	誤	正
3	正	誤	正	正
4	誤	正	正	正
5	正	正	正	正

問114 次の表は、ある一般用医薬品の解熱鎮痛薬に含まれている成分の一覧である。

2錠中：

成分	分量
イブプロフェン	144mg
エテンザミド	84mg
ブロモバレリル尿素	200mg
無水カフェイン	50mg

この解熱鎮痛薬の添付文書等の「相談すること」の項目中において、「次の診断を受けた人」と記載されている基礎疾患の正誤について、正しい組合せを一つ選べ。

a　緑内障
b　腎臓病
c　てんかん
d　肝臓病

	a	b	c	d
1	誤	正	正	誤
2	正	正	誤	正
3	正	誤	正	誤
4	誤	正	誤	正
5	正	誤	正	正

問115 次硝酸ビスマスが配合された内服用の一般用医薬品の添付文書等において、「相談すること」の項目中に「胃・十二指腸潰瘍の診断を受けた人」と記載される主な理由について、最も適切なものを一つ選べ。

1　下痢症状の副作用が発現するおそれがあるため。

2　ナトリウム、カルシウム、マグネシウム等の無機塩類の排泄が遅れることで、副作用が発現するおそれがあるため。

3　本剤の吸収が高まり、血中に移行する量が多くなり、本剤による精神神経障害等が発現するおそれがあるため。

4　胃液の分泌が亢進し、胃・十二指腸潰瘍の症状を悪化させるおそれがあるため。

5　消化管粘膜の防御機能が低下し、胃・十二指腸潰瘍の症状を悪化させるおそれがあるため。

問116 一般用医薬品の添付文書等において、生じた血栓が分解されにくくなるため、「相談すること」の項目中に「血栓のある人（脳血栓、心筋梗塞、血栓静脈炎等）、血栓症を起こすおそれのある人」と記載することとされている内服薬の成分を一つ選べ。

1 アスピリン
2 トラネキサム酸
3 アセトアミノフェン
4 タンニン酸アルブミン
5 グリチルリチン酸二カリウム

問117 プソイドエフェドリン塩酸塩が配合された一般用医薬品の鼻炎用内服薬の添付文書等において、「次の人は使用（服用）しないこと」の項目中に記載することとされている対象者の正誤について、正しい組合せを一つ選べ。

a　糖尿病の診断を受けた人
b　心臓病の診断を受けた人
c　吐き気・嘔吐の症状がある人
d　前立腺肥大による排尿困難の症状がある人

	a	b	c	d
1	誤	正	正	誤
2	正	誤	正	正
3	誤	正	誤	正
4	正	誤	正	誤
5	正	正	誤	正

問118 一般用医薬品の胃腸薬の添付文書等において、アルミニウム脳症及びアルミニウム骨症を生じるおそれがあるため、「長期連用しないこと」と記載することとされている成分の正誤について、正しい組合せを一つ選べ。

a　アルジオキサ
b　テプレノン
c　ロートエキス
d　合成ヒドロタルサイト

	a	b	c	d
1	正	誤	正	誤
2	誤	正	正	誤
3	誤	誤	正	正
4	正	正	誤	誤
5	正	誤	誤	正

問119 一般用医薬品の添付文書等において、「相談すること」の項目中に「次の診断を受けた人」として記載することとされている基礎疾患等と医薬品成分・薬効群等との関係の正誤について、正しい組合せを一つ選べ。

	基礎疾患等	医薬品成分・薬効群等
a	肝臓病	アセトアミノフェンを含む解熱鎮痛薬
b	高血圧	スクラルファートを含む胃腸薬
c	甲状腺機能障害	メトキシフェナミン塩酸塩を含む鎮咳去痰薬
d	腎臓病	酸化マグネシウムを含む瀉下薬

	a	b	c	d
1	誤	正	正	誤
2	正	誤	正	正
3	正	正	正	正
4	正	誤	正	誤
5	誤	正	誤	正

問120 一般用医薬品の添付文書等において、眠気、目のかすみ、異常なまぶしさを生じることがあるため、「服用後、乗物又は機械類の運転操作をしないこと」と記載することとされている成分等を一つ選べ。

1 スコポラミン臭化水素酸塩水和物
2 イブプロフェン
3 メチルエフェドリン塩酸塩
4 芍薬甘草湯
5 ビサコジル

模擬試験問題 1

登録販売者試験問題

全国（全地域からの抽出問題）

注意事項

1 　試験時間は、○時○分から○時○分までの○時間です。

2 　試験問題は、監督員の指示があるまで開かないでください。

3 　机の上には、受験票、筆記用具、時計以外は置かないでください。
　携帯電話は、電源を切ってカバンの中にしまってください。

4 　試験開始の合図があったら、問題用紙が○ページあることを確認し、乱丁・落丁、印刷不鮮明がある場合は、手を挙げて監督員に合図してください。

5 　試験問題についての質問は認めません。

6 　解答用紙の記入に当たっては、解答用紙に印刷されている注意事項をよく読んで記入してください。

7 　試験終了の合図があったら、筆記用具を机に置き、退室の許可があるまでそのまま着席しておいてください。

8 　監督員の指示に従わない場合や不正行為を行った場合は、退場を命じることがあります。その場合の受験は無効となります。

9 　試験開始後○分を経過した時点から試験終了○分前までの間は、途中退室ができます。途中退室をする場合には、監督員に解答用紙を必ず手渡してください。
　問題用紙はお持ち帰りください。

※この注意事項は、実際の試験問題を参考に作成したものです。

※本書では、出題時の問題をできる限り忠実に再現しました。出題された地域により用字用語等が異なる場合があります。

●医薬品に共通する特性と基本的な知識

問 1 医薬品の本質に関する次の記述のうち、正しいものの組合せはどれか。 （東京R4年）

a 一般用医薬品は、効能効果、用法用量、副作用等の情報を購入者等に適切に伝達するため、添付文書や製品表示に必要な情報が記載されている。

b 医薬品は、人の疾病の診断、治療若しくは予防に使用されること、又は人の身体の構造や機能に影響を及ぼすことを目的とする生命関連製品である。

c 一般用医薬品は、一般の生活者が自ら選択し、使用するものであり、添付文書を見れば、効能効果や副作用等について誤解や認識不足を生じることはない。

d 検査薬の検査結果については、正しい解釈や判断がなされなくても、適切な治療を受ける機会を失うおそれはない。

1 （a、b）
2 （a、c）
3 （a、d）
4 （b、c）
5 （c、d）

問 2 医薬品の効果とリスク評価に関する次の記述の正誤について、正しい組合せはどれか。 （茨城R5年）

a 医薬品の効果とリスクは、用量と作用強度の関係（用量−反応関係）に基づいて評価される。

b 動物実験により求められる50％致死量（LD_{50}）は、薬物の毒性の指標として用いられる。

c 動物実験で医薬品の安全性が確認されると、ヒトを対象とした臨床試験が行われる。

d 製造販売後安全管理の基準として、Good Clinical Practice（GCP）が制定されている。

	a	b	c	d
1	正	正	正	正
2	正	正	正	誤
3	正	正	誤	正
4	誤	誤	正	正
5	誤	正	誤	誤

問3 健康食品に関する記述のうち、正しいものの組み合わせはどれか。

（愛知R4年）

a 機能性表示食品は、事業者の責任で科学的根拠をもとに、疾患に罹患した者の健康の回復に役立つ効能・効果を商品のパッケージに表示するものとして国に届出された商品である。

b 栄養機能食品は、国が定めた規格基準に適合したものであれば、身体の健全な成長や発達、健康維持に必要な栄養成分（ビタミン、ミネラルなど）の健康機能を表示することができる。

c 特定保健用食品は、身体の生理機能などに影響を与える保健機能成分を含むものであり、特定の保健機能を示す有効性や安全性などに関して、国への届出が必要である。

d いわゆる健康食品は、その多くが摂取しやすいように錠剤やカプセル等の医薬品に類似した形状で販売されており、こうした健康食品においても、誤った使用方法や個々の体質により健康被害を生じた例が報告されている。

1 （a、c）
2 （b、c）
3 （b、d）
4 （a、d）

問4 薬理作用やアレルギーに関する記述のうち、正しいものの組み合わせはどれか。

（広島R4年）

a 医薬品の有効成分である薬物が生体の生理機能に影響を与えることを薬理作用という。

b アレルギーは、医薬品の薬理作用等とは関係なく起こり得るものである。

c 医薬品にアレルギーを起こしたことがない人は、医薬品がアレルギーを引き起こす原因物質（アレルゲン）になることはない。

d 医薬品の中には、鶏卵や牛乳等を原材料として作られているものもあるが、製造工程で除去されるため、それらに対するアレルギーがある人でも使用を避ける必要はない。

1 （a、b）
2 （a、c）
3 （a、d）
4 （b、c）
5 （b、d）

問 5　小児と医薬品に関する次の記述のうち、正しいものの組合せはどれか。
（東京R4年）

a　「医療用医薬品の添付文書等の記載要領の留意事項」（平成 29 年 6 月 8 日付け薬生安発 0608 第 1 号厚生労働省医薬・生活衛生局安全対策課長通知別添）において、小児という場合は、おおよその目安として 7 歳以上、15 歳未満の年齢区分が用いられている。

b　成人用の医薬品の量を減らして小児へ与えれば、副作用等が発生する危険性はない。

c　小児は、大人と比べて身体の大きさに対して腸が短く、服用した医薬品の吸収率が相対的に低い。

d　小児は、血液脳関門が未発達であるため、吸収されて循環血液中に移行した医薬品の成分が脳に達しやすい。

1　（ a 、 b ）
2　（ a 、 c ）
3　（ a 、 d ）
4　（ b 、 c ）
5　（ c 、 d ）

問 6　医薬品の使用等に関する以下の記述の正誤について、正しい組み合わせはどれか。
（北海道R4年）

a　医薬品の乱用の繰り返しによって、慢性的な臓器障害等を生じるおそれがある。

b　一般用医薬品には、習慣性・依存性がある成分は含まれていない。

c　便秘薬や解熱鎮痛薬などはその時の不快な症状を抑えるための医薬品であり、長期連用すれば、重篤な疾患の発見が遅れる可能性がある。

d　使用する人の誤解や認識不足に起因する不適正な使用を防止するには、医薬品の販売等に従事する専門家が、購入者等に対して、正しい情報を伝えていくことが重要である。

	a	b	c	d
1	正	正	正	誤
2	誤	正	誤	正
3	正	誤	正	正
4	誤	誤	正	誤
5	正	誤	誤	正

問 7 小児等の医薬品の使用に関する次の記述の正誤について、正しい組合せはどれか。 （群馬R4年）

a 乳児は医薬品の影響を受けやすく、また、状態が急変しやすく、一般用医薬品の使用の適否が見極めにくいため、基本的に医師の診療を受けることが優先される。

b 小児は肝臓や腎臓の機能が未発達であるため、医薬品の成分の代謝・排泄に時間がかかり、作用が強く出過ぎたり、副作用がより強く出ることがある。

c 5歳未満の幼児に使用される錠剤やカプセル剤などの医薬品では、服用時に喉につかえやすいので注意するよう添付文書に記載されている。

d 乳幼児の一般用医薬品の誤飲・誤用事故が発生した場合、高度な専門的判断が必要となることはまれであるため、関係機関の専門家への相談や医療機関に連れて行くなどの対応は不要である。

	a	b	c	d
1	正	誤	誤	誤
2	正	正	誤	正
3	誤	誤	正	誤
4	正	正	正	誤
5	誤	正	誤	正

問 8 一般用医薬品の役割に関する記述のうち、正しいものはいくつあるか。 （富山R5年）

a 生活の質（QOL）の改善・向上

b 軽度な疾病に伴う症状の改善

c 健康状態の自己検査

d 生活習慣病等の疾病に伴う症状発現の予防（科学的・合理的に効果が期待できるものに限る。）

1 1つ
2 2つ
3 3つ
4 4つ
5 正しいものはない

問 9 妊婦又は妊娠していると思われる女性の医薬品使用に関する記述のうち、誤っているものはどれか。 (広島R4年)

1 妊婦が一般用医薬品を使用する場合は、妊婦の状態を通じて胎児に影響を及ぼすことがないよう配慮する必要がある。

2 胎盤には、胎児の血液と母体の血液とが混ざらない仕組みとして、血液脳関門がある。

3 妊婦が一般用医薬品を使用した場合における安全性に関する評価は困難である。

4 便秘薬のように、配合成分やその用量によっては流産や早産を誘発するおそれがあるものがある。

問10 プラセボ効果に関する以下の記述の正誤について、正しい組み合わせを下から一つ選びなさい。 (鹿児島R4年)

ア 医薬品を使用したとき、結果的又は偶発的に薬理作用によらない作用を生じることをプラセボ効果という。

イ プラセボ効果は、医薬品を使用したこと自体による楽観的な結果への期待（暗示効果）や、条件付けによる生体反応、時間経過による自然発生的な変化（自然緩解など）等が関与して生じると考えられている。

ウ 医薬品を使用したときにもたらされる反応や変化には、薬理作用によるもののほか、プラセボ効果によるものも含まれている。

エ プラセボ効果は、主観的な変化だけでなく、客観的に測定可能な変化として現れることもあるが、不確実であり、それを目的として医薬品が使用されるべきではない。

	ア	イ	ウ	エ
1	正	正	正	正
2	正	正	正	誤
3	正	誤	誤	正
4	誤	正	誤	誤
5	誤	誤	正	誤

問11 セルフメディケーションに関する以下の記述のうち、誤っているものはどれか。 （北海道R4年）

1 地域住民の健康相談を受け、一般用医薬品の販売や必要な時に医療機関の受診を勧める業務は、セルフメディケーションの推進に欠かせない業務である。

2 適切な健康管理の下で医療用医薬品からの代替を進める観点から、セルフメディケーション税制が導入された。

3 セルフメディケーション税制は、条件を満たした場合に、税制の対象となるOTC医薬品の購入の対価について、一定の金額をその年分の総所得金額等から控除する制度である。

4 セルフメディケーション税制の対象となる一般用医薬品は、スイッチOTC医薬品のみである。

問12 一般用医薬品の販売時のコミュニケーションにおいて、医薬品の販売等に従事する専門家として留意すべき事項に関する次の記述のうち、正しいものの組合せはどれか。 （東京R4年）

a 購入者側に情報提供を受けようとする意識が乏しく、コミュニケーションが成立しがたい場合であっても、購入者側から医薬品の使用状況に係る情報をできる限り引き出し、可能な情報提供を行っていくためのコミュニケーション技術を身につけるべきである。

b 購入者等が医薬品を使用する状況は随時変化する可能性があるため、販売数量は一時期に使用する必要量とする等、販売時のコミュニケーションの機会が継続的に確保されるよう配慮することが重要である。

c 購入者等があらかじめ購入する医薬品を決めている場合は、購入者等の個々の状況把握に努める必要はない。

d 購入者等の状況を把握するため購入者等に尋ねる場合は、一般用医薬品の使用状況のみを簡潔に確認するよう努める必要がある。

1 （a、b）
2 （a、c）
3 （a、d）
4 （b、c）
5 （c、d）

問13 一般用医薬品の販売時のコミュニケーションに関する記述のうち、正しいものの組み合わせはどれか。 (愛知R4年)

a 医薬品の販売に従事する専門家は、購入者等が、自分自身や家族の健康に対する責任感を持ち、適切な医薬品を選択して、適正に使用するよう、働きかけていくことが重要である。

b 登録販売者には、一般用医薬品の購入者等に対して科学的な根拠に基づいた情報提供ではなく、使用経験者の話に基づく主観的な情報提供を行うことが期待されている。

c 登録販売者は、購入者等の相談に対して、必ずその薬局又は店舗販売業で販売している医薬品で適したものを見つけ出し、販売に結びつけることが重要である。

d 購入者等が、使う人の体質や症状等にあった製品を事前に調べて選択しているのではなく、宣伝広告や販売価格等に基づいて漠然と選択することがあることにも留意しなければならない。

1 （a、b）
2 （b、c）
3 （c、d）
4 （a、d）

問14 医療機関で治療を受けている人等への配慮に関する記述の正誤について、正しい組み合わせはどれか。 (岡山R5年)

a 医療機関での治療は特に受けていない場合であっても、医薬品の種類や配合成分等によっては、特定の症状がある人が使用するとその症状を悪化させるおそれがある。

b 生活習慣病等の慢性疾患の種類や程度によっては、一般用医薬品を使用することでその症状が悪化したり、治療が妨げられることもある。

c 医療機関・薬局で交付された薬剤を使用している人について、疾患の種類や程度によっては、一般用医薬品との併用により症状を悪化させることがあり注意が必要であるため、一般用医薬品との併用の可否を判断することを登録販売者に義務付けている。

	a	b	c
1	正	正	正
2	誤	誤	正
3	誤	正	誤
4	正	正	誤
5	正	誤	誤

問15 「医薬品の販売等に従事する専門家が購入者等へ確認するべき事項」に関する以下の記述の正誤について、正しい組み合わせを下から一つ選びなさい。　　　　　　　　　　　　　　　（福岡R4年）

ア　その医薬品を使用するのは情報提供を受けている当人か、又はその家族等が想定されるか。

イ　その医薬品を使用する人として、小児や高齢者、妊婦等が想定されるか。

ウ　症状等がある場合、それはいつ頃からか、その原因や患部等の特定はなされているか。

エ　その医薬品によって対処しようとする症状等が現にあるか。

	ア	イ	ウ	エ
1	正	正	正	正
2	正	正	正	誤
3	正	誤	誤	正
4	誤	正	誤	誤
5	誤	誤	正	正

問16 医薬品の品質に関する記述の正誤について、正しい組合せを一つ選べ。　　　　　　　　　　　　　　　　　　　　　　　（大阪R4年）

a　医薬品は、適切な保管・陳列がなされたとしても、経時変化による品質の劣化は避けられない。

b　医薬品に配合されている添加物成分は、高温や多湿、光（紫外線）等による品質の劣化（変質・変敗）を起こさない。

c　医薬品の外箱等に記載されている「使用期限」は、未開封状態で保管された場合に、品質が保持される期限である。

d　一般用医薬品は、購入された後、すぐに使用されるとは限らないため、外箱等に記載されている使用期限から十分な余裕をもって販売することが重要である。

	a	b	c	d
1	誤	正	正	誤
2	正	誤	正	正
3	正	正	正	正
4	正	誤	正	誤
5	誤	正	誤	正

問17 サリドマイド及びサリドマイド訴訟に関する次の記述の正誤について、正しい組合せはどれか。 (山梨R5年)

a　サリドマイドは解熱鎮痛成分として承認され、その鎮痛作用を目的として胃腸薬にも配合された。

b　サリドマイド製剤を妊娠している女性が使用した場合、サリドマイドは血液－胎盤関門を通過して胎児に移行する。

c　サリドマイドの血管新生を妨げる作用は、光学異性体のうちS体のみが有し、R体にはないが、R体を分離して製剤化しても催奇形性は避けられない。

d　サリドマイドによる薬害事件は、世界的にも問題となったため、WHO加盟国を中心に市販後の副作用情報の収集の重要性が改めて認識された。

	a	b	c	d
1	正	正	正	正
2	正	誤	正	誤
3	誤	正	誤	誤
4	誤	誤	誤	正
5	誤	正	正	正

問18 スモン及びスモン訴訟に関する記述のうち、誤っているものはどれか。 (愛知R4年)

1　スモン訴訟とは、整腸剤として販売されていたキノホルム製剤を使用したことにより、亜急性脊髄視神経症に罹患したことに対する損害賠償訴訟である。

2　スモン訴訟は、キノホルム製剤を販売した薬局開設者を被告として1971年に提訴された。

3　スモン患者に対する施策や救済制度として、重症患者に対しては、介護事業が講じられている。

4　キノホルム製剤は、過去に一般用医薬品として販売されていたこともあり、登録販売者として、薬害事件の歴史を十分に理解し、医薬品の副作用等による健康被害の拡大防止の責務の一端を担っているとの認識が必要である。

問19 HIV（ヒト免疫不全ウイルス）訴訟に関する記述の正誤について、正しい組み合わせはどれか。 （広島R4年）

a HIV訴訟とは、脳外科手術等に用いられていたヒト乾燥硬膜を介して、HIVに感染したことに対する損害賠償訴訟である。

b HIV訴訟の和解を踏まえ、国は、HIV感染者に対する恒久対策として、エイズ治療・研究開発センター及び拠点病院の整備や治療薬の早期提供等の様々な取り組みを推進してきている。

c HIV訴訟の和解を契機に、医薬品の副作用による健康被害の迅速な救済を図るため、医薬品副作用被害救済制度が創設された。

d HIV訴訟は、国及び製薬企業を被告として提訴された。

	a	b	c	d
1	正	誤	誤	正
2	誤	誤	正	正
3	正	誤	正	誤
4	誤	正	誤	正
5	誤	正	誤	誤

問20 薬害及び薬害の訴訟に関する記述について、正しいものの組合せを一つ選べ。 （大阪R4年）

a 薬害は、医薬品を十分注意して使用していれば、起こることはない。

b C型肝炎訴訟を契機として、医師、薬剤師、法律家、薬害被害者などの委員により構成される医薬品等行政評価・監視委員会が設置された。

c 今まで国内で薬害の原因となったものは医療用医薬品のみである。

d 一般用医薬品の販売等に従事する者は、薬害事件の歴史を十分に理解し、医薬品の副作用等による健康被害の拡大防止に関し、その責務の一端を担っていることに留意しておく必要がある。

1 （a、b）
2 （a、c）
3 （b、d）
4 （c、d）

●人体の働きと医薬品

問21　消化器系に関する以下の記述のうち、正しいものはどれか。

（北海道R4年）

1　膵臓は胃の後下部に位置し、弱酸性の膵液や血糖値を調節するホルモンを分泌する。

2　口腔内は唾液により、pHがほぼ中性に保たれることで、酸による歯の齲蝕を防いでいる。

3　食道から送られてきた内容物は、胃から小腸に送り出されるまで数時間、胃内に滞留しており、その滞留時間は炭水化物主体の食品のほうが脂質分の多い食品より長い。

4　胃腺から分泌される胃酸には、胃内を強酸性に保つ役目やトリプシノーゲンをトリプシンにする作用がある。

問22　消化器系に関する次の記述の正誤について、正しい組合せはどれか。

（東京R4年）

a　胃は上腹部にある中空の臓器で、中身が空の状態では扁平に縮んでいる。

b　炭水化物主体の食品は、脂質分の多い食品に比べ、胃内での滞留時間が長い。

c　食道の上端と下端には括約筋があり、胃の内容物が食道や咽頭に逆流しないように防いでいる。

d　消化には、消化腺から分泌される消化液による化学的消化と、咀嚼（食物を噛み、口腔内で粉砕すること）や消化管の運動による機械的消化とがある。

	a	b	c	d
1	誤	正	正	正
2	正	誤	正	正
3	正	正	誤	誤
4	誤	誤	誤	正
5	正	誤	正	誤

問23 第1欄の記述は、薬の体内での働きに関するものである。（　　　）の中に入れるべき字句は第2欄のどれか。
（三重R5年）

第1欄

　循環血液中に移行した有効成分は、血流によって全身の組織・器官へ運ばれて作用するが、多くの場合、標的となる細胞に存在する受容体、酵素、トランスポーターなどの（　　　）と結合し、その機能を変化させることで薬効や副作用を現す。

第2欄

1　脂質　　2　ビタミン類　　3　タンパク質　　4　糖質　　5　ミネラル

問24 呼吸器系に関する記述の正誤について、正しい組み合わせはどれか。
（広島R4年）

a　鼻腔から気管支までの呼気及び吸気の通り道を気道といい、そのうち、咽頭・喉頭までの部分を上気道という。

b　喉頭は鼻腔と口腔につながっており、消化管と気道の両方に属する。

c　肺胞の壁は非常に厚くできていて、この壁を介して、ガス交換が行われる。

d　肺胞と毛細血管を取り囲んで支持している組織を間質という。

	a	b	c	d
1	正	正	誤	正
2	正	誤	正	誤
3	正	誤	誤	正
4	誤	正	正	正
5	誤	正	正	誤

問25 循環器系に関する記述について、正しいものの組合せを一つ選べ。
（大阪R4年）

a　心臓の左側部分（左心房、左心室）は、全身から集まってきた血液を肺へ送り出す。

b　四肢を通る静脈では、静脈弁が一定の間隔をおいて発達しており、血液の逆流を防いでいる。

c　毛細血管は、体中の組織に細かく張り巡らされている細い血管で、その薄い血管壁を通して、血液中から酸素と栄養分が組織へ運び込まれる。

d　好中球は、白血球全体の約5％と数は少ないが、大きさは白血球の中で最も大きく、強い食作用を持つ。

1　（a、b）
2　（a、d）
3　（b、c）
4　（c、d）

問26 次の記述は、泌尿器系に関するものである。正しいものの組み合わせはどれか。 （秋田R４年）

a 食品から摂取あるいは体内で生合成されたビタミンＤは、腎臓で活性型ビタミンＤに転換される。

b 膀胱の出口にある膀胱括約筋が収縮すると、同時に膀胱壁の排尿筋が弛緩し、尿が尿道へと押し出される。

c 高齢者では、膀胱や尿道の括約筋の働きによって排尿を制御する機能が低下し、また、膀胱の容量が小さくなるため、尿失禁を起こしやすくなる。

d 副腎髄質から分泌されるアルドステロンは、電解質と水分の排出調節の役割を担っている。

1 （a、b）
2 （a、c）
3 （b、d）
4 （c、d）

問27 血液に関する次の記述の正誤について、正しい組合せはどれか。 （茨城R４年）

a 血液は、血漿と血球からなり、血球には赤血球、白血球、血小板がある。

b 赤血球は骨髄で産生される。

c リンパ球は、白血球の約60％を占め、血液のほかリンパ液にも分布して循環している。

d 血小板は、血管の損傷部位に粘着、凝集して傷口を覆う。

	a	b	c	d
1	正	誤	正	誤
2	誤	誤	誤	正
3	正	正	誤	正
4	正	誤	正	正
5	誤	正	誤	誤

問28 脳や神経系の働きに関する記述の正誤について、正しい組み合わせはどれか。 （愛知R４年）

a 気管及び気管支は、副交感神経系が活発になると拡張する。

b 目の瞳孔は、交感神経系が活発になると収縮する。

c 脳において、血液の循環量は心拍出量の約15％、酸素の消費量は全身の約20％、ブドウ糖の消費量は全身の約25％と多い。

d 視床下部は、様々な調節機能を担っている部位であり、心拍数を調節する心臓中枢や、呼吸を調節する呼吸中枢が存在する。

	a	b	c	d
1	正	誤	誤	正
2	誤	正	誤	誤
3	正	誤	正	誤
4	誤	正	誤	正
5	誤	誤	正	誤

問29　目に関する記述の正誤について、正しい組み合わせはどれか。

（石川R5年）

a　眼瞼は、素早くまばたき運動ができるよう、皮下組織が少なく薄くできているため、むくみ（浮腫）等、全身的な体調不良の症状が現れにくい部位である。

b　涙器は、涙液を分泌する涙腺と、涙液を鼻腔に導出する涙道からなる。

c　涙液は、血漿から産生され、角膜や結膜を感染から防御するリゾチームや免疫グロブリン等を含んでいる。

d　主に水晶体の厚みを変化させることによって、遠近の焦点調節が行われており、水晶体は、近くの物を見るときには丸く厚みが増し、遠くの物を見るときには扁平になる。

	a	b	c	d
1	誤	誤	正	正
2	正	誤	誤	正
3	正	正	誤	誤
4	正	正	正	誤
5	誤	正	正	正

問30　鼻及び耳に関する記述の正誤について、正しい組合せを一つ選べ。

（大阪R4年）

a　鼻炎は、鼻腔粘膜に炎症が起きて腫れた状態であり、鼻閉（鼻づまり）や鼻汁過多などの症状が生じる。

b　鼻腔と副鼻腔を連絡する管は非常に狭いため、鼻腔粘膜が腫れると副鼻腔の開口部がふさがりやすくなり、副鼻腔に炎症を生じることがある。

c　鼓膜まで伝導された音は、鼓膜を振動させ、互いに連結した微細な3つの耳小骨が、鼓膜の振動を増幅して、中耳へ音を伝える。

d　小さな子供では、耳管の形状が太く短く、走行が水平に近いため、鼻腔からウイルスや細菌が侵入しやすい。

	a	b	c	d
1	正	正	誤	正
2	誤	誤	正	誤
3	正	正	正	誤
4	正	誤	正	誤
5	誤	正	誤	正

問31　外皮系に関する以下の記述のうち、誤っているものを一つ選びなさい。
(熊本R4年)

1　ヒトの皮膚の表面には常に一定の微生物が付着しており、それらの微生物の存在により皮膚の表面での病原菌の繁殖が抑えられ、病原菌の体内への侵入が妨げられている。

2　皮膚は、表皮、真皮、皮下組織の3層構造からなる。

3　メラニン色素は、メラニン産生細胞（メラノサイト）で産生される。メラニン色素の防護能力を超える紫外線に曝されると、メラノサイトが活性化されて、メラニン色素の過剰な産生が起こり、シミやそばかすとして沈着する。

4　汗腺には、腋窩（わきのした）などの毛根部に分布するエクリン腺と、手のひらなど毛根がないところも含め全身に分布するアポクリン腺の2種類がある。

問32　皮膚、骨に関する以下の記述の正誤について、正しい組み合わせはどれか。
(北海道R4年)

a　体温が上がり始めると、皮膚を通っている毛細血管に血液がより多く流れるように血管が開き、体外へより多くの熱を排出する。

b　骨は体の器官のうち最も硬い組織の一つで、造血機能を持たない。

c　骨の成長が停止すると骨吸収と骨形成は行われず、カルシウムが骨から溶け出し骨密度は低下する。

d　ヒトの皮膚の表面には常に一定の微生物が付着しており、それら微生物の存在によって、皮膚の表面での病原菌の繁殖が抑えられている。

	a	b	c	d
1	正	正	誤	正
2	正	誤	正	誤
3	正	誤	誤	正
4	誤	誤	正	正
5	誤	正	誤	誤

問33　脾臓及びリンパ系に関する次の記述の正誤について、正しい組合せはどれか。　　　　　　　　　　　　　　　（群馬R5年）

a　脾臓にはリンパ球が増殖、密集するリンパ組織があり、血流中の細菌やウイルス等に対する免疫応答に関与する。

b　リンパ液の流れは主に平滑筋の収縮によるものであり、流速は血流に比べて緩やかである。

c　古くなって柔軟性が失われた赤血球は、脾臓の組織に存在するマクロファージによって壊される。

d　リンパ節の内部にはリンパ球やマクロファージが密集していて、リンパ液で運ばれてきた細菌やウイルス等は、ここで免疫反応によって排除される。

	a	b	c	d
1	誤	正	正	正
2	正	正	誤	誤
3	正	誤	正	正
4	正	正	正	誤

問34　骨格系及び筋組織に関する記述の正誤について、正しい組合せを一つ選べ。　　　　　　　　　　　　　　　（大阪R4年）

a　骨の機能の一つである造血機能は、主として胸骨、肋骨、脊椎、骨盤、大腿骨などの骨髄が担う。

b　骨組織では、通常、組織を構成するカルシウムが骨から溶け出し、ほぼ同量のカルシウムが骨に沈着することで、骨吸収と骨形成のバランスが取られる。

c　腱は、筋細胞（筋線維）と結合組織からなり、関節を構成する骨に骨格筋をつないでいる。

d　随意筋である骨格筋は、長時間の動作等で疲労した場合でも、運動を続けることで、筋組織の収縮性が回復する。

	a	b	c	d
1	正	誤	正	正
2	正	正	正	誤
3	正	正	誤	誤
4	誤	正	誤	正
5	誤	誤	正	正

問35 医薬品の有効成分の吸収に関する次の記述の正誤について、正しい組合せはどれか。 (東京Ｒ４年)

a 一般に、消化管からの吸収は、濃度の高い方から低い方へ受動的に拡散していく現象である。

b 一般に、坐剤の有効成分は、直腸内壁の粘膜から吸収され、循環血液中に入り、初めに肝臓で代謝を受けてから全身に分布する。

c 点眼薬は、鼻涙管を通って鼻粘膜から吸収されることがある。

d 内服薬の中には、服用後の作用を持続させるため、有効成分がゆっくりと溶出するように作られているものもある。

	a	b	c	d
1	正	正	正	正
2	誤	正	誤	誤
3	正	誤	誤	誤
4	誤	誤	正	誤
5	正	誤	正	正

問36 次の記述は、全身的に現れる医薬品の副作用に関するものである。正しいものの組み合わせはどれか。 (北海道Ｒ４年)

a ショック（アナフィラキシー）は、生体異物に対する即時型のアレルギー反応の一種である。

b 皮膚粘膜眼症候群は、発症の可能性がある医薬品が限られているため、発症の予測がしやすい。

c 偽アルドステロン症は、体内にカリウムが貯留し、体からナトリウムが失われることによって生じる病態である。

d 中毒性表皮壊死融解症は、発生は非常にまれであるとはいえ、一旦発症すると多臓器障害の合併症等により致命的な転帰をたどることがある。

1 （a、c）
2 （a、d）
3 （b、c）
4 （b、d）

問37 ショック（アナフィラキシー）に関する次の記述の正誤について、正しい組合せはどれか。 （長野R4年）

a　ショックは、生体異物に対する遅延型のアレルギー反応の一種である。

b　医薬品によるショックは、以前にその医薬品によって蕁麻疹等のアレルギーを起こしたことがある人で起きる可能性が高い。

c　一般に、顔や上半身の紅潮・熱感、皮膚の痒み、吐きけ、冷や汗など、複数の症状が現れる。

d　発症すると病態は急速に悪化することが多く、適切な対応が遅れるとチアノーゼや呼吸困難等を生じ、死に至ることがある。

	a	b	c	d
1	正	正	誤	正
2	誤	誤	誤	正
3	正	誤	正	誤
4	誤	正	正	正

問38 医薬品の副作用に関する記述のうち、正しいものの組み合わせはどれか。 （三重R5年）

a　医薬品を長期連用したり、過量服用するなどの不適正な使用によって、倦怠感や虚脱感等を生じることがあるため、医薬品の販売等に従事する専門家は、販売する医薬品の使用状況に留意する必要がある。

b　厚生労働省では「重篤副作用総合対策事業」の一環として、関係学会の専門家等の協力を得て、「重篤副作用疾患別対応マニュアル」を作成し、公表しているが、一般用医薬品によって発生する副作用は本マニュアルの対象となっていない。

c　医薬品による副作用の早期発見・早期対応のためには、医薬品の販売等に従事する専門家が副作用の症状に関する十分な知識を身につけることが重要である。

d　医薬品医療機器等法第68条の10第2項の規定に基づき、医薬品の副作用等を知った場合に、必要に応じて、その旨を厚生労働大臣に報告しなければならないとされている対象者は薬剤師のみであり、今後は登録販売者も含まれることが期待されている。

1　（a、c）
2　（b、c）
3　（b、d）
4　（a、d）

問39 偽アルドステロン症に関する記述の正誤について、正しい組み合わせはどれか。

(広島R4年)

a　体内にカリウムが貯留し、体から塩分（ナトリウム）と水が失われることにより生じる病態である。

b　副腎皮質からのアルドステロン分泌が増加することにより生じる。

c　主な症状に、手足の脱力、血圧低下、筋肉痛、こむら返り、倦怠感、手足のしびれ等がある。

d　小柄な人や高齢者で生じやすく、原因医薬品の長期服用後に初めて発症する場合もある。

	a	b	c	d
1	正	誤	正	誤
2	正	正	誤	正
3	誤	誤	正	正
4	正	正	正	誤
5	誤	誤	誤	正

問40 泌尿器系に現れる医薬品の副作用に関する記述について、正しいものの組合せを一つ選べ。

(大阪R4年)

a　副交感神経系の機能を亢進する作用がある成分が配合された医薬品を使用すると、膀胱の排尿筋の収縮が抑制され、尿が出にくい等の症状を生じることがある。

b　医薬品を使用して生じる尿閉は、前立腺肥大の基礎疾患がある人に特有に現れることが知られている。

c　医薬品の使用により、尿の回数増加（頻尿）、排尿時の疼痛、残尿感等の膀胱炎様症状が現れることがある。

d　外国から個人的に購入した医薬品（生薬・漢方薬）又はそれらと類似する健康食品（健康茶等）の摂取によって、重篤な腎障害を生じた事例が報告されている。

1　（a、b）
2　（a、c）
3　（b、d）
4　（c、d）

●主な医薬品とその作用

問41 次の記述は、かぜ（感冒）等に関するものである。正しいものの組み合わせはどれか。 （北海道R5年）

a 冬場に発熱や頭痛を伴って悪心・嘔吐や、下痢等の消化器症状が現れた場合、インフルエンザ（流行性感冒）である場合が多い。

b かぜ薬は、ウイルスの増殖を抑えたり、ウイルスを体内から除去するものではなく、咳で眠れなかったり、発熱で体力を消耗しそうなときなどに、それら諸症状の緩和を図る対症療法薬である。

c 小児がインフルエンザにかかった場合、サリチルアミドを選択することが望ましい。

d 鎮咳成分であるジヒドロコデインリン酸塩は依存性があり、12歳未満の小児には使用禁忌となっている。

1 （a、c）
2 （a、d）
3 （b、c）
4 （b、d）

問42 解熱鎮痛成分の働き及び副作用に関する記述の正誤について、正しい組み合わせはどれか。 （岡山R4年）

a 大部分の解熱鎮痛成分による解熱作用は、末梢神経系におけるプロスタグランジンの産生抑制作用のほか、腎臓における水分の再吸収を促して循環血流量を増し、発汗を促進する作用も寄与している。

b 心臓病、腎臓病等の基礎疾患がない場合でも、解熱鎮痛薬を長期連用することにより、自覚症状がないまま徐々に臓器の障害が進行するおそれがある。

c アルコールは、解熱鎮痛成分の吸収や代謝に影響を与え、副作用を起こしやすくするおそれがあるため、解熱鎮痛薬の服用期間中は、飲酒を避けることとされている。

d いわゆる「アスピリン喘息」は、アスピリン特有の副作用であり、他の解熱鎮痛成分では生じない。

	a	b	c	d
1	正	正	誤	正
2	正	誤	正	正
3	正	正	正	誤
4	誤	正	正	誤
5	誤	誤	誤	誤

問43　次の表は、あるかぜ薬に含まれている成分の一覧である。

（山梨R4年）

```
2 カプセル中
  イブプロフェン                         200mg
  d－クロルフェニラミンマレイン酸塩        1.75mg
  ヨウ化イソプロパミド                    2.5mg
  デキストロメトルファン臭化水素酸塩水和物   24mg
  dl－メチルエフェドリン塩酸塩            30mg
  無水カフェイン                         37.5mg
```

このかぜ薬に関する次の記述の正誤について、正しい組合せはどれか。

a　イブプロフェンは、消化管粘膜の防御機能を低下させるため、胃・十二指腸潰瘍、潰瘍性大腸炎又はクローン病の既往歴がある人では再発を招くおそれがある。

b　ヨウ化イソプロパミドは、抗コリン作用によって鼻汁分泌やくしゃみを抑えることを目的として配合されている。

c　デキストロメトルファン臭化水素酸塩水和物は、延髄の咳嗽中枢に作用して、咳を抑えることを目的として配合されている。

	a	b	c
1	正	正	正
2	誤	正	誤
3	正	誤	誤
4	誤	正	正
5	正	誤	正

問44　眠気を防ぐ薬の配合成分に関する以下の記述のうち、誤っているものはどれか。

（岩手R4年）

1　カフェインの作用には、腎臓におけるナトリウムイオンの再吸収抑制があり、尿量の増加をもたらす。

2　吸収されて循環血液中に移行したカフェインの一部は、血液－胎盤関門を通過して胎児に到達する。

3　授乳中の女性がカフェインを大量に摂取したり、カフェインを連用したりした場合には、乳児の体内にカフェインが蓄積して、徐脈を引き起こす可能性がある。

4　眠気による倦怠感を和らげる補助成分として、ニコチン酸アミドが配合されている場合がある。

問45　かぜ（感冒）の症状の緩和に用いられる漢方処方製剤に関する次の記述のうち、正しいものの組合せはどれか。　（東京Ｒ４年）

a　麻黄湯は、体力充実して、かぜのひきはじめで、寒気がして発熱、頭痛があり、咳が出て身体のふしぶしが痛く汗が出ていないものの感冒、鼻かぜ、気管支炎、鼻づまりに適すとされる。

b　柴胡桂枝湯は、体力中等度で、ときに脇腹（腹）からみぞおちあたりにかけて苦しく、食欲不振や口の苦味があり、舌に白苔がつくものの食欲不振、吐きけ、胃炎、胃痛、胃腸虚弱、疲労感、かぜの後期の諸症状に適すとされる。

c　小青竜湯は、体力虚弱で、汗が出るもののかぜの初期に適すとされる。

d　葛根湯は、体力中等度以上のものの感冒の初期（汗をかいていないもの）、鼻かぜ、鼻炎、頭痛、肩こり、筋肉痛、手や肩の痛みに適すとされる。

1　（a、c）
2　（a、d）
3　（b、c）
4　（b、d）
5　（c、d）

問46　眠気を促す薬及びその配合成分に関する以下の記述の正誤について、正しい組み合わせを下から一つ選びなさい。　（鹿児島Ｒ４年）

ア　アリルイソプロピルアセチル尿素は、脳の興奮を抑え、痛覚を鈍くする作用がある。

イ　小児及び若年者では、抗ヒスタミン成分により眠気とは反対の神経過敏や中枢興奮などが現れることがある。

ウ　抗ヒスタミン成分を主薬とする催眠鎮静薬は、一時的な睡眠障害（寝つきが悪い、眠りが浅い）の緩和には使用されず、慢性的に不眠症状がある人や、医療機関において不眠症の診断を受けている人に使用される。

エ　妊娠中にしばしば生じる睡眠障害は、ホルモンのバランスや体型の変化等が原因であり、抗ヒスタミン成分を主薬とする睡眠改善薬の適用対象ではない。

	ア	イ	ウ	エ
1	正	正	誤	正
2	正	誤	正	正
3	正	誤	誤	誤
4	誤	正	正	誤
5	誤	誤	正	正

問47 鎮暈薬（乗物酔い防止薬）及びその成分に関する次の記述のうち、正しいものの組合せはどれか。 (新潟R４年)

a 乗物酔い防止薬には、主として吐きけを抑えることを目的とした成分も含まれるため、つわりに伴う吐きけへの対処として使用することが推奨されている。

b ジフェニドール塩酸塩は、日本においては専ら抗めまい成分として用いられている。

c メクリジン塩酸塩は、他の抗ヒスタミン成分と比べて作用が現れるのが早く持続時間が短い。

d 脳に軽い興奮を起こさせて平衡感覚の混乱によるめまいを軽減させることを目的として、ジプロフィリンが配合されている場合がある。

1 （a、b）
2 （a、c）
3 （b、d）
4 （c、d）

問48 鎮咳去痰薬の配合成分に関する記述のうち、正しいものの組み合わせはどれか。 (愛知R５年)

a マオウは、アドレナリン作動成分と同様の作用を示し、気管支を拡張させる。

b ゴミシは、マツブサ科のチョウセンゴミシの果実を基原とする生薬で、体内で分解された代謝物の一部が延髄の呼吸中枢、咳嗽中枢を鎮静させる作用を示すとされる。

c ブロムヘキシン塩酸塩は、粘液成分の含量比を調整し痰の切れを良くする作用を示す。

d ジプロフィリンは、自律神経系を介さずに気管支の平滑筋に直接作用して弛緩させ、気管支を拡張させる。

1 （a、c）
2 （b、c）
3 （b、d）
4 （a、d）

問49 咳止め・痰を出しやすくする目的で用いられる漢方処方製剤に関する記述の正誤について、正しい組み合わせはどれか。（島根R4年）

a 甘草湯は、激しい咳、口内炎等に用いられるほか、外用として痔・脱肛の痛みにも用いられる。

b 五虎湯は、構成生薬にマオウを含まないため、心臓病、高血圧、糖尿病等の基礎疾患を有する者でも使用することができる。

c 半夏厚朴湯は、咽喉・食道部に異物感があり、ときに動悸、めまいなどを伴う不安神経症、神経性胃炎、咳等に適すとされる。

d 麦門冬湯は、体力中等度以下で、痰が切れにくく、ときに強く咳こみ、又は咽頭の乾燥感があるものの気管支炎、咽頭炎等に適すとされる。

	a	b	c	d
1	誤	正	誤	正
2	正	正	誤	誤
3	正	誤	誤	正
4	正	誤	正	正
5	誤	誤	正	誤

問50 胃に作用する薬及びその配合成分に関する記述について、正しいものの組合せを一つ選べ。（大阪R4年）

a 消化成分のうち、胆汁分泌促進作用があるものは肝臓病の症状を悪化させるおそれがある。

b 制酸成分を主体とする胃腸薬については、酸度の高い食品と一緒に使用すると胃酸に対する中和作用が低下すると考えられている。

c 健胃薬は、炭水化物、脂質、タンパク質等の分解に働く酵素を補う等により、胃の内容物の消化を助けることを目的とする医薬品である。

d ピレンゼピン塩酸塩などの胃液分泌抑制成分は、副交感神経の伝達物質であるアセチルコリンの働きを促進する。

1 （a、b）
2 （a、d）
3 （b、c）
4 （c、d）

問51 瀉下薬の配合成分に関する以下の記述のうち、誤っているものは
どれか。 (青森R4年)

1 ヒマシ油は、小腸でリパーゼの働きによって生じる分解物が、小腸を刺
激することで瀉下作用をもたらすと考えられている。

2 ピコスルファートナトリウムは、小腸で分解されて、小腸への刺激作用
を示す。

3 カルメロースナトリウムは、腸管内で水分を吸収して腸内容物に浸透し、
糞便のかさを増やすとともに糞便を柔らかくする。

4 マルツエキスは、主成分である麦芽糖が腸内細菌によって分解して生じ
るガスによって便通を促すとされる。

問52 強心薬に含まれている成分に関する次の記述の正誤について、正
しい組合せはどれか。 (山梨R4年)

a 一般用医薬品に含有されるセンソは、1日用量が5mg
を超えるよう用法・用量が定められている。

b リュウノウは、中枢神経系の刺激作用による気つけの
効果を期待して用いられる。

c ゴオウは、心筋に直接刺激を与え、その収縮力を高め
る作用（強心作用）を期待して用いられる。

	a	b	c
1	正	正	正
2	誤	正	正
3	正	誤	誤
4	誤	誤	正

問53 貧血及び貧血用薬に関する記述のうち、正しいものの組み合わせ
はどれか。 (山口R4年)

a 鉄分は、赤血球が酵素を運搬する上で重要なヘモグロビンの産生に不可
欠なミネラルである。

b 貧血用薬には、骨髄の造血機能を高める目的で硫酸コバルトが配合され
ている場合がある。

c 鉄製剤の消化器系への副作用を軽減するには、食後に服
用することが望ましい。

d 鉄製剤の服用の前後30分にアルミニウムを含む製剤を
摂取すると、アルミニウムと反応して鉄の吸収が悪くなる
ことがある。

1 （a、b）
2 （a、c）
3 （b、c）
4 （b、d）
5 （c、d）

問54 止瀉薬及びその配合成分に関する記述のうち、正しいものの組み合わせはどれか。 (岐阜R4年)

a 収斂成分を主体とする止瀉薬は、細菌性の下痢や食中毒の時に使用すると、かえって状態を悪化させるおそれがある。

b タンニン酸アルブミンに含まれるアルブミンは、牛乳に含まれるタンパク質（カゼイン）から精製された成分であるため、牛乳にアレルギーがある人では使用を避ける必要がある。

c ロペラミド塩酸塩を含む一般用医薬品は、食べすぎ・飲みすぎによる下痢、寝冷えによる下痢の症状に用いられることを目的としており、15歳未満の小児にも適用がある。

d 天然ケイ酸アルミニウムは、その抗菌作用により、細菌感染を原因とする下痢の症状を鎮めることを目的として配合される。

1 （a、b）
2 （b、c）
3 （c、d）
4 （a、d）

問55 胃の不調を改善する目的で用いられる漢方処方製剤に関する記述の正誤について、正しい組合せを一つ選べ。 (大阪R4年)

a 安中散は、体力虚弱で、疲れやすくて手足などが冷えやすいものの胃腸虚弱、下痢、嘔吐、胃痛、腹痛、急・慢性胃炎に適すとされる。

b 六君子湯は、体力中等度以下で、胃腸が弱く、食欲がなく、みぞおちがつかえ、疲れやすく、貧血性で手足が冷えやすいものの胃炎、胃腸虚弱、胃下垂、消化不良、食欲不振、胃痛、嘔吐に適すとされる。

c 平胃散は、体力中等度以上で、胃がもたれて消化が悪く、ときに吐きけ、食後に腹が鳴って下痢の傾向のあるものの食べすぎによる胃のもたれ、急・慢性胃炎、消化不良、食欲不振に適すとされる。

d 人参湯は、体力中等度以下で腹部は力がなくて、胃痛又は腹痛があって、ときに胸やけや、げっぷ、胃もたれ、食欲不振、吐きけ、嘔吐などを伴うものの神経性胃炎、慢性胃炎、胃腸虚弱に適すとされる。

	a	b	c	d
1	正	誤	正	誤
2	誤	正	正	誤
3	誤	誤	正	正
4	正	正	誤	誤
5	正	誤	誤	正

問56 以下の血中コレステロールに関する記述について、（　　　）の中に入れるべき字句の正しい組み合わせはどれか。　（秋田R4年）

　コレステロールは細胞の構成成分で、（　a　）や胆汁酸等の生理活性物質の産生に重要な物質である。

　コレステロールは水に（　b　）物質であるため、血液中では血漿タンパク質と結合したリポタンパク質となって存在する。リポタンパク質は比重によっていくつかの種類に分類されるが、そのうち（　c　）は、コレステロールを肝臓から末梢組織へと運ぶリポタンパク質である。

	a	b	c
1	副腎皮質ホルモン	溶けやすい	高密度リポタンパク質
2	副腎皮質ホルモン	溶けにくい	低密度リポタンパク質
3	副腎皮質ホルモン	溶けにくい	高密度リポタンパク質
4	副腎髄質ホルモン	溶けにくい	低密度リポタンパク質
5	副腎髄質ホルモン	溶けやすい	高密度リポタンパク質

問57 循環器用薬及びその配合成分に関する次の記述のうち、正しいものの組合せはどれか。　（群馬R4年）

a　ユビデカレノンは、コエンザイムQ10とも呼ばれ、心筋の酸素利用効率を高めて収縮力を高めることによって血液循環の改善効果を示すとされている。

b　ヘプロニカートは、ビタミン様物質の一種で、高血圧等における毛細血管の補強、強化の効果を期待して用いられる。

c　ルチンは、ニコチン酸が遊離し、そのニコチン酸の働きによって末梢の血液循環を改善する作用を示すとされる。

d　三黄瀉心湯は、構成生薬としてダイオウを含み、本剤を使用している間は、瀉下薬の使用を避ける必要がある。

1　（a、b）
2　（a、d）
3　（b、c）
4　（c、d）

問58 痔及び痔疾用薬及びその配合成分に関する次の記述の正誤について、正しい組合せはどれか。

（東京R4年）

a 裂肛は、肛門内部に存在する肛門腺窩と呼ばれる小さなくぼみに糞便の滓が溜まって炎症・化膿を生じた状態である。

b 外用痔疾用薬は、局所に適用されるものであるため、全身的な影響を生じることはない。

c 酸化亜鉛は、知覚神経に作用して刺激の神経伝導を可逆的に遮断する作用を示す。

d 肛門周囲の末梢血管の血行を改善する作用を期待してビタミンE（トコフェロール酢酸エステル）が配合されている場合がある。

	a	b	c	d
1	正	正	正	誤
2	誤	誤	誤	正
3	誤	誤	正	誤
4	正	誤	誤	正
5	誤	正	正	正

問59 泌尿器系に関する記述のうち、正しいものの組み合わせはどれか。

（香川R5年）

a 尿細管では、原尿中のブドウ糖やアミノ酸等の栄養分及び血液の維持に必要な水分や電解質が再吸収され、その結果、老廃物が濃縮され、余分な水分、電解質とともに最終的に尿となる。

b 腎臓は内分泌腺としての機能があり、骨髄における白血球の産生を促進するホルモンを分泌する。

c 副腎皮質ホルモンの一つであるアルドステロンは、体内に塩分と水を貯留し、カリウムの排泄を促す作用があり、電解質と水分の排出調節の役割を担っている。

d 副腎髄質では、自律神経系に作用するアセチルコリンが産生・分泌される。

1 （a、b）
2 （a、c）
3 （a、d）
4 （b、d）
5 （c、d）

問60 婦人薬に関する以下の記述のうち、正しいものの組み合わせを下から一つ選びなさい。
（大分R4年）

ア　妊婦又は妊娠していると思われる女性は、エチニルエストラジオールやエストラジオールといった女性ホルモン成分を摂取することが望ましい。

イ　エチニルエストラジオールやエストラジオールを含有する婦人薬において、外用薬は製造販売されていない。

ウ　サフランやコウブシは、鎮静、鎮痛のほか、女性の滞っている月経を促す作用を期待して配合されている場合がある。

エ　婦人薬には、疲労時に消耗しがちなビタミンの補給を目的として、ビタミンB1やビタミンCが配合されている場合がある。

1　（ア、イ）
2　（ア、ウ）
3　（イ、エ）
4　（ウ、エ）

問61 次の記述は、アレルギー及びアレルギー用薬（鼻炎用内服薬を含む。）に関するものである。正しいものの組み合わせはどれか。
（岩手R4年）

a　一般用医薬品のアレルギー用薬は、一時的な症状の緩和に用いられるが、5～6日間使用しても症状の改善がみられない場合であっても、医師の診療を受ける必要はない。

b　一般用医薬品のアレルギー用薬には、アトピー性皮膚炎による慢性湿疹の治療に用いることを目的とするものがある。

c　アレルギー用薬と鼻炎用点鼻薬には、同じ成分又は同種の作用を有する成分が重複することがあり、それらは相互に影響し合わないとの誤った認識に基づいて、併用されることのないよう注意が必要である。

d　皮膚症状が治まると喘息が現れるというように、種々のアレルギー症状が連鎖的に現れることがある。

1　（a、b）
2　（a、c）
3　（b、d）
4　（c、d）

問62 一般用医薬品の鼻炎用点鼻薬及びその配合成分に関する記述の正誤について、正しい組合せを一つ選べ。 (大阪R4年)

a クロモグリク酸ナトリウムは、肥満細胞からヒスタミンの遊離を抑えることにより、鼻アレルギー症状を緩和することを目的として、配合されている場合がある。

b クロルフェニラミンマレイン酸塩は、肥満細胞から遊離したヒスタミンとヒスタミン受容体との結合を妨げることにより、鼻アレルギー症状を緩和することを目的として、配合されている場合がある。

c テトラヒドロゾリン塩酸塩は、鼻粘膜を通っている血管を拡張させる作用を示すため、鼻粘膜症状の緩和を目的として配合されている場合がある。

d アドレナリン作動成分を含む鼻炎用点鼻薬は、長期連用は避けることとされており、3日間位使用しても症状の改善がみられない場合には、使用を中止して医療機関を受診するなどの対応が必要である。

	a	b	c	d
1	正	正	誤	正
2	正	正	誤	誤
3	誤	正	正	誤
4	誤	正	誤	正
5	誤	誤	正	誤

問63 殺菌消毒成分及びその製品に関する以下の記述の正誤について、正しい組み合わせを下から一つ選びなさい。 (大分R5年)

ア オキシドールの殺菌消毒作用には持続性があり、組織への浸透性が高い。

イ ヨードチンキは、皮膚への刺激性が強く、粘膜や目の周りへの使用は避ける必要がある。

ウ クロルヘキシジングルコン酸塩は、一般細菌類、真菌類に対して比較的広い殺菌消毒作用を示すが、結核菌やウイルスに対する殺菌消毒作用はない。

エ ベンザルコニウム塩化物は、石けんとの混合によって殺菌消毒効果が高くなる。

	ア	イ	ウ	エ
1	正	正	誤	誤
2	正	誤	正	正
3	正	誤	正	誤
4	誤	正	正	誤
5	誤	誤	誤	正

問64 眼科用薬の配合成分に関する次の記述のうち、正しいものの組合せはどれか。 （東京R4年）

a コンドロイチン硫酸ナトリウムは、炎症を生じた眼粘膜の組織修復を促す作用を期待して配合されている。

b スルファメトキサゾールは、ウイルスや真菌の感染による結膜炎やものもらい（麦粒腫）、眼瞼炎などの化膿性の症状の改善を目的として用いられる。

c ナファゾリン塩酸塩は、結膜を通っている血管を収縮させて目の充血を除去することを目的として配合されている。

d アスパラギン酸カリウムは、新陳代謝を促し、目の疲れを改善する効果を期待して配合されている。

1 （a、b）
2 （a、c）
3 （a、d）
4 （b、c）
5 （c、d）

問65 皮膚に用いる薬に配合される成分に関する以下の記述の正誤について、正しい組み合わせはどれか。 （宮城R5年）

a ケトプロフェンが配合された貼付剤を使用している間及び使用後も当分の間は、天候にかかわらず、戸外活動を避けるとともに、貼付部に紫外線が当たるのを避ける必要がある。

b フェルビナクは、過度に使用しても鎮痛効果が増すことはなく、その場合の安全性は確認されていないため、貼付剤については連続して2週間以上の使用は避けることとされている製品が多い。

c サリチル酸メチルは、主として局所刺激により患部の血行を促し、また、末梢の知覚神経に軽い麻痺を起こすことにより、鎮痛作用をもたらすと考えられている。

d ニコチン酸ベンジルエステルが配合された貼付剤は、入浴後、皮膚がほてっているうちに貼付することが望ましい。

	a	b	c	d
1	正	正	正	誤
2	誤	正	誤	誤
3	正	誤	正	正
4	誤	誤	正	誤
5	正	誤	誤	正

問66 眼科用薬に関する記述のうち、正しいものはどれか。 （三重R4年）

1 ソフトコンタクトレンズをしたままで点眼をする場合には、防腐剤が配合されている製品を選ぶべきである。
2 点眼後は、しばらく眼瞼（まぶた）を閉じるが、その際、薬液が鼻腔内へ流れ込むのを防ぐため、目頭を押さえないほうが効果的とされる。
3 一般的に、点眼薬の1滴の薬液量は、結膜嚢の容積より少ない。
4 点眼薬は、その使用が原因となり、全身性の副作用として、皮膚に発疹、発赤、痒み等が現れることがある。

問67 肌の角質化、かさつき等を改善する配合成分に関する次の記述の正誤について、正しい組合せはどれか。 （群馬R4年）

a サリチル酸は、皮膚の角質層を構成するケラチンを変質させることにより、角質軟化作用を示す。
b 尿素は、角質層の水分保持量を高め、皮膚の乾燥を改善する。
c イオウは、角質成分を溶解することにより、角質軟化作用を示す。

	a	b	c
1	正	正	誤
2	誤	誤	誤
3	正	誤	正
4	誤	正	誤

問68 毛髪用薬の配合成分に関する記述のうち、正しいものの組み合せはどれか。 （富山R4年）

a ヒノキチオールは、ヒノキ科のタイワンヒノキ、ヒバ等から得られた精油成分で、抗菌、抗炎症などの作用を期待して用いられる。
b カルプロニウム塩化物は、末梢組織（適用局所）において抗コリン作用を示し、頭皮の血管を拡張、毛根への血行を促すことによる発毛効果を期待して用いられる。
c 女性ホルモンによる脱毛抑制効果を期待して、女性ホルモン成分の一種であるエストラジオール安息香酸エステルが配合されている場合がある。
d カシュウは、ウコギ科の植物を基原とした生薬で、血行促進、抗炎症などの作用を期待して用いられる。

1 （a、b）
2 （a、c）
3 （b、d）
4 （c、d）

問69 禁煙補助剤に関する以下の記述について、（　　　　　）の中に入れるべき字句の正しい組み合わせはどれか。

（島根R４年）

　禁煙補助剤は、ニコチン置換療法に使用される、ニコチンを有効成分とする医薬品であり、咀嚼剤とパッチ製剤がある。

　禁煙補助剤は口腔内が酸性になるとニコチンの吸収が低下するため、（　a　）などを摂取した後しばらくは使用を避ける必要がある。

　また、（　b　）系を興奮させる作用を示すため、（　c　）が配合された医薬品（鎮咳去痰薬、痔疾用薬等）との併用により、その作用を増強させるおそれがある。

	a	b	c
1	コーヒー	交感神経	アドレナリン作動成分
2	炭酸飲料	副交感神経	アドレナリン作動成分
3	牛乳	交感神経	抗コリン成分
4	コーヒー	副交感神経	抗コリン成分
5	炭酸飲料	交感神経	抗コリン成分

問70 漢方の特徴・漢方薬使用における基本的な考え方に関する記述の正誤について、正しい組合せを一つ選べ。

（大阪R４年）

a　漢方薬とは、古来に中国において発展してきた伝統医学で用いる薬剤全体を概念的に広く表現する時に用いる言葉である。

b　現代では、一般用医薬品の漢方処方製剤として、処方に基づく生薬混合物の浸出液を濃縮して調製された乾燥エキス製剤を散剤等に加工したもののみが、市販されている。

c　漢方薬を使用する場合、漢方独自の病態認識である「証」に基づいて用いることが、有効性及び安全性を確保するために重要である。

d　漢方の病態認識には、虚実、陰陽、気血水、五臓などがある。

	a	b	c	d
1	正	正	正	正
2	誤	誤	正	正
3	誤	誤	誤	正
4	正	正	誤	誤
5	正	誤	正	誤

問71 ビタミン成分を含む製剤に関する以下の記述の正誤について、正しい組み合わせはどれか。 (秋田R5年)

a リボフラビン酪酸エステルを主薬とする製剤を摂取することによって、尿が黄色くなることがある。

b 妊娠3ヶ月以内の妊婦、妊娠していると思われる女性及び妊娠を希望する女性は、胎児に先天異常を起こす危険性が高まるため、ビタミンAの過剰摂取に留意する必要がある。

c アスコルビン酸を主薬とする製剤は、抗酸化作用を示し、しみ、そばかすや歯ぐきからの出血・鼻血の予防に用いられる。

d トコフェロールは、下垂体や副腎系に作用し、ホルモン分泌の調節に関与するとされ、主薬製剤の服用後、ときに生理が早く来たり、経血量が多くなったりすることがある。

	a	b	c	d
1	正	正	正	正
2	誤	正	正	正
3	正	誤	正	正
4	正	正	誤	正
5	正	正	正	誤

問72 尿糖・尿タンパク検査薬に関する次の記述の正誤について、正しい組合せはどれか。 (山梨R4年)

a 尿タンパク検査の場合、原則として早朝尿（起床直後の尿）を検体とし、激しい運動の直後の採尿は避ける必要がある。

b 尿糖又は尿タンパクを検出する部分を直接手で触れると、正確な検査結果が得られなくなることがある。

c 通常、尿は弱アルカリ性であるが、食事やその他の影響で弱酸性～中性に傾くと、正確な検査結果が得られなくなることがある。

d 尿糖・尿タンパク検査薬は、尿中の糖やタンパク質の有無を調べるものであり、その結果をもって直ちに疾患の有無や種類を判断することはできない。

	a	b	c	d
1	正	正	誤	誤
2	正	正	誤	正
3	誤	誤	正	誤
4	誤	正	正	正
5	正	誤	正	正

問73 生薬成分に関する記述の正誤について、正しい組み合わせはどれか。 （静岡R4年）

a　カッコンは、マメ科のクズの周皮を除いた根を基原とする生薬で、解熱、鎮痙等の作用を期待して用いられる。

b　ブシは生のままでは毒性が高いことから、その毒性を減らし有用な作用を保持する処理を施して使用される。

c　サンザシは、健胃、消化促進等の作用を期待して用いられる。

d　モクツウは、強壮、強精（性機能の亢進）等の作用を期待して用いられる。

	a	b	c	d
1	正	正	正	誤
2	正	正	誤	正
3	正	誤	正	正
4	誤	正	正	正
5	正	正	正	正

問74 滋養強壮保健薬の配合成分等に関する次の記述のうち、正しいものの組合せはどれか。 （東京R4年）

a　アミノエチルスルホン酸（タウリン）は、肝臓機能を改善する働きがあるとされる。

b　グルクロノラクトンは、生体におけるエネルギーの産生効率を高めるとされ、骨格筋に溜まった乳酸の分解を促す等の働きを期待して用いられる。

c　エルゴカルシフェロールは、髪や爪、肌などに存在するアミノ酸の一種で、皮膚におけるメラニンの生成を抑えるとともに、皮膚の新陳代謝を活発にしてメラニンの排出を促す働きがあるとされる。

d　インヨウカクは、強壮、血行促進、強精（性機能の亢進）等の作用を期待して用いられる。

1　（a、b）
2　（a、c）
3　（a、d）
4　（b、c）
5　（c、d）

問75 歯や口の中に用いる薬に関する以下の記述のうち、誤っているものを一つ選びなさい。
(鹿児島R4年)

1 口腔咽喉薬や含嗽薬を2種類以上使用する場合、それぞれの使用に際しては、十分な時間間隔を置くべきである。

2 歯槽膿漏薬については、外用薬のみが製造販売されている。

3 歯痛は歯科診療を受けることを優先し、歯痛薬による対処は最小限にとどめる必要がある。

4 口内炎用薬には、口腔粘膜の組織修復を促す作用を期待して、アズレンスルホン酸ナトリウム（水溶性アズレン）が配合されている場合がある。

問76 尿糖・尿タンパク検査薬の使用に関する以下の記述のうち、誤っているものはどれか。
(福島R4年)

1 激しい運動の直後は、尿タンパク検査を避ける必要がある。

2 中間尿を採取して検査することが望ましい。

3 採尿後は、速やかに検査することが望ましい。

4 検査薬を長時間尿に浸す必要がある。

問77 歯痛薬に使用される医薬品成分とその使用目的に関する次の記述のうち、正しいものの組合せはどれか。
(山梨R4年)

	医薬品成分		使用目的
a	セチルピリジニウム塩化物	―	齲蝕により露出した歯髄を通っている知覚神経の伝達を遮断する
b	ハッカ油	―	冷感刺激を与えて知覚神経を麻痺させる
c	ジブカイン塩酸塩	―	齲蝕を生じた部分における細菌の繁殖を抑える
d	サンシシ	―	炎症を抑える

1 （a、b）
2 （a、c）
3 （b、c）
4 （b、d）
5 （c、d）

問78 一般用検査薬の妊娠検査薬に関する記述の正誤について、正しい組合せを一つ選べ。
（大阪R4年）

a 妊娠検査薬は、通常、実際に妊娠が成立してから4週目前後の尿中のヒト絨毛性性腺刺激ホルモン濃度を検出感度としている。

b 一般的な妊娠検査薬は、月経予定日を過ぎて概ね1週目以降に検査することが推奨されている。

c 妊娠検査薬の検出反応は、検出対象となる物質と特異的に反応する抗体や酵素を用いたものであるため、検査操作を行う場所の室温が極端に高温の場合には影響を受けるが、室温が極端に低温の場合には影響を受けにくい。

d 経口避妊薬や更年期障害治療薬などのホルモン剤を使用している人では、妊娠していなくても検査結果が陽性となることがある。

	a	b	c	d
1	誤	正	正	誤
2	正	正	誤	正
3	正	誤	正	誤
4	誤	正	誤	正
5	正	誤	正	正

問79 消毒薬に関する記述のうち、正しいものの組み合わせはどれか。
（香川4年）

a 殺菌・消毒は生存する微生物の数を減らすために行われる処置であり、また滅菌は物質中のすべての微生物を殺滅又は除去することである。

b 消毒薬が微生物を死滅させる仕組み及び効果は、殺菌消毒成分の種類、濃度、温度、時間、消毒対象物の汚染度、微生物の種類や状態などによって異なる。

c 次亜塩素酸ナトリウムやサラシ粉などの有機塩素系殺菌消毒成分は、強い酸化力により一般細菌類、真菌類、ウイルス全般に対する殺菌消毒作用を示すが、皮膚刺激性が強いため、通常人体の消毒には用いられない。

d クレゾール石ケン液は微生物のタンパク質を変性させ、それらの作用を消失させることから、結核菌を含む一般細菌類、真菌類、大部分のウイルスに対する殺菌消毒作用を示す。

1 （a、b）
2 （a、c）
3 （a、d）
4 （b、c）
5 （c、d）

問80 妊娠検査薬に関する以下の記述の正誤について、正しい組み合わせを下から一つ選びなさい。 (佐賀R4年)

ア　妊娠検査薬は、尿中のヒト 絨 毛性性腺刺激ホルモン（hCG）の有無を調べるものである。

イ　妊娠の早期判定の補助として使用するものであり、その結果をもって直ちに妊娠しているか否かを断定することはできない。

ウ　妊娠検査薬は、検査操作を行う場所の室温が極端に高いと正確な検査結果が得られないことがあるため、使用直前まで冷蔵庫内に保管する必要がある。

エ　妊娠検査薬を使用することにより、正常な妊娠か否かについて判別可能である。

	ア	イ	ウ	エ
1	正	正	正	誤
2	正	誤	正	正
3	正	正	誤	誤
4	誤	正	誤	正
5	誤	誤	正	誤

●薬事関係法規と制度

問81 第1欄の記述は、医薬品医療機器等法第1条の条文である。（　　　）の中に入れるべき字句の正しい組み合わせは、第2欄のどれか。 (北海道R4年)

第1欄

　この法律は、医薬品、医薬部外品、化粧品、医療機器及び再生医療等製品の品質、有効性及び安全性の確保並びにこれらの使用による保健衛生上の危害の発生及び（　a　）のために必要な規制を行うとともに、（　b　）の規制に関する措置を講ずるほか、医療上特にその必要性が高い医薬品、医療機器及び再生医療等製品の（　c　）の促進のために必要な措置を講ずることにより、保健衛生の向上を図ることを目的とする。

第2欄

	a	b	c
1	対策の強化	危険ドラッグ	販売
2	拡大の防止	危険ドラッグ	研究開発
3	拡大の防止	指定薬物	研究開発
4	対策の強化	指定薬物	研究開発
5	拡大の防止	危険ドラッグ	販売

問82 次の記述は、医薬品医療機器等法第66条第1項の条文である。（　　）の中に入れるべき字句の正しい組合せはどれか。

（長野R5年）

第六十六条　（　a　）、医薬品、医薬部外品、化粧品、医療機器又は再生医療等製品の名称、（　b　）、効能、効果又は性能に関して、明示的であると暗示的であるとを問わず、虚偽又は（　c　）な記事を広告し、記述し、又は流布してはならない。

	a	b	c
1	何人も	販売方法	不当
2	何人も	製造方法	誇大
3	医薬品の販売業者は	販売方法	不当
4	医薬品の販売業者は	販売方法	誇大
5	医薬品の販売業者は	製造方法	誇大

問83 医薬部外品に関する次の記述の正誤について、正しい組合せはどれか。

（茨城R4年）

a　医薬部外品を販売する場合には、医薬部外品販売業の許可が必要である。

b　脱毛の防止、育毛又は除毛のために使用される物はすべて医薬部外品から除外される。

c　医薬部外品の直接の容器又は直接の被包には、「医薬部外品」の文字の表示が義務付けられている。

d　医薬品と同様に、不良医薬部外品及び不正表示医薬部外品の販売は禁止されている。

	a	b	c	d
1	正	誤	正	正
2	正	正	誤	正
3	誤	誤	正	正
4	誤	正	誤	誤
5	正	正	正	誤

問84　登録販売者に関する記述のうち、誤っているものはどれか。

(愛知R4年)

1　購入者等に対して正確かつ適切な情報提供が行えるよう、日々最新の情報の入手、自らの研鑽に努める必要がある。

2　販売従事登録を受けようとする者は、申請書を医薬品の販売又は授与に従事する薬局又は医薬品の販売業の店舗の所在地の都道府県知事（配置販売業にあっては、配置しようとする区域をその区域に含む都道府県の知事）に提出しなければならない。

3　2以上の都道府県において一般用医薬品の販売又は授与に従事しようとする者は、いずれか1の都道府県知事の販売従事登録のみを受けることができる。

4　一般用医薬品の販売又は授与に従事しようとしなくなったときは、60日以内に、登録販売者名簿の登録の消除を申請しなければならない。

問85　毒薬及び劇薬に関する次の記述のうち、正しいものの組合せはどれか。

(東京R4年)

a　一般用医薬品には、毒薬に該当するものはないが、劇薬に該当するものはある。

b　毒薬又は劇薬は、14歳以上の者であっても交付が禁止される場合がある。

c　劇薬を一般の生活者に対して販売する際、譲受人から交付を受ける文書には、当該医薬品の使用期間の記載が必要である。

d　店舗管理者が薬剤師以外である場合、店舗販売業者は、劇薬を開封して販売してはならない。

1　（a、b）
2　（a、c）
3　（a、d）
4　（b、c）
5　（b、d）

問86 以下の成分、その水和物及びそれらの塩類を有効成分として含有する製剤のうち、濫用等のおそれのあるものとして厚生労働大臣が指定する医薬品に該当するものの組み合わせを下から一つ選びなさい。 (佐賀R5年)

ア 無水カフェイン
イ スルファジアジン
ウ コデイン
エ プソイドエフェドリン

1 （ア、イ）
2 （ア、ウ）
3 （イ、エ）
4 （ウ、エ）

問87 次のうち、医薬品医療機器等法の規定による一般用医薬品の容器・外箱等への表示が義務付けられている事項として、誤っているものはどれか。 (山形R4年)

1 製造販売業者の氏名又は名称及び住所
2 重量、容量又は個数等の内容量
3 配置販売品目以外の一般用医薬品にあっては、「配置不可」の文字
4 一般用医薬品のリスク区分を示す字句

問88 化粧品の効能効果として表示・標榜することが認められている範囲に関する以下の記述の正誤について、正しい組み合わせはどれか。 (北海道R4年)

a 皮膚の水分、油分を補い保つ。
b 体臭を防止する。
c 脱毛を防止する。
d 口唇にうるおいを与える。

	a	b	c	d
1	誤	誤	誤	正
2	正	正	正	正
3	正	誤	誤	正
4	誤	正	正	誤
5	正	正	誤	誤

問89　一般用医薬品及び要指導医薬品に関する記述のうち、正しいものの組み合わせはどれか。　(愛知R4年)

a　医師等の診療によらなければ一般に治癒が期待できない疾患（がん、心臓病等）に対する効能効果は、要指導医薬品においては認められているが、一般用医薬品においては認められていない。

b　店舗販売業では、一般用医薬品及び要指導医薬品以外の医薬品の販売等は認められていない。

c　注射等の侵襲性の高い使用方法は、要指導医薬品においては認められているが、一般用医薬品においては認められていない。

d　卸売販売業者は、配置販売業者に対し、一般用医薬品以外の医薬品を販売又は授与してはならない。

1　（a、b）
2　（a、c）
3　（b、d）
4　（c、d）

問90　医薬部外品に関する次の記述の正誤について、正しい組合せはどれか。　(東京R4年)

a　医薬部外品には、衛生害虫類（ねずみ、はえ、蚊、のみその他これらに類する生物）の防除を目的とする物がある。

b　医薬部外品には、あせも、ただれ等の防止を目的とする物がある。

c　医薬部外品を業として製造販売する場合には、医薬品医療機器等法に基づき、医薬部外品の製造販売業の許可を受ける必要がある。

d　医薬部外品の直接の容器又は直接の被包には、医薬品医療機器等法に基づき「医薬部外品」の文字の表示が義務付けられている。

	a	b	c	d
1	正	正	正	正
2	正	正	正	誤
3	正	正	誤	正
4	正	誤	正	正
5	誤	正	正	正

模擬試験問題1

問91 薬局開設者又は店舗販売業者が要指導医薬品及び一般用医薬品を販売し、授与する場合の情報提供及び相談応需について、（　　　）の中に入れるべき字句の適切な組み合わせを下から一つ選びなさい。

（福岡R4年）

リスク区分	対応する専門家	購入者側から質問等がなくても行う積極的な情報提供	購入者側から相談があった場合の応答
要指導医薬品	薬剤師	対面により、書面を用いた情報提供及び薬学的知見に基づく指導を義務づけ	義務
第一類医薬品	（　ア　）	書面を用いた情報提供を義務づけ	義務
第二類医薬品	薬剤師又は登録販売者	（　イ　）	義務
第三類医薬品	薬剤師又は登録販売者	法上の規定は特になし	（　ウ　）

	ア	イ	ウ
1	薬剤師	書面を用いた情報提供を義務付け	努力義務
2	薬剤師	努力義務	努力義務
3	薬剤師	努力義務	義務
4	薬剤師又は登録販売者	書面を用いた情報提供を義務付け	義務
5	薬剤師又は登録販売者	努力義務	義務

問92 店舗販売業に関する記述の正誤について、正しい組合せを一つ選べ。

(大阪R4年)

a 店舗管理者は、その店舗の所在地の都道府県知事（その店舗の所在地が保健所を設置する市又は特別区の区域にある場合においては、市長又は区長。）の許可を受けた場合を除き、その店舗以外の場所で業として店舗の管理その他薬事に関する実務に従事する者であってはならない。

b 店舗販売業では、特定の購入者の求めに応じて、医薬品の包装を開封して分割販売することができる。

c 店舗管理者は、保健衛生上支障を生ずるおそれがないように、その店舗の業務につき、店舗販売業者に対し、必要な意見を書面により述べなければならない。

d 指定第二類医薬品を陳列する陳列設備から1メートルの範囲に、医薬品を購入しようとする者等が侵入することができないよう必要な措置が取られている場合、「情報提供を行うための設備」から7メートル以内の範囲に陳列する必要はない。

	a	b	c	d
1	正	正	誤	正
2	誤	誤	正	誤
3	正	正	正	誤
4	正	誤	正	誤
5	誤	正	誤	正

問93 保健機能食品等の食品に関する記述のうち、正しいものの組み合わせはどれか。

(愛知R4年)

a 食品衛生法（昭和22年法律第233号）では、食品とは、医薬品及び医薬部外品以外のすべての飲食物をいう。

b 健康食品という単語は、法令で定義された用語ではない。

c 特定保健用食品は、健康増進法（平成14年法律第103号）の規定に基づき、「特別の用途に適する旨の表示」をする許可又は承認を受けた食品であり、乳児、幼児、妊産婦又は病者の発育又は健康の保持若しくは回復の用に供することが適当な旨を医学的・栄養学的表現で記載し、かつ、用途を限定した食品である。

d 栄養機能食品は、1日当たりの摂取目安量に含まれる栄養成分の量が、基準に適合しており、栄養表示しようとする場合には、食品表示基準（平成27年内閣府令第10号）の規定に基づき、その栄養成分の機能表示を行わなければならない。

1 （a、b）
2 （a、c）
3 （b、d）
4 （c、d）

問94　配置販売業に関する記述のうち、正しいものの組み合わせはどれか。

a　配置販売業者又はその配置員は、その住所地の都道府県知事が発行する身分証明書の交付を受け、かつ、これを携帯しなければ、医薬品の配置販売に従事してはならない。

b　配置販売業者は、要指導医薬品の配置販売については、薬剤師により販売又は授与させなければならない。

c　配置販売業者又はその配置員は、医薬品の配置販売に従事しようとするときは、配置販売業者の氏名及び住所、配置販売に従事する者の氏名及び住所並びに区域及びその期間を、あらかじめ、配置販売に従事しようとする区域の都道府県知事に届け出なければならない。

d　配置販売業では、購入者の求めがある場合に限り、医薬品を開封して分割販売することができる。

1　（a、b）
2　（a、c）
3　（a、d）
4　（b、d）
5　（c、d）

問95　医薬品の販売広告に関する以下の記述のうち、正しいものを一つ選びなさい。

1　漢方処方製剤の効能効果は、配合されている個々の生薬成分がそれぞれ作用しているため、それらの構成生薬の作用を個別に挙げて説明することが適当である。

2　一般用医薬品と同じ有効成分を含有する医療用医薬品の効能効果をそのまま標榜することは、承認されている内容を正確に反映した広告といえる。

3　医師が推薦している旨の広告については、事実に基づくものであれば認められている。

4　厚生労働大臣が、虚偽・誇大な広告を行った者に対して、違反を行っていた期間中における対象商品の売上額に応じた課徴金を納付させる課徴金制度がある。

問96 薬局に関する以下の記述の正誤について、正しい組み合わせはどれか。なお、本設問において、「都道府県知事」とは、「都道府県知事（その薬局の所在地が保健所設置市又は特別区の区域にある場合においては、市長又は区長）」とする。 （北海道R5年）

a 調剤を実施する薬局は、医療法（昭和23年法律第205号）第1条の2第2項に基づく医療提供施設には該当しない。

b 薬局開設者が薬剤師でないときは、その薬局で薬事に関する実務に従事する薬剤師から管理者を指定して実地に管理させなければならない。

c 薬局の管理者は、その薬局の所在地の都道府県知事の許可を受けた場合を除き、その薬局以外の場所で業として薬局の管理その他薬事に関する実務に従事する者であってはならない。

d 健康サポート薬局とは、患者が継続して利用するために必要な機能及び個人の主体的な健康の保持増進への取組を積極的に支援する機能を有する薬局をいう。

	a	b	c	d
1	正	正	正	誤
2	正	正	誤	正
3	誤	正	正	正
4	正	誤	誤	誤
5	誤	誤	誤	正

問97 一般用医薬品のリスク区分に関する次の記述のうち、正しいものの組合せはどれか。 （茨城R4年）

a 第一類医薬品は、その副作用等により日常生活に支障を来す程度の健康被害が生ずるおそれがあるすべての一般用医薬品が指定される。

b 第二類医薬品のうち、特別の注意を要するものとして厚生労働大臣が指定するものを指定第二類医薬品としている。

c 第三類医薬品は、保健衛生上のリスクが比較的低い一般用医薬品であるが、副作用等により身体の変調・不調が起こるおそれはある。

d 第三類医薬品に分類されている医薬品は、保健衛生上のリスクが比較的低い一般用医薬品であるため、第一類医薬品又は第二類医薬品に分類が変更されることはない。

1 （a、b）
2 （a、c）
3 （a、d）
4 （b、c）
5 （b、d）

問98 薬局における医薬品の陳列方法に関する記述の正誤について、正しい組み合わせはどれか。 （愛知R4年）

a 医薬品を他の物と区別して陳列しなければならない。

b 要指導医薬品及び一般用医薬品を混在しないように陳列しなければならない。

c 一般用医薬品は、有効成分ごとに区別すれば、リスク区分ごとに区別して陳列する必要はない。

d 第1類医薬品は、鍵をかけた陳列設備、又は第1類医薬品を購入しようとする者等が直接手の触れられない陳列設備に陳列する場合を除き、第1類医薬品陳列区画（薬局等構造設備規則（昭和36年厚生省令第2号）に規定する第1類医薬品陳列区画をいう。）の内部の陳列設備に陳列しなければならない。

	a	b	c	d
1	正	正	正	誤
2	正	正	誤	正
3	正	誤	正	正
4	誤	正	正	正
5	正	正	正	正

問99 法に基づく行政庁の監視指導及び処分に関する記述の正誤について、正しい組合せを一つ選べ。なお、本問において「都道府県知事」とは、「都道府県知事（薬局又は店舗販売業にあっては、その薬局又は店舗の所在地が保健所設置市又は特別区の区域にある場合においては、市長又は区長。）」とする。 （大阪R4年）

a 都道府県知事は、薬事監視員に、薬局開設者又は医薬品の販売業者が医薬品を業務上取り扱う場所に立ち入り、無承認無許可医薬品の疑いのある物品を、試験のために必要な最少分量に限り、収去させることができる。

b 薬局又は店舗において従事する薬剤師及び登録販売者が、薬事監視員の質問に対して正当な理由なく答弁しなかった場合には、罰則の規定が設けられているが、薬剤師及び登録販売者ではない従業員には罰則の規定は適用されない。

c 都道府県知事は、店舗管理者が管理者として不適当であると認めるときは、その店舗販売業者に対して、その変更を命ずることができる。

d 都道府県知事は、緊急の必要があるときは、薬事監視員に、不正表示医薬品、不良医薬品、無承認無許可医薬品等を廃棄させることができる。

	a	b	c	d
1	誤	正	正	誤
2	正	正	誤	正
3	正	誤	正	誤
4	誤	正	誤	正
5	正	誤	正	正

問100 医薬品の容器又は外箱等への記載事項に関する以下の記述について、正しいものの組み合わせを下から一つ選びなさい。 （福岡R4年）

ア 医薬品の法定表示事項の記載は、原則として邦文でされていなければならない。

イ 法定表示が適切になされていない医薬品を販売した場合、製造販売業者の責任となるため、薬局及び医薬品販売業者が罰せられることはない。

ウ 医薬品の法定表示事項は、購入者が読みやすく理解しやすい用語による正確なものでなければならない。

エ 日本薬局方に収載されている医薬品以外の医薬品においては、その有効成分の名称及びその分量は表示する必要はない。

1 （ア、イ）
2 （ア、ウ）
3 （イ、エ）
4 （ウ、エ）

●医薬品の適正使用と安全対策

問101 一般用医薬品の添付文書等の「使用上の注意」に関する記述について、<u>誤っているもの</u>を一つ選べ。　　　　　　　　　　（大阪R4年）

1　使用上の注意は、「してはいけないこと」、「相談すること」及び「その他の注意」から構成され、適正使用のために重要と考えられる項目が前段に記載されている。

2　漢方処方製剤では、ある程度の期間継続して使用されることにより効果が得られるとされているものが多いが、長期連用する場合には、専門家に相談する旨が記載されている（本記載がない漢方処方製剤は、短期の使用に限られるもの）。

3　局所に適用する医薬品は、患部の状態によっては症状を悪化させたり、誤った部位に使用すると副作用を生じたりするおそれがあるので、「次の部位には使用しないこと」として、使用を避けるべき患部の状態や適用部位等が簡潔に記載されている。

4　医療用医薬品と併用すると、作用の増強、副作用等のリスクの増大が予測されるため、「医師（又は歯科医師）の治療を受けている人」は、「次の人は使用（服用）しないこと」の項に記載されている。

5　眠気や異常なまぶしさ等を引き起こす成分が配合されている内服用医薬品では、服用すると重大な事故につながるおそれがあるため、「服用後、乗物又は機械類の運転操作をしないこと」と記載されている。

問102 医薬品の適正な使用のために必要な情報及びその提供に関する次の記述の正誤について、正しい組合せはどれか。　　(山梨R4年)

a 一般用医薬品の添付文書や製品表示に記載されている適正使用情報は、一般の生活者に理解しやすい平易な表現で記載されている。

b 登録販売者は、購入者等に対して科学的な根拠に基づいた正確なアドバイスを行い、セルフメディケーションを適切に支援することが期待されている。

c 要指導医薬品は、薬剤師から提供された情報に基づき、一般の生活者が購入し、自己の判断で使用するものである。

d （独）医薬品医療機器総合機構のホームページには、医薬品等の製品回収に関する情報が掲載されている。

	a	b	c	d
1	誤	誤	誤	正
2	正	誤	正	誤
3	正	正	誤	正
4	正	正	正	正
5	誤	正	誤	誤

問103 1～5の事項のうち、一般用検査薬の添付文書に記載することとされている事項として誤っているものはどれか。　　(岐阜R5年)

1 使用上の注意
2 使用方法
3 製品の特徴
4 製造業者の名称及び所在地
5 保管及び取扱い上の注意

問104 一般用医薬品の製品表示に関する記述の正誤について、正しい組み合わせはどれか。 （香川R4年）

a 可燃性ガスを噴射剤としているエアゾール製品や消毒用アルコール等、危険物に該当する製品は、消防法（昭和23年法律第186号）に基づく「火気厳禁」等の製品表示がなされている。

b 容器や包装には、添付文書を見なくても適切な保管がなされるよう、保管に関する注意事項が記載されている。

c 1回服用量中0.1mLを超えるアルコールを含有する内服液剤（滋養強壮を目的とするもの）については、アルコールを含有する旨及びその分量が記載されている。

d 適切な保存条件の下で製造後2年を超えて性状及び品質が安定であることが確認されている医薬品においては、医薬品、医療機器等の品質、有効性及び安全性の確保等に関する法律（昭和35年法律第145号）上は、使用期限の表示義務はない。

	a	b	c	d
1	誤	正	誤	誤
2	誤	正	正	正
3	正	誤	正	誤
4	正	誤	誤	正
5	正	正	正	誤

問105 医薬品の安全対策に関する記述の正誤について、正しい組み合わせはどれか。 （広島R4年）

a 製造販売業者等は、副作用等の情報収集を行う義務がある。

b 一般用医薬品について、既存の医薬品と明らかに異なる有効成分が配合されたものについては、10年を超えない範囲で厚生労働大臣が承認時に定める一定期間（概ね8年）、承認後の使用成績等を製造販売業者等が集積し、厚生労働省へ提出する再審査制度が適用される。

c 医療用医薬品で使用されていた有効成分を初めて配合した要指導医薬品については、安全性が確認されているため、承認後の安全性に関する調査が製造販売業者に求められることはない。

d 血液製剤等の生物由来製品を製造販売する企業に対して、当該製品又は当該製品の原料又は材料による感染症に関する最新の論文や知見に基づき、当該企業が製造販売する生物由来製品の安全性について評価し、その成果を定期的に国へ報告する制度を導入している。

	a	b	c	d
1	誤	誤	誤	正
2	正	正	誤	正
3	正	誤	誤	誤
4	正	誤	正	正
5	誤	正	正	誤

問106 一般用医薬品の添付文書における「使用上の注意」に関する以下の記述のうち、**誤っているもの**を一つ選びなさい。　（沖縄R5年）

1　小児に使用される医薬品においては、小児では通常当てはまらない「服用前後は飲酒しないこと」の記載はされない。

2　「相談すること」の項に「妊婦又は妊娠していると思われる人」が記載されている場合であっても、必ずしもヒトにおける具体的な悪影響が判明しているものではなく、妊婦における使用経験に関する科学的データが限られているため安全性の評価が困難とされている場合も多い。

3　使用上の注意の記載における「高齢者」とは、およその目安として65歳以上を指す。

4　医薬品によるアレルギーの既往歴がある人や、アレルギー体質の人は、一般にアレルギー性の副作用を生じるリスクが高く、その医薬品の使用の適否について慎重な判断がなされるべきであるため、「相談すること」とされている医薬品がある。

問107 次の1〜5で示される一般用医薬品の漢方製剤のうち、うっ血性心不全、心室頻拍の副作用が現れることがあるため、添付文書の「してはいけないこと」の項目の中に、「症状があるときのみの服用にとどめ、連用しないこと」と記載することとされているものはどれか。　（北海道4年）

1　芍薬甘草湯

2　大黄甘草湯

3　大柴胡湯

4　防風通聖散

5　小柴胡湯

問108 副作用情報等の収集に関する次の記述の正誤について、正しい組合せはどれか。 （茨城R4年）

a 医薬品の製造販売業者は、一般用医薬品の市販後においても、常にその品質、有効性及び安全性に関する情報を収集し、医薬関係者に必要な情報を提供することが重要である。

b 登録販売者は、医薬品医療機器等法に基づき、製造販売業者が行う情報収集に協力するよう努めなければならない。

c 医薬品の製造販売業者は、医薬品との関連が否定できない感染症に関する症例情報の報告や研究論文等について、国への報告義務が課されている。

d 要指導医薬品に関して、既存の医薬品と明らかに異なる有効成分が配合されたものについては、一定期間、承認後の使用成績等を製造販売業者等が集積し、厚生労働省へ提出する制度が適用されるが、医療用医薬品で使用されていた有効成分を初めて配合したものについては、安全性に関する調査結果の報告は求められていない。

	a	b	c	d
1	誤	誤	正	誤
2	正	正	正	誤
3	正	正	誤	正
4	誤	正	誤	正
5	誤	誤	正	正

問109 医薬品医療機器等法第68条の10第2項の規定に基づく医薬品の副作用等報告に関する記述の正誤について、正しい組み合わせはどれか。 （三重R5年）

a 医薬品等によるものと疑われれば、身体の変調・不調、日常生活に支障を来さない程度の健康被害を含めて報告しなければならない。

b 報告に当たっては、報告様式の記入欄すべてに記入がなされる必要がある。

c 健康被害を生じた本人に限らず、購入者等から把握可能な範囲で報告がなされればよい。

d 郵送、ファクシミリ、電子メールによる報告のほか、ウェブサイトに直接入力することによる電子的な報告が可能である。

	a	b	c	d
1	正	正	誤	誤
2	誤	正	正	誤
3	誤	誤	正	正
4	誤	誤	誤	正
5	正	誤	誤	誤

問110 医薬品等の緊急安全性情報に関する次の記述の正誤について、正しい組合せはどれか。 (東京R4年)

a 厚生労働省からの命令、指示、製造販売業者の自主決定等に基づいて作成される。

b 独立行政法人医薬品医療機器総合機構による医薬品医療機器情報配信サービスによる配信、製造販売業者から医療機関や薬局等への直接配布、ダイレクトメール、ファックス、電子メール等による情報提供（1ヶ月以内）等により情報伝達されるものである。

c ブルーレターとも呼ばれる。

d 医療用医薬品や医家向け医療機器についての情報伝達であり、一般用医薬品に関する緊急安全性情報が発出されたことはない。

	a	b	c	d
1	誤	正	誤	正
2	正	誤	正	正
3	誤	誤	誤	正
4	誤	正	正	誤
5	正	正	誤	誤

問111 安全性速報に関する以下の記述の正誤について、正しい組み合わせはどれか。 (北海道R4年)

a 医薬品や医療機器が対象であり、再生医療等製品は対象とならない。

b 一般的な使用上の注意の改訂情報よりも迅速な注意喚起や、適正使用のための対応の注意喚起が必要な状況にある場合に作成される。

c 厚生労働省によって作成される。

d 医療機関や薬局等へ3ヶ月以内に情報伝達されるものである。

	a	b	c	d
1	正	正	正	誤
2	誤	正	誤	正
3	誤	正	誤	誤
4	誤	誤	正	誤
5	正	誤	正	正

問112 一般用医薬品の添付文書の「してはいけないこと」に関する次の記述のうち、正しいものの組合せはどれか。 （茨城R4年）

a 抗ヒスタミン成分を主薬とする催眠鎮静薬（睡眠改善薬）は、医療機関において不眠症の治療を受けている場合には、その治療を妨げるおそれがあるため、不眠症の診断を受けた人は服用しないよう記載されている。

b ケトプロフェンが配合された外用鎮痛消炎薬は、接触皮膚炎を誘発するおそれがあるため、オキシベンゾン、オクトクリレンを含有する製品（日焼け止め、香水等）によるアレルギー症状（発疹・発赤、かゆみ、かぶれ等）を起こしたことがある人は使用しないよう記載されている。

c ブチルスコポラミン臭化物は、喘息発作を誘発するおそれがあるため、喘息を起こしたことがある人は服用しないよう記載されている。

d 芍薬甘草湯は、肝臓でグリコーゲンを分解して血糖値を上昇させる作用があり、糖尿病を悪化させるおそれがあるため、糖尿病の診断を受けた人は服用しないよう記載されている。

1	（a、b）
2	（a、d）
3	（b、c）
4	（c、d）

問113 医薬品の適正使用のための啓発活動等に関する記述の正誤について、正しい組み合わせはどれか。 （愛知R4年）

a 登録販売者は、適切なセルフメディケーションの普及定着、医薬品の適正使用の推進のため、啓発活動に積極的に参加、協力することが期待されている。

b 薬物乱用防止を一層推進するため、「ダメ。ゼッタイ。」普及運動が毎年6月20日～7月19日までの1ヶ月間実施されている。

c 一般用医薬品の乱用によって、薬物依存は生じないが、違法な薬物の乱用につながることがある。

d 小中学生のうちから、医薬品の適正使用の重要性等についての啓発が重要である。

	a	b	c	d
1	正	正	正	誤
2	正	正	誤	正
3	正	誤	正	正
4	誤	正	正	正
5	正	正	正	正

問114 医薬品、医療機器等の品質、有効性及び安全性の確保等に関する法律（昭和 35 年法律第 145 号）第 68 条の 10 第 2 項の規定に基づく医薬品の副作用等の報告に関する記述のうち、正しいものの組み合わせはどれか。　　　　　　　　　　　　（広島R4 年）

a　複数の専門家が医薬品の販売等に携わっている場合、当該薬局又は医薬品の販売業において販売等された医薬品の副作用等によると疑われる健康被害の情報に接したすべての専門家から報告書が提出される必要がある。

b　報告様式の記入欄のすべてに記入がなされる必要はなく、医薬品の販売等に従事する専門家においては、購入者等から把握可能な範囲で報告がなされればよい。

c　医薬関係者は、医薬品の副作用等によるものと疑われる健康被害の発生を知ったときは、その旨を 30 日以内に厚生労働大臣に報告することが義務づけられている。

d　本報告は、令和 3 年 4 月から、ウェブサイトに直接入力することによる電子的な報告が可能となった。

1　（a、b）
2　（a、c）
3　（b、c）
4　（b、d）
5　（c、d）

問115 医薬品医療機器等法第 68 条の 10 第 2 項の規定に基づき、医薬関係者に義務付けられている医薬品の副作用等の報告に関する次の記述の正誤について、正しい組合せはどれか。　　　（東京R4 年）

a　医薬品との因果関係が必ずしも明確でない場合であっても、報告の対象となり得る。

b　安全対策上必要があると認めるときは、医薬品の過量使用や誤用等によるものと思われる健康被害についても、報告がなされる必要がある。

c　保健衛生上の危害の発生又は拡大防止の観点から、報告の必要性を認めた日から起算して、15 日以内に報告しなければならない。

d　ウェブサイトに直接入力することによる電子的な報告が可能である。

	a	b	c	d
1	誤	誤	正	誤
2	正	正	誤	誤
3	誤	正	正	正
4	正	誤	正	正
5	正	正	誤	正

問116 医薬品副作用被害救済制度の救済給付に関する以下の記述の正誤について、正しい組み合わせはどれか。 （岩手R4年）

a 障害年金は、医薬品の副作用により一定程度の障害の状態にある15歳以上の人の生活補償等を目的として給付されるものである。

b 要指導医薬品の使用による副作用被害への救済給付の請求に当たっては、医師の診断書、要した医療費を証明する書類（受診証明書）などのほか、その医薬品を販売等した薬局開設者、医薬品の販売業者が作成した販売証明書等が必要となる。

c 医薬品副作用被害救済制度の対象とならないケースのうち、製品不良など、製薬企業に損害賠償責任がある場合には、「医薬品PLセンター」への相談が推奨される。

d 医薬品の不適正な使用による健康被害については、救済給付の対象とならない。

	a	b	c	d
1	誤	正	正	正
2	正	誤	正	誤
3	正	正	誤	正
4	正	誤	誤	正
5	誤	正	正	誤

問117 塩酸フェニルプロパノールアミン（PPA）含有医薬品の安全対策等に関する記述のうち、誤っているものはどれか。 （愛媛R5年）

1 塩酸フェニルプロパノールアミン（PPA）は、鼻づまり等の症状の緩和を目的として、鼻炎用内服薬、鎮咳去痰薬、かぜ薬等に配合されていた。

2 PPA含有医薬品は、米国では2000年に女性の食欲抑制剤としての使用で、出血性脳卒中の発生リスクとの関連性が高いとの報告がなされ、自主的な販売中止が要請されたが、日本では食欲抑制剤としての承認がないことなどから、注意喚起は行われなかった。

3 2003年8月までに、日本でもPPAが配合された一般用医薬品による副作用症例が複数報告され、それらの多くが用法・用量の範囲を超えた使用又は禁忌とされている高血圧症患者の使用によるものであった。

4 日本でも副作用症例が複数報告された後、厚生労働省から関係製薬企業等に対してPPAの代替成分としてプソイドエフェドリン塩酸塩（PSE）等への速やかな切替えにつき指示がなされた。

問118 一般用医薬品の添付文書の「次の人は使用（服用）しないこと」の項目に、「授乳中の人は本剤を服用しないか、本剤を服用する場合は授乳を避けること」と記載される主な成分・薬効群等とその理由との関係について、正しいものの組み合わせはどれか。

（愛知R4年）

（主な成分・薬効群等）	（理由）
a ロートエキスが配合された内服薬	— 乳児に頻脈を起こすおそれがあるため
b テオフィリンが配合された鎮咳去痰薬	— 乳児に神経過敏を起こすことがあるため
c ヒマシ油	— 乳児に頻脈を起こすおそれがあるため
d ジフェンヒドラミン塩酸塩が配合された坐薬	— 母乳への移行により、乳児でモルヒネ中毒が生じたとの報告があるため

1　（a、b）
2　（b、c）
3　（c、d）
4　（a、d）

問119 医薬品 PL センターに関する次の記述の正誤について、正しい組合せはどれか。

（東京R4年）

a 医薬品副作用被害救済制度の対象とならないケースのうち、製品不良など、製薬企業に損害賠償責任がある場合には、「医薬品 PL センター」への相談が推奨される。

b 医薬品、医薬部外品及び医療機器に関する苦情の相談を受け付けている。

c 消費者の代理人として、裁判を迅速に終了させることを目的としている。

	a	b	c
1	正	正	正
2	正	正	誤
3	正	誤	誤
4	誤	正	誤
5	誤	誤	正

問120 医薬品の適正使用情報と購入者に対する情報提供に関する以下の記述の正誤について、正しい組み合わせを下から一つ選びなさい。

（福岡R4年）

ア　令和3年8月1日から、医療用医薬品への紙の添付文書の同梱を廃止し、注意事項等情報は電子的な方法により提供されることとなった。

イ　一般的には、添付文書の「してはいけないこと」の項に記載された内容のうち、その医薬品を実際に使用する人に当てはまると思われる事項や、「相談すること」の項に記載された内容のうち、その医薬品を実際に使用する人における副作用の回避、早期発見につながる事項等が、積極的に情報提供すべき事項として挙げられる。

ウ　添付文書や外箱表示の記載内容が改訂された場合、実際にそれが反映された製品が流通し、購入者等の目に触れるようになるまでには一定の期間を要する。

エ　一般の生活者が接する医薬品の有効性や安全性等に関する情報は、断片的かつ必ずしも正確でない情報として伝わっている場合も多く、医薬品の販売等に従事する専門家においては、購入者等に対して科学的な根拠に基づいた正確なアドバイスを与え、セルフメディケーションを適切に支援することが期待されている。

	ア	イ	ウ	エ
1	正	正	正	正
2	正	正	誤	誤
3	正	誤	正	誤
4	誤	正	正	正
5	誤	誤	誤	正

模擬試験問題 2

登録販売者試験問題

全国（全地域からの抽出問題）

注意事項

1 　試験時間は、○時○分から○時○分までの○時間です。

2 　試験問題は、監督員の指示があるまで開かないでください。

3 　机の上には、受験票、筆記用具、時計以外は置かないでください。
　携帯電話は、電源を切ってカバンの中にしまってください。

4 　試験開始の合図があったら、問題用紙が○ページあることを確認し、乱丁・落丁、印刷不鮮明がある場合は、手を挙げて監督員に合図してください。

5 　試験問題についての質問は認めません。

6 　解答用紙の記入に当たっては、解答用紙に印刷されている注意事項をよく読んで記入してください。

7 　試験終了の合図があったら、筆記用具を机に置き、退室の許可があるまでそのまま着席しておいてください。

8 　監督員の指示に従わない場合や不正行為を行った場合は、退場を命じることがあります。その場合の受験は無効となります。

9 　試験開始後○分を経過した時点から試験終了○分前までの間は、途中退室ができます。途中退室をする場合には、監督員に解答用紙を必ず手渡してください。
　問題用紙はお持ち帰りください。

※この注意事項は、実際の試験問題を参考に作成したものです。

※本書では、出題時の問題をできる限り忠実に再現しました。出題された地域により用字用語等が異なる場合があります。

●医薬品に共通する特性と基本的な知識

問 1 次の記述は、医薬品の本質に関するものである。正しいものの組み合わせはどれか。 (青森R4年)

a 殺虫剤など人体に対して使用されない医薬品は、人体がそれに曝されても健康を害するおそれはない。

b 医薬品は、市販後にも、医学・薬学等の新たな知見、使用成績等に基づき、その有効性、安全性等の確認が行われる仕組みになっている。

c 医薬品医療機器等法では、健康被害の発生の可能性の有無にかかわらず、異物等の混入、変質等がある医薬品を販売等してはならない旨を定めている。

d 一般用医薬品は、医薬品医療機器等法の対象となるが、製造物責任法の対象とはならない。

1 （a、b）
2 （a、d）
3 （b、c）
4 （c、d）

問 2 医薬品の効果とリスク評価に関する記述の正誤について、正しい組合せを一つ選べ。 (大阪R4年)

a 医薬品の投与量と効果の関係は、薬物用量の増加に伴い、効果の発現が検出されない「無作用量」から、最小有効量を経て「治療量」に至る。

b 動物実験で求められる50％致死量（LD_{50}）は、薬物の有効性の指標として用いられる。

c 新規に開発される医薬品のリスク評価では、GLP（Good Laboratory Practice）の他に、医薬品毒性試験法ガイドラインに沿った各種毒性試験が厳格に実施されている。

d 医薬品の効果とリスクは、用量と作用強度の関係（用量－反応関係）に基づいて評価される。

	a	b	c	d
1	正	誤	正	誤
2	正	誤	正	正
3	正	正	誤	誤
4	誤	正	正	正
5	誤	正	誤	正

問 3　セルフメディケーションに関する記述のうち、<u>誤っているもの</u>はどれか。

（富山R5年）

1　セルフメディケーションの推進は、医療費の増加やその国民負担の増大を解決し、健康寿命を伸ばすうえで、重要な活動のひとつである。

2　一般用医薬品の販売等を行う登録販売者は、地域医療を支える医療スタッフあるいは行政などとも連携をとって、地域住民の健康維持・増進、生活の質（QOL）の改善・向上などに携わることが望まれる。

3　平成29年1月に、条件を満たした場合にスイッチOTC医薬品の購入の対価について、一定の金額をその年分の総所得金額等から控除するセルフメディケーション税制が導入された。

4　令和4年1月にセルフメディケーション税制が見直され、一部の一般用医薬品と特定保健用食品が対象となった。

問 4　いわゆる健康食品に関する記述の正誤について、正しい組み合わせはどれか。

（鳥取R4年）

a　古くから特定の食品摂取と健康増進との関連は関心を持たれてきた。

b　「特定保健用食品」は、個別に特定の保健機能を示す有効性や安全性などに関する国の審査を受け、許可されたものである。

c　健康食品においても、誤った使用方法や個々の体質により健康被害を生じることがある。

d　健康食品は、カプセル、錠剤等の医薬品と類似した形状では販売されていない。

	a	b	c	d
1	正	誤	誤	誤
2	誤	誤	正	正
3	誤	正	誤	正
4	誤	正	正	誤
5	正	正	正	誤

問 5
医薬品の副作用に関する以下の記述のうち、正しいものの組み合わせを下から一つ選びなさい。 (長崎R4年)

ア　世界保健機関（WHO）の定義では、医薬品の副作用とは、「疾病の予防、診断、治療のため、又は身体の機能を正常化するために、人に通常用いられる量で発現する医薬品の有害かつ意図しない反応」とされている。

イ　アレルギーは、一般的にあらゆる物質によって起こり得るものであるため、医薬品の薬理作用とは関係なく起こり得るものである。

ウ　アレルギーは、外用薬では引き起こされることはない。

エ　一般用医薬品は、軽度な疾病に伴う症状の改善等を図るものであり、その使用による重大な副作用を回避するよりも、使用の中断による不利益を避けることを優先するべきである。

1　（ア、イ）
2　（ア、ウ）
3　（イ、エ）
4　（ウ、エ）

問 6
免疫、アレルギー（過敏反応）に関する以下の記述の正誤について、正しい組み合わせはどれか。 (北海道R4年)

a　免疫は、細菌やウイルスなどが人体に取り込まれたとき、人体を防御するために生じる反応である。

b　医薬品の有効成分だけでなく、基本的に薬理作用がない添加物も、アレルギーを引き起こす原因物質になり得る。

c　アレルギーには、体質的・遺伝的な要素はない。

d　医薬品の中には、鶏卵や牛乳を原材料として作られているものがあるため、それらに対するアレルギーがある人では使用を避けなければならない場合もある。

	a	b	c	d
1	正	正	正	正
2	誤	正	正	正
3	正	誤	正	正
4	正	正	誤	正
5	正	正	正	誤

問 7　医薬品の適正使用に関する次の記述の正誤について、正しい組合せはどれか。

（東京R4年）

a　選択された一般用医薬品が適切ではなく、症状が改善しないまま使用し続けている場合には、副作用を招く危険性が増すことがある。

b　医薬品を本来の目的以外の意図で、定められた用量を意図的に超えて服用してもよい。

c　青少年は、薬物乱用の危険性に関する認識や理解が十分であり、薬物を興味本位で乱用することはない。

	a	b	c
1	正	正	誤
2	正	誤	正
3	誤	正	誤
4	誤	誤	誤
5	正	誤	誤

問 8　小児等と医薬品に関する記述のうち、誤っているものはどれか。

（愛知R4年）

1　小児は、大人に比べて身体の大きさに対して腸が長く、服用した医薬品の吸収率が相対的に高い。

2　小児は、一般的に腎臓の機能が未発達であるため、医薬品の成分の排泄（せつ）が大人よりも速い。

3　小児は、一般的に血液脳関門が未発達であるため、循環血液中の医薬品の成分が脳に達しやすい。

4　乳幼児は、医薬品が喉につかえると、大事に至らなくても咳き込んで吐（は）き出し苦しむことになり、その体験から医薬品の服用に対する拒否意識を生じることがある。

模擬試験問題2

問9 高齢者の医薬品使用に関する記述の正誤について、正しい組み合わせはどれか。 (広島R4年)

a 医薬品の副作用で口渇を生じることがあり、誤嚥（食べ物等が誤って気管に入り込むこと）を誘発しやすくなるので注意が必要である。

b 基礎体力や生理機能の衰えの度合いは個人差が小さいため、副作用のリスクの程度を年齢のみから判断できる。

c 医薬品の飲み忘れを起こしやすい傾向があり、家族の理解や協力を含めた配慮が重要となることがある。

	a	b	c
1	正	正	正
2	誤	正	誤
3	正	誤	正
4	正	正	誤
5	誤	誤	正

問10 妊婦及び授乳婦の医薬品の使用に関する以下の記述のうち、正しいものの組み合わせを下から一つ選びなさい。 (鹿児島R5年)

ア 妊婦が一般用医薬品を使用する際には、妊婦の状態を通じて胎児に影響を及ぼすことがないよう配慮する必要があり、そもそも一般用医薬品による対処が適当かどうかを含めて慎重に考慮されるべきである。

イ 妊婦が医薬品を使用した場合に、医薬品の成分がどの程度胎児へ移行するかは、未解明のことも多い。

ウ ビタミンB2含有製剤は、妊娠前後の一定期間に通常の用量を超えて摂取すると、胎児に先天異常を起こす危険性が高まる。

エ 授乳婦が使用した医薬品の成分の一部は、乳汁中に移行することが知られているが、授乳婦の体内で代謝されるため、乳児への悪影響はない。

1 （ア、イ）
2 （ア、ウ）
3 （イ、エ）
4 （ウ、エ）

問11 一般用医薬品の不適正な使用と副作用に関する記述の正誤について、正しい組合せを一つ選べ。 （大阪R4年）

a 購入者等の誤解や認識不足が一般用医薬品の不適正な使用につながることがある。

b 疾病の根本的な治療や生活習慣の改善等がなされずに、一般用医薬品を使用して症状を一時的に緩和するだけの対処を漫然と続けていると、副作用を招く危険性が増す。

c 一般用医薬品は医療用医薬品に比べ作用が弱いため、乱用の繰り返しによる慢性的な臓器障害は生じない。

d 医薬品の販売等に従事する専門家は、一般用医薬品の適正な使用を図るため、購入者等の理解力や医薬品を使用する状況等に即して購入者等に説明をすべきである。

	a	b	c	d
1	正	正	正	誤
2	正	正	誤	正
3	正	誤	正	正
4	誤	正	正	正
5	正	正	正	正

問12 一般用医薬品の役割に関する次の記述の正誤について、正しい組合せはどれか。 （茨城R4年）

a 健康状態の自己検査

b 重度な疾病に伴う症状の改善

c 生活の質（QOL）の改善・向上

d 認知機能の低下予防

	a	b	c	d
1	正	正	正	正
2	正	正	誤	正
3	正	誤	正	誤
4	誤	正	正	正
5	誤	誤	正	正

問13 一般用医薬品の品質に関する記述の正誤について、正しい組み合わせはどれか。

a 全部又は一部が変質・変敗した物質から成っている医薬品は、販売が禁止されている。

b 医薬品は、高温や光（紫外線）によって品質の劣化を起こしやすいものが多いが、湿度による影響は受けない。

c 一般用医薬品では、薬局又は店舗販売業において購入された後、すぐに使用されるとは限らないことから、外箱等に記載されている使用期限から十分な余裕をもって販売することが重要である。

d 医薬品は、適切な保管・陳列をすれば、経時変化による品質の劣化は起きない。

	a	b	c	d
1	誤	正	正	誤
2	正	誤	正	正
3	誤	正	誤	正
4	正	誤	正	誤
5	正	正	誤	正

問14 「医療用医薬品の添付文書等の記載要領の留意事項」（平成29年6月8日付け薬生安発0608第1号厚生労働省医薬・生活衛生局安全対策課長通知別添）に示されている年齢区分のおおよその目安について、（　　　）の中に入れるべき字句の正しい組み合わせはどれか。なお、2か所の（　a　）内及び（　b　）内はそれぞれ同じ字句が入る。

乳　児：生後4週以上（　a　）未満

幼　児：（　a　）以上（　b　）未満

小　児：（　b　）以上（　c　）未満

	a	b	c
1	6か月	5歳	12歳
2	6か月	7歳	15歳
3	1歳	5歳	12歳
4	1歳	7歳	15歳
5	1歳	5歳	15歳

問15　販売時のコミュニケーションに関する以下の記述のうち、正しいものの組み合わせを下から一つ選びなさい。 (沖縄R4年)

ア　購入者等が自分自身や家族の健康に対する責任感を持ち、適切な医薬品を選択して、適正に使用するよう働きかけることが重要である。

イ　購入者等があらかじめ購入する医薬品を決めている場合には、その医薬品の一般的・網羅的な説明をすることでよい。

ウ　専門家からの情報提供は、専門用語を分かりやすい平易な表現で説明すると誤解を招くおそれがあるため、専門用語のまま説明するほうがよい。

エ　購入者等が医薬品を使用する状況は随時変化する可能性があるため、販売数量は一時期に使用する必要量とする等、販売時のコミュニケーションの機会が継続的に確保されるように配慮することが重要である。

1　（ア、イ）
2　（ア、エ）
3　（イ、ウ）
4　（ウ、エ）

問16　医薬品の販売時に専門家が購入者から確認しておきたい基本的なポイントに関する以下の記述の正誤について、正しい組み合わせはどれか。 (北海道R4年)

a　その医薬品を使用する人として、小児や高齢者、妊婦等が想定されるか。

b　その医薬品を使用する人が過去にアレルギーや医薬品による副作用等の経験があるか。

c　その医薬品を使用する人が医療機関で治療を受けていないか。

d　何のためにその医薬品を購入しようとしているか（購入者等のニーズ、購入の動機）。

	a	b	c	d
1	正	正	正	正
2	誤	正	正	正
3	正	誤	正	正
4	正	正	誤	正
5	正	正	正	誤

問17 HIV（ヒト免疫不全ウイルス）訴訟に関する次の記述の正誤について、正しい組合せはどれか。 （茨城R4年）

a　HIV訴訟の和解を踏まえ、国は、恒久対策の一つとして、エイズ治療・研究開発センター及び拠点病院を整備した。

b　白血病患者が、HIVが混入した原料血漿から製造された免疫グロブリン製剤の投与を受けたことにより、HIVに感染したことに対する損害賠償訴訟である。

c　血液製剤の安全確保対策として検査や献血時の問診の充実が図られた。

d　緊急に必要とされる医薬品を迅速に供給するための「緊急輸入」制度の創設等を内容とする、改正薬事法が成立した。

	a	b	c	d
1	正	正	正	正
2	正	正	誤	誤
3	誤	正	正	誤
4	正	誤	正	正
5	誤	誤	誤	誤

問18 スモン訴訟及びC型肝炎訴訟に関する記述について、（　）の中に入れるべき字句の正しい組み合わせはどれか。 （静岡R5年）

スモン訴訟は、整腸剤として販売されていた（　a　）を使用したことにより、（　b　）に罹患したことに対する損害賠償訴訟である。

また、C型肝炎訴訟は、出産や手術での大量出血などの際に特定の（　c　）や血液凝固第Ⅸ因子製剤の投与を受けたことにより、C型肝炎ウイルスに感染したことに対する損害賠償訴訟である。

	a	b	c
1	キノホルム製剤	亜急性脊髄視神経症	フィブリノゲン製剤
2	キノホルム製剤	混合性結合組織病	フィブリノゲン製剤
3	フィブリノゲン製剤	混合性結合組織病	インターフェロン製剤
4	フィブリノゲン製剤	亜急性脊髄視神経症	インターフェロン製剤
5	キノホルム製剤	亜急性脊髄視神経症	インターフェロン製剤

問19 プラセボ効果（偽薬効果）に関する次の記述の正誤について、正しい組合せはどれか。 (東京R4年)

a 医薬品を使用したときにもたらされる反応や変化には、薬理作用によるもののほか、プラセボ効果によるものも含まれる。

b プラセボ効果は、医薬品を使用したこと自体による楽観的な結果への期待（暗示効果）や、条件付けによる生体反応、時間経過による自然発生的な変化（自然緩解など）等が関与して生じると考えられている。

c 医薬品は、薬理作用のほか、プラセボ効果を目的として使用されるべきである。

d プラセボ効果によってもたらされる反応や変化には、不都合なもの（副作用）はない。

	a	b	c	d
1	正	誤	正	誤
2	正	正	誤	誤
3	誤	誤	正	誤
4	誤	正	正	正
5	正	正	誤	正

問20 スモン及びスモン訴訟に関する以下の記述について、（　　）の中に入れるべき字句の正しい組み合わせを下から一つ選びなさい。なお、同じ記号の（　　）内には同じ字句が入ります。 (福岡R4年)

スモン訴訟は、（ ア ）として販売されていたキノホルム製剤を使用したことにより、亜急性脊髄視神経症に罹患したことに対する損害賠償訴訟である。キノホルム製剤は、1924年から（ ア ）として販売されていたが、1958年頃から消化器症状を伴う特異な（ イ ）が報告されるようになり、米国では1960年に（ ウ ）への使用に限ることが勧告された。

	ア	イ	ウ
1	解熱鎮痛剤	発熱症状	腰痛
2	解熱鎮痛剤	神経症状	アメーバ赤痢
3	整腸剤	神経症状	腰痛
4	整腸剤	発熱症状	腰痛
5	整腸剤	神経症状	アメーバ赤痢

●人体の働きと医薬品

問21 消化器系に関する次の記述の正誤について、正しい組合せはどれか。 （東京R4年）

a 消化管は、口腔から肛門まで続く管で、平均的な成人で全長約9mある。

b ペプシノーゲンは、胃酸によって主に炭水化物を消化する酵素であるペプシンとなり、胃酸とともに胃液として働く。

c 唾液は、殺菌・抗菌物質を含んでおり、口腔粘膜の保護・洗浄、殺菌等の作用がある。

d 小腸のうち十二指腸に続く部分の、概ね上部40％が空腸、残り約60％が回腸であり、明確な境目がある。

	a	b	c	d
1	正	正	誤	誤
2	正	誤	正	正
3	誤	誤	誤	正
4	誤	正	誤	正
5	正	誤	正	誤

問22 小腸及び膵臓に関する次の記述の正誤について、正しい組合せはどれか。 （茨城R4年）

a 小腸は、全長6～7mの管状の臓器で、十二指腸、空腸、盲腸の3部分に分かれる。

b 小腸は水分の吸収に重要な器官であるため、内壁の表面積を小さくする構造を持つ。

c 膵臓は、胃の後下部に位置する臓器で、弱アルカリ性の膵液を十二指腸へ分泌する。

d 膵臓は、炭水化物、タンパク質、脂質を消化する酵素の供給を担う消化腺であるとともに、血糖値を調整するホルモン等を分泌する内分泌腺でもある。

	a	b	c	d
1	誤	正	誤	誤
2	正	誤	正	誤
3	正	正	誤	正
4	誤	誤	誤	正
5	誤	誤	正	正

問23 呼吸器系に関する記述の正誤について、正しい組み合わせはどれか。　(石川R5年)

a　呼吸器系は、鼻腔、咽頭、喉頭、気管、気管支、肺からなり、そのうち、鼻腔から咽頭・喉頭までの部分を上気道という。

b　咽頭の後壁にある扁桃は、リンパ組織（白血球の一種であるリンパ球が密集する組織）が集まってできていて、気道に侵入してくる細菌、ウイルス等に対する免疫反応が行われる。

c　喉頭の大部分と気管から気管支までの粘膜は線毛上皮で覆われており、吸い込まれた粉塵、細菌等の異物は、気道粘膜から分泌される粘液にからめ取られ、線毛運動による粘液層の連続した流れによって気道内部から咽頭へ向けて排出され、唾液とともに嚥下される。

d　肺胞の壁を介して、心臓から送られてくる血液から二酸化炭素が肺胞気中に拡散し、代わりに酸素が血液中の赤血球に取り込まれるガス交換が行われる。

	a	b	c	d
1	正	正	正	誤
2	正	正	誤	正
3	正	誤	正	正
4	誤	正	正	正
5	正	正	正	正

問24 循環器系に関する記述の正誤について、正しい組み合わせはどれか。　(山口R4年)

a　心臓は心筋でできた握りこぶし大の袋状の臓器で、胸骨の後方に位置する。

b　心房には血液を取り込む側と送り出す側にそれぞれ弁があり、心臓の拍動と協調して交互に開閉する。

c　血漿中の過剰なコレステロールが血管の内壁に蓄積すると、動脈ではその弾力性が損なわれる。

d　リンパ系には心臓のようにポンプの働きをする器官がなく、リンパ液の流速は血流に比べて緩やかである。

	a	b	c	d
1	正	正	誤	誤
2	正	正	正	誤
3	正	誤	正	正
4	誤	正	正	正
5	誤	誤	誤	正

問25 泌尿器系に関する以下の記述のうち、正しいものの組み合わせを下から一つ選びなさい。 (福岡R4年)

ア　腎小体では、肝臓でアミノ酸が分解されて生成する尿素など、血液中の老廃物が濾過され、原尿として尿細管へ入る。

イ　副腎皮質ホルモンの一つであるアルドステロンは、ナトリウムの排泄を促す作用があり、電解質と水分の排出調節の役割を担っている。

ウ　女性は尿道が長いため、細菌などが侵入したとき膀胱まで感染を生じにくい。

エ　高齢者では、膀胱や尿道の括約筋の働きによって排尿を制御する機能が低下し、また、膀胱の容量が小さくなるため、尿失禁を起こしやすくなる。

1　（ア、イ）
2　（ア、エ）
3　（イ、ウ）
4　（ウ、エ）

問26 血液に関する次の記述の正誤について、正しい組合せはどれか。 (東京R4年)

a　血液は、血漿と血球からなり、酸素や栄養分を全身の組織に供給し、二酸化炭素や老廃物を肺や腎臓へ運ぶ。

b　赤血球は、中央部がくぼんだ円盤状の細胞で、血液全体の約70％を占め、赤い血色素（ヘモグロビン）を含む。

c　アルブミンは、血液の浸透圧を保持する（血漿成分が血管から組織中に漏れ出るのを防ぐ）働きがあるほか、ホルモンや医薬品の成分等と複合体を形成して、それらが血液によって運ばれるときに代謝や排泄を受けにくくする。

d　血液は、ホルモンを運搬することによって体内各所の器官・組織相互の連絡を図る役割がある。

	a	b	c	d
1	誤	正	誤	誤
2	正	誤	誤	誤
3	正	正	誤	正
4	正	誤	正	正
5	誤	正	正	誤

問27 鼻及び耳に関する次の記述の正誤について、正しい組合せはどれか。

(山梨R4年)

a においに対する感覚は非常に鋭敏であるが順応を起こしやすく、同じにおいを継続して嗅いでいると次第にそのにおいを感じなくなる。

b 副鼻腔に入った埃等の粒子は、粘液に捉えられて線毛の働きによって鼻腔内へ排出される。

c 外耳は、聴覚器官である蝸牛と、平衡器官である前庭の2つの部分からなる。

d 中耳にある鼓室は、耳管という管で鼻腔や咽頭と通じている。

	a	b	c	d
1	正	誤	正	誤
2	正	正	誤	正
3	正	誤	正	正
4	誤	正	誤	誤
5	誤	正	正	正

問28 外皮系、骨格系及び筋組織に関する記述のうち、正しいものの組み合わせはどれか。

(静岡R4年)

a メラニン色素は、真皮の最下層にあるメラニン産生細胞（メラノサイト）で産生され、過剰な産生が起こると、シミやそばかすとして沈着する。

b 体温調節のための発汗は全身の皮膚に生じるが、精神的緊張による発汗は手のひらや足底、脇の下、顔面などの限られた皮膚に生じる。

c 骨組織を構成する有機質は、炭酸カルシウムやリン酸カルシウム等の石灰質からなる。

d 骨格筋は、収縮力が強く、自分の意識どおりに動かすことができる随意筋であるが、疲労しやすく、長時間の動作は難しい。

1 （a、b）
2 （a、c）
3 （b、d）
4 （c、d）

問29 中枢神経系に関する記述の正誤について、正しい組み合わせはどれか。

(広島R4年)

a 脳において、血液の循環量は心拍出量の約15%、酸素の消費量は全身の約20%、ブドウ糖の消費量は全身の約25%と多い。

b 小児では、血液脳関門が未発達であるため、循環血液中に移行した医薬品の成分が脳の組織に達しやすい。

c 延髄には、心拍数を調節する心臓中枢、呼吸を調節する呼吸中枢等がある。

d 脊髄は、脳と末梢の間で刺激を伝えており、末梢からの刺激に対して常に脳を介して刺激を返している。

	a	b	c	d
1	正	誤	正	正
2	誤	正	正	誤
3	正	正	正	誤
4	正	正	誤	正
5	誤	誤	正	正

問30 交感神経系が副交感神経系より活発に働いたときの効果器とその反応に関する以下関係の正誤について、正しい組み合わせを下から一つ選びなさい。

(鹿児島R5年)

	効果器	反応
ア	目	瞳孔収縮
イ	心臓	心拍数増加
ウ	腸	運動亢進
エ	膀胱	排尿筋の弛緩

	ア	イ	ウ	エ
1	正	正	正	誤
2	正	誤	正	正
3	正	誤	誤	誤
4	誤	正	誤	正
5	誤	誤	正	正

問31 医薬品の副作用として現れる皮膚粘膜眼症候群と中毒性表皮壊死融解症に関する記述の正誤について、正しい組合せを一つ選べ。

（大阪R4年）

a 典型的な症状として、いずれも 38℃以上の高熱、目の充血、口唇のただれ、喉の痛み、広範囲の皮膚の発赤等が現れる。

b いずれも致命的な転帰をたどることはないが、一旦発症すると、皮膚症状が軽快した後も眼や呼吸器等に障害が残ることがある疾患である。

c 症状が持続したり、又は急激に悪化したりする場合は、原因と考えられる医薬品の使用を中止して、直ちに皮膚科の専門医を受診する必要がある。

d いずれも原因医薬品の使用開始後、2週間以内に起こることは少なく、1ヶ月以上経過してから発症することが多い。

	a	b	c	d
1	正	正	正	正
2	誤	誤	正	正
3	誤	誤	誤	正
4	正	正	誤	誤
5	正	誤	正	誤

問32 医薬品の剤形に関する次の記述の正誤について、正しい組合せはどれか。

（茨城R4年）

a チュアブル錠は、表面がコーティングされているものもあるので、噛み砕かずに水などで飲み込む。

b トローチ及びドロップは、薬効を期待する部位が口の中や喉に対するものである場合が多く、飲み込まずに口の中で舐めて、徐々に溶かして使用する。

c 貼付剤は、皮膚に貼り付けて用いる剤形であり、薬効の持続が期待できる反面、適用部位にかぶれなどを起こす場合がある。

d クリーム剤は、油性の基剤で皮膚への刺激が弱く、適用部位を水から遮断したい場合等に用い、患部が乾燥していてもじゅくじゅくと浸潤していても使用できる。

	a	b	c	d
1	誤	正	正	正
2	正	誤	正	誤
3	誤	誤	誤	正
4	誤	正	正	誤
5	正	誤	誤	誤

問33 薬の吸収に関する記述の正誤について、正しい組み合わせはどれか。

（愛知Ｒ４年）

a 抗狭心症薬のニトログリセリンスプレーの有効成分は、口腔粘膜から吸収され、肝臓を経由し、全身に分布する。

b 一般に、消化管からの吸収は、濃度の低い方から高い方へ受動的に拡散していく現象である。

c 加齢等により皮膚のみずみずしさが低下すると、塗り薬の有効成分が浸潤・拡散しにくくなる。

d 坐剤は、直腸内で溶解させ、薄い直腸内壁の粘膜から有効成分を吸収させるものである。

	a	b	c	d
1	誤	誤	正	正
2	正	誤	誤	正
3	正	正	誤	誤
4	正	正	正	誤
5	誤	正	正	正

問34 医薬品の副作用として生じる肝機能障害に関する記述の正誤について、正しい組み合わせはどれか。

（高知Ｒ４年）

a 肝機能障害には、有効成分に対する抗原抗体反応が原因で起きるアレルギー性のものがある。

b 軽度の肝機能障害の場合、自覚症状がなく、健康診断等の血液検査で初めて判明することが多い。

c 黄疸とは、ビリルビンが胆汁中へ排出されず血液中に滞留することにより生じる、皮膚や白眼が黄色くなる病態である。

d 肝機能障害が疑われた時点で、原因と考えられる医薬品の使用を中止し、医師の診療を受けることが重要である。

	a	b	c	d
1	正	誤	正	誤
2	誤	正	誤	誤
3	誤	誤	誤	正
4	誤	正	正	誤
5	正	正	正	正

問35

全身的に現れる副作用に関する以下の記述のうち、正しいものの組み合わせを下から一つ選びなさい。 (福岡R4年)

ア ショック（アナフィラキシー）は、生体異物に対する即時型のアレルギー反応の一種であり、一旦発症すると病態は急速に悪化することが多く、適切な対応が遅れるとチアノーゼや呼吸困難等を生じ、死に至ることがある。

イ 医薬品の副作用による肝機能障害は、軽度の場合であっても、全身の倦怠感、黄疸のほか、発熱の自覚症状があるため早期に判明することが多い。

ウ 医薬品の副作用による偽アルドステロン症は、低身長、低体重など体表面積が小さい者や高齢者で生じやすく、原因医薬品の服用初期のみに発症する。

エ ステロイド性抗炎症薬や抗癌薬は、易感染性をもたらすことが知られており、初期においてはかぜ等の症状と見分けることは難しい。医薬品を一定期間使用した後に症状が出現したのであれば、副作用の可能性を考慮し、その医薬品の使用を中止し、血液検査ができる医師の診断を受ける必要がある。

1 （ア、イ）
2 （ア、エ）
3 （イ、ウ）
4 （ウ、エ）

問36

精神神経系に現れる医薬品の副作用に関する記述の正誤について、正しい組合せを一つ選べ。 (大阪R4年)

a 医薬品の副作用として現れる精神神経症状は、医薬品の大量服用や長期連用等の不適正な使用がなされた場合に限って発生し、通常の用法・用量の使用で現れることはない。

b 混合性結合組織病、関節リウマチ等の基礎疾患がある人では、医薬品による無菌性髄膜炎の発症リスクが高い。

c 副作用としての無菌性髄膜炎の発症は、多くの場合緩やかで、頭痛、発熱、吐きけ、意識混濁等の症状が徐々に現れる。

d 心臓や血管に作用する医薬品の使用により、頭痛やめまい、浮動感（体がふわふわと宙に浮いたような感じ）の症状が現れることがある。

	a	b	c	d
1	正	誤	正	誤
2	正	誤	誤	正
3	誤	正	正	正
4	誤	正	誤	正
5	誤	誤	正	正

問37 循環器系に現れる副作用に関する次の記述の正誤について、正しい組合せはどれか。 （茨城R４年）

a 高血圧や心臓病等、循環器系疾患の診断を受けている人は、心臓や血管に悪影響を及ぼす可能性が高い医薬品を使用してはならない。

b 心不全の既往がある人は、薬剤による心不全を起こしやすい。

c うっ血性心不全とは、全身が必要とする量の血液を心臓から送り出すことができなくなり、心臓に血液が貯留して、種々の症状を示す疾患である。

d 医薬品を使用している患者で、めまい、立ちくらみ、全身のだるさ（疲労感）、動悸、息切れ、胸部の不快感、脈の欠落等の症状が現れたときは、一時的な状態と考えられるため、医薬品の使用中止や医師の診療を受ける必要はない。

	a	b	c	d
1	誤	正	正	正
2	誤	誤	正	誤
3	正	誤	誤	正
4	正	誤	正	誤
5	正	正	誤	誤

問38 消化器系及び泌尿器系に現れる副作用に関する記述のうち、<u>誤っているもの</u>はどれか。 （静岡R５年）

1 消化性潰瘍は、胃や十二指腸の粘膜組織が傷害されて、粘膜組織の一部が粘膜筋板を超えて欠損する状態であり、医薬品の副作用により生じることも多い。

2 イレウス様症状は、医薬品の作用によって腸管運動が著しく亢進した状態で、激しい腹痛や嘔吐、軟便や著しい下痢が現れる。

3 医薬品の副作用による排尿困難や尿閉といった症状は、前立腺肥大等の基礎疾患がない人でも現れることが知られている。

4 医薬品の使用が原因で、尿の回数増加（頻尿）、排尿時の疼痛、残尿感等の膀胱炎様症状が現れることがあり、これらの症状が現れたときは、原因と考えられる医薬品の使用を中止し、症状によっては医師の診断を受けるなどの対応が必要である。

問39 呼吸器系に現れる医薬品の副作用に関する記述の正誤について、正しい組み合わせはどれか。 (広島R4年)

a 喘息は、原因となる医薬品の使用後、短時間（1時間以内）のうちに鼻水・鼻づまりが現れ、続いて咳、喘鳴及び呼吸困難を生じるものである。

b 間質性肺炎は、一般的に、医薬品の使用開始から1～2時間程度で起きることが多い。

c 間質性肺炎は、症状が一過性に現れ、自然と回復することもあるが、悪化すると肺線維症に移行することがある。

d 喘息は、合併症を起こさない限り、原因となった医薬品の有効成分が体内から消失すれば症状は寛解する。

	a	b	c	d
1	正	誤	正	正
2	誤	正	誤	誤
3	正	誤	誤	正
4	誤	誤	正	誤
5	誤	正	正	正

問40 皮膚に現れる医薬品の副作用に関する記述について、正しいものの組合せを一つ選べ。 (大阪R4年)

a 塗り薬を皮膚に塗布したあと、その薬の配合成分に皮膚が反応して、発赤、腫れ等の激しい炎症症状が生じることがある。

b 接触皮膚炎は、外来性の物質が皮膚に接触することで現れる炎症であるため、同じ医薬品に接触した人のすべてに現れる炎症症状である。

c 接触皮膚炎の症状は、通常1週間程度で治まり、再びその医薬品に触れても再発することはない。

d 薬疹は、過去に薬疹を経験したことがない人であっても、暴飲暴食や肉体疲労が誘因となって現れることがある。

1 （a、b）
2 （a、d）
3 （b、c）
4 （c、d）

●主な医薬品とその作用

問41 ダイエット中の25歳女性が、最近、疲れやすく血色不良があり、次の成分の一般用医薬品の貧血用薬（鉄製剤）を購入する目的で店舗を訪れた。　　　　　　　　　　　　　　　　　　（大阪R4年）

1錠中：

成分	分量	内訳
溶性ピロリン酸第二鉄	79.5mg	（鉄　10mg）
アスコルビン酸	50mg	
トコフェロール酢酸エステル	10mg	
シアノコバラミン	50μg	
葉酸	1mg	

　この貧血用薬（鉄製剤）に関する記述の正誤について、正しい組合せを一つ選べ。

a　この医薬品を服用した後に便が黒くなることがあるが、服用前から便が黒い場合は貧血の原因として消化管内で出血している場合もあるため、服用前の便の状況との対比が必要である。

b　鉄分の吸収は空腹時のほうが高いとされ、消化器系への副作用を軽減するためにも、この医薬品は食前に服用することが望ましい。

c　この医薬品は、緑茶や紅茶で服用すると、鉄の吸収が良くなり、効果が高まることが期待できる。

d　この医薬品には、鉄分のほか、正常な赤血球の形成に働くビタミンが配合されている。

	a	b	c	d
1	正	誤	正	誤
2	誤	正	正	誤
3	誤	誤	正	正
4	正	正	誤	誤
5	正	誤	誤	正

問42 かぜ及びかぜ薬に関する次の記述の正誤について、正しい組合せはどれか。 （茨城R4年）

a　かぜはウイルス（ライノウイルス、コロナウイルスなど）の感染が原因で、細菌の感染は原因とはならない。

b　急激な発熱を伴う場合や、症状が4日以上続くとき、又は症状が重篤なときは、かぜではない可能性が高い。

c　かぜ薬は、ウイルスの増殖を抑えたり、ウイルスを体内から除去するものではなく、咳で眠れなかったり、発熱で体力を消耗しそうなときなどに、それら諸症状の緩和を図る対症療法薬である。

	a	b	c
1	正	正	正
2	誤	誤	誤
3	正	誤	正
4	正	正	誤
5	誤	正	正

問43 次のかぜ（感冒）の症状緩和に用いられる漢方処方製剤のうち、構成生薬としてマオウを含むものはどれか。 （愛知R4年）

1　小柴胡湯
2　半夏厚朴湯
3　葛根湯
4　麦門冬湯
5　香蘇散

問44 解熱鎮痛薬の配合成分に関する次の記述のうち、誤っているものはどれか。 （東京R4年）

1　メトカルバモールは、消化器系の副作用として悪心（吐きけ）・嘔吐、食欲不振、胃部不快感が現れることがある。

2　ブロモバレリル尿素、アリルイソプロピルアセチル尿素は、いずれも依存性がある成分であることに留意する必要がある。

3　コンドロイチン硫酸ナトリウムは、関節痛や肩こり痛等の改善を促す作用を期待して他の解熱鎮痛成分と組み合わせて配合されている場合がある。

4　イソプロピルアンチピリンは、解熱及び鎮痛の作用は比較的強いが、抗炎症作用は弱いため、他の解熱鎮痛成分と組み合わせて配合される。

5　アセトアミノフェンは、末梢作用によって解熱・鎮痛効果をもたらす。

問45 以下の生薬のうち、眠気を促す薬に含まれるものの組み合わせを下から一つ選びなさい。 (福岡R4年)

ア　サンソウニン

イ　ブシ

ウ　チョウトウコウ

エ　サンザシ

1　（ア、イ）

2　（ア、ウ）

3　（イ、エ）

4　（ウ、エ）

問46 乗物酔い防止薬の配合成分に関する以下の記述の正誤について、正しい組み合わせはどれか。 (山形R4年)

a　ジプロフィリンは、排尿困難の症状がある人や緑内障の診断を受けた人では、その症状を悪化させるおそれがある。

b　プロメタジンを含む成分については、外国において、乳児突然死症候群や乳児睡眠時無呼吸発作のような致命的な呼吸抑制を生じたとの報告があるため、15歳未満の小児では使用を避ける必要がある。

c　スコポラミン臭化水素酸塩水和物は、肝臓で代謝されにくいため、抗ヒスタミン成分と比べて作用の持続時間は長い。

d　脳に軽い興奮を起こさせて平衡感覚の混乱によるめまいを軽減させることを目的として、アリルイソプロピルアセチル尿素が配合されている場合がある。

	a	b	c	d
1	正	誤	正	正
2	正	正	誤	正
3	誤	正	誤	誤
4	誤	正	正	誤
5	誤	誤	誤	正

問47 カフェインに関する次の記述の正誤について、正しい組合せはどれか。 (長野R4年)

a　脳の緊張を低下させることで、眠気防止の効果をもたらす。

b　摂取されたカフェインは、乳汁中に移行しない。

c　眠気防止薬におけるカフェインの1回摂取量はカフェインとして200mg、1日摂取量はカフェインとして500mgが上限とされている。

d　反復摂取により依存を形成するという性質がある。

	a	b	c	d
1	正	正	正	正
2	誤	正	誤	誤
3	誤	誤	正	正
4	正	正	誤	正
5	誤	誤	誤	誤

問48 眠気を促す薬及びその配合成分に関する記述のうち、正しいものの組み合わせはどれか。 (岐阜R5年)

a　ブロモバレリル尿素は、反復して摂取すると依存を生じることが知られており、本来の目的から逸脱した使用（乱用）がなされることがある。

b　抑肝散（よくかくさん）は、不眠症状の改善を目的として使用されるが、構成生薬としてダイオウを含むため、下痢等の副作用に注意が必要である。

c　生薬成分のみからなる鎮静薬であっても、複数の鎮静薬の併用や、長期連用は避けるべきである。

d　抗ヒスタミン成分を主薬とする催眠鎮静薬は、慢性的に不眠症状がある人を対象とするものである。

1　（a、b）
2　（a、c）
3　（b、d）
4　（c、d）

問49 乗物酔い（動揺病）及び鎮暈薬（うん）（乗物酔い防止薬）とその配合成分に関する次の記述の正誤について、正しい組合せはどれか。 (東京R4年)

a　3歳未満では、乗物酔いが起こることはほとんどないとされている。

b　副作用が強く現れるおそれがあるので、鎮暈薬（うん）とかぜ薬やアレルギー用薬（鼻炎用内服薬を含む。）等との併用は避ける必要がある。

c　抗めまい成分、抗ヒスタミン成分、抗コリン成分及び鎮静成分には、いずれも眠気を促す作用がある。

d　アミノ安息香酸エチルは、胃粘膜への麻酔作用によって嘔吐（おう）刺激を和らげ、乗物酔いに伴う吐きけを抑えることを目的として配合されている場合がある。

	a	b	c	d
1	正	正	正	正
2	正	正	正	誤
3	正	正	誤	正
4	正	誤	正	正
5	誤	正	正	正

問50 鎮咳去痰薬に配合される成分に関する以下の記述の正誤について、正しい組み合わせを下から一つ選びなさい。 （大分R4年）

ア　コデインリン酸塩水和物、ジヒドロコデインリン酸塩は、麻薬性鎮咳成分と呼ばれ、胃腸の運動を低下させる作用を示し、副作用として便秘が現れることがある。

イ　メチルエフェドリン塩酸塩、メチルエフェドリンサッカリン塩及びマオウは、中枢神経系に対する作用が他の気管支拡張成分に比べて強く、依存性がある。

ウ　キョウニンは、アンズ等の種子を基原とする生薬で、知覚神経・末梢運動神経に作用して咳止めに効果があるとされる。

エ　セキサンは、バラ科のヤマザクラ又はカスミザクラの樹皮を基原とする生薬で、去痰作用を期待して用いられる。

	ア	イ	ウ	エ
1	正	正	正	誤
2	正	正	誤	誤
3	正	誤	誤	正
4	誤	正	誤	正
5	誤	誤	正	誤

問51 次の記述は、胃腸の薬の配合成分に関するものである。正しいものの組み合わせはどれか。 （北海道R4年）

a　リュウタンは、胆汁の分泌を促す作用があるとされ、消化を助ける効果を期待して用いられる。

b　オウバク、オウレン、センブリといった生薬成分が配合された健胃薬は、散剤をオブラートで包む等、味や香りを遮蔽する方法で服用されると効果が期待できない。

c　味覚や嗅覚に対する刺激以外の作用による健胃成分として、乾燥酵母やカルニチン塩化物が配合されている場合がある。

d　スクラルファートは、炭水化物、脂質、タンパク質等の分解に働く酵素を補うことにより、胃や腸の内容物の消化を助けることを目的として用いられる。

1	（a、b）
2	（a、d）
3	（b、c）
4	（c、d）

問52 一般用医薬品のアレルギー用薬及びアレルギー症状の治療に関する記述の正誤について、正しい組合せを一つ選べ。　（大阪R4年）

a　鼻炎用内服薬と鼻炎用点鼻薬は、同じ成分または同種の作用を有する成分が重複することもあり、医薬品の販売等に従事する専門家はそれらが併用されることのないよう注意が必要である。

b　アトピー性皮膚炎が疑われる場合やその診断が確定している場合は、医師の受診を勧めることが重要である。

c　皮膚感染症による湿疹の痒み症状に対しては、アレルギー用薬を使用して症状の緩和を図るのではなく、皮膚感染症そのものへの対処を優先する必要がある。

d　医療機関での検査によりアレルゲンを厳密に特定した場合は、医師の指導の下、減感作療法が行われることがある。

	a	b	c	d
1	誤	正	正	誤
2	正	誤	正	正
3	正	正	正	正
4	正	誤	正	誤
5	誤	正	誤	正

問53 瀉下薬の配合成分に関する記述のうち、正しいものはどれか。

（愛知R4年）

1　ヒマシ油は、防虫剤や殺鼠剤などの脂溶性の物質を誤って飲み込んだ際、それらを腸管内からすみやかに体外へ排出することを目的として用いられる。

2　マルツエキスは、急激で強い瀉下作用（峻下作用）を示すため、妊婦や乳幼児への使用は避けることとされている。

3　センナ中に存在するセンノシドは、胃や小腸で消化され、分解生成物が小腸を刺激して瀉下作用をもたらす。

4　ジオクチルソジウムスルホサクシネート（DSS）は、腸内容物に水分が浸透しやすくする作用があり、糞便中の水分量を増して柔らかくすることによる瀉下作用を期待して用いられる。

問54 月経及び婦人薬の適用対象となる体質・症状に関する記述のうち、正しいものの組み合わせはどれか。 （広島R4年）

a 女性の月経は、種々のホルモンの複雑な相互作用によって調節されており、視床下部や下垂体で産生されるホルモンと、卵巣で産生される女性ホルモンが月経周期に関与する。

b 閉経の前後の移行的な時期は更年期（閉経周辺期）と呼ばれ、体内の女性ホルモンの量の変動が一時的に無くなる。

c 血の道症は、月経、妊娠などの生理現象や、流産、人工妊娠中絶などを原因とする異常生理によって起こるとされ、範囲が更年期障害よりも広く、年齢的に必ずしも更年期に限らない。

d 月経前症候群は、月経の約10〜3日前に現れ、一般的には月経終了と共に消失する腹部膨満感、頭痛、乳房痛などの身体症状や感情の不安定、抑うつなどの精神症状を主体とするものをいう。

1 （a、c）
2 （a、d）
3 （b、c）
4 （b、d）
5 （c、d）

問55 痔の発症、痔疾用薬及びその配合成分に関する以下の記述の正誤について、正しい組み合わせを下から一つ選びなさい。（福岡R4年）

ア 直腸粘膜にできた痔核を内痔核といい、排便と関係なく、出血や患部の痛みを生じる。

イ 痔瘻は、肛門内部に存在する肛門腺窩と呼ばれる小さなくぼみに糞便の滓が溜まって、炎症・化膿を生じた状態をいう。

ウ シコンは、ムラサキ科のムラサキの根を基原とする生薬で、新陳代謝促進、殺菌、抗炎症等の作用を期待して用いられる。

エ 肛門周囲の末梢血管の血行を促し、うっ血を改善する効果を期待して、ビタミンC（アスコルビン酸等）が配合されている場合がある。

	ア	イ	ウ	エ
1	正	正	誤	正
2	正	誤	正	誤
3	誤	正	正	正
4	誤	正	正	誤
5	誤	誤	誤	正

問56 浣腸薬及びその配合成分に関する以下の記述の正誤について、正しい組み合わせはどれか。 (青森R4年)

a ビサコジルは、直腸内で徐々に分解して炭酸ガスの微細な気泡を発生することで直腸を刺激する作用を期待して用いられる。

b グリセリンが配合された浣腸薬は、肛門や直腸の粘膜に損傷があり出血している場合に使用される。

c ソルビトールは、浸透圧の差によって腸管壁から水分を取り込んで直腸粘膜を刺激し、排便を促す効果を期待して用いられる。

d 腹痛が著しい場合や便秘に伴って吐きけや嘔吐が現れた場合には、急性腹症の可能性があり、浣腸薬の配合成分の刺激によってその症状を悪化させるおそれがある。

	a	b	c	d
1	正	正	正	誤
2	誤	誤	正	正
3	誤	正	誤	正
4	正	誤	誤	正
5	誤	正	正	誤

問57 貧血及び貧血用薬に含まれている成分に関する次の記述の正誤について、正しい組合せはどれか。 (山梨R5年)

a 鉄分の摂取不足が生じても、初期には貯蔵鉄や血清鉄が減少するのみで、ただちに貧血の症状は現れない。

b ビタミンB$_6$は、消化管内で鉄が吸収されやすい状態に保つことを主な目的として用いられる。

c ビタミンB$_{12}$が不足して生じる巨赤芽球貧血は、悪性貧血と呼ばれる。

	a	b	c
1	正	誤	正
2	正	正	誤
3	誤	正	正
4	誤	正	誤
5	誤	誤	誤

問58 毛髪用薬の配合成分とその配合目的としての作用に関する記述の正誤について、正しい組合せを一つ選べ。　　　　（大阪R4年）

	配合成分	配合目的としての作用
a	カルプロニウム塩化物	アセチルコリンに類似した作用により、頭皮の血管拡張と毛根への血行を促進する。
b	エストラジオール安息香酸エステル	女性ホルモンの作用により、脱毛を抑制する。
c	ヒノキチオール	頭皮の脂質代謝を高め、余分な皮脂を取り除く。
d	カシュウ	頭皮の血行を促進し、炎症を抑制する。

	a	b	c	d
1	正	正	誤	誤
2	正	正	誤	正
3	正	誤	誤	誤
4	誤	誤	正	正
5	誤	誤	正	誤

問59 眼科用薬に関する記述の正誤について、正しい組み合わせはどれか。　　　　（島根R4年）

a　眼科用薬は、目の疲れやかすみ、痒みなど一般的に自覚される症状の緩和を目的として、角膜に適用する外用薬である。

b　一般用医薬品の点眼薬は、その主たる配合成分から、人工涙液、一般点眼薬、抗菌性点眼薬、アレルギー用点眼薬に大別される。

c　洗眼薬は、目の洗浄、眼病予防に用いられるもので、主な配合成分として涙液成分のほか、抗炎症成分、抗ヒスタミン成分等が用いられる。

d　目の症状には視力の異常、目（眼球、眼瞼等）の外観の変化、目の感覚の変化等があり、これらの症状が現れた時、目以外の病気による可能性もあり、その場合には特に脳が原因であることが多く知られている。

	a	b	c	d
1	誤	正	正	正
2	正	誤	誤	誤
3	正	正	正	誤
4	正	誤	誤	正
5	誤	正	誤	正

問60 皮膚に用いるステロイド性抗炎症成分に関する以下の記述のうち、正しいものの組み合わせを下から一つ選びなさい。 （宮崎R4年）

ア　デキサメタゾンやフェルビナクは、ステロイド性抗炎症成分に分類される。

イ　ステロイド性抗炎症成分は、広範囲に生じた皮膚症状や、慢性の湿疹・皮膚炎を対象として用いられる。

ウ　ステロイド性抗炎症成分は、外用の場合は末梢組織（患部局所）における炎症を抑える作用を示し、特に、痒みや発赤などの皮膚症状を抑えることを目的として用いられる。

エ　ステロイド性抗炎症成分は、末梢組織の免疫機能を低下させる作用を示すことから、水痘（水疱瘡）、みずむし、たむしや化膿している患部に使用すると症状を悪化させるおそれがある。

1　（ア、イ）
2　（ア、エ）
3　（イ、ウ）
4　（ウ、エ）

問61 消毒薬及びその配合成分に関する以下の記述の正誤について、正しい組み合わせはどれか。 （宮城R5年）

a　消毒薬による消毒は、生存する微生物の数を減らすために行われる処置であるが、生息条件が整えば消毒薬の溶液中で生存、増殖する微生物もいる。

b　消毒を目的とする製品は医薬部外品として流通可能であるが、手指又は皮膚の消毒を目的とする製品は、医薬部外品としては製造販売されていない。

c　クレゾール石ケン液は、一般細菌類、真菌類に対して比較的広い殺菌消毒作用を示すが、結核菌や大部分のウイルスに対する殺菌消毒作用はない。

d　次亜塩素酸ナトリウムは、一般細菌類、真菌類、ウイルス全般に対する殺菌消毒作用を示し、皮膚刺激性が弱いことから、手指の消毒によく用いられる。

	a	b	c	d
1	正	正	正	誤
2	誤	正	誤	誤
3	正	誤	誤	正
4	誤	誤	正	正
5	正	誤	誤	誤

問62 婦人薬に配合される成分に関する次の記述の正誤について、正しい組合せはどれか。 （茨城R4年）

a コウブシは、鎮静、鎮痛のほか、女性の滞っている月経を促す作用を期待して配合されている場合がある。

b モクツウは、滋養強壮作用を目的として配合されている場合がある。

c センキュウは、血行を改善し、血色不良や冷えの症状を緩和するほか、強壮、鎮静、鎮痛等の作用を期待して用いられる。

d ビタミンB$_6$は、血行を促進する作用を目的として配合されている場合がある。

	a	b	c	d
1	正	正	誤	誤
2	正	誤	誤	正
3	正	誤	正	誤
4	誤	誤	正	正

問63 歯槽膿漏薬及び口内炎用薬の配合成分に関する記述の正誤について、正しい組合せを一つ選べ。 （大阪R4年）

a セチルピリジニウム塩化物は、歯槽膿漏薬において細菌の繁殖を抑えることを目的として配合されている。

b イソプロピルメチルフェノールは、炎症を起こした歯周組織からの出血を抑える作用を期待して配合されている。

c グリチルレチン酸は、歯周組織や口腔粘膜の炎症を和らげることを目的として配合されている。

d アズレンスルホン酸ナトリウム（水溶性アズレン）は、口内炎時の口腔粘膜の組織修復を促す作用を期待して配合される。

	a	b	c	d
1	誤	正	正	誤
2	正	正	誤	正
3	正	誤	正	誤
4	誤	正	誤	正
5	正	誤	正	正

問64 皮膚に用いる薬に関する記述のうち、正しいものの組み合わせはどれか。

（広島R4年）

a　外皮用薬は、表皮の角質層が柔らかくなることで有効成分が過剰に浸透するおそれがあるため、入浴後の使用は好ましくないとされている。

b　軟膏剤やクリーム剤は、容器から直接指に取り、患部に塗布したあと、また指に取ることを繰り返すと、容器内に雑菌が混入するおそれがあるため、いったん手の甲などに必要量を取ってから患部に塗布することが望ましい。

c　スプレー剤やエアゾール剤は、患部に近づけて、同じ部位に連続して噴霧することが望ましい。

d　テープ剤やパップ剤といった貼付剤を同じ部位に連続して貼付すると、かぶれ等が生じやすくなる。

1　（a、b）
2　（a、c）
3　（b、c）
4　（b、d）
5　（c、d）

問65 禁煙補助剤（咀嚼剤）に関する以下の記述について、（　）の中に入れるべき字句の正しい組み合わせを下から一つ選びなさい。なお、同じ記号の（　）内には同じ字句が入ります。

（福岡R4年）

　口腔内が（　ア　）になるとニコチンの吸収が低下するため、コーヒーなど口腔内を（　ア　）にする食品を摂取した後しばらくは使用を避けることとされている。また、ニコチンは（　イ　）を興奮させる作用を示し、アドレナリン作動成分が配合された医薬品（鎮咳去痰薬、鼻炎用薬、痔疾用薬等）との併用により、その作用を（　ウ　）させるおそれがある。

	ア	イ	ウ
1	酸性	交感神経系	増強
2	酸性	副交感神経系	増強
3	酸性	副交感神経系	減弱
4	アルカリ性	交感神経系	増強
5	アルカリ性	副交感神経系	減弱

問66 口内炎及び口内炎用薬に関する以下の記述の正誤について、正しい組み合わせはどれか。 (岩手R4年)

a 一般用医薬品の副作用として口内炎が現れることがある。

b 口内炎は、通常であれば1〜2週間で自然寛解する。

c フィトナジオンは、患部からの細菌感染防止を目的として配合されている場合がある。

d シコンは、組織修復促進や抗菌などの作用を期待して配合される。

	a	b	c	d
1	正	正	誤	正
2	正	誤	正	誤
3	正	正	正	誤
4	誤	誤	正	正
5	誤	正	誤	誤

問67 滋養強壮保健薬に関する次の記述の正誤について、正しい組合せはどれか。 (茨城R4年)

a 十全大補湯は、胃腸の弱い人では、胃部不快感の副作用が現れやすい等、不向きとされる。

b ニンジンは、神経系の興奮や副腎皮質の機能亢進等の作用により、外界からのストレス刺激に対する抵抗力や新陳代謝を高めるとされる。

c グルクロノラクトンは、肝臓の働きを助け、肝血流を促進する働きがあり、全身倦怠感や疲労時の栄養補給を目的として配合されている場合がある。

	a	b	c
1	正	誤	誤
2	正	正	正
3	誤	誤	正
4	誤	正	正
5	誤	誤	誤

問68 抗真菌作用を有する外皮用薬及びその配合成分に関する記述のうち、正しいものの組み合わせはどれか。 (岐阜R4年)

a 一般的に、じゅくじゅくと湿潤している患部には、軟膏が適すとされる。

b ブテナフィン塩酸塩は、菌の呼吸や代謝を妨げることにより、皮膚糸状菌の増殖を抑える。

c 湿疹か皮膚糸状菌による皮膚感染かはっきりしない場合、抗真菌成分が配合された医薬品を使用することが適当である。

d 生薬成分であるモクキンピ（アオイ科のムクゲの幹皮を基原とする生薬）のエキスは、皮膚糸状菌の増殖を抑える作用を期待して用いられる。

1 （a、b）
2 （b、c）
3 （c、d）
4 （a、d）

問69 殺虫剤・忌避剤及びその配合成分に関する記述の正誤について、正しい組合せを一つ選べ。 (大阪R4年)

a 忌避剤は、衛生害虫が疾病を媒介するのを防止する効果に加え、虫さされによる痒（かゆ）みなどの症状を和らげる効果を有する。

b 野外など医薬部外品の殺虫剤（蚊取り線香など）の効果が十分には期待できない場所では、忌避剤を用いて蚊による吸血の防止を図る。

c ディートを含有する忌避剤は、生後6ヶ月未満の乳児については、顔面への使用を避け、1日の使用限度（1日1回）を守って使用する必要がある。

d スプレー剤となっている忌避剤を顔面に使用する場合は、直接顔面に噴霧せず、いったん手のひらに噴霧してから必要な場所に塗布する等の対応が必要である。

	a	b	c	d
1	正	誤	正	誤
2	正	誤	誤	正
3	誤	正	正	正
4	誤	正	誤	正
5	誤	誤	正	正

問70 滋養強壮保健薬に関する以下の記述のうち、正しいものを一つ選びなさい。 (熊本R5年)

1 医薬部外品の保健薬は、生薬成分としてジオウの配合が認められている。

2 しみ、そばかす等のような特定部位の症状に対する効能・効果については、医薬品においてのみ認められている。

3 一般用医薬品におけるビタミンAの1日分量は、400国際単位が上限となっている。

4 滋養強壮を目的とする薬用酒は、アルコール含有量が少ないため、服用後に乗り物又は機械類の運転操作等を避ける必要はない。

問71　第1欄の記述は、漢方処方製剤の適用となる症状・体質、主な副作用に関するものである。第1欄の記述に該当する漢方処方製剤として正しいものは第2欄のどれか。　　　（北海道R4年）

第1欄

　体力中等度以上で、のぼせぎみで顔色赤く、いらいらして落ち着かない傾向のあるものの鼻出血、不眠症、神経症、胃炎、二日酔い、血の道症、めまい、動悸、更年期障害、湿疹・皮膚炎、皮膚のかゆみ、口内炎に適すとされるが、体の虚弱な人（体力の衰えている人、体の弱い人）では不向きとされる。まれに重篤な副作用として肝機能障害、間質性肺炎、腸間膜静脈硬化症が起こることが知られている。

第2欄

1　黄連解毒湯
2　防已黄耆湯
3　防風通聖散
4　小柴胡湯
5　清上防風湯

問72　ビタミンに関する記述の正誤について、正しい組み合わせはどれか。　　　（愛知R4年）

a　ビタミンB1は、夜間視力を維持したり、皮膚や粘膜の機能を正常に保つために重要な栄養素である。

b　ビタミンB6は、タンパク質の代謝に関与し、皮膚や粘膜の健康維持、神経機能の維持に重要な栄養素である。

c　ビタミンB12は、赤血球の形成を助け、また、神経機能を正常に保つために重要な栄養素である。

d　ビタミンDは、腸管でのカルシウム吸収及び尿細管でのカルシウム再吸収を促して、骨の形成を助ける栄養素である。

	a	b	c	d
1	誤	誤	正	正
2	正	誤	誤	正
3	正	正	誤	誤
4	正	正	正	誤
5	誤	正	正	正

問73 消毒薬及びその配合成分等に関する次の記述の正誤について、正しい組合せはどれか。 （東京R4年）

a　クロルヘキシジングルコン酸塩は、一般細菌類、真菌類に対して比較的広い殺菌消毒作用を示す。

b　イソプロパノールは、結核菌を含む一般細菌類、真菌類に対して殺菌消毒作用を示すが、ウイルスに対する不活性効果はない。

c　クレゾール石ケン液は、結核菌を含む一般細菌類、真菌類に対して比較的広い殺菌消毒作用を示す。

d　ポリオキシエチレンアルキルフェニルエーテルは、酸性の洗剤・洗浄剤と反応して有毒な塩素ガスが発生するため、混ざらないように注意する。

	a	b	c	d
1	正	誤	正	誤
2	正	正	誤	誤
3	誤	正	正	正
4	誤	正	誤	誤
5	正	誤	正	正

問74 肥満症又は肥胖症に用いられる漢方処方製剤に関する記述のうち、誤っているものはどれか。 （広島R4年）

1　防已黄耆湯は、体力中等度以下で、疲れやすく、汗のかきやすい傾向があるものの肥満に伴う関節の腫れや痛み、むくみ、多汗症、肥満症（筋肉にしまりのない、いわゆる水ぶとり）に適すとされる。

2　防風通聖散は、体力が充実して、腹部に皮下脂肪が多く、便秘がちなものの高血圧や肥満に伴う動悸・肩こり・のぼせ・むくみ・便秘、蓄膿症、湿疹・皮膚炎、ふきでもの、肥満症に適すとされる。

3　大柴胡湯は、体力が充実して、脇腹からみぞおちあたりにかけて苦しく、便秘の傾向があるものの胃炎、常習便秘、高血圧や肥満に伴う肩こり・頭痛・便秘、神経症、肥満症に適すとされる。

4　構成生薬として防已黄耆湯と防風通聖散にはカンゾウが含まれ、防風通聖散と大柴胡湯にはマオウが含まれている。

問75 殺虫剤・忌避剤に関する以下の記述のうち、誤っているものを一つ選びなさい。

(福岡R4年)

1 ヒトが、有機リン系殺虫成分に高濃度又は多量に曝露（ばく）した場合、縮瞳や呼吸困難、筋肉麻痺（ひ）等の症状が現れるおそれがある。

2 有機塩素系殺虫成分は、除虫菊の成分から開発された成分であり、比較的速やかに自然分解するため残効性が低く、家庭用殺虫剤に広く用いられている。

3 カーバメイト系殺虫成分は、アセチルコリンエステラーゼと可逆的に結合し、アセチルコリンエステラーゼを阻害することによって殺虫作用を示す。

4 ディートは、医薬品又は医薬部外品の忌避剤の有効成分のうち、最も効果的で、効果の持続性も高いとされているが、生後6ヶ月未満の乳児への使用を避けることとされている。

問76 消毒薬とその成分に関する次の記述の正誤について、正しい組合せはどれか。

(長野R5年)

a イソプロパノールのウイルスに対する不活性効果は、エタノールよりも低い。

b クレゾール石ケン液は、結核菌を含む一般細菌類、真菌類、ウイルス全般に対する殺菌消毒作用を示す。

c 有機塩素系殺菌消毒成分は、塩素臭や刺激性、金属腐食性が比較的抑えられている。

d 消毒薬を誤飲した場合の一般的な家庭における応急処置として、多量の牛乳を飲ませる方法がある。

	a	b	c	d
1	正	誤	正	正
2	正	誤	正	誤
3	誤	正	誤	誤
4	正	正	誤	正
5	誤	正	正	誤

問77 口腔咽喉薬及びうがい薬（含嗽薬）に関する次の記述の正誤について、正しい組合せはどれか。　（山梨R4年）

a　口腔咽喉薬は、口腔内又は咽頭部の粘膜に局所的に作用して、それらの部位の炎症による痛み、腫れ等の症状の緩和を主たる目的とするもので、鎮咳成分や気管支拡張成分、去痰成分は配合されていない。

b　噴射式の液剤は、息を吸いながら噴射することが望ましい。

c　口腔内や咽頭における局所的な作用を目的とする医薬品であるため、全身的な影響を生じることはない。

	a	b	c
1	正	正	正
2	誤	誤	誤
3	誤	正	誤
4	誤	誤	正
5	正	誤	誤

問78 衛生害虫及び殺虫剤・忌避剤に関する次の記述の正誤について、正しい組合せはどれか。　（東京R4年）

a　ノミは、元来、ペスト等の病原細菌を媒介する衛生害虫である。

b　シラミは、散髪や洗髪、入浴による除去、衣服の熱湯処理などの物理的方法では防除できないため、医薬品による防除が必要である。

c　蒸散剤は、容器中の医薬品を煙状又は霧状にして一度に全量放出させるものである。

d　ディートを含有する忌避剤（医薬品及び医薬部外品）は、生後6ヶ月未満の乳児について、顔面への使用を避け、1日の使用限度（1日1回）を守って使用する必要がある。

	a	b	c	d
1	正	誤	誤	誤
2	誤	正	正	誤
3	正	誤	正	誤
4	誤	正	誤	正
5	正	正	誤	正

問79 一般用検査薬に関する記述のうち、正しいものの組み合わせはどれか。　　　　　　　　　　　　　　　　　　（香川R4年）

a　専ら疾病の診断に使用されることが目的とされる医薬品のうち、人体に直接使用されることのないものを体外診断用医薬品という。

b　検体中に対象物質が存在しているにもかかわらず、その濃度が検出感度以下のため検査結果が陰性となった場合を偽陽性という。

c　一般用検査薬は、尿糖・尿タンパク検査、妊娠検査、悪性腫瘍や遺伝性疾患の検査に使用されるものがある。

d　一般用検査薬の検査に用いる検体は尿、糞便、鼻汁、唾液、涙液など採取に際して侵襲（採血や穿刺等）のないもののみである。

1	（a、b）
2	（a、c）
3	（a、d）
4	（b、c）
5	（c、d）

問80 漢方処方製剤に関する以下の記述のうち、正しいものの組み合わせを下から一つ選びなさい。　　　　　　　　　　　（熊本R5年）

ア　防風通聖散は、体力充実して腹部に皮下脂肪が多く、便秘がちなものの高血圧や肥満に伴う動悸・肩こり・のぼせ・むくみ・便秘、蓄膿症、湿疹・皮膚炎、ふきでもの、肥満症に適すとされる。

イ　黄連解毒湯は、体力中等度以下で、赤ら顔で、ときにのぼせがあるもののにきび、顔面・頭部の湿疹・皮膚炎、赤鼻に適すとされる。

ウ　大柴胡湯は、体力が充実して、脇腹からみぞおちあたりにかけて苦しく、便秘の傾向があるものの胃炎、常習便秘、高血圧や肥満に伴う肩こり・頭痛・便秘、神経症、肥満症に適すとされる。

エ　清上防風湯は、体力中等度以下で、疲れやすく、汗のかきやすい傾向があるものの肥満に伴う関節の腫れや痛み、むくみ、多汗症、肥満症に適すとされる。

1	（ア、イ）
2	（ア、ウ）
3	（イ、エ）
4	（ウ、エ）

●薬事関係法規と制度

問81 登録販売者に関する記述について、誤っているものを一つ選べ。

（大阪Ｒ４年）

1 店舗販売業者は、その店舗において業務に従事する登録販売者に対し、厚生労働大臣に届出を行った研修実施機関が行う研修を毎年度受講させなければならない。
2 販売従事登録を受けようとする者は、法施行規則に基づく申請書を、販売従事登録を受けようとする者の居住地の都道府県知事に提出しなければならない。
3 登録販売者は、第二類医薬品を購入しようとする者に対し、適正な使用に関する事項に関する正確かつ適切な情報の提供に努めなければならない。
4 登録販売者は、法施行規則第 159 条の 8 第 1 項の登録事項に変更を生じたときは、30 日以内に、登録を受けた都道府県知事にその旨を届け出なければならない。
5 登録販売者が、偽りその他不正の手段により販売従事登録を受けたことが判明したとき、都道府県知事はその登録を消除しなければならない。

問82 食品に関する次の記述の正誤について、正しい組合せはどれか。

（茨城Ｒ４年）

a 特定保健用食品、栄養機能食品、機能性表示食品を総称して保健機能食品という。
b 食品安全基本法において食品とは、医薬品及び再生医療等製品以外のすべての飲食物をいう。
c 栄養機能食品における栄養成分の機能表示に関しては、消費者庁長官の許可を要さない。
d 機能性表示食品は、安全性及び機能性等に関する審査を受け、消費者庁長官の許可を受けた食品である。

	a	b	c	d
1	誤	誤	誤	正
2	正	正	誤	誤
3	誤	誤	正	誤
4	誤	正	正	誤
5	正	誤	正	誤

問83 販売従事登録に関する記述の正誤について、正しい組み合わせはどれか。 （富山R5年）

a 麻薬、大麻、あへん又は覚醒剤の中毒者は販売従事登録を受けることができない。

b 2以上の都道府県において登録販売者として医薬品の販売に従事しようとする者は、それぞれの都道府県知事の登録を受ける必要がある。

c 都道府県知事は、登録販売者が偽りその他不正の手段により販売従事登録を受けたことが判明したときは、その登録を消除しなければならない。

d 登録販売者は、転居により住所を変更したときは、30日以内に、その旨を登録を受けた都道府県知事に届け出なければならない。

	a	b	c	d
1	正	誤	誤	正
2	誤	誤	正	誤
3	誤	正	誤	正
4	正	誤	正	誤
5	誤	正	誤	誤

問84 薬局に関する次の記述のうち、正しいものはどれか。 （長野R4年）

1 調剤を実施する薬局は、医療法に基づく医療提供施設に該当する。

2 薬局で取り扱うことができる医薬品は、医療用医薬品、薬局製造販売医薬品及び要指導医薬品のみである。

3 医薬品を取り扱う場所であって、薬局として開設の許可を受けていないものはすべて、薬局の名称を付してはならない。

4 薬局は、特定の購入者の求めなしに、医薬品をあらかじめ小分けし、販売することができる。

5 薬局であって、その機能が、医師若しくは歯科医師又は薬剤師が診療又は調剤に従事する他の医療提供施設と連携し、地域における薬剤及び医薬品の適正な使用の推進及び効率的な提供に必要な情報の提供及び薬学的知見に基づく指導を実施するために一定の必要な機能を有する薬局は、その所在地の都道府県知事の認定を受けて専門医療機関連携薬局と称することができる。

問85 医薬品、医療機器等の品質、有効性及び安全性の確保等に関する法律（昭和35年法律第145号）に関する記述のうち、誤っているものはどれか。 (広島R4年)

1　医薬品、医療機器等の品質、有効性及び安全性の確保等に関する法律（昭和35年法律第145号）は、医薬品、医療機器等の品質、有効性及び安全性の確保並びにこれらの使用による保健衛生上の危害の発生及び拡大の防止のために必要な規制を行うことが目的であり、化粧品は対象ではない。

2　店舗販売業者は、その店舗において業務に従事する登録販売者に対し、厚生労働大臣に届出を行った者が行う研修を毎年度受講させなければならない。

3　医薬関係者は、医薬品等の有効性及び安全性その他これらの適正な使用に関する知識と理解を深めるとともに、これらの使用の対象者及びこれらを購入し、又は譲り受けようとする者に対し、これらの適正な使用に関する事項に関する正確かつ適切な情報の提供に努めなければならないとされている。

4　国民は、医薬品等を適正に使用するとともに、これらの有効性及び安全性に関する知識と理解を深めるよう努めなければならないとされている。

問86 毒薬・劇薬に関する記述について、正しいものの組合せを一つ選べ。 (大阪R4年)

a　毒薬は、単に毒性が強いものだけでなく、薬用量と中毒量が接近しており安全域が狭いため、その取扱いに注意を要するもの等が指定される。

b　現在のところ、毒薬に該当する一般用医薬品はないが、劇薬に該当する一般用医薬品はある。

c　劇薬については、それを収める直接の容器又は被包に、黒地に白枠、白字をもって、当該医薬品の品名及び「劇」の文字が記載されていなければならない。

d　劇薬を、14歳未満の者その他安全な取扱いに不安のある者に交付することは禁止されている。

1　（a、b）
2　（a、d）
3　（b、c）
4　（c、d）

問87 医薬品の定義と範囲に関する次の記述の正誤について、正しい組合せはどれか。 （群馬R5年）

a 日本薬局方に収められている物は、すべて医薬品である。

b 日本薬局方に収載されている医薬品は、すべて医療用医薬品であり、一般用医薬品として販売されているものはない。

c 「人又は動物の身体の構造又は機能に影響を及ぼすことが目的とされている物であって、機械器具等でないもの（医薬部外品、化粧品及び再生医療等製品を除く。）」という医薬品の定義に該当するものとして、無承認無許可医薬品がある。

	a	b	c
1	誤	正	正
2	誤	誤	正
3	正	誤	正
4	正	正	誤

問88 次の記述は、要指導医薬品及び一般用医薬品の添付文書又は容器等（直接の容器又は被包）若しくは外箱等（外部の容器又は被包）への記載事項に関するものである。正しいものの組み合わせはどれか。 （岩手R4年）

a 医薬品の容器等が小売りのために包装されている場合において、医薬品医療機器等法で定められた容器等への記載が、外箱等を透かして容易に見ることができないときには、その外箱等にも同様の事項が記載されていなければならない。

b 医薬品の添付文書には、原則として、厚生労働大臣の承認を受けていない効能又は効果を記載してはならないが、製造販売業者が効能又は効果を保証できる場合にはこの限りではない。

c 医薬品の法定表示事項は、日本で製造された医薬品は邦文で、海外で製造された医薬品は英文で、それぞれ記載しなければならない。

d 医薬品は、その添付文書、容器等又は外箱等に、当該医薬品に関する最新の論文その他により得られた知見に基づき、用法用量その他使用及び取扱い上必要な注意等が記載されていなければならない。

1 （a、c）
2 （a、d）
3 （b、c）
4 （b、d）

問89 日本薬局方に関する記述の正誤について、正しい組み合わせはどれか。 (富山R4年)

a 日本薬局方とは、厚生労働大臣が医薬品の性状及び品質の適正を図るため、薬事・食品衛生審議会の意見を聴いて、保健医療上重要な医薬品について、必要な規格・基準及び標準的試験法等を定めたものである。

b 日本薬局方に収載されている医薬品の中には、一般用医薬品として販売されているものもある。

c 日本薬局方に収載されている医薬品にあっては、直接の容器又は直接の被包に「日本薬局方」の文字が記載されていなければならない。

d 日本薬局方に収載されている医薬品にあっては、その性状、品質が日本薬局方で定める基準に適合しないものは販売できない。

	a	b	c	d
1	正	正	正	誤
2	正	正	誤	正
3	正	誤	正	正
4	誤	正	正	正
5	正	正	正	正

問90 次のマークが表示されている食品として、正しいものはどれか。ただし、マーク中の「区分」の記載については考慮しなくてよい。 (東京R4年)

1 特定保健用食品
2 特別用途食品（特定保健用食品を除く。）
3 栄養機能食品
4 栄養補助食品
5 機能性表示食品

問91 化粧品に関する以下の記述の正誤について、正しい組み合わせを下から一つ選びなさい。 （宮崎R4年）

ア 化粧品とは、人の身体の構造若しくは機能に影響を及ぼすことを目的とするものである。

イ 化粧品を業として販売する場合には、販売業の許可が必要である。

ウ 化粧品は、医薬品的な効能効果を表示・標榜することが認められている。

エ 化粧品の成分本質（原材料）については、用途を問わず医薬品の成分を配合することは認められていない。

	ア	イ	ウ	エ
1	正	正	誤	正
2	正	誤	正	正
3	正	誤	正	誤
4	誤	正	正	誤
5	誤	誤	誤	誤

問92 一般用医薬品及び要指導医薬品に関する次の記述の正誤について、正しい組合せはどれか。 （栃木R5年）

a 一般用医薬品及び要指導医薬品は、「薬剤師その他の医薬関係者から提供された情報に基づく需要者の選択により使用されることが目的とされているもの」である。

b 効能効果の表現に関しては、要指導医薬品では通常、診断疾患名（例えば、胃炎、胃・十二指腸潰瘍等）で示されているのに対し、一般用医薬品では、一般の生活者が判断できる症状（例えば、胃痛、胸やけ、むかつき、もたれ等）で示されている。

c 医薬品医療機器等法施行規則に規定された期間を経過し、薬事・食品衛生審議会において、一般用医薬品として取り扱うことが適切であると認められた要指導医薬品は、一般用医薬品に分類される。

d 卸売販売業者は、配置販売業者に対し、一般用医薬品及び要指導医薬品以外の医薬品を販売又は授与してはならない。

	a	b	c	d
1	正	正	誤	誤
2	誤	誤	正	誤
3	正	誤	正	誤
4	正	誤	誤	正
5	誤	正	誤	正

問93 配置販売業に関する記述の正誤について、正しい組合せを一つ選べ。 （大阪R4年）

a 配置販売業者又はその配置員は、医薬品の配置販売に従事しようとするときは、配置販売業者の氏名及び住所、配置販売に従事する者の氏名及び住所並びに区域及びその期間を、あらかじめ、配置販売に従事しようとする区域の都道府県知事に届け出なければならない。

b 配置販売業者は、薬剤師が区域管理者として配置販売に従事していれば、すべての一般用医薬品を販売することができる。

c 配置販売業者は、購入者の求めに応じて医薬品の包装を開封して分割販売することができる。

d 配置販売業者又はその配置員は、その住所地の都道府県知事が発行する身分証明書の交付を受け、かつ、これを携帯しなければ、医薬品の配置販売に従事してはならない。

	a	b	c	d
1	正	誤	正	誤
2	正	誤	誤	正
3	誤	誤	正	誤
4	正	正	誤	誤
5	誤	誤	誤	正

問94 1～5の事項のうち、リスク区分に応じた情報提供又は相談対応の実効性を高めるため、店舗販売業者が店舗の見やすい場所に掲示しなければならない事項として、誤っているものはどれか。 （愛知R4年）

1 取り扱う要指導医薬品及び一般用医薬品の区分

2 要指導医薬品、第1類医薬品、第2類医薬品及び第3類医薬品の表示に関する解説

3 勤務する者の名札等による区別に関する説明

4 医薬品・医療機器等安全性情報報告制度に関する解説

5 指定第2類医薬品の陳列等に関する解説

問95 店舗販売業に関する記述の正誤について、正しい組み合わせはどれか。 (広島R4年)

a 店舗販売業の許可は、6年ごとに、その更新を受けなければ、その期間の経過によって、その効力を失う。

b 店舗販売業者は、その店舗における店舗管理者の意見を尊重しなければならない。

c 登録販売者として業務に従事した期間が条件を満たしていれば、店舗管理者を補佐する薬剤師を設置しなくても、登録販売者は、要指導医薬品を販売する店舗の管理者になることができる。

d 店舗販売業の許可を受けた店舗においては、薬剤師が従事している場合に限り、医薬品をあらかじめ小分けし、販売することが認められる。

	a	b	c	d
1	正	正	誤	誤
2	正	誤	正	正
3	正	正	誤	正
4	誤	正	正	誤
5	誤	誤	誤	正

問96 これまでに認められている特定保健用食品の表示内容及び保健機能成分の関係について、正しい組み合わせを下から一つ選びなさい。 (福岡R5年)

	表示内容		保健機能成分
ア	おなかの調子を整える	―	大豆イソフラボン
イ	カルシウム等の吸収を高める	―	フラクトオリゴ糖
ウ	骨の健康維持に役立つ	―	ポリデキストロース
エ	歯の健康維持に役立つ	―	エリスリトール

1 （ア、イ）
2 （ア、ウ）
3 （イ、エ）
4 （ウ、エ）

問97 行政庁の監視指導、苦情相談窓口に関する次の記述の正誤について、正しい組合せはどれか。 　　　　　　　　　　　　　　　　　　　　　　　　　（群馬R4年）

a　都道府県知事（薬局又は店舗販売業にあっては、その薬局又は店舗の所在地が保健所設置市又は特別区の区域にある場合においては、市長又は区長。以下「都道府県知事等」という。）は、当該職員（薬事監視員）に、無承認無許可医薬品、不良医薬品又は不正表示医薬品等の疑いのある物を、試験のため必要な最少分量に限り、収去させることができる。

b　薬局開設者や医薬品の販売業者が、命ぜられた報告を怠ったり、虚偽の報告をすることは、医薬品医療機器等法に規定する罰則の対象である。

c　都道府県知事等は、薬局開設者又は医薬品の販売業者に対して、一般用医薬品の販売等を行うための業務体制が基準（体制省令）に適合しなくなった場合においては、その業務体制の整備を命ずることができるが、法令の遵守を確保するための措置が不十分である場合に、その改善に必要な措置を講ずべきことを命ずることはできない。

d　医薬品の販売関係の業界団体・職能団体においては、一般用医薬品の販売等に関する苦情を含めた様々な相談を購入者等から受けつける窓口を設置し、業界内における自主的なチェックと自浄的是正を図る取り組みがなされている。

	a	b	c	d
1	正	誤	誤	正
2	正	正	誤	正
3	誤	誤	正	誤
4	正	正	正	誤
5	誤	正	正	正

問98 生物由来製品に関する以下の記述の正誤について、正しい組み合わせを下から一つ選びなさい。 　　　　　　　　　　　　　　　　（佐賀R4年）

ア　生物由来製品には、植物に由来するもののみを原料又は材料として製造されるものはない。

イ　生物由来製品は、製品の使用による感染症の発生リスクに着目して指定されている。

ウ　医療機器及び再生医療等製品は、生物由来製品の指定対象とならない。

エ　生物由来製品として指定された一般用医薬品はない。

	ア	イ	ウ	エ
1	正	正	正	正
2	正	正	誤	正
3	正	誤	正	誤
4	誤	正	正	誤
5	誤	誤	誤	正

模擬試験問題2

薬事関係法規と制度　**249**

問99 医薬品等適正広告基準に関する記述の正誤について、正しい組合せを一つ選べ。 (大阪R4年)

a 一般用医薬品について、同じ有効成分を含有する医療用医薬品の効能効果をそのまま標榜(ぼう)する広告は、承認されている内容を正確に反映した広告とはいえない。

b チラシやパンフレット等の同一紙面に、医薬品と、食品、化粧品、雑貨類等の医薬品ではない製品を併せて掲載することは認められていない。

c 医療機関が推薦している旨の広告を行うことは、仮に事実であったとしても、原則として不適当とされている。

d 医薬品の広告については、生命関連製品としての信用や品位が損なわれることのないよう、節度ある適切な内容や表現が求められる。

	a	b	c	d
1	正	誤	正	正
2	正	正	正	誤
3	正	正	誤	誤
4	誤	正	誤	正
5	誤	誤	正	正

問100 濫用等のおそれのあるものとして厚生労働大臣が指定する医薬品（平成26年厚生労働省告示第252号）に関する記述のうち、正しいものの組み合わせはどれか。 (愛媛R4年)

a 当該医薬品を購入しようとする者が、適正な使用のために必要と認められる数量を超えて当該医薬品を購入しようとする場合は、薬局開設者、店舗販売業者又は配置販売業者は、その理由を薬剤師又は登録販売者に確認させなければならない。

b 当該医薬品を購入しようとする者が若年者である場合は、薬局開設者、店舗販売業者又は配置販売業者は、保護者の氏名及び住所を薬剤師又は登録販売者に確認させなければならない。

c プソイドエフェドリンを有効成分として含有する製剤は、すべて指定されている。

d メチルシステイン塩酸塩を有効成分として含有する製剤は、すべて指定されている。

1 （a、b）
2 （a、c）
3 （a、d）
4 （b、d）
5 （c、d）

●医薬品の適正使用と安全対策

問101　一般用医薬品（人体に直接使用しない検査薬を除く。）の添付文書等に関する次の記述の正誤について、正しい組合せはどれか。

（東京R4年）

a　添付文書の内容は、医薬品の有効性・安全性等に係る新たな知見、使用に係る情報に基づき、1年に1回定期的に改訂がなされている。

b　販売名に薬効名が含まれているような場合には、薬効名の記載は省略されることがある。

c　病気の予防・症状の改善につながる事項（いわゆる「養生訓」）は、一般の生活者に分かりやすく示すために、必ず記載しなければならない。

d　令和3年8月1日から医療用医薬品への紙の添付文書の同梱を廃止し、注意事項等情報は電子的な方法により提供されることとなったが、一般用医薬品等の消費者が直接購入する製品は、引き続き紙の添付文書が同梱される。

	a	b	c	d
1	正	正	正	誤
2	誤	正	誤	正
3	正	誤	誤	誤
4	誤	誤	正	正
5	正	正	誤	正

問102　一般用医薬品の製品表示に関する記述のうち、誤っているものはどれか。

（愛知R4年）

1　医薬品医療機器等法の規定による法定表示のほか、他の法令に基づく製品表示がなされていることがある。

2　適切な保存条件の下で製造後2年を超えて性状及び品質が安定であることが確認されている医薬品には、使用期限の法的な表示義務はない。

3　1回服用量中0.1mLを超えるアルコールを含有する内服液剤（滋養強壮を目的とするもの）については、アルコールを含有する旨及びその分量が記載されている。

4　添付文書を見なくても適切な保管がなされるよう、容器や包装にも保管に関する注意事項が記載されている。

問103 一般用医薬品の添付文書に関する次の記述の正誤について、正しい組合せはどれか。 (長野R5年)

a 添付文書の内容は変わるものであり、医薬品の有効性・安全性等に係る新たな知見、使用に係る情報に基づき、半年に1回の改訂が義務づけられている。

b 添付文書の販売名の上部に、「使用にあたって、この説明文書を必ず読むこと。また、必要なときに読めるよう大切に保存すること。」等の文言が記載されている。

c 製品の特徴は、医薬品を使用する人に、その製品の概要を分かりやすく説明することを目的として記載されている。

d 一般用医薬品を使用した人が医療機関を受診する際には、その添付文書を持参し、医師や薬剤師に見せて相談することが重要である。

	a	b	c	d
1	正	誤	正	誤
2	誤	正	正	正
3	正	誤	誤	正
4	正	正	正	誤
5	誤	正	誤	誤

問104 一般用医薬品の添付文書の成分及び分量の項目において、添加物として配合されている成分に関する記述のうち、正しいものの組み合わせはどれか。 (鳥取R5年)

a 有効成分の名称及び分量の記載と併せて掲げられている。

b 厚生労働省の通知に基づいて、添付文書及び外箱への記載がなされている。

c 「香料」「pH調整剤」などのように用途名で記載することはできない。

d 商取引上の機密にあたる添加物については、「その他n成分」（nは記載から除いた添加物の成分数）として記載している場合もある。

1 （a、b）
2 （a、d）
3 （b、c）
4 （b、d）
5 （c、d）

問105 次の1〜5で示される医薬品成分のうち、長期連用によりアルミニウム脳症及びアルミニウム骨症を生じるおそれがあるため、一般用医薬品の添付文書の「してはいけないこと」の項目に、「長期連用しないこと」と記載されるものはどれか。 (秋田R4年)

1　グリチルレチン酸
2　センノシド
3　タンニン酸アルブミン
4　アルジオキサ
5　ロートエキス

問106 一般用医薬品の保管及び取扱い上の注意に関する次の記述の正誤について、正しい組合せはどれか。 (山梨R4年)

a　開封後の散剤は、冷蔵庫内で保管することが望ましい。
b　一般用医薬品を小児に使用する場合は、夜間の急な発熱時等にすぐに使えるよう小児の枕元に置くことが望ましい。
c　消毒用アルコールは、危険物に該当するため、その容器に消防法に基づく注意事項が表示されている。
d　開封後の点眼剤は、変質等のおそれがあるため、複数の使用者間で使い回して早く使い切ることが望ましい。

	a	b	c	d
1	誤	正	誤	正
2	正	誤	正	誤
3	正	正	誤	誤
4	誤	誤	正	誤
5	正	誤	誤	正

問107 一般用医薬品の添付文書の「してはいけないこと」の項に「服用後、乗物又は機械類の運転操作をしないこと」と記載される医薬品の成分として、正しいものの組み合わせを下から一つ選びなさい。 (福岡R4年)

ア　ジフェンヒドラミン塩酸塩
イ　スコポラミン臭化水素酸塩水和物
ウ　インドメタシン
エ　スクラルファート

1　（ア、イ）
2　（ア、エ）
3　（イ、ウ）
4　（ウ、エ）

問108 緊急安全性情報に関する記述の正誤について、正しい組み合わせはどれか。 (富山R4年)

a 緊急安全性情報は、都道府県知事からの命令、指示、製造販売業者の自主決定等に基づいて作成される。

b A4サイズの黄色地の印刷物で医療機関や薬局等へ直接配布されるものであり、ファックス、電子メールによる情報提供はできない。

c 医薬品及び再生医療等製品について緊急かつ重大な注意喚起や使用制限に係る対策が必要な状況にある場合に作成されるが、医療機器については作成の対象とならない。

d 一般用医薬品に関係する緊急安全性情報が発出されたことはない。

	a	b	c	d
1	誤	誤	誤	正
2	誤	誤	正	誤
3	誤	正	誤	誤
4	正	誤	誤	正
5	誤	誤	誤	誤

問109 一般用医薬品の添付文書における使用上の注意の記載に関する記述のうち、正しいものの組み合わせはどれか。 (山口R4年)

a 1日用量がグリチルリチン酸として40mg以上、又はカンゾウとして1g以上含有する漢方生薬製剤は、偽アルドステロン症を生じるおそれがあるため、「短期間の服用にとどめ、連用しないこと」とされている。

b ポビドンヨードが配合された含嗽薬は、ヨウ素の体内摂取が増える可能性があり、疾患の治療に影響を及ぼすおそれがあるため、「肝臓病の診断を受けた人」は「相談すること」とされている。

c ビタミンA主薬製剤は、妊娠3ヶ月前から妊娠3ヶ月までの間に栄養補助剤から1日10,000国際単位以上のビタミンAを継続的に摂取した婦人から生まれた児に、先天異常（口裂、耳・鼻の異常等）の発生率の増加が認められたとの研究報告があるため、「妊娠3ヶ月以内の妊婦、妊娠していると思われる人又は妊娠を希望する人」は「相談すること」とされている。

d 次硝酸ビスマスが配合された止瀉薬は、乳汁中に移行する可能性があるため、「授乳中の人」は「相談すること」とされている。

1 （a、b）
2 （a、c）
3 （b、c）
4 （b、d）
5 （c、d）

問110 以下の配合成分のうち、一般用医薬品の添付文書の「次の人は使用（服用）しないこと」の項に、「本剤又は本剤の成分、牛乳によるアレルギー症状を起こしたことがある人」と記載されるものとして、正しいものを一つ選びなさい。 (長崎R4年)

1 タンニン酸アルブミン
2 アミノフィリン水和物
3 ジヒドロコデインリン酸塩
4 ロートエキス
5 エチニルエストラジオール

問111 一般用医薬品の保管及び取扱い上の注意に関する記述の正誤について、正しい組合せを一つ選べ。 (大阪R4年)

a 医薬品は、適切な保管がなされないと化学変化や雑菌の繁殖等を生じることがあるため、特に開封後の散剤は、冷蔵庫内に保管されるのが望ましい。

b 医薬品は、容器を移し替えると、誤用の原因になったり、品質が変わったりすることがあるので、旅行等で携行する場合であっても、他の容器に入れ替えることは適当ではない。

c 点眼薬は、開封後長期間保存すると変質するおそれがあるため、家族間で共用し、できる限り早目に使い切ることが望ましい。

d 購入後すぐ開封しない場合等に、添付文書を見なくても適切な保管がなされるよう、その医薬品の容器や包装にも、保管に関する注意事項が記載されている。

	a	b	c	d
1	正	正	誤	誤
2	正	誤	正	誤
3	誤	正	正	正
4	正	誤	誤	正
5	誤	正	誤	正

問112 緊急安全性情報に関する次の記述について、（　　　）の中に入れるべき字句の正しい組合せはどれか。　　　　　　　　（茨城R4年）

　医薬品、医療機器又は再生医療等製品について（　a　）や使用制限に係る対策が必要な状況にある場合に、厚生労働省からの命令、指示、製造販売業者の自主決定等に基づいて作成される。製造販売業者及び行政当局による報道発表、（独）医薬品医療機器総合機構による医薬品医療機器情報配信サービスによる配信（PMDA メディナビ）、製造販売業者から医療機関や薬局等への直接配布、ダイレクトメール、ファックス、電子メール等による情報提供（（　b　）以内）等により情報伝達されるものである。A4サイズの印刷物で、（　c　）とも呼ばれる。

	a	b	c
1	緊急かつ重大な注意喚起	1ヶ月	イエローレター
2	一般的な使用上の注意の改訂	3ヶ月	イエローレター
3	緊急かつ重大な注意喚起	3ヶ月	イエローレター
4	一般的な使用上の注意の改訂	1ヶ月	ブルーレター
5	緊急かつ重大な注意喚起	1ヶ月	ブルーレター

問113 医薬品副作用被害救済制度に関する以下の記述のうち、正しいものの組み合わせを下から一つ選びなさい。　　　　　　　　（福岡R4年）

ア　健康被害を受けた本人又は家族が給付請求を行う。

イ　給付請求があった場合、その健康被害が医薬品の副作用によるものかどうかなどの医学的薬学的判断を要する事項について薬事・食品衛生審議会の諮問・答申を経て、厚生労働大臣が判定した結果に基づいて各種給付が行われる。

ウ　救済給付業務に必要な費用のうち、給付費については、独立行政法人医薬品医療機器総合機構法の規定に基づいて、事業費の全額が国庫により賄われている。

エ　給付の種類としては、医療費、医療手当、障害年金、障害児養育年金、遺族年金、遺族一時金及び葬祭料があり、全てに請求期限が定められている。

1　（ア、イ）
2　（ア、エ）
3　（イ、ウ）
4　（ウ、エ）

問114 独立行政法人医薬品医療機器総合機構（以下「総合機構」という。）に関する記述の正誤について、正しい組み合わせはどれか。

（愛知R4年）

a　総合機構のホームページでは、添付文書情報のほか、医薬品等の製品回収に関する情報や患者向医薬品ガイド等の情報が掲載されている。

b　医薬品副作用被害救済制度において、健康被害を受けた本人（又は家族）の給付請求を受けて、その健康被害が医薬品の副作用によるものかどうかなど、医学的薬学的判断を要する事項について総合機構が審議し、給付の判定を行っている。

c　総合機構は、医薬品医療機器情報配信サービス（PMDA メディナビ）を行っており、このサービスは誰でも利用可能である。

d　総合機構は、医薬品副作用被害救済制度の相談窓口を設けている。

	a	b	c	d
1	誤	正	正	誤
2	正	誤	正	正
3	誤	正	誤	正
4	正	誤	正	誤
5	正	正	誤	正

問115 安全性速報に関する記述の正誤について、正しい組合せを一つ選べ。

（大阪R4年）

a　対象となるのは医薬品のみであり、医療機器や再生医療等製品は対象にならない。

b　一般的な使用上の注意の改訂情報よりも迅速な注意喚起や、適正使用のための対応の注意喚起が必要な場合に作成される。

c　厚生労働省からの命令、指示、製造販売業者の自主決定等に基づいて作成される。

d　A4サイズの黄色地の印刷物で、イエローレターとも呼ばれる。

	a	b	c	d
1	誤	正	正	誤
2	正	正	誤	正
3	正	誤	正	誤
4	誤	正	誤	正
5	正	誤	正	正

問116 企業からの副作用の報告に関する以下の表について、（　　　）の中に入れるべき字句の正しい組み合わせはどれか。　(青森R4年)

○ 企業からの副作用症例報告			報告期限	
		重篤性	国内事例	外国事例
医薬品によるものと疑われる副作用症例の発生	使用上の注意から予測できないもの	死亡	（　a　）	
		重篤（死亡を除く）	15日以内	
		非重篤	定期報告	
	使用上の注意から予測できるもの	死亡	15日以内	
		重篤（死亡を除く）：新有効成分含有医薬品として承認後（　b　）	15日以内	
		市販直後調査などによって得られたもの	15日以内	
		重篤（死亡を除く）：上記以外	（　c　）	
		非重篤		

```
        a          b          c
1    7日以内     2年以内     15日以内
2    7日以内     3年以内     30日以内
3   15日以内     2年以内     30日以内
4   15日以内     3年以内     15日以内
5   15日以内     3年以内     30日以内
```

問117
医薬品の適正使用のための啓発活動等に関する次の記述の正誤について、正しい組合せはどれか。 （茨城R4年）

a 「6. 26国際麻薬乱用撲滅デー」を広く普及し、薬物乱用防止を一層推進するため、「ダメ。ゼッタイ。」普及運動が実施されている。

b 要指導医薬品や一般用医薬品の乱用をきっかけに、違法な薬物の乱用につながることがある。

c 薬物乱用の危険性や医薬品の適正使用の重要性等に関する知識は、小中学生のうちから啓発することが重要である。

	a	b	c
1	誤	正	正
2	正	誤	正
3	誤	正	誤
4	正	誤	誤
5	正	正	正

問118
医薬品の製造販売業者等が行う安全性等の調査に関する記述の正誤について、正しい組み合わせはどれか。 （愛知R4年）

a 既存の医薬品と明らかに異なる有効成分が配合されたものについては、10年を超えない範囲で厚生労働大臣が承認時に定める一定期間（概ね8年）、承認後の使用成績等を製造販売業者等が集積し、厚生労働省へ提出する制度（再審査制度）が適用される。

b 製造販売業者等には、医薬品医療機器等法第68条の10第1項の規定に基づき、製造販売をし、又は承認を受けた医薬品について、その副作用により、癌その他の重大な疾病、障害若しくは死亡が発生するおそれがあることを示す研究報告を知ったときは、その旨を30日以内に厚生労働大臣に報告しなければならない。

c 医療用医薬品で使用されていた有効成分を一般用医薬品で初めて配合したものについては、承認条件として承認後の一定期間（概ね3年）、安全性に関する調査及び調査結果の報告が求められている。

d サリドマイド事件、スモン事件等を踏まえ、1979年に薬事法が改正され、医薬品の市販後の安全対策の強化を図るための再審査・再評価制度等が創設された。

	a	b	c	d
1	正	正	正	誤
2	正	正	誤	正
3	正	誤	正	正
4	誤	正	正	正
5	正	正	正	正

問119 医薬品 PL センターに関する記述の正誤について、正しい組み合わせはどれか。　　　　　　　　　　　　　　　　　　　　(広島R4年)

a　医薬品副作用被害救済制度の対象とならないケースのうち、製品不良など、製薬企業に損害賠償責任がある場合には、「医薬品 PL センター」への相談が推奨される。

b　日本製薬団体連合会において、平成 7 年の製造物責任法（平成 6 年法律第 85 号）の施行と同時に開設された。

c　消費者が、医薬品又は医薬部外品に関する苦情について製造販売元の企業と交渉するに当たって、消費者側の立場で、交渉の仲介や調整・あっせんを行う。

	a	b	c
1	誤	正	正
2	正	誤	誤
3	誤	誤	正
4	正	誤	正
5	正	正	誤

問120 一般用医薬品の安全対策に関する記述について、（　　　）の中に入れるべき字句の正しい組合せを一つ選べ。なお、複数箇所の（　b　）には、いずれも同じ字句が入る。　　　(大阪R4年)

（　a　）等が配合されたアンプル入り（　b　）の使用による重篤な副作用（ショック）で 1959 年から 1965 年までの間に計 38 名の死亡例が発生した。アンプル剤は錠剤や散剤等、他の剤形に比べて、血中濃度が（　c　）高値に達するため、通常用量でも副作用を生じやすいことが確認されたことから、1965 年、厚生省（当時）より関係製薬企業に対し、アンプル入り（　b　）製品の回収が要請された。

	a	b	c
1	プソイドエフェドリン塩酸塩	胃腸薬	緩やかに
2	プソイドエフェドリン塩酸塩	かぜ薬	急速に
3	アミノピリン	かぜ薬	緩やかに
4	アミノピリン	かぜ薬	急速に
5	アミノピリン	胃腸薬	急速に

模擬試験問題 3

登録販売者試験問題

全国（全地域からの抽出問題）

注意事項

1 試験時間は、○時○分から○時○分までの○時間です。

2 試験問題は、監督員の指示があるまで開かないでください。

3 机の上には、受験票、筆記用具、時計以外は置かないでください。
　携帯電話は、電源を切ってカバンの中にしまってください。

4 試験開始の合図があったら、問題用紙が○ページあることを確認し、乱丁・落丁、印刷不鮮明がある場合は、手を挙げて監督員に合図してください。

5 試験問題についての質問は認めません。

6 解答用紙の記入に当たっては、解答用紙に印刷されている注意事項をよく読んで記入してください。

7 試験終了の合図があったら、筆記用具を机に置き、退室の許可があるまでそのまま着席しておいてください。

8 監督員の指示に従わない場合や不正行為を行った場合は、退場を命じることがあります。その場合の受験は無効となります。

9 試験開始後○分を経過した時点から試験終了○分前までの間は、途中退室ができます。途中退室をする場合には、監督員に解答用紙を必ず手渡してください。

　問題用紙はお持ち帰りください。

※この注意事項は、実際の試験問題を参考に作成したものです。

※本書では、出題時の問題をできる限り忠実に再現しました。<u>出題された地域により用字用語等が異なる場合があります。</u>

●医薬品に共通する特性と基本的な知識

問 1 医薬品の本質に関する以下の記述の正誤について、正しい組み合わせはどれか。 (青森R5年)

a 医薬品は、人の疾病の治療若しくは予防に使用されるものであり、疾病の診断のためには使用されない。

b 医薬品は、人の身体の構造や機能に影響を及ぼすことを目的とする生命関連製品である。

c 医薬品は、市販後にも、医学・薬学等の新たな知見、使用成績等に基づき、その有効性、安全性等の確認が行われる仕組みになっている。

d 医薬品は、人の生命や健康に密接に関連するものであるため、高い水準で均一な品質が保証されていなければならない。

	a	b	c	d
1	正	正	正	正
2	誤	正	正	正
3	正	誤	正	正
4	正	正	誤	正
5	正	正	正	誤

問 2 医薬品のリスク評価に関する以下の記述の正誤について、正しい組み合わせはどれか。 (福島R4年)

a 医薬品の効果とリスクは、用量と作用強度の関係（用量-反応関係）に基づいて評価される。

b 薬物用量が治療量上限を超えると、やがて効果よりも有害反応が強く発現する「中毒量」となり、「最小致死量」を経て、「致死量」に至る。

c 少量の投与であれば、長期投与された場合でも毒性が発現することはない。

d 動物実験により求められる50％致死量（LD_{50}）は、薬物の毒性の指標として用いられる。

	a	b	c	d
1	正	正	正	正
2	誤	正	正	正
3	正	誤	正	正
4	正	正	誤	正
5	正	正	正	誤

問 3 一般的に「健康食品」と呼ばれる健康増進や維持の助けとなる食品（以下「健康食品」という。）に関する記述のうち、正しいものの組み合わせはどれか。　　　　　　　　　　　　　　（静岡R3年）

a　健康食品の誤った使用法により健康被害が生じることがある。

b　「栄養機能食品」については、「特定の保健機能の表示」、例えばキシリトールを含む食品に対して「虫歯の原因になりにくい食品です」などの表示が許可されている。

c　医薬品を扱う者は、健康食品は、法的にも、また安全性や効果を担保する科学的データの面においても、医薬品とは異なるものであることを認識し、消費者に指導・説明を行わなくてはならない。

d　「機能性表示食品」には、機能性関与成分によって、疾病のリスクの低減並びに健康の維持及び増進に資する特定の保健の目的が期待できる旨を科学的根拠に基づいて容器包装に表示する食品が含まれる。

1　（a、b）
2　（a、c）
3　（b、d）
4　（c、d）

問 4 医薬品の副作用に関する記述の正誤について、正しい組み合わせを1つ選びなさい。　　　　　　　　　　　　　　　　（奈良R3年）

a　一般用医薬品は、通常、その使用を中断することによる不利益よりも、重大な副作用を回避することが優先される。

b　医薬品を使用した場合には、期待される有益な反応（主作用）以外の反応が現れることがあり、その反応はすべて副作用として扱われる。

c　副作用は、薬理作用によるものとアレルギー（過敏反応）に大別される。

d　副作用は、容易に異変を自覚できるものばかりでなく、血液や内臓機能への影響等のように、直ちに明確な自覚症状として現れないこともある。

	a	b	c	d
1	正	正	正	誤
2	正	誤	正	正
3	誤	正	正	誤
4	誤	正	誤	正
5	正	誤	誤	正

問 5　医薬品等の相互作用に関する記述のうち、正しいものの組み合わせはどれか。

（岡山R3年）

a　生薬成分が配合された医薬品と食品（ハーブ等）として流通している生薬成分を合わせて摂取すると、その医薬品の効き目や副作用を増強させることがある。

b　酒類（アルコール）をよく摂取する者では、肝臓の代謝機能が高まっていることが多い。その結果、アセトアミノフェンなどでは、通常よりも代謝されやすくなり、体内から医薬品が速く消失して十分な薬効が得られなくなることがある。

c　外用薬や注射薬は内服薬と異なり、食品によってその作用や代謝に影響を受けることはない。

d　複数の疾病を有する人では、疾病ごとにそれぞれ医薬品が使用されるが、医薬品同士の相互作用に関しては特に注意する必要はない。

1　（a、b）
2　（a、c）
3　（a、d）
4　（b、c）
5　（c、d）

問 6　プラセボ効果に関する記述の正誤について、正しい組合せを一つ選べ。

（大阪R4年）

a　医薬品を使用したとき、結果的又は偶発的に薬理作用による作用を生じることをプラセボ効果という。

b　プラセボ効果によってもたらされる反応や変化には、望ましいもの（効果）と不都合なもの（副作用）がある。

c　プラセボ効果は、主観的な変化と客観的に測定可能な変化が、確実に現れる。

d　プラセボ効果は、時間経過による自然発生的な変化（自然緩解など）が関与して生じる場合があると考えられる。

	a	b	c	d
1	正	誤	正	正
2	正	正	正	誤
3	正	正	誤	誤
4	誤	正	誤	正
5	誤	誤	正	正

問 7　小児への医薬品使用等に関する記述の正誤について、正しい組み合わせはどれか。　　　　　　　　（山口R5年）

a　「医療用医薬品の添付文書等の記載要領の留意事項（平成29年6月8日付け薬生安発0608第1号厚生労働省医薬・生活衛生局安全対策課長通知別添）」において、小児という場合には、おおよその目安として、7歳未満の年齢区分が用いられている。

b　小児は、大人と比べて身体の大きさに対して腸が長く、服用した医薬品の吸収率が相対的に高い。

c　年齢に応じた用法用量が定められていない医薬品の場合は、保護者等に対して、成人用の医薬品の量を減らして小児へ与えるよう説明することが重要である。

d　小児は、血液脳関門が発達しているため、吸収されて循環血液中に移行した医薬品の成分が脳に達しにくい。

	a	b	c	d
1	正	誤	正	誤
2	正	誤	誤	正
3	正	正	誤	誤
4	誤	正	正	正
5	誤	正	誤	誤

問 8　医薬品と食品との飲み合わせに関する次の記述の正誤について、正しい組合せはどれか。　　　　　　　　（長野R3年）

a　アルコールは、主として肝臓で代謝されるため、酒類（アルコール）をよく摂取する者では、肝臓の代謝機能が低下していて、医薬品が体内から代謝されにくくなっている。

b　総合感冒薬にはカフェインが含まれているものがあり、水ではなくコーヒーで飲むことでカフェインの過剰摂取になることがある。

c　外用薬は食品と吸収される部位が異なるため、食品による医薬品の作用や代謝への影響を考える必要はない。

	a	b	c
1	誤	誤	誤
2	誤	誤	正
3	誤	正	誤
4	正	誤	誤

問 9 高齢者と医薬品に関する記述の正誤について、正しい組み合わせはどれか。
（愛知 R 4 年）

a 「医療用医薬品の添付文書等の記載要領の留意事項」（平成 29 年 6 月 8 日付け薬生安発 0608 第 1 号厚生労働省医薬・生活衛生局安全対策課長通知別添）では、おおよその目安として、65 歳以上を高齢者としている。

b 一般用医薬品の使用によって、基礎疾患の症状が悪化することはない。

c 添付文書や製品表示の文字は、高齢者でも読み取ることが容易であることから、情報提供の際に特段の配慮は必要ない。

d 高齢者では、医薬品の飲み忘れを起こしやすい傾向があり、家族や周囲の人の理解や協力といった配慮が重要である。

	a	b	c	d
1	誤	誤	正	正
2	正	誤	誤	正
3	正	正	誤	誤
4	正	正	正	誤
5	誤	正	正	正

問10 医薬品のリスク評価に関する記述のうち、正しいものの組み合わせはどれか。
（岐阜 R 5 年）

a 投与量と効果の関係は、薬物用量の増加に伴い、効果の発現が検出されない「無作用量」から、最小有効量を経て「治療量」に至る。

b 製造販売後安全管理の基準として Good Post-marketing Study Practice（GPSP）が制定されている。

c Good Clinical Practice（GCP）に準拠した手順で安全な治療量を設定することが新規医薬品の開発に関連する臨床試験（治験）の目標の一つである。

d 治療量を超えた量を単回投与した場合、毒性が発現するおそれはない。

1 （a、b）
2 （a、c）
3 （b、d）
4 （c、d）

問11 妊婦又は妊娠していると思われる女性及び母乳を与える女性（授乳婦）への医薬品の使用に関する記述の正誤について、正しい組合せを一つ選べ。 （京都R3年）

a 妊娠の有無やその可能性については、購入者側にとって他人に知られたくない場合もあることから、一般用医薬品の販売等において専門家が情報提供や相談対応を行う際には、十分配慮することが必要である。

b ビタミンAを含有する医薬品は、妊娠前後の一定期間に通常の用量を超えて摂取しても、胎児に先天異常を起こす危険性は低いとされている。

c 胎盤には、栄養補給のために胎児と母体の血液を循環させる仕組み（血液－胎盤関門）があるため、母体が医薬品を使用した場合には、医薬品の成分も容易に胎児に移行される。

d 乳汁中に移行することが知られている医薬品の中には、通常の使用の範囲では具体的な悪影響が判明していないものもある。

	a	b	c	d
1	正	誤	正	誤
2	誤	正	正	誤
3	誤	誤	正	正
4	正	正	誤	誤
5	正	誤	誤	正

問12 医薬品の品質に関する記述の正誤について、正しい組み合わせはどれか。 （香川R3年）

a 医薬品を保管・陳列する場所については、清潔性が保たれるとともに、温度や湿度に留意する必要がある。

b 医薬品は、適切な保管・陳列がなされなければ、医薬品の効き目が低下したり、人体に好ましくない作用をもたらす物質を生じることがある。

c 医薬品に表示されている「使用期限」は、開封・未開封を問わず、製品の品質が保持される期限である。

d 一般用医薬品は、購入された後、すぐに使用されるとは限らず、家庭における常備薬として購入されることも多いことから、外箱等に記載されている使用期限から十分な余裕をもって販売等がなされることが重要である。

	a	b	c	d
1	誤	正	誤	正
2	誤	誤	正	正
3	正	正	誤	正
4	正	誤	誤	誤
5	正	正	正	誤

問13 販売時のコミュニケーションに関する以下の記述の正誤について、正しい組み合わせを下から一つ選びなさい。 （鹿児島R3年）

ア 登録販売者は、第二類医薬品及び第三類医薬品の販売、情報提供等を担う観点から、生活者のセルフメディケーションを支援していくという姿勢で臨むことが基本となる。

イ 医薬品を使用する購入者の状況は随時変化することはないため、コミュニケーションの機会を頻回に確保する必要はない。

ウ 医薬品の販売に従事する専門家が購入者から確認しておきたいポイントとして、その医薬品を使用する人の医療機関における治療の有無が挙げられる。

エ 医薬品の販売に従事する専門家は、購入者に症状がある場合、それはいつ頃からか、その原因や患部の特定はされているかの状況把握に努めることが望ましい。

	ア	イ	ウ	エ
1	正	正	正	正
2	正	正	誤	誤
3	正	誤	正	正
4	誤	正	正	誤
5	誤	誤	誤	正

問14 医療機関で治療を受けている人の医薬品使用に関する記述のうち、正しいものの組み合わせはどれか。 （山口R4年）

a 疾患の種類や程度によっては、一般用医薬品を使用することでその症状が悪化したり、治療が妨げられることがある。

b 特定の症状がある人であっても、医療機関で治療を特に受けていない場合は、一般用医薬品の使用により、症状が悪化することはない。

c 登録販売者は、医療機関・薬局で交付された薬剤を使用している人についても、一般用医薬品との併用の可否を判断しなければならない。

d 過去に医療機関で治療を受けていた場合には、どのような疾患について、いつ頃かかっていたのかを踏まえ、購入者等が使用の可否を適切に判断することができるよう、情報提供がなされることが重要である。

1 （a、b）
2 （a、c）
3 （a、d）
4 （b、c）
5 （c、d）

問15 一般用医薬品の役割に関する次の記述の正誤について、正しい組合せはどれか。 (山梨R5年)

a 生活習慣病等の疾病に伴う症状発現の予防（科学的・合理的に効果が期待できるものに限る。）
b 生活の質（QOL）の改善・向上
c 健康の維持・増進
d 健康状態の自己検査

	a	b	c	d
1	正	正	正	正
2	誤	正	正	正
3	正	誤	正	正
4	正	正	誤	正
5	正	正	正	誤

問16 第1欄の記述は、医薬品の副作用等による健康被害の再発防止に向けた取組みに関するものである。（　　　）の中に入れるべき字句は第2欄のどれか。 (岐阜R3年)

第1欄

（　　　）訴訟を踏まえ、医薬品副作用被害救済・研究振興調査機構（当時）との連携による承認審査体制の充実、製薬企業に対し従来の副作用報告に加えて感染症報告の義務づけ、緊急に必要とされる医薬品を迅速に供給するための「緊急輸入」制度の創設等を内容とする改正薬事法が1996年に成立し、翌年4月に施行された。

第2欄

1 SJS（スティーブンス・ジョンソン症候群）
2 スモン
3 HIV（ヒト免疫不全ウイルス）
4 サリドマイド
5 CJD（クロイツフェルト・ヤコブ病）

問17 薬害及び医薬品の副作用に関する記述のうち、正しいものの組み合わせを**1つ**選びなさい。 (奈良R3年)

a 一般用医薬品として販売されていた製品により、薬害事件が発生したことはない。

b 薬害は、医薬品が十分注意して使用されれば起こり得ない。

c 副作用は、それまでの使用経験を通じて知られているもののみならず、科学的に解明されていない未知のものが生じる場合がある。

d 医薬品は、人体にとって本来異物であり、治療上の効能・効果とともに何らかの有害な作用（副作用）等が生じることは避けがたいものである。

1 （a、b）
2 （a、c）
3 （b、d）
4 （c、d）

問18 サリドマイド及びサリドマイド訴訟に関する記述の正誤について、正しい組合せを一つ選べ。 (大阪R4年)

a サリドマイド訴訟は、サリドマイド製剤を妊娠している女性が使用したことにより、出生児に四肢欠損、耳の障害等の先天異常（サリドマイド胎芽症）が発生したことに対する損害賠償訴訟である。

b サリドマイドは、妊娠している女性が摂取した場合、血液－胎盤関門を通過して胎児に移行する。

c サリドマイドは、催眠鎮静成分として承認・販売されたが、副作用として血管新生を促進する作用がみられた。

d サリドマイドによる薬害は、その光学異性体のうち、一方の異性体のみが有する作用であることから、もう一方の異性体を分離して製剤化した場合には、避けることができる。

	a	b	c	d
1	正	正	正	誤
2	正	正	誤	正
3	正	正	誤	誤
4	誤	誤	正	誤
5	誤	正	誤	正

問19　スモン及びスモン訴訟に関する以下の記述のうち、誤っているものを一つ選びなさい。　　　　　　　　　　　　　（沖縄R3年）

1　スモン訴訟は、血液凝固因子製剤として発売されていたキノホルム製剤を使用したことにより、亜急性脊髄視神経症に罹患したことに対する損害賠償訴訟である。

2　スモンはその症状として、初期には腹部の膨満感から激しい腹痛を伴う下痢を生じ、次第に下半身の痺れや脱力、歩行困難等が現れる。

3　スモン訴訟、サリドマイド訴訟を契機として、1979年、医薬品の副作用による健康被害の迅速な救済を図るため、医薬品副作用被害救済制度が創設された。

4　スモンの原因となったキノホルム製剤は、1958年頃から消化器症状を伴う特異な神経症状が報告されるようになり、米国では1960年にアメーバ赤痢に使用が制限された。

問20　医薬品等による副作用等にかかる訴訟とその原因となった医薬品等に関する以下関係の正誤について、正しい組み合わせを下から一つ選びなさい。　　　　　　　　　　　　　　（大分R5年）

	訴訟名	原因となった医薬品等
ア	スモン訴訟	ヒト乾燥硬膜
イ	ヒト免疫不全ウイルス（HIV）訴訟	血液凝固因子製剤
ウ	クロイツフェルト・ヤコブ病（CJD）訴訟	キノホルム製剤
エ	C型肝炎訴訟	プリオン

　　　　ア　イ　ウ　エ
1　　　正　正　誤　正
2　　　正　誤　正　誤
3　　　正　誤　誤　正
4　　　誤　正　誤　誤
5　　　誤　誤　正　正

●人体の働きと医薬品

問21　次の記述は、消化器系に関するものである。正しいものの組み合わせはどれか。　　　　　　　　　　　　　　　　（秋田R3年）

a　消化には、消化液に含まれる消化酵素の作用によって飲食物を分解する機械的消化がある。

b　歯冠の表面はエナメル質で覆われ、エナメル質の下には象牙質と呼ばれる硬い骨状の組織がある。

c　ペプシノーゲンは胃酸によって、炭水化物を消化する酵素であるペプシンとなり、胃酸とともに胃液として働く。

d　胃液による消化作用から胃自体を保護するため、胃の粘膜表皮を覆う細胞から粘液が分泌されている。

1　（a、b）
2　（a、c）
3　（b、d）
4　（c、d）

問22　口腔及び食道に関する次の記述の正誤について、正しい組合せはどれか。　　　　　　　　　　　　　　　　　　（新潟R5年）

a　歯冠の表面は象牙質で覆われ、体で最も硬い部分となっている。

b　唾液によって口腔内はpHがほぼ中性に保たれ、酸による歯の齲蝕を防いでいる。

c　嚥下された飲食物は、食道の運動によるものではなく、重力によって胃に落ち込む。

d　胃液が食道に逆流すると、むねやけが起きる。

	a	b	c	d
1	正	正	誤	誤
2	正	誤	正	正
3	誤	正	誤	正
4	誤	正	正	誤

問23 泌尿器系に関する次の記述の正誤について、正しい組合せはどれか。

（東京R3年）

a 尿細管では、原尿中のブドウ糖やアミノ酸等の栄養分及び血液の維持に必要な水分や電解質が再吸収される。

b 副腎皮質では、自律神経系に作用するアドレナリンとノルアドレナリンが産生・分泌される。

c ネフロンは、腎小体と尿細管とで構成される腎臓の基本的な機能単位である。

d 男性は、加齢とともに前立腺が肥大し、尿道を圧迫して排尿困難等を生じることがある。

	a	b	c	d
1	正	誤	正	正
2	正	正	誤	正
3	誤	正	正	誤
4	誤	誤	誤	正
5	正	誤	誤	誤

問24 胃に関する次の記述の正誤について、正しい組合せはどれか。

（茨城R4年）

a 食道から胃に内容物が送られてくると、その刺激に反応して胃壁の横紋筋が弛緩する。

b ペプシノーゲンは、胃酸によってタンパク質を消化する酵素であるペプシンとなり、胃酸とともに胃液として働く。

c 胃内に滞留する内容物の滞留時間は、炭水化物主体の食品の場合には比較的長く、脂質分の多い食品の場合には比較的短い。

d 胃酸は、胃内を強酸性に保って内容物が腐敗や発酵を起こさないようにする役目がある。

	a	b	c	d
1	正	正	誤	正
2	誤	正	誤	正
3	誤	正	正	誤
4	正	誤	正	正
5	誤	誤	正	誤

模擬試験問題3

問25 肝臓及び胆嚢に関する記述について、**正しいものの組み合わせを1つ選びなさい。**
（奈良R5年）

a 胆汁酸塩には、脂質の消化を容易にし、脂溶性ビタミンの吸収を助ける働きがある。

b 肝臓は、脂溶性ビタミンの貯蔵臓器としても働くが、水溶性ビタミンは貯蔵できない。

c 肝機能障害や胆管閉塞などを起こすと、ビリルビンが循環血液中に滞留して、黄疸を生じる。

d 消化管から吸収されたアルコールは、肝臓でアセトアルデヒドに代謝されたのち、そのままの形で腎臓から排泄される。

1 （a、b）
2 （a、c）
3 （b、d）
4 （c、d）

問26 皮膚に関する記述について、正しいものの組合せを一つ選べ。
（大阪R3年）

a 外皮系は、皮膚、皮膚腺、角質の総称である。

b 皮膚は、表皮、真皮、皮下組織からなり、このうち皮下組織は、角質細胞と細胞間脂質で構成されている。

c メラニン色素は、表皮の最下層にあるメラニン産生細胞で産生され、太陽光に含まれる紫外線から皮膚組織を防護する役割がある。

d 汗腺には、エクリン腺とアポクリン腺があり、エクリン腺は体臭腺である。

1 （a、b）
2 （a、c）
3 （b、d）
4 （c、d）

問27 眼球に関する記述のうち、正しいものの組み合わせはどれか。
（高知R3年）

a 角膜や水晶体には血液によって栄養分や酸素が供給されている。

b 角膜と水晶体の間は、組織液で満たされ、眼圧を生じさせている。

c 水晶体から網膜までの眼球内は房水で満たされている。

d 水晶体は近くの物を見るときには丸く厚みが増し、遠くの物を見るときには扁平になる。

1 （a、b）
2 （a、d）
3 （b、c）
4 （b、d）
5 （c、d）

問28　循環器系に関する以下の記述のうち、正しいものの組み合わせを下から一つ選びなさい。　　　　　　　　　　　　　　　（福岡R4年）

ア　心臓の左側部分（左心房、左心室）は、全身から集まってきた血液を肺へ送り出す。肺でのガス交換が行われた血液は、心臓の右側部分（右心房、右心室）に入り、そこから全身に送り出される。

イ　赤血球は、中央部がくぼんだ円盤状の細胞で、血液全体の約40％を占め、ヘモグロビンを含む。

ウ　リンパ球は、白血球の中で最も数が多く、白血球の約60％を占めている。

エ　脾臓にはリンパ球が増殖、密集する組織があり、血流中の細菌やウイルスといった異物に対する免疫応答に関与している。

1　（ア、イ）
2　（ア、ウ）
3　（イ、エ）
4　（ウ、エ）

問29　医薬品の剤形に関する以下の記述の正誤について、正しい組み合わせはどれか。　　　　　　　　　　　　　　　　　　（北海道R5年）

a　カプセル剤は、カプセル内に散剤や顆粒剤、液剤等を充填した剤形であり、内服用の医薬品として広く用いられている。

b　散剤を服用するときは、飛散を防ぐため、あらかじめ少量の水（又はぬるま湯）を口に含んだ上で服用したり、何回かに分けて少しずつ服用するなどの工夫をするとよい。

c　口腔内崩壊錠は、薬効を期待する部位が口の中や喉であるものが多く、飲み込まずに口の中で舐めて、徐々に溶かして使用する。

d　軟膏剤は、油性の基剤で皮膚への刺激が弱く、適用部位を水から遮断したい場合等に用いる。

	a	b	c	d
1	誤	正	正	誤
2	正	正	誤	誤
3	誤	誤	正	正
4	正	正	誤	正
5	正	誤	正	正

問30 筋組織に関する次の記述の正誤について、正しい組合せはどれか。

（群馬Ｒ３年）

a 腱^{けん}は、筋細胞と結合組織からできており、伸縮性に富む。

b 骨格筋は、自分の意識どおりに動かすことができる随意筋であるが、疲労しやすく、長時間の動作は難しい。

c 不随意筋である心筋は、筋線維を顕微鏡で観察しても骨格筋のような横縞模様（横紋^{しま}）は見えない。

	a	b	c
1	正	正	正
2	正	誤	正
3	誤	正	正
4	誤	正	誤
5	誤	誤	誤

問31 耳に関する記述の正誤について、正しい組み合わせはどれか。

（愛媛Ｒ４年）

a 外耳は側頭部から突出した耳介と、耳介で集められた音を鼓膜まで伝導する外耳道からなる。

b 中耳は外耳と内耳をつなぐ部分で、鼓膜、鼓室、耳小骨、耳管、蝸牛^かからなる。

c 前庭は、水平・垂直方向の加速度を感知する部分（耳石器官）と、体の回転や傾きを感知する部分（半規管）に分けられる。

d 乗物酔い（動揺病）は、乗り物に乗っているとき反復される加速度刺激や動揺によって、平衡感覚が混乱して生じる身体の変調である。

	a	b	c	d
1	正	正	正	誤
2	正	誤	正	正
3	正	正	誤	正
4	誤	誤	正	誤
5	誤	正	誤	正

問32 効果器と交感神経系による作動の組み合わせとして、誤っているものはどれか。

（鳥取Ｒ３年）

　　【効果器】　　　【交感神経系による作動】

1 唾液腺 ― 少量の粘性の高い唾液を分泌

2 気管、気管支 ― 収縮

3 胃 ― 血管の収縮

4 目 ― 瞳孔散大

問33 全身的に現れる副作用に関する記述の正誤について、正しい組み合わせはどれか。

（愛知R5年）

a 皮膚粘膜眼症候群は、38℃以上の高熱を伴って、発疹・発赤、火傷様の水疱等の激しい症状が比較的短時間のうちに全身の皮膚、口、眼等の粘膜に現れる病態である。

b 中毒性表皮壊死融解症は、皮膚粘膜眼症候群と比較すると発生の頻度が低く、発症の原因となる医薬品が特定されており、発症機序が解明されているため、発症の予測が容易とされている。

c 医薬品により生じる肝機能障害は、有効成分又はその代謝物の直接的肝毒性が原因で起きるアレルギー性のものと、有効成分に対する抗原抗体反応が原因で起きる中毒性のものに大別される。

d 黄疸では、過剰となった血液中のビリルビンが尿中に排出されることにより、尿の色が濃くなることもある。

	a	b	c	d
1	誤	誤	正	正
2	正	誤	誤	正
3	正	正	誤	誤
4	正	正	正	誤
5	誤	正	正	正

問34 薬の代謝及び排泄に関する記述のうち、**正しいものの組み合わせ**を１つ選びなさい。

（奈良R3年）

a 肝初回通過効果とは、全身循環に移行する有効成分の量が、消化管で吸収された量よりも肝臓で代謝を受けた分だけ少なくなることをいう。

b 多くの医薬品の有効成分は、血液中で血漿タンパク質と結合して複合体を形成しており、複合体を形成している有効成分の分子は、薬物代謝酵素の作用によって速やかに代謝される。

c 腎機能が低下した人では、正常の人よりも有効成分の尿中への排泄が遅れ、血中濃度が下がりにくいため、医薬品の効き目が過剰に現れたり、副作用を生じやすくなる。

d 排泄とは、代謝によって生じた物質が体外へ排出されることであり、その経路としては、尿中、胆汁中、呼気中、汗中などがあるが、母乳中への排出はほとんどないため、乳児に対する副作用の発現はない。

1 （a、b）
2 （a、c）
3 （b、d）
4 （c、d）

問35 骨格系に関する記述の正誤について、正しい組み合わせはどれか。

（愛媛R4年）

a　骨の基本構造は、骨質、骨膜、骨髄、関節軟骨の四組織からなる。

b　骨には造血機能があるが、すべての骨の骨髄で造血が行われるわけではない。

c　骨組織は、炭酸カルシウムやリン酸カルシウム等の無機質からなり、タンパク質等の有機質は存在しない。

d　骨の関節面は弾力性に富む柔らかな骨膜に覆われている。

	a	b	c	d
1	誤	正	正	正
2	正	正	誤	誤
3	正	誤	誤	誤
4	誤	正	誤	正
5	正	誤	正	正

問36 皮膚に現れる副作用に関する記述のうち、正しいものの組み合わせはどれか。

（静岡R5年）

a　貼付剤により光線過敏症が現れた場合は、皮膚が太陽光線（紫外線）に曝されることを防ぐため、貼付剤を剥がさないようにする必要がある。

b　薬疹は特定の医薬品で発生し、医薬品の種類ごとに生じる発疹の型は決まっている。

c　薬疹は医薬品の使用後1〜2週間で起きることが多く、アレルギー体質の人や以前に薬疹を起こしたことがある人で生じやすい。

d　医薬品を使用した後に発疹・発赤等が現れた場合に、当該医薬品を使用していた一般の生活者が自己判断で対症療法を行うことは、原因の特定を困難にするおそれがあるため、避けるべきである。

1　（a、b）
2　（a、c）
3　（b、d）
4　（c、d）

問37　以下の薬の体内での働きに関する記述について、（　　　）の中に入れるべき字句の正しい組み合わせはどれか。
（岩手R3年）

　循環血液中に移行した有効成分は、血流によって全身の組織・器官へ運ばれて作用するが、多くの場合、標的となる細胞に存在する（　a　）、酵素、（　b　）などの（　c　）と結合し、その機能を変化させることで薬効や副作用を現す。

	a	b	c
1	受容体	トランスポーター	イオン
2	受容体	複合体	イオン
3	受容体	トランスポーター	タンパク質
4	細胞膜	複合体	タンパク質
5	細胞膜	トランスポーター	タンパク質

問38　泌尿器系に現れる医薬品の副作用に関する次の記述の正誤について、正しい組合せはどれか。
（埼玉R3年）

a　副交感神経系の機能を亢進する作用がある成分が配合された医薬品を使用すると、膀胱の排尿筋の収縮が抑制され、尿が出にくい、尿が少ししか出ない、残尿感がある等の症状を生じることがある。

b　尿意があるのに尿が全く出なくなったり（尿閉）、下腹部が膨満して激しい痛みを感じる症状は、男性に限らず女性においても報告されている。

c　膀胱炎様症状は、尿の回数増加（頻尿）、排尿時の疼痛、残尿感等の症状が現れる。

d　尿勢の低下等の兆候に留意することは、排尿困難の初期段階での適切な対応につながる。

	a	b	c	d
1	正	誤	正	正
2	誤	誤	正	誤
3	誤	誤	誤	正
4	正	正	誤	誤
5	誤	正	正	正

問39 循環器系や泌尿器系に現れる副作用に関する以下の記述の正誤について、正しい組み合わせを下から一つ選びなさい。 (福岡R4年)

ア うっ血性心不全とは、心筋の自動性や興奮伝導の異常が原因で心臓の拍動リズムが乱れる疾患のことである。

イ 循環器系疾患の診断を受けている人に対しては、使用禁忌となっていない場合であっても、使用する人の状態等に応じて使用の可否を慎重に判断すべき医薬品がある。

ウ 尿意があるのに尿が全く出なくなる（尿閉）、下腹部が膨満して激しい痛みを感じるといった症状は、基礎疾患として前立腺肥大がある男性にのみ現れる。

エ 膀胱炎様症状として、尿の回数の減少、残尿感がある。

	ア	イ	ウ	エ
1	正	正	正	誤
2	正	正	誤	正
3	正	誤	誤	誤
4	誤	正	誤	誤
5	誤	誤	正	正

問40 感覚器官に関する以下の記述の正誤について、正しい組み合わせを下から一つ選びなさい。 (沖縄R5年)

ア 目で光を感じる反応にはビタミンＣが不可欠であるため、ビタミンＣが不足すると夜間視力の低下（夜盲症）が生じる。

イ 鼻腔と副鼻腔が連絡する管は非常に狭いため、鼻腔粘膜が腫れると副鼻腔の開口部がふさがりやすくなり、副鼻腔に炎症を生じることがある。

ウ 小さな子供は、耳管が太く短くて、走行が水平に近いため、鼻腔からウイルスや細菌が侵入して感染が起こりやすい。

エ 乗物酔い（動揺病）は、乗り物に乗っているとき反復される加速度刺激や動揺によって、平衡感覚が混乱して生じる身体の変調である。

	ア	イ	ウ	エ
1	正	正	誤	正
2	正	誤	正	誤
3	誤	正	正	正
4	誤	正	正	誤
5	誤	誤	誤	正

●主な医薬品とその作用

問41 かぜ薬（総合感冒薬）の配合成分とその成分を配合する目的との関係の正誤について、正しい組み合わせはどれか。　　（岐阜R4年）

（配合成分）		（配合目的）
a	グアイフェネシン	― 炎症による腫れを和らげる。
b	メキタジン	― 痰の切れを良くする。
c	アスコルビン酸	― 発熱を鎮め、痛みを和らげる。
d	プソイドエフェドリン塩酸塩	― 鼻粘膜の充血を和らげ、気管・気管支を拡げる。

	a	b	c	d
1	誤	誤	誤	正
2	誤	誤	正	誤
3	誤	正	誤	誤
4	正	誤	誤	誤
5	誤	誤	誤	誤

問42 かぜ及びかぜ薬に関する次の記述の正誤について、正しい組合せはどれか。　　（栃木R5年）

a　かぜの約8割はウイルス（ライノウイルス、コロナウイルスなど）の感染が原因であり、細菌の感染は原因とはならない。

b　急激な発熱を伴う場合や、症状が4日以上続くとき、又は症状が重篤なときは、かぜではない可能性が高い。

c　かぜ薬は、かぜの諸症状の緩和のほか、ウイルスの増殖を抑えたり、ウイルスを体内から除去することを目的として使用される医薬品の総称である。

	a	b	c
1	正	正	正
2	正	誤	正
3	誤	誤	正
4	正	正	誤
5	誤	正	誤

問43 鎮痛の目的で用いられる漢方処方製剤に関する記述の正誤について、正しい組合せを一つ選べ。　　　　　　　　　　　　（大阪R4年）

a　芍薬甘草湯は、体力中等度以下で手足が冷えて肩がこり、ときにみぞおちが膨満するものの頭痛、頭痛に伴う吐きけ・嘔吐、しゃっくりに適すとされる。

b　疎経活血湯は、体力中等度で、痛みがあり、ときにしびれがあるものの関節痛、神経痛、腰痛、筋肉痛に適すとされる。

c　麻杏薏甘湯は体力中等度なものの関節痛、神経痛、筋肉痛、いぼ、手足のあれに適すとされる。

d　釣藤散は、体力中等度で、慢性に経過する頭痛、めまい、肩こりなどがあるものの慢性頭痛、神経症、高血圧の傾向のあるものに適すとされる。

	a	b	c	d
1	正	正	誤	誤
2	正	誤	正	誤
3	誤	正	正	正
4	正	誤	誤	正
5	誤	正	誤	正

問44 医薬品の配合成分とその配合目的との関係の正誤について、正しい組み合わせはどれか。　　　　　　　　　　　　　　（石川R3年）

（配合成分）　　　　　　　　　（配合目的）

a　アリルイソプロピルアセチル尿素　— 気道粘膜からの粘液の分泌を促進する。

b　トロキシピド　— 内耳にある前庭と脳を結ぶ神経（前庭神経）の調節作用のほか、内耳への血流を改善する。

c　メタケイ酸アルミン酸マグネシウム　— 胃酸の中和作用のほか、胃粘膜にゼラチン状の皮膜を形成して保護する。

d　メトカルバモール　— 骨格筋の緊張をもたらす脊髄反射を抑制する。

	a	b	c	d
1	正	正	誤	誤
2	誤	正	正	誤
3	誤	誤	正	正
4	誤	誤	誤	正
5	正	誤	誤	誤

問45 解熱鎮痛薬に含まれている成分に関する次の記述の正誤について、正しい組合せはどれか。 (群馬R5年)

a アスピリンは、他の解熱鎮痛成分に比較して胃腸障害を起こしやすく、アスピリンアルミニウム等として胃粘膜への悪影響の低減を図っている製品もある。

b サザピリンは、ピリン系の解熱鎮痛成分であり、ピリン疹と呼ばれるアレルギー症状をもたらすことがある。

c アセトアミノフェンは主として中枢作用によって解熱・鎮痛をもたらすため、末梢における抗炎症作用は期待できない。

d イソプロピルアンチピリンは、解熱及び鎮痛の作用は比較的強いが、抗炎症作用は弱いため、他の解熱鎮痛成分と組み合わせて配合される。

	a	b	c	d
1	誤	正	誤	正
2	誤	誤	正	正
3	正	誤	正	正
4	正	正	誤	誤
5	誤	正	正	誤

問46 解熱又は鎮痛の目的で用いられる漢方処方製剤及び生薬成分に関する記述の正誤について、正しい組合せを一つ選べ。 (京都R3年)

a 桂枝加朮附湯は、体力中等度で、慢性に経過する頭痛、めまい、肩こりなどがあるものの慢性頭痛、神経症、高血圧傾向のあるものに適すとされる。

b 芍薬甘草湯は、筋肉の痙攣や腹痛、腰痛といった症状があるときのみの服用にとどめ、連用は避ける。

c シャクヤクは古くから「熱さまし」として用いられ、エキスを製剤化した製品には、「感冒時の解熱」の効能・効果がある。

d 生薬成分が解熱又は鎮痛をもたらす仕組みは、化学的に合成された成分と異なるものと考えられている。

	a	b	c	d
1	正	正	誤	誤
2	正	誤	正	誤
3	誤	正	正	正
4	正	誤	誤	正
5	誤	正	誤	正

問47 一般用医薬品の催眠鎮静薬及びその配合成分等に関する記述の正誤について、正しい組合せを一つ選べ。 （大阪R4年）

a 特段の基礎疾患がない人において、ストレス、疲労、時差ぼけ等の睡眠リズムの乱れが原因の一時的な不眠は、一般用医薬品で対処可能である。

b 入眠障害、熟眠障害、中途覚醒、早朝覚醒等の症状が慢性的に続いている不眠は、抗ヒスタミン成分を主薬とする催眠鎮静薬により対処可能である。

c 15歳未満の小児では、抗ヒスタミン成分により眠気とは反対の中枢興奮などの副作用が起きやすいため、使用は避ける。

d 妊娠中にしばしば生じる睡眠障害は、ホルモンのバランスや体形の変化等が原因であり、睡眠改善薬の適用対象でない。

	a	b	c	d
1	誤	正	正	誤
2	正	正	誤	正
3	正	誤	正	誤
4	誤	正	誤	正
5	正	誤	正	正

問48 ブロモバレリル尿素に関する以下の記述の正誤について、正しい組み合わせを下から一つ選びなさい。 （佐賀R3年）

ア 飲酒とともに服用すると、その薬効が増強されるおそれがあるため、服用時には飲酒を避ける必要がある。

イ 解熱鎮痛成分の鎮痛作用を補助する目的で配合されている場合がある。

ウ 脳の興奮を抑え、痛覚を鈍くする作用がある。

エ 胎児に障害を引き起こす可能性があるため、妊婦又は妊娠していると思われる女性は使用を避けるべきである。

	ア	イ	ウ	エ
1	正	正	正	正
2	正	正	誤	正
3	正	誤	正	誤
4	誤	正	誤	誤
5	誤	誤	正	正

問49　次の記述は、乗物酔い防止薬の配合成分に関するものである。正しいものの組み合わせはどれか。　　　　　　　　　　（青森R3年）

a　ジフェニドール塩酸塩は、内耳にある前庭と脳を結ぶ神経（前庭神経）を調節する作用を示す。

b　ジプロフィリンは、専ら乗物酔い防止薬に配合される抗ヒスタミン成分である。

c　スコポラミン臭化水素酸塩水和物は、肝臓で速やかに代謝されてしまうため、抗ヒスタミン成分と比べて作用の持続時間は短い。

d　ジメンヒドリナートは、脳に軽い興奮を起こさせて平衡感覚の混乱によるめまいを軽減させることを目的として配合されている。

1　（a、b）
2　（a、c）
3　（b、d）
4　（c、d）

問50　小児の疳を適応症とする生薬製剤の成分に関する次の記述の正誤について、正しい組合せはどれか。　　　　　　　　　　（茨城R5年）

a　ゴオウは、動物の角を基原とする生薬で、緊張を鎮める作用を期待して用いられる。

b　レイヨウカクは、ジンチョウゲ科の植物の材、特にその辺材の材質中に黒色の樹脂が沈着した部分を採取したものを基原とする生薬で、鎮静、健胃、強壮などの作用を期待して用いられる。

c　ジンコウは、ウシ科のウシの胆嚢中に生じた結石を基原とする生薬で緊張や興奮を鎮め、血液の循環を促す作用を期待して用いられる。

	a	b	c
1	誤	誤	正
2	正	誤	誤
3	誤	誤	誤
4	正	正	正

問51 鎮咳去痰薬に配合される成分に関する記述のうち、正しいものの組み合わせはどれか。

(石川R4年)

a　ハンゲは、中枢性の鎮咳作用を示す生薬成分として配合されている場合がある。

b　チペピジンヒベンズ酸塩は、非麻薬性鎮咳成分と呼ばれ、延髄の咳嗽中枢に作用する。

c　メトキシフェナミン塩酸塩は、自律神経系を介さずに気管支の平滑筋に直接作用して弛緩させ、気管支を拡張させる。

d　デキストロメトルファン臭化水素酸塩水和物は、痰の中の粘性タンパク質を溶解・低分子化して粘性を減少させることで去痰作用を示す。

1　（a、b）
2　（b、c）
3　（c、d）
4　（a、d）

問52 カンゾウに関する記述について、（　　）の中に入れるべき字句の正しい組み合わせはどれか。なお、同じ記号の（　　）内には同じ字句が入る。

(石川R3年)

カンゾウは、マメ科のウラルカンゾウ又はグリキルリザ・グラブラの根及びストロンで、ときには周皮を除いたもの（皮去りカンゾウ）を基原とする生薬であり、含有する（　a　）による抗炎症作用のほか、気道粘膜からの分泌を促す等の作用も期待される。

カンゾウを大量に摂取すると（　a　）の大量摂取につながり、（　b　）を起こすおそれがあるため、（　c　）等のカンゾウを含有する医薬品には、注意が必要である。

	a	b	c
1	グリチルリチン酸	偽アルドステロン症	麻黄湯
2	グリチルリチン酸	偽アルドステロン症	半夏厚朴湯
3	グリチルリチン酸	血圧低下	麻黄湯
4	トラネキサム酸	血圧低下	半夏厚朴湯
5	トラネキサム酸	偽アルドステロン症	呉茱萸湯

問53 腸の薬及びその配合成分に関する記述の正誤について、**正しい組み合わせ**を1つ選びなさい。 (奈良R3年)

a ビフィズス菌、乳酸菌等の生菌成分は、腸内細菌のバランスを整えることを目的として用いられる。

b ケツメイシは、マメ科のエビスグサ又はカッシア・トーラの種子を基原とする生薬で、整腸、腹部膨満感等に用いられる。

c トリメブチンマレイン酸塩は、腸粘膜のタンパク質と結合して不溶性の膜を形成し、腸粘膜をひきしめることにより、腸粘膜を保護する。

d 桂枝加芍薬湯は、体力中等度以下で腹部膨満感のある人のしぶり腹、腹痛、下痢、便秘に適すとされる。

	a	b	c	d
1	誤	誤	正	正
2	正	誤	正	誤
3	誤	正	誤	誤
4	正	正	誤	正
5	正	誤	正	正

問54 胃の薬の配合成分に関する記述のうち、正しいものの組み合わせはどれか。 (三重R5年)

a 酸化マグネシウムは、中和反応によって胃酸の働きを弱めること（制酸）を目的として配合されている場合がある。

b テプレノンは、胃粘膜の炎症を和らげることを目的として配合されている場合があるが、まれに重篤な副作用として肝機能障害を生じることがある。

c アカメガシワは、味覚や嗅覚を刺激して反射的な唾液や胃液の分泌を促すことにより、弱った胃の働きを高めることを目的として配合されている場合がある。

d ウルソデオキシコール酸は、胆汁の分泌を促す作用（利胆作用）があるとされ、消化を助ける効果を期待して用いられる。

1 （a、c）
2 （b、c）
3 （b、d）
4 （a、d）

問55 胃腸鎮痛鎮痙薬に関する以下の記述の正誤について、正しい組み合わせを下から一つ選びなさい。 (宮崎R4年)

ア 排尿困難の症状がある人、心臓病又は緑内障の診断を受けた人は、抗コリン成分が配合された医薬品を使用すると、症状の悪化を招くおそれがある。

イ ロートエキスには、吸収された成分の一部が母乳中に移行して乳児の脈が速くなるおそれがあるため、母乳を与える女性では使用を避けるか、又は使用期間中の授乳を避ける必要がある。

ウ パパベリン塩酸塩は、自律神経系に作用し、眼圧を上昇させる作用を示すため、緑内障の診断を受けた人では症状の悪化を招くおそれがある。

エ オキセサゼインは、消化管の粘膜及び平滑筋に対する麻酔作用による鎮痛鎮痙の効果が期待されている。

	ア	イ	ウ	エ
1	正	正	正	正
2	正	正	誤	正
3	正	誤	誤	誤
4	誤	正	誤	誤
5	誤	誤	正	正

問56 心臓などの器官や血液に作用する薬に関する以下の記述のうち、正しいものの組み合わせを下から一つ選びなさい。 (佐賀R5年)

ア センソは、ヒキガエル科のアジアヒキガエル等の胆嚢中に生じた結石を基原とする生薬である。

イ センソは、有効域が比較的狭い成分であり、1日用量中センソ5mgを超えて含有する医薬品は劇薬に指定されている。

ウ センソは、通常用量を使用した場合においても、悪心（吐きけ）、嘔吐の副作用が現れることがある。

エ 苓桂朮甘湯にはゴオウが含まれ、主に利尿作用により、水毒（漢方の考え方で、体の水分が停滞したり偏在して、その循環が悪いことを意味する。）の排出を促すことを主眼とする。

1	（ア、イ）
2	（ア、エ）
3	（イ、ウ）
4	（ウ、エ）

問57　貧血用薬（鉄製剤）及びその配合成分に関する次の記述のうち、正しいものの組合せはどれか。　(東京R4年)

a　ビタミンB6は、消化管内で鉄が吸収されやすい状態に保つことを目的として用いられる。

b　貧血の症状がみられる以前から予防的に貧血用薬（鉄製剤）を使用することが適当である。

c　鉄分の吸収は空腹時のほうが高いとされているが、消化器系への副作用を軽減するために、鉄製剤は、食後に服用することが望ましい。

d　硫酸コバルトは、骨髄での造血機能を高める目的で配合されている場合がある。

1　（a、b）
2　（a、c）
3　（b、c）
4　（b、d）
5　（c、d）

問58　50歳女性、婦人病の症状に良い漢方処方製剤はないかドラッグストアに相談に来られた。状態や症状を確認したところ、体力は中等度以下でのぼせ感があり、肩がこり、疲れやすく、精神不安やいらだちなどの精神神経症状、ときに便秘の傾向のあるものの冷え性、虚弱体質、月経不順、月経困難、更年期障害、不眠症があることがわかった。次の漢方処方製剤のうち、最も推奨すべきものはどれか。　(山梨R3年)

1　桃核承気湯
2　加味逍遙散
3　温清飲
4　五積散

問59 駆虫薬に関する次の記述の正誤について、正しい組合せはどれか。

（群馬R5年）

a 駆除した虫体や腸管内に残留する駆虫成分の排出を促すため併用する瀉下薬として、ヒマシ油を用いる。

b 駆虫薬は、食事を摂って消化管内に内容物があるときに使用すると、消化管内容物の消化・吸収に伴って駆虫成分の吸収が高まることから、食後に使用することとされているものが多い。

c 駆虫薬は、一度に多く服用しても駆虫効果が高まることはなく、かえって副作用が現れやすくなるため、定められた1日の服用回数や服用期間を守って適正に使用されることが重要である。

d 駆虫薬は、腸管内に生息する虫体にのみ作用し、虫卵や腸管内以外に潜伏した幼虫（回虫の場合）には駆虫作用が及ばない。

	a	b	c	d
1	正	正	誤	正
2	正	正	正	誤
3	誤	誤	正	正
4	正	誤	誤	正
5	誤	誤	正	誤

問60 痔及び痔疾用薬に関する記述の正誤について、正しい組み合わせはどれか。

（富山R3年）

a 痔は、肛門付近の血管が鬱血し、肛門に負担がかかることによって生じる肛門の病気の総称で、その主な病態としては、痔核、裂肛、痔瘻がある。

b 一般用医薬品の痔疾用薬には、肛門部又は直腸内に適用する外用薬（外用痔疾用薬）と内服して使用する内用薬（内用痔疾用薬）がある。

c 外用痔疾用薬は、痔核（いぼ痔）又は裂肛（切れ痔）による痛み、痒み、腫れ、出血等の緩和、患部の消毒を目的とする坐剤、軟膏剤（注入軟膏を含む。）又は外用液剤である。

d 外用痔疾用薬の坐剤及び注入軟膏こうは、成分が循環血流中に入ることはないため、痔疾用薬の成分と同種の作用を有する成分を含む内服薬の併用による影響はない。

	a	b	c	d
1	誤	誤	正	正
2	正	誤	誤	正
3	正	正	誤	誤
4	正	正	正	誤
5	誤	正	正	正

問61 浣腸薬及びその配合成分に関する記述の正誤について、正しい組合せを一つ選べ。

(和歌山R3年)

a 浣腸薬は、薬への直腸の感受性を高めるため、繰り返しの使用が望ましいとされている。

b 腹痛が著しい場合や便秘に伴って吐きけや嘔吐が現れた場合には、急性腹症の可能性があり、浣腸薬の配合成分の刺激によってその症状を悪化させるおそれがある。

c 坐剤に配合される炭酸水素ナトリウムは、浸透圧の差によって腸管壁から水分を取り込んで、直腸粘膜を刺激し排便を促す効果がある。

d グリセリンが配合された浣腸薬を使用すると、排便時に立ちくらみの症状が現れることがある。

	a	b	c	d
1	正	誤	正	正
2	正	正	正	誤
3	正	正	誤	誤
4	誤	正	誤	正
5	誤	誤	正	正

問62 泌尿器用薬として用いられる配合成分及び漢方処方製剤に関する記述のうち、誤っているものはどれか。

(島根R4年)

1 日本薬局方収載のウワウルシ及びカゴソウは、いずれも煎薬として残尿感、排尿に際して不快感のあるものに用いられる。

2 ブクリョウはツツジ科のクマコケモモの葉を基原とする生薬で、利尿作用のほかに、経口的に摂取した後、尿中に排出される分解代謝物が抗菌作用を示し、尿路の殺菌消毒効果を期待して用いられる。

3 猪苓湯は体力に関わらず使用でき、排尿異常があり、ときに口が渇くものの排尿困難、排尿痛、残尿感、頻尿、むくみに適すとされる。

4 竜胆瀉肝湯は、むくみ、心臓病、腎臓病又は高血圧のある人や高齢者では偽アルドステロン症を生じるリスクが高いため、事前にその適否を十分考慮するとともに、慎重に使用する必要がある。

模擬試験問題3

問63 点鼻薬の配合成分に関する以下の記述の正誤について、正しい組み合わせを下から一つ選びなさい。 (佐賀R5年)

ア　ナファゾリン塩酸塩は、交感神経系を刺激して鼻粘膜を通っている血管を弛緩させることにより、鼻粘膜の腫れを和らげる。

イ　クロモグリク酸ナトリウムは、肥満細胞からのヒスタミンの遊離を促進し、アレルギーの症状を緩和する。

ウ　ベンザルコニウム塩化物は、陽性界面活性成分で、ウイルスに対する殺菌消毒作用を示す。

エ　リドカイン塩酸塩は、局所麻酔成分である。

	ア	イ	ウ	エ
1	正	正	誤	誤
2	正	誤	正	正
3	正	誤	正	誤
4	誤	正	正	誤
5	誤	誤	誤	正

問64 次の記述は、目に用いる医薬品等に関するものである。正しいものの組み合わせはどれか。 (岩手R3年)

a　1滴の薬液の量は約50μLであるのに対して、結膜嚢の容積は30μL程度とされており、一度に何滴も点眼しても効果が増すわけではない。

b　アドレナリン作動成分は、緑内障と診断された人では、眼圧の上昇をまねき、緑内障を悪化させたり、その治療を妨げるおそれがある。

c　ハードコンタクトレンズは水分を含みやすく、防腐剤などの配合成分がレンズに吸着されて、角膜に障害を引き起こす原因となるおそれがあるため、装着したままの点眼は避けることとされている製品が多い。

d　サルファ剤は、ブドウ球菌、連鎖球菌及びウイルスに対して効果がある。

1　（a、b）
2　（a、c）
3　（b、d）
4　（c、d）

問65 点眼薬に関する次の記述の正誤について、正しい組合せはどれか。

（東京R4年）

a 一般用医薬品の点眼薬は、その主たる配合成分から、人工涙液、一般点眼薬、アレルギー用点眼薬、コンタクトレンズ装着液に大別される。

b コンタクトレンズをしたままでの点眼は、ソフトコンタクトレンズ、ハードコンタクトレンズに関わらず、添付文書に使用可能と記載されてない限り行うべきでない。

c 点眼後は、しばらく眼瞼（まぶた）を閉じて、薬液を結膜嚢内に行き渡らせる。その際、目尻を押さえると、薬液が鼻腔内へ流れ込むのを防ぐことができ、効果的とされている。

d 一般用医薬品の点眼薬には、緑内障の症状を改善できるものもあり、目のかすみが緑内障による症状であった場合には改善効果が期待できる。

	a	b	c	d
1	正	正	誤	誤
2	正	誤	正	正
3	誤	正	正	正
4	誤	正	誤	誤
5	誤	誤	誤	正

問66 皮膚に用いる薬の配合成分に関する次の記述の正誤について、正しい組合せはどれか。

（東京R3年）

a サリチル酸は、角質成分を溶解することにより角質軟化作用を示す。

b 尿素は、角質層の水分保持量を高め、皮膚の乾燥を改善することを目的として用いられる。

c 酸化亜鉛は、患部のタンパク質と結合して皮膜を形成し、皮膚を保護する作用を示すため、患部が浸潤又は化膿している場合に用いられる。

d ヘパリン類似物質は、血液凝固を抑える働きがあるため、出血性血液疾患（血友病、血小板減少症など）の診断を受けた人では、使用を避ける必要がある。

	a	b	c	d
1	正	正	誤	正
2	誤	正	誤	誤
3	正	正	正	誤
4	誤	誤	正	誤
5	正	誤	誤	正

模擬試験問題3

問67 歯痛・歯槽膿漏薬及びその配合成分に関する記述の正誤について、正しい組み合わせはどれか。 (岐阜R3年)

a 外用の歯痛薬は、口腔内に食べ物のかすなどが残っている状態のままでは十分な効果が期待できず、口腔内を清浄にしてから使用することが重要である。

b 銅クロロフィリンナトリウムは、炎症を起こした歯周組織の修復を促す作用のほか、歯肉炎に伴う口臭を抑える効果も期待して配合される。

c クロルヘキシジングルコン酸塩は、歯肉溝での細菌の繁殖を抑えることを目的として配合される。

d 歯槽膿漏薬は、歯肉等の患部に局所的に適用することを目的としているため、外用薬のみで内服薬はない。

	a	b	c	d
1	誤	誤	正	正
2	正	誤	誤	正
3	正	正	誤	誤
4	正	正	正	誤
5	誤	正	正	正

問68 漢方処方製剤に関する以下の記述の正誤について、正しい組み合わせを下から一つ選びなさい。 (佐賀R4年)

ア 漢方薬はすべからく作用が穏やかで、副作用が少ない。

イ 漢方薬の使用にあたって、有効性及び安全性を確保するために重要となる漢方独自の病態認識のことを「証」という。

ウ 漢方処方製剤は、症状の原因となる体質の改善を主眼としているものが多く、比較的長期間（1ヶ月位）継続して服用されることがある。

エ 一般用医薬品に用いることが出来る漢方処方は、現在3000処方程度である。

	ア	イ	ウ	エ
1	正	正	誤	誤
2	正	誤	正	正
3	誤	正	正	正
4	誤	正	正	誤
5	誤	誤	誤	正

問69 消毒薬及びその成分に関する記述のうち、正しいものの組み合わせはどれか。 (広島R5年)

a 消毒薬が誤って皮膚に付着した場合は、流水をかけながら着衣を取り、石けんを用いて流水で皮膚を十分に（15分間以上）水洗し、特にアルカリ性の場合には中和剤を用いる。

b イソプロパノールは、アルコール分が微生物のタンパク質を変性させることで、真菌類及びウイルスに対する殺菌消毒作用を示すが、結核菌に対する殺菌消毒作用はない。

c クレゾール石ケン液は、一般細菌類、真菌類に対して比較的広い殺菌消毒作用を示すが、大部分のウイルスに対する殺菌消毒作用はない。

d 有機塩素系殺菌消毒成分であるジクロロイソシアヌル酸ナトリウムは、塩素臭や刺激性、金属腐食性が比較的抑えられているため、プール等の大型設備の殺菌・消毒に用いられる。

1	（a、b）
2	（a、c）
3	（b、c）
4	（b、d）
5	（c、d）

問70 みずむし及び抗真菌作用を有する配合成分に関する以下の記述の正誤について、正しい組み合わせを下から一つ選びなさい。 (長崎R3年)

ア みずむしは、皮膚糸状菌という真菌類の一種が皮膚に寄生することによって起こる深在性真菌感染症である。

イ 白癬患部が化膿している場合には、抗菌成分を含んだ外用剤を使用する等、抗真菌薬は、化膿が治まってから使用することが望ましい。

ウ 生薬成分であるモクキンピ（アオイ科のムクゲの幹皮を基原とする生薬）のエキスは、皮膚糸状菌の増殖を抑える作用を期待して用いられる。

エ イミダゾール系抗真菌成分には、主にオキシコナゾール硝酸塩、ビホナゾール、テルビナフィン塩酸塩が含まれる。

	ア	イ	ウ	エ
1	正	正	正	正
2	正	正	誤	正
3	正	誤	誤	誤
4	誤	正	正	誤
5	誤	誤	正	正

模擬試験問題3

問71 消毒薬に関する以下の記述の正誤について、正しい組み合わせはどれか。
(山形R3年)

a イソプロパノールは、ウイルスに対する不活性効果がエタノールに比べて高い。

b クレゾール石鹸液は、原液を水で希釈して用いられるが、刺激性が強いため、原液が直接皮膚に付着しないようにする必要がある。

c 次亜塩素酸ナトリウムは、一般細菌類、真菌類、ウイルス全般に対する殺菌消毒作用を示すが、通常人体の消毒には用いられない。

d ジクロルイソシアヌル酸ナトリウムは、プール等の大型設備の殺菌・消毒に用いられることが多い。

	a	b	c	d
1	正	誤	誤	正
2	正	正	正	誤
3	誤	誤	正	誤
4	正	正	誤	正
5	誤	正	正	正

問72 滋養強壮保健薬に関する記述の正誤について、正しい組み合わせはどれか。
(島根R4年)

a 医薬部外品の保健薬の効能・効果の範囲は、滋養強壮、虚弱体質の改善、病中・病後の栄養補給、筋肉痛に限定されている。

b カシュウ、ゴオウ、ゴミシ、ジオウ、ロクジョウ等の生薬成分は、医薬部外品の保健薬に認められている成分である。

c 滋養強壮に用いられる漢方処方製剤として、十全大補湯、補中益気湯があり、いずれも構成生薬としてカンゾウが含まれる。

d ヘスペリジンはビタミン様物質のひとつで、ビタミンDの働きを助ける作用があるとされ、滋養強壮保健薬のほか、かぜ薬等にも配合されている。

	a	b	c	d
1	誤	正	正	誤
2	誤	誤	正	誤
3	正	正	誤	誤
4	正	誤	正	正
5	正	誤	誤	正

問73 衛生害虫及びその防除に関する次の記述の正誤について、正しい組合せはどれか。

（埼玉R3年）

a　ゴキブリの卵は、医薬品の成分が浸透しやすい殻で覆われているため、燻蒸処理を行えば、殺虫効果を示す。

b　トコジラミは、シラミの一種でなくカメムシ目に属する昆虫で、ナンキンムシとも呼ばれ、刺されると激しい痒痛を生じ、アレルギー反応による全身の発熱、睡眠不足、神経性の消化不良を起こすことがある。

c　ノミによる保健衛生上の害としては、主に吸血されたときの痒みであるが、元来、ペスト等の病原細菌を媒介する衛生害虫である。

d　蚊（アカイエカ、シナハマダラカ等）は、吸血によって皮膚に発疹や痒みを引き起こすほか、日本脳炎、マラリア、黄熱、デング熱等の重篤な病気を媒介する。

	a	b	c	d
1	誤	正	正	正
2	誤	誤	誤	正
3	正	正	誤	誤
4	正	誤	正	誤
5	正	正	正	正

問74 次の記述にあてはまる漢方処方製剤として、最も適切なものを一つ選べ。

（大阪R4年）

体力中等度以下で、疲れやすく、汗のかきやすい傾向があるものの肥満に伴う関節の腫れや痛み、むくみ、多汗症、肥満症（筋肉にしまりのない、いわゆる水ぶとり）に適すとされる。

1　黄連解毒湯
2　清上防風湯
3　防風通聖散
4　大柴胡湯
5　防已黄耆湯

問75 肥満症又は肥胖症に用いられる漢方処方製剤に関する記述の正誤について、正しい組合せを一つ選べ。 (滋賀R3年)

a 防已黄耆湯は、体力が充実して脇腹からみぞおちあたりにかけて苦しく、便秘の傾向があるものの肥満症に適すとされる。

b 防風通聖散は、体力充実して、腹部に皮下脂肪が多く、便秘がちなものの高血圧や肥満症に適すとされる。

c 大柴胡湯は、体力中等度以下で、疲れやすく、汗のかきやすい傾向があるものの肥満に適すとされる。

d 防已黄耆湯及び防風通聖散は、いずれも構成生薬としてカンゾウを含まない。

	a	b	c	d
1	正	正	誤	誤
2	正	誤	正	正
3	誤	正	誤	誤
4	正	誤	正	誤
5	誤	誤	正	正

問76 一般用検査薬に関する記述のうち、正しいものはどれか。 (岐阜R4年)

1 専ら疾病の診断に使用されることが目的とされる医薬品のうち、人体に直接使用されるものを体外診断用医薬品という。

2 尿タンパク検査の場合、原則として早朝尿（起床直後の尿）を検体とする。

3 通常、尿は弱アルカリ性であるが、食事その他の影響で中性～弱酸性に傾くと、正確な検査結果が得られなくなることがある。

4 対象とする生体物質を特異的に検出するよう設計されていることから、偽陰性・偽陽性を完全に排除することができる。

問77 妊娠検査薬に関する以下の記述の正誤について、正しい組み合わせを下から一つ選びなさい。 (長崎R5年)

ア 採尿のタイミングとしては、尿中ヒト絨毛性性腺刺激ホルモン（hCG）が検出されやすい夜が向いている。

イ 採尿後数時間経過した検体を用いて検査を行っても、検査結果に影響はない。

ウ 妊娠検査薬による検査結果をもって、妊娠しているか否かを断定することができる。

エ 妊娠検査薬は、妊娠が成立してから4週目前後の尿中 hCG 濃度を検出感度としている。

	ア	イ	ウ	エ
1	正	正	誤	誤
2	正	誤	正	正
3	正	誤	正	誤
4	誤	正	正	誤
5	誤	誤	誤	正

問78 次の記述は、代表的な生薬成分に関するものである。正しいものの組み合わせはどれか。 (秋田R3年)

a サルノコシカケ科のマツホドの菌核で、通例、外層をほとんど除いたものを基原とする生薬で、利尿、健胃、鎮静の作用を期待して用いられる。

b マメ科のクズの周皮を除いた根を基原とする生薬で、解熱、鎮痙の作用を期待して用いられる。

c キンポウゲ科のハナトリカブト又はオクトリカブトの塊根を減毒加工して製したものを基原とする生薬であり、心筋の収縮力を高めて血液循環を改善する作用を持つ。

d ツヅラフジ科のオオツヅラフジの蔓性の茎及び根茎を、通例、横切したものを基原とする生薬で、鎮痛、利尿の作用を期待して用いられる。

	a	b	c	d
1	レンギョウ	ボウフウ	サイコ	ボウイ
2	レンギョウ	カッコン	ブシ	ショウマ
3	ブクリョウ	ボウフウ	サイコ	ショウマ
4	ブクリョウ	カッコン	ブシ	ボウイ

問79 瀉下薬の配合成分に関する次の記述のうち、正しいものの組合せはどれか。

（長野R3年）

a マルツエキスは、主成分である麦芽糖が腸内細菌によって分解（発酵）して生じるガスによって便通を促すとされている。

b 酸化マグネシウムは、腸内容物の浸透圧を高めることにより、糞便中の水分量を減らす作用がある。

c ビサコジルは、大腸のうち特に結腸や直腸の粘膜を刺激して、排便を促すと考えられている。

d ヒマシ油は、瀉下薬としては比較的作用が穏やかなため、主に3歳未満の乳幼児の便秘に用いられる。

1 （a、b）
2 （a、c）
3 （b、d）
4 （c、d）

問80 殺虫剤の配合成分に関する次の記述のうち、正しいものの組合せはどれか。

（東京R3年）

a ジクロルボスは、有機リン系殺虫成分であり、アセチルコリンを分解する酵素（アセチルコリンエステラーゼ）と可逆的に結合してその働きを阻害する。

b ピレスロイド系殺虫成分の殺虫作用は、神経細胞に直接作用して神経伝達を阻害することによるものである。

c プロポクスルは、有機塩素系殺虫成分で、アセチルコリンエステラーゼの阻害によって殺虫作用を示し、一般に有機リン系殺虫成分に比べて毒性が高い。

d メトプレンは、幼虫が十分成長して蛹になるのを抑えているホルモン（幼若ホルモン）に類似した作用を有し、幼虫が蛹になるのを妨げる。

1 （a、c）
2 （a、d）
3 （b、c）
4 （b、d）
5 （c、d）

●薬事関係法規と制度

問81 生物由来製品に関する以下の記述の正誤について、正しい組み合わせはどれか。 （宮城R3年）

a 生物由来の原料が用いられている一般用医薬品には、生物由来製品として指定されているものがある。

b 医療機器には、生物由来製品として指定されているものがある。

c 再生医療等製品には、生物由来製品として指定されているものがある。

d 生物由来製品の指定に関する感染症発生リスクの評価は、現在の科学的知見に基づき実施される。

	a	b	c	d
1	正	誤	正	正
2	正	正	誤	誤
3	誤	正	正	正
4	誤	正	誤	正
5	誤	誤	正	誤

問82 次の記述は、医薬品医療機器等法第1条の5第1項の条文の抜粋である。（　　）の中に入れるべき字句の正しい組合せはどれか。なお、2箇所の（　b　）内にはどちらも同じ字句が入る。 （東京R4年）

医師、歯科医師、薬剤師、（　a　）その他の医薬関係者は、医薬品等の有効性及び安全性その他これらの（　b　）に関する知識と理解を深めるとともに、これらの使用の対象者（略）及びこれらを購入し、又は譲り受けようとする者に対し、これらの（　b　）に関する事項に関する（　c　）な情報の提供に努めなければならない。

	a	b	c
1	獣医師	適正な使用	正確かつ適切
2	登録販売者	適正な使用	わかりやすく詳細
3	登録販売者	具体的な使用方法	正確かつ適切
4	登録販売者	具体的な使用方法	わかりやすく詳細
5	獣医師	具体的な使用方法	わかりやすく詳細

問83　医薬品医療機器等法に基づく許可に関する記述の正誤について、正しい組み合わせはどれか。

（広島R5年）

a　化粧品を製造販売する場合は、許可が必要である。

b　医薬部外品を製造販売する場合は、許可が必要である。

c　医薬部外品を販売する場合は、許可が必要である。

d　一般用医薬品を販売する場合は、許可が必要である。

	a	b	c	d
1	正	正	誤	正
2	誤	誤	誤	正
3	誤	正	正	正
4	誤	正	誤	誤
5	正	誤	正	誤

問84　医薬品に関する記述のうち、誤っているものはどれか。（愛知R3年）

1　医薬品の直接の容器又は直接の被包（以下「容器等」という。）が小売りのために包装されている場合において、医薬品医療機器等法の規定に基づく容器等への記載が、外部の容器又は被包（以下「外箱等」という。）を透かして容易に見ることができないときには、その外箱等にも同様の事項が記載されていなければならない。

2　一般用医薬品の外箱等には、購入者がそのリスクの程度について判別しやすいよう、リスク区分ごとに定められた事項を記載することが義務づけられている。

3　医薬品医療機器等法第50条の規定に基づく法定表示事項及び同法第52条の規定に基づく添付文書等への記載については、他の文字、記事、図画、又は図案に比較して見やすい場所にされていなければならず、かつ、購入者等が読みやすく理解しやすい用語による正確なものでなければならない。

4　一般用医薬品の配合成分は、すべて日本薬局方に収載されている。

問85 店舗販売業者が、卸売販売業者から初めて医薬品を購入したときに、法施行規則第146条の規定に基づき書面に記載しなければならない事項について、誤っているものを一つ選べ。　　（大阪R4年）

1　品名

2　数量

3　購入の年月日

4　医薬品のリスク区分

5　卸売販売業者の氏名又は名称、住所又は所在地及び電話番号その他の連絡先

問86 一般用医薬品のリスク区分に関する記述の正誤について、正しい組合せを一つ選べ。　　（京都R3年）

a　第一類医薬品には、その副作用等により日常生活に支障を来す程度の健康被害が生ずるおそれがあるすべての一般用医薬品が指定される。

b　第二類医薬品のうち、特別の注意を要するものとして厚生労働大臣が指定するものを指定第二類医薬品としている。

c　第三類医薬品は、副作用等により身体の変調や不調が起こるおそれのない医薬品である。

d　一般用医薬品のリスク区分は、安全性に関する新たな知見や副作用の発生状況等を踏まえ、変更されることがある。

	a	b	c	d
1	正	正	誤	誤
2	正	誤	正	誤
3	誤	正	正	正
4	正	誤	誤	正
5	誤	正	誤	正

問87 以下のマークが表示されている食品として、正しいものを下から一つ選びなさい。　　（鹿児島R3年）

1　特定保健用食品

2　特別用途食品

3　栄養機能食品

4　機能性表示食品

5　いわゆる健康食品

問88 日本薬局方に関する以下の記述のうち、正しいものの組み合わせを下から一つ選びなさい。 (福岡R4年)

ア 日本薬局方には、日本で承認を受けている全ての医療用医薬品について、必要な規格・基準及び標準的試験方法等が定められている。

イ 厚生労働大臣は、医薬品の性状及び品質の適正を図るため、薬事・食品衛生審議会の意見を聴いて日本薬局方を定める。

ウ 日本薬局方に収載されている医薬品には、一般用医薬品として販売されているものや一般用医薬品の中に配合されているものはない。

エ 日本薬局方に収められている医薬品であって、その性状、品質が日本薬局方で定める基準に適合しないものは販売してはならない。

1 （ア、イ）
2 （ア、ウ）
3 （イ、エ）
4 （ウ、エ）

問89 医薬品の広告や販売方法に関する記述のうち、<u>誤っているもの</u>はどれか。 (山口R5年)

1 医薬品の有効性又は安全性について、それが確実であることを保証するような表現がなされた広告は、明示的・暗示的を問わず、虚偽又は誇大な広告とみなされる。

2 医薬品を懸賞や景品として授与することは、原則として認められていない。

3 チラシやパンフレット等の同一紙面に、医薬品と、食品、化粧品、雑貨類等の医薬品ではない製品を併せて掲載すること自体は問題ない。

4 医薬関係者が、推薦等をしている旨の広告については、仮に事実であったとしても、原則として不適当とされている。

5 漢方処方製剤の広告について、使用する人の体質等を限定した上で、特定の症状等に対する改善を目的として、効能効果に一定の前提条件を付すことは、原則として認められていない。

問90 次の表は、ある医薬品の外箱側面に記載されている内容の一部である。

成分分量	［2錠中］ イブプロフェン 144mg エテンザミド 84mg ブロモバレリル尿素 200mg 無水カフェイン 50mg
内容量	84錠
用法・用量	次の量をなるべく空腹時をさけて水又はぬるま湯で服用してください。服用間隔は4時間以上おいてください。 ［年齢：1回量：服用回数］ 15歳以上：2錠：1日3回まで 15歳未満：服用しないこと
リスク区分	第②類医薬品

次のうち、この医薬品の取扱いに関する以下の記述の正誤について、正しい組み合わせはどれか。

a 購入希望者が若年者であったが、15歳以上の用法・用量が定められていることから、氏名及び年齢を確認せずに販売した。

b 前回購入日から7日間後に、同一人物から再度購入希望があり、そのまま販売した。

c 当該医薬品の使用について、薬剤師又は登録販売者に相談することを勧める旨を店舗に見やすく掲示した。

d 当該医薬品の陳列設備が情報提供を行うための設備から8メートル離れていたため、陳列設備から1.2メートルの範囲に、医薬品を購入しようとする者が侵入できないよう措置を講じた。

	a	b	c	d
1	正	誤	正	正
2	正	正	誤	誤
3	誤	誤	正	誤
4	誤	正	正	正
5	誤	誤	正	正

問91 毒薬及び劇薬に関する次の記述の正誤について、正しい組合せはどれか。 (山梨R3年)

a 毒薬とは、毒性が強いものとして厚生労働大臣が薬事・食品衛生審議会の意見を聴いて指定する医薬品をいう。

b 毒薬は、それを収める直接の容器又は被包に、白地に赤枠、赤字をもって、当該医薬品の品名及び「毒」の文字が記載されていなければならない。

c 劇薬を18歳未満の者に交付してはならない。

d 劇薬を一般の生活者に対して販売又は譲渡する際には、当該医薬品を譲り受ける者から、品名、数量、使用目的、譲渡年月日、譲受人の氏名、住所及び職業が記入され、署名又は記名押印された文書若しくは一定の条件を満たした電子的ファイルに記録したものの交付を受けなければならない。

	a	b	c	d
1	誤	正	正	正
2	誤	誤	正	誤
3	正	誤	誤	正
4	正	誤	正	正
5	正	正	誤	誤

問92 店舗販売業に関する次の記述の正誤について、正しい組合せはどれか。 (茨城R4年)

a 複数の事業所について許可を受けている場合、当該許可事業者内の異なる事業所間で医薬品を移転する場合、当該医薬品に関する記録は不要である。

b 店舗販売業では、薬剤師が従事していれば調剤を行うことができる。

c 都道府県知事（その店舗の所在地が保健所設置市又は特別区の区域にある場合は、市長又は区長）は、許可を受けようとする店舗が必要な構造設備を備えていないときには、許可を与えないことができる。

	a	b	c
1	正	誤	誤
2	正	正	誤
3	誤	誤	正
4	誤	正	正
5	誤	正	誤

問93 毒薬又は劇薬に関する記述の正誤について、正しい組み合わせはどれか。 (岐阜R3年)

a 毒薬又は劇薬を、一般の生活者に対して販売又は譲渡する際には、当該医薬品を譲り受ける者から、品名、数量、使用目的、譲渡年月日、譲受人の氏名、住所及び職業が記入され、署名又は記名押印された文書（文書に代えて、一定の条件を満たす電子的ファイルに記録したものによることもできる。）の交付を受けなければならない。

b 毒薬又は劇薬に該当する一般用医薬品はない。

c 店舗管理者が薬剤師である店舗販売業者及び営業所管理者が薬剤師である卸売販売業者以外の医薬品の販売業者は、毒薬又は劇薬を開封して販売してはならない。

d 毒薬又は劇薬を18歳未満の者その他安全な取扱いに不安のある者に交付することは禁止されている。

	a	b	c	d
1	誤	誤	正	正
2	正	誤	誤	正
3	正	正	誤	誤
4	正	正	正	誤
5	誤	正	正	正

問94 配置販売業に関する記述の正誤について、**正しい組み合わせ**を1つ選びなさい。 (奈良R3年)

a 配置販売業者又はその配置員は、その住所地の都道府県知事が発行する身分証明書の交付を受け、かつ、これを携帯しなければ、医薬品の配置販売に従事してはならない。

b 配置販売業者又はその配置員は、医薬品の配置販売に従事しようとするときは、配置販売業者の氏名及び住所、配置販売に従事する者の氏名及び住所並びに区域及びその期間を、あらかじめ、配置販売に従事しようとする区域の都道府県知事に届出なければならない。

c 配置販売業者は、配置以外の方法により医薬品を販売等してはならない。

d 配置販売業者は、一般用医薬品のうち経年変化が起こりにくいこと等の基準に適合するもの以外の医薬品を販売等してはならない。

	a	b	c	d
1	正	誤	誤	正
2	誤	誤	正	誤
3	正	正	誤	正
4	誤	正	誤	誤
5	正	正	正	正

模擬試験問題3

問95 登録販売者の販売従事登録に関する記述の正誤について、正しい組合せを一つ選べ。なお、本設問において、販売従事登録を受けようとする者は、薬局のみで医薬品の販売又は授与に従事するものとする。 (兵庫R3年)

a 販売従事登録を受けようとする者は、医薬品の販売又は授与に従事する薬局の所在地の都道府県知事に法施行規則に規定されている販売従事登録申請書を提出しなければならない。

b 二以上の都道府県において販売従事登録を受けようと申請した者は、当該申請を行ったいずれの都道府県知事からも登録を受けることができる。

c 登録販売者の住所地に変更が生じたときには、その旨を登録を受けた都道府県知事に届け出なければならない。

d 登録販売者が死亡し、又は失踪の宣告を受けたときは、戸籍法による死亡又は失踪の届出義務者は、30日以内に、登録販売者名簿の登録の消除を申請しなければならない。

	a	b	c	d
1	正	誤	正	誤
2	誤	正	正	誤
3	誤	誤	正	正
4	正	正	誤	誤
5	正	誤	誤	正

問96 薬局における医薬品の陳列方法に関する記述の正誤について、正しい組み合わせはどれか。 (山口R3年)

a 要指導医薬品及び一般用医薬品を混在しないように陳列しなければならない。

b 指定第二類医薬品は、薬局等構造設備規則に規定する「情報提供を行うための設備」から10メートル以内の範囲に陳列しなければならない。

c 要指導医薬品は、薬局等構造設備規則に規定する要指導医薬品陳列区画の内部の陳列設備、かぎをかけた陳列設備、又は要指導医薬品を購入しようとする者等が直接手の触れられない陳列設備に陳列しなければならない。

d 一般用医薬品を販売し、又は授与しない時間は、一般用医薬品を通常陳列し、又は交付する場所を閉鎖しなければならない。

	a	b	c	d
1	正	正	正	正
2	正	誤	誤	正
3	誤	誤	正	誤
4	誤	正	正	正
5	正	誤	正	正

問97　店舗販売業に関する以下の記述のうち、正しいものを一つ選びなさい。　(長崎R3年)

1　薬剤師が従事していれば、調剤を行うことができる。

2　店舗管理者が薬剤師である店舗販売業者は、その店舗に「薬局」の名称を付すことができる。

3　店舗管理者として、登録販売者が従事する場合、過去5年間のうち、登録販売者として業務に従事した期間が2年あることが必要であり、一般従事者としての従事期間は含まれない。

4　店舗管理者は、その店舗の所在地の都道府県知事（その店舗の所在地が保健所設置市又は特別区の区域にある場合においては、市長又は区長。）の許可を受けた場合を除き、その店舗以外の場所で業として店舗の管理その他薬事に関する実務に従事する者であってはならない。

問98　医薬品の適正広告に関する以下の記述の正誤について、正しい組み合わせはどれか。　(青森R3年)

a　スイッチOTCには医療用医薬品と同一の有効成分が使用されていることから、その医療用医薬品と同じ効能効果を標榜して販売した。

b　店舗販売業の漢方処方製剤のコーナーに「天然成分を使用しているので副作用がない」と記載したチラシを掲示した。

c　一般用医薬品の広告が掲載されているチラシの同一紙面に健康食品の広告も掲載し、掲載されている健康食品にも医薬品的な効能効果があるよう工夫した。

d　医薬関係者、医療機関、公的機関、団体等が、公認、推薦、選用等している旨の広告については、原則として不適当とされている。

	a	b	c	d
1	正	誤	誤	誤
2	正	正	誤	誤
3	誤	誤	正	正
4	正	誤	誤	正
5	誤	誤	誤	正

問99 店舗販売業者が医薬品医療機器等法施行規則第159条の14第2項第2号の規定に基づき、登録販売者に販売させる際に、第二類医薬品を購入しようとする者に伝えさせなければならない事項のうち、正しいものの組合せはどれか。 (新潟R5年)

a 販売した店舗の電話番号その他連絡先

b 販売した登録販売者の氏名

c 販売した第二類医薬品の使用期限

d 販売した第二類医薬品の有効成分の名称

1 （a、b）
2 （a、d）
3 （b、c）
4 （b、d）
5 （c、d）

問100 医薬品の販売業者に対して行政庁が行う処分に関する以下の記述の正誤について、正しい組み合わせはどれか。

なお、本設問において、「都道府県知事等」とは、「都道府県知事（薬局又は店舗販売業にあっては、その薬局又は店舗の所在地が保健所設置市又は特別区の区域にある場合においては、市長又は区長）」とする。 (北海道R4年)

a 都道府県知事等は、店舗販売業者に対して、その構造設備が基準に適合しない場合においては、その構造設備の改善を命じ、又はその改善がなされるまでの間、当該施設の全部若しくは一部の使用を禁止することができる。

b 都道府県知事は、区域管理者について、その者が管理者として不適当であると認めるときは、その配置販売業者に対して、区域管理者の変更を命ずることができる。

c 都道府県知事は、配置販売業の配置員が、配置販売業の業務に関し、医薬品医療機器等法に違反する行為があったときは、その配置販売業者に対して、期間を定めてその配置員による配置販売の業務の停止を命ずることができる。

d 都道府県知事等は、不良医薬品の廃棄の命令に違反した店舗販売業者に対して、対象商品の売上額の4.5％の課徴金を納付させることができる。

	a	b	c	d
1	正	正	正	誤
2	正	誤	誤	誤
3	誤	誤	誤	正
4	誤	正	誤	誤
5	正	正	正	正

●医薬品の適正使用と安全対策

問101 要指導医薬品及び一般用医薬品の添付文書に関する以下の記述のうち、誤っているものはどれか。 （北海道R3年）

1 消費者相談窓口には、製造販売元の製薬企業において購入者等からの相談に応じるための窓口担当部門の名称、電話番号、受付時間等が記載されている。

2 使用上の注意は、「してはいけないこと」、「相談すること」及び「その他の注意」から構成され、適正使用のために重要と考えられる項目が前段に記載されている。

3 副作用については、まず一般的な副作用について発生頻度別に症状が記載され、そのあとに続けて、まれに発生する重篤な副作用について副作用名ごとに症状が記載されている。

4 独立行政法人医薬品医療機器総合機構のホームページには、要指導医薬品及び一般用医薬品の添付文書情報が掲載されている。

問102 一般用検査薬に関する記述の正誤について、正しい組み合わせはどれか。 （三重R4年）

a 添付文書には、「キットの内容及び成分・分量」が記載されており、妊娠検査薬では、専門家による購入者等への情報提供の参考として、検出感度も併せて記載されている。

b 検査結果のみで確定診断はできないので、判定が陽性であれば速やかに医師の診断を受ける旨が、添付文書に記載されている。

c 検査結果が陰性であっても何らかの症状がある場合は、再検査するか又は医師に相談する旨等が、添付文書に記載されている。

d 一般用検査薬は、医薬品副作用被害救済制度の対象とならない。

	a	b	c	d
1	正	正	正	誤
2	正	正	誤	正
3	正	誤	正	正
4	誤	正	正	正
5	正	正	正	正

問103 一般用医薬品の保管及び取扱い上の注意に関する次の記述の正誤について、正しい組合せはどれか。 (東京R3年)

a　エアゾール製品の添付文書等には、「保管及び取扱い上の注意」の項目中に高圧ガス保安法に基づく注意事項が記載されているが、その容器への表示は義務づけられていない。

b　医薬品を携行するために別の容器へ移し替えると、日時が経過して中身がどんな医薬品であったか分からなくなってしまうことがあり、誤用の原因となるおそれがある。

c　カプセル剤は、取り出したときに室温との急な温度差で湿気を帯びるおそれがあるため、冷蔵庫内での保管は不適当である。

d　点眼薬は、開封後長期間保存すると変質するおそれがあるため、家族間で共用し、できる限り早目に使い切ることが重要である。

	a	b	c	d
1	誤	正	正	誤
2	正	正	正	正
3	正	誤	誤	正
4	誤	正	誤	誤
5	正	誤	正	誤

問104 一般用医薬品の添付文書の「使用上の注意」に関する記述の正誤について、正しい組み合わせはどれか。 (愛知R3年)

a　「してはいけないこと」、「相談すること」及び「その他の注意」から構成され、適正使用のために重要と考えられる項目が前段に記載されている。

b　小児が使用した場合に特異的な有害作用のおそれがある成分を含有する医薬品では、通常、添付文書の「次の人は使用（服用）しないこと」の項に「15歳未満の小児」、「6歳未満の小児」等として記載されている。

c　一般的な副作用として記載されている症状には、重篤な副作用の初期症状の可能性があるものは含まれない。

d　小児に使用される医薬品においては、小児では通常当てはまらない「服用後、乗物又は機械類の運転操作をしないこと」の記載はされない。

	a	b	c	d
1	誤	誤	正	正
2	正	誤	誤	正
3	正	正	誤	誤
4	正	正	正	誤
5	誤	正	正	正

問105 医薬品医療機器等法第68条の10第2項の規定に基づく医薬品の副作用等の報告に関する記述のうち、**正しいもの**を1つ選びなさい。 (奈良R3年)

1　身体の変調・不調、日常生活に支障を来すが入院治療を必要としない程度の健康被害については、報告の対象とならない。

2　安全対策上必要があると認めるときは、医薬品の過量使用や誤用等によるものと思われる健康被害についても報告がなされる必要がある。

3　登録販売者は、保健衛生上の危害の発生又は拡大防止の観点から、報告の必要性を認めた場合においては、30日以内に都道府県知事に報告しなければならない。

4　報告内容の正確性を高めるため、報告様式には患者のイニシャル、性別、身長及び体重をすべて記載しなければならない。

問106 一般用医薬品の製品表示の記載に関する次の記述の正誤について、正しい組合せはどれか。 (東京R4年)

a　1回服用量中0.1mLを超えるアルコールを含有する内服液剤（滋養強壮を目的とするもの）については、アルコールを含有する旨及びその分量が記載されている。

b　「保管及び取扱い上の注意」の項のうち、医薬品の保管に関する事項については、購入者が製品を開封して添付文書に目を通すことが重要であるため、その容器や包装には記載されていない。

c　適切な保存条件の下で製造後2年を超えて性状及び品質が安定であることが確認されている医薬品には、使用期限の法的な表示義務はない。

d　エアゾール製品には、医薬品医療機器等法の規定による法定表示事項のほか、高圧ガス保安法に基づく「高温に注意」等の注意事項が表示されている。

	a	b	c	d
1	正	正	正	正
2	正	誤	誤	正
3	正	誤	正	誤
4	誤	正	正	正
5	誤	正	誤	誤

問107 医薬品の適正使用情報の活用に関する記述のうち、誤っているものはどれか。 (広島R3年)

1 添付文書や外箱表示は、それらの記載内容が改訂された場合、実際にそれが反映された製品が流通し、購入者等の目に触れるようになるまでには一定の期間を要する。

2 健康に対する一般の生活者の意識・関心の高まりに伴って、医薬品の有効性や安全性等に関する情報に対するニーズが多様化・高度化する傾向にある。

3 不十分な情報や理解に基づいて情報提供が行われた場合には、医薬品の販売等に従事する専門家としての信用・信頼が損なわれることにつながりかねないので、購入者等から質問や相談等があった場合は、自分で情報を入手してもらうように促したほうが良い。

4 一般の生活者が接する医薬品の有効性や安全性等に関する情報は、断片的かつ必ずしも正確でない情報として伝わっている場合も多いため、医薬品の販売等に従事する専門家は、購入者等に対して科学的な根拠に基づいた正確なアドバイスをし、セルフメディケーションを適切に支援することが期待されている。

問108 一般用検査薬の添付文書に関する以下の記述の正誤について、正しい組み合わせを下から一つ選びなさい。 (長崎R3年)

ア 使用目的及び使用方法が記載されている。

イ 一回の検査結果では確定診断ができないため、時間を空けて一般用検査薬を用いて再検査し、診断結果を確定する旨が記載されている。

ウ 検査結果が陰性であっても何らかの症状がある場合は、再検査するか又は医師に相談する旨等が記載されている。

エ キットの内容及び成分・分量のほか、添加物として配合されている成分が必ず全て記載されている。

	ア	イ	ウ	エ
1	正	正	正	誤
2	正	誤	正	誤
3	正	誤	誤	正
4	誤	正	誤	誤
5	誤	誤	正	正

問109 次の記述は、医薬品副作用被害救済制度の救済給付の支給対象範囲に関するものである。正しいものの組み合わせはどれか。

（北海道R5年）

a 製品不良など、製薬企業に損害賠償責任がある場合は、救済制度の対象となる。

b 無承認無許可医薬品（いわゆる健康食品として販売されたもののほか、個人輸入により入手された医薬品を含む。）の使用による健康被害は、救済制度の対象となる。

c 殺菌消毒剤（人体に直接使用するものを除く。）の使用による健康被害は、救済制度の対象とならない。

d 一般用検査薬の使用による健康被害は、救済制度の対象とならない。

1 （a、b）
2 （a、d）
3 （b、c）
4 （c、d）

問110 次の医薬品のうち、適正に使用した場合に医薬品副作用被害救済制度の対象とされているものはどれか。　（長野R3年）

1 日本薬局方白色ワセリン
2 一般用検査薬
3 殺虫剤
4 人体に直接使用する殺菌消毒剤

問111 医薬品医療機器等法第68条の10第2項の規定に基づく医薬品の副作用等報告について、医薬品安全性情報報告書の報告様式にある項目として、誤っているものはどれか。　（愛知R4年）

1 患者氏名
2 性別
3 体重
4 既往歴
5 過去の副作用歴

模擬試験問題3

問112 次の一般用医薬品のうち、その添付文書等において、乳児に神経過敏を起こすことがあるため、「次の人は服用しないこと」の項目中に「授乳中の人は本剤を服用しないか、本剤を服用する場合は授乳を避けること」と記載することとされている主な成分・薬効群の正誤について、正しい組合せはどれか。

（埼玉R３年）

a　ジフェンヒドラミンサリチル酸塩が配合された鎮
　暈薬
b　テオフィリンが配合された鎮咳去痰薬
c　ブロモバレリル尿素が配合された解熱鎮痛薬
d　ダイオウが配合された漢方処方製剤

	a	b	c	d
1	誤	誤	正	正
2	正	誤	誤	誤
3	正	誤	正	誤
4	正	正	誤	正
5	誤	正	誤	誤

問113 緊急安全性情報に関する以下の記述について、（　　　）の中に入れるべき字句の正しい組み合わせを下から一つ選びなさい。

（熊本R４年）

　医薬品、医療機器又は再生医療等製品について緊急かつ重大な注意喚起や使用制限に係る対策が必要な状況にある場合に、（　ア　）からの命令、指示、製造販売業者の自主決定等に基づいて作成されるもので、（　イ　）とも呼ばれる。

　医療用医薬品や医家向け医療機器についての情報伝達である場合が多いが、小柴胡湯による（　ウ　）に関する緊急安全性情報（平成８年３月）のように、一般用医薬品にも関係する緊急安全性情報が発出されたこともある。

	ア	イ	ウ
1	都道府県	イエローレター	間質性肺炎
2	都道府県	イエローレター	急性肝炎
3	都道府県	ブルーレター	急性肝炎
4	厚生労働省	イエローレター	間質性肺炎
5	厚生労働省	ブルーレター	間質性肺炎

問114 企業からの副作用報告に関する以下の表について、（　　　）の中に入れるべき字句の正しい組み合わせはどれか。　　(愛媛R3年)

○ 副作用症例報告			報告期限
		重篤性	国内事例
医薬品によるものと疑われる副作用症例の発生	使用上の注意から予測できるもの	重篤（死亡を除く）：新有効成分含有医薬品として承認後（　a　）	15日以内
		市販直後調査などによって得られたもの	（　b　）
	発生傾向が使用上の注意等から予測することが出来ないもの	重篤（死亡を含む）	（　c　）

	a	b	c
1	2年以内	15日以内	15日以内
2	2年以内	7日以内	30日以内
3	2年以内	15日以内	30日以内
4	3年以内	7日以内	15日以内
5	3年以内	15日以内	15日以内

問115 以下の項目のうち、一般用医薬品の添付文書を構成する項目として正しいものの組み合わせを下から一つ選びなさい。　　(熊本R3年)

ア　製造年月日
イ　製品の特徴
ウ　製造所の許可番号
エ　製造販売業者の名称及び所在地

1　（ア、イ）
2　（ア、ウ）
3　（イ、エ）
4　（ウ、エ）

問116 次の記述は、医薬品の安全性情報に関するものである。正しいものの組み合わせはどれか。 （宮城R3年）

a 緊急安全性情報は、医薬品、医療機器又は再生医療等製品について、緊急かつ重大な注意喚起や使用制限に係る対策が必要な状況にある場合に作成される情報である。

b 安全性速報は、独立行政法人医薬品医療機器総合機構の命令又は指示を受け、製造販売業者が作成する情報である。

c これまでに、一般用医薬品に関係する緊急安全性情報が発出されたことはない。

d 独立行政法人医薬品医療機器総合機構のホームページには、厚生労働省より発行される「医薬品・医療機器等安全性情報」が掲載されている。

1 （a、c）
2 （a、d）
3 （b、c）
4 （b、d）

問117 医薬品医療機器等法第68条の10第2項の規定に基づく医薬品の副作用等報告に関する以下の記述の正誤について、正しい組み合わせはどれか。 （岩手R5年）

a 報告様式は、独立行政法人医薬品医療機器総合機構ホームページから入手でき、医学・薬学関係の専門誌等にも掲載されている。

b 報告様式の記入欄すべてに記入がなされる必要はなく、医薬品の販売等に従事する専門家においては、購入者等（健康被害を生じた本人に限らない）から把握可能な範囲で報告がなされればよい。

c 複数の専門家が医薬品の販売等に携わっている場合であっても、当該薬局又は医薬品の販売業において、販売等された医薬品の副作用等によると疑われる健康被害の情報に直接接した専門家1名から、報告書が提出されれば十分である。

d 報告書の送付は、郵送のみが認められており、ファクシミリ又は電子メールは認められていない。

	a	b	c	d
1	正	正	正	正
2	誤	正	正	正
3	正	誤	正	正
4	正	正	誤	正
5	正	正	正	誤

問118 医薬品副作用被害救済制度に関する記述のうち、正しいものの組み合わせはどれか。 （静岡R3年）

a 医薬品を適正に使用したにもかかわらず発生した副作用による被害者の迅速な救済を図るため、製薬企業の社会的責任に基づく公的制度として1980年5月より運営が開始されている。

b 健康被害を受けた本人（又は家族）の給付請求を受けて、その健康被害が医薬品の副作用によるものかどうかなど、医学的薬学的判断を要する事項について、薬事・食品衛生審議会の諮問・答申を経て、都道府県知事が判定した結果に基づいて、各種給付が行われる。

c 救済給付業務に必要な費用のうち、給付費については、独立行政法人医薬品医療機器総合機構法（平成14年法律第192号）第19条の規定に基づいて、製造販売業者から年度ごとに納付される拠出金が充てられるが、医薬品医療機器総合機構における事務費については、そのすべてが国庫補助により賄われている。

d 独立行政法人医薬品医療機器総合機構は、関係製薬企業又は国からの委託を受けて、裁判上の和解が成立したスモン患者に対して健康管理手当や介護費用の支払業務を行っている。

1 （a、c）
2 （b、c）
3 （b、d）
4 （a、d）

問119 イブプロフェンの「してはいけないこと」の項に関する以下の記述について、（　　）の中に入れるべき字句の正しい組み合わせを下から一つ選びなさい。 （福岡R4年）

イブプロフェンは、妊娠期間の（　ア　）、胎児の動脈管の（　イ　）・早期閉鎖、子宮収縮の抑制、分娩時出血の増加のおそれがあるため、出産予定日（　ウ　）週以内の妊婦に対して、使用（服用）しないこととしている。

	ア	イ	ウ
1	短縮	収縮	12
2	短縮	収縮	24
3	短縮	拡張	12
4	延長	収縮	12
5	延長	拡張	24

問120 一般用医薬品の安全対策に関する記述について、(　　　)の中に入れるべき字句の正しい組合せを一つ選べ。なお、複数箇所の(a)及び(b)内は、いずれも同じ字句が入る。

（大阪R3年）

(a)による間質性肺炎については、1991年4月以降、使用上の注意に記載されていたが、その後、(a)と(b)の併用例による間質性肺炎が報告されたことから、1994年1月、(b)との併用を禁忌とする旨の使用上の注意の改訂がなされた。しかし、それ以降も慢性肝炎患者が(a)を使用して間質性肺炎が発症し、死亡を含む重篤な転帰に至った例もあったことから、1996年3月、厚生省（当時）より関係製薬企業に対して(c)が指示された。

	a	b	c
1	小青竜湯 しょうせいりゅうとう	インターフェロン製剤	緊急安全性情報の配布
2	小青竜湯 しょうせいりゅうとう	インターフェロン製剤	製品の回収
3	小青竜湯 しょうせいりゅうとう	プソイドエフェドリン塩酸塩	製品の回収
4	小柴胡湯 しょうさいことう	プソイドエフェドリン塩酸塩	緊急安全性情報の配布
5	小柴胡湯 しょうさいことう	インターフェロン製剤	緊急安全性情報の配布

模擬試験問題 4

登録販売者試験問題

全国（全地域からの抽出問題）

注意事項

1　試験時間は、○時○分から○時○分までの○時間です。
2　試験問題は、監督員の指示があるまで開かないでください。
3　机の上には、受験票、筆記用具、時計以外は置かないでください。
　携帯電話は、電源を切ってカバンの中にしまってください。
4　試験開始の合図があったら、問題用紙が○ページあることを確認し、乱丁・落丁、印刷不鮮明がある場合は、手を挙げて監督員に合図してください。
5　試験問題についての質問は認めません。
6　解答用紙の記入に当たっては、解答用紙に印刷されている注意事項をよく読んで記入してください。
7　試験終了の合図があったら、筆記用具を机に置き、退室の許可があるまでそのまま着席しておいてください。
8　監督員の指示に従わない場合や不正行為を行った場合は、退場を命じることがあります。その場合の受験は無効となります。
9　試験開始後○分を経過した時点から試験終了○分前までの間は、途中退室ができます。途中退室をする場合には、監督員に解答用紙を必ず手渡してください。
　問題用紙はお持ち帰りください。
※この注意事項は、実際の試験問題を参考に作成したものです。
※本書では、出題時の問題をできる限り忠実に再現しました。出題された地域により用字用語等が異なる場合があります。

●医薬品に共通する特性と基本的な知識

問 1　医薬品の本質に関する次の記述の正誤について、正しい組合せはどれか。

（東京R4年）

a　一般用医薬品として販売される製品は、製造物責任法の対象ではない。

b　一般用医薬品は、医療用医薬品と比較して保健衛生上のリスクは相対的に高い。

c　一般用医薬品には、添付文書や製品表示に必要な情報が記載されているので、販売時に専門家が専門用語を分かりやすい表現で伝えるなどの情報提供を行う必要はない。

d　医薬品が人体に及ぼす作用は複雑、かつ、多岐に渡り、必ずしも期待される有益な効果（薬効）のみをもたらすとは限らない。

	a	b	c	d
1	誤	正	正	誤
2	誤	正	誤	正
3	誤	誤	誤	正
4	正	誤	誤	誤
5	正	誤	正	誤

問 2　医薬品のリスク評価に関する次の記述の正誤について、正しい組合せはどれか。

（東京R3年）

a　少量の医薬品の投与では、発がん作用、胎児毒性や組織・臓器の機能不全を生じる場合はないとされている。

b　ヒトを対象とした臨床試験における効果と安全性の評価基準には、国際的に Good Clinical Practice（GCP）が制定されている。

c　「無作用量」とは、薬物の効果が発現し、有害反応が発現しない最大の投与量のことである。

d　医薬品に対しては、製造販売後の調査及び試験の実施基準として Good Vigilance Practice（GVP）が制定されている。

	a	b	c	d
1	正	誤	正	誤
2	誤	誤	正	誤
3	誤	正	誤	正
4	誤	正	誤	誤
5	正	誤	誤	正

問 3　健康食品に関する記述の正誤について、正しい組合せを一つ選べ。

a　「栄養機能食品」については、各種ビタミン、アミノ酸に対して「栄養機能の表示」ができる。

b　「特定保健用食品」は、「特定の保健機能の表示」が許可されている。

c　「機能性表示食品」は、疾病に罹患していない者の疾病リスクの低減を図る旨を表示することができる。

d　医薬品を扱う者は、いわゆる健康食品は法的にも、また安全性や効果を担保する科学的データの面でも医薬品とは異なるものであることを認識し、消費者に指導・説明を行わなくてはならない。

	a	b	c	d
1	正	誤	正	誤
2	正	誤	誤	正
3	誤	正	正	正
4	誤	正	誤	正
5	誤	誤	正	正

問 4　医薬品の副作用に関する記述の正誤について、正しい組合せを一つ選べ。

a　世界保健機関（WHO）の定義によれば、医薬品の副作用とは、「疾病の予防、診断、治療のため、又は身体の機能を正常化するために、人に通常用いられる量で発現する医薬品の有害かつ意図しない反応」とされている。

b　十分注意して医薬品を適正に使用した場合であっても、副作用が生じることがある。

c　複数の疾病を有する人の場合、ある疾病に対して使用された医薬品の作用により、その人の別の疾病の症状が悪化することはない。

d　副作用の中には、直ちに明確な自覚症状として現れないものがある。

	a	b	c	d
1	正	正	誤	正
2	誤	誤	正	誤
3	正	正	正	誤
4	正	誤	正	誤
5	誤	正	誤	正

問 5 アレルギー（過敏反応）に関する次の記述の正誤について、正しい組合せはどれか。 （東京R4年）

a　アレルゲン（アレルギーを引き起こす原因物質）となり得る医薬品の添加物としては黄色４号（タートラジン）、カゼイン、亜硫酸塩（亜硫酸ナトリウム等）等が知られている。

b　外用薬では、アレルギーは引き起こされない。

c　医薬品の中には、鶏卵や牛乳等を原材料として作られているものがあるため、それらに対するアレルギーがある人では使用を避けなければならない場合もある。

d　アレルギーには、体質的・遺伝的な要素はない。

	a	b	c	d
1	正	誤	正	誤
2	正	正	誤	誤
3	誤	誤	正	誤
4	誤	正	正	正
5	誤	正	誤	正

問 6 医薬品の使用等に関する次の記述のうち、正しいものの組合せはどれか。 （東京R3年）

a　小児への使用を避けるべき医薬品でも、大人用のものを半分にして、小児に服用させれば、有害事象につながらず、安全に使用できる。

b　購入者等の誤解や認識不足による不適正な使用を防ぐため、医薬品の販売等に従事する専門家は、購入者等に対して、正しい情報を適切に伝えていくことが重要となる。

c　症状が一時的に緩和するならば、疾病の根本的な治療や生活習慣の改善等は行わず、漫然と一般用医薬品を使用し続けてもよいとされる。

d　人体に直接使用されない医薬品についても、使用する人の誤解や認識不足によって使い方や判断を誤り、有害事象につながることがある。

1　（a、b）
2　（a、c）
3　（b、c）
4　（b、d）
5　（c、d）

問 7　小児等への医薬品の使用に関する記述のうち、正しいものの組み合わせはどれか。　（島根R元年）

a　小児とは、医薬品の使用上の注意においては、おおよその目安として15歳未満の者をいう。

b　幼児に使用される錠剤やカプセル剤は、形状が幼児向けに作られているため、服用時に喉につかえることはない。

c　小児は、大人と比べて身体の大きさに対して腸が長いため、服用した医薬品の吸収率が相対的に高い。

d　乳児は、乳児向けの用法用量が設定されている一般用医薬品があるため、医師の診療を受けることよりも、基本的には一般用医薬品による対処が優先される。

1　（a、b）
2　（a、c）
3　（a、d）
4　（b、d）
5　（c、d）

問 8　医療機関で治療を受けている人等への医薬品の使用に関する記述の正誤について、正しい組み合わせはどれか。　（島根R元年）

a　一般用医薬品を使用することによって症状が悪化したり、治療が妨げられることがある。

b　医療機関での治療は特に受けていない場合であっても、医薬品の種類や配合成分等によっては、特定の症状がある人が使用するとその症状を悪化させるおそれがある等、注意が必要なものがある。

c　医療機関・薬局で交付された薬剤を使用している人については、登録販売者において一般用医薬品との併用の可否を判断することは困難なことが多く、その薬剤を処方した医師若しくは歯科医師又は調剤を行った薬剤師に相談するよう説明する必要がある。

	a	b	c
1	正	正	正
2	正	正	誤
3	正	誤	正
4	誤	正	正
5	誤	正	誤

問9 妊婦又は妊娠していると思われる女性又は授乳婦に関する次の記述の正誤について、正しい組み合わせを下欄から選びなさい。

（愛媛R元年）

a 妊婦が一般用医薬品を使用しようとする場合は、一般用医薬品による対処が適当かどうかを含めて慎重に考慮されるべきである。

b 吸収された医薬品の一部が乳汁中に移行することが知られていても、通常の使用の範囲では具体的な悪影響は判明していないものもある。

c ビタミンA含有製剤は、妊娠前後の一定期間に通常の用量を超えて摂取しても、胎児に先天異常を起こす危険性は低いとされている。

d 妊娠の有無やその可能性については、購入者側にとって他人に知られたくない場合もあることから、一般用医薬品の販売等においては専門家が情報提供や相談対応を行う際には、十分に配慮することが必要である。

	a	b	c	d
1	誤	正	正	正
2	誤	誤	正	誤
3	正	正	誤	正
4	正	誤	誤	正
5	正	正	正	誤

問10 プラセボ効果に関する次の記述のうち、正しいものの組み合わせはどれか。

（長野R元年）

a プラセボ効果は、医薬品を使用したこと自体による楽観的な結果への期待や、条件付けによる生体反応、時間経過による自然発生的な変化等が関与して生じると考えられている。

b プラセボ効果は、主観的な変化だけでなく、客観的に測定可能な変化として現れることがある。

c プラセボ効果によってもたらされる反応や変化には、不都合なものは含まれない。

d 一般用医薬品の使用によってもたらされる望ましい反応や変化がプラセボ効果と思われるときは、それを目的として使用すべきである。

1 （a、b）
2 （a、d）
3 （b、c）
4 （c、d）

問11 一般用医薬品の販売時のコミュニケーションに関する記述の正誤について、正しい組合せを一つ選べ。 （大阪R4年）

a 医薬品の販売に従事する専門家からの情報提供は、専門用語を分かりやすい平易な表現で説明するだけでなく、説明した内容が購入者にどう理解されているか、などの実情を把握しながら行うことで、その実効性が高まる。

b 一般用医薬品については、必ずしも情報提供を受けた当人が医薬品を使用するとは限らないことを踏まえ、販売時のコミュニケーションを考える必要がある。

c 一般用医薬品は、すぐに使用する必要に迫られて購入されるとは限らず、家庭における常備薬として購入されることも多いため、販売等に従事する専門家においては、その点も把握に努めることが望ましい。

d 購入者が医薬品を使用する状況が変化する可能性は低いため、販売時のコミュニケーションの機会が継続的に確保されるような配慮は必要ない。

	a	b	c	d
1	正	正	誤	正
2	誤	誤	正	誤
3	正	正	正	誤
4	正	誤	正	誤
5	誤	正	誤	正

問12 小児等への医薬品の使用に関する記述の正誤について、正しい組合せを一つ選べ。 （大阪R3年）

a 医薬品の使用上の注意において、おおよその目安として、乳児は1歳未満、幼児は7歳未満、小児は15歳未満との年齢区分が用いられている。

b 一般に乳幼児は、容態が変化した場合に、自分の体調を適切に伝えることが難しいため、医薬品を使用した後は、保護者等が乳幼児の状態をよく観察することが重要である。

c 小児は成人と比べて、肝臓や腎臓の機能が未発達な一方で、血液脳関門が発達しているため、中枢神経系に影響を与える医薬品で副作用を起こしにくい。

d 医薬品の販売に従事する専門家においては、保護者等に対して、小児用の用法用量が定められていない医薬品については、成人用の医薬品の量の3分の1を目安に減らして小児へ与えるように説明すべきである。

	a	b	c	d
1	正	正	誤	誤
2	正	誤	正	正
3	誤	正	誤	誤
4	正	誤	正	誤
5	誤	誤	正	正

問13 高齢者への医薬品の使用に関する記述の正誤について、正しい組合せを一つ選べ。 （大阪R3年）

a 医薬品の使用上の注意においては、おおよその目安として75歳以上を「高齢者」としている。

b 高齢者は、喉の筋肉が衰えて飲食物を飲み込む力が弱まっている（嚥下障害）場合があるので、内服薬を使用する際に喉に詰まらせやすい。

c 基礎体力や生理機能の衰えの度合いは、年齢と相関するため、副作用の生じるリスクは年齢のみで判断できる。

d 高齢者は、医薬品の取り違えや飲み忘れを起こしやすいなどの傾向があり、家族等の理解や協力も含めた配慮が重要となることがある。

	a	b	c	d
1	正	誤	正	誤
2	正	誤	誤	正
3	誤	正	正	正
4	誤	正	誤	正
5	誤	誤	正	正

問14 妊婦又は妊娠していると思われる女性及び母乳を与える女性（授乳婦）への医薬品の使用等に関する記述の正誤について、正しい組合せを一つ選べ。 （大阪R4年）

a 胎盤には、胎児の血液と母体の血液とが混ざらない仕組み（血液－胎盤関門）がある。

b 一般用医薬品では多くの場合、妊婦に対する安全性の評価は確立されているが、配慮が必要であるため、妊婦の使用については「相談すること」としているものが多い。

c 便秘薬は、配合成分やその用量にかかわらず、流産や早産が誘発されることはない。

d 医薬品の種類によっては、授乳婦が使用した医薬品の成分の一部が乳汁中に移行することが知られている。

	a	b	c	d
1	正	正	誤	誤
2	正	誤	正	誤
3	誤	正	正	正
4	正	誤	誤	正
5	誤	正	誤	正

問15 妊婦又は妊娠していると思われる女性への医薬品の使用に関する次の記述の正誤について、正しい組合せはどれか。 （東京R3年）

a 妊婦が妊娠に伴う不眠症状がある場合、ジフェンヒドラミン塩酸塩を主薬とする催眠鎮静薬（睡眠改善薬）を使用することが推奨される。

b 妊娠の有無やその可能性については、購入者側にとって他人に知られたくない場合もあることから、一般用医薬品の販売等において専門家が情報提供や相談対応を行う際には、十分配慮することが必要である。

c 一般用医薬品において、多くの場合、妊婦が使用した場合における安全性に関する評価が困難であるため、妊婦の使用については「相談すること」としているものが多い。

	a	b	c
1	正	誤	誤
2	誤	正	誤
3	誤	誤	正
4	誤	正	正
5	正	正	誤

問16 小児等の医薬品の使用に関する次の記述の正誤について、正しい組み合わせはどれか。 （長野R元年）

a 小児は、吸収されて循環血液中に移行した医薬品の成分が脳に達しにくいため、中枢神経系に影響を与える医薬品の副作用が起こりにくい。

b 医薬品が喉につかえると、大事に至らなくても咳き込んで吐き出し苦しむことになり、その体験から乳幼児に医薬品の服用に対する拒否意識を生じさせることがある。

c 小児の誤飲・誤用事故を未然に防止するには、家庭内において、小児が容易に手に取れる場所や、小児の目につく場所に医薬品を置かないようにすることが重要である。

	a	b	c
1	正	誤	正
2	誤	正	誤
3	正	正	正
4	正	誤	誤
5	誤	正	正

問17 プラセボ効果に関する以下の記述について、（　　）の中に入れるべき字句の正しい組み合わせはどれか。 （島根R元年）

医薬品を使用したとき、結果的又は偶発的に（　a　）によらない作用を生じることをプラセボ効果（（　b　）効果）という。プラセボ効果は、医薬品を使用したこと自体による楽観的な結果への期待（暗示効果）や、条件付けによる生体反応、時間経過による（　c　）な変化等が関与して生じると考えられている。

	a	b	c
1	生理作用	偽薬	意図的
2	生理作用	相乗	自然発生的
3	薬理作用	偽薬	意図的
4	薬理作用	相乗	意図的
5	薬理作用	偽薬	自然発生的

問18 HIV訴訟に関する次の記述の正誤について、正しい組み合わせを下欄から選びなさい。 （愛媛R元年）

a HIV訴訟とは、血友病患者が、ヒト免疫不全ウイルス（HIV）が混入した原料血漿から製造された血液凝固因子製剤の投与を受けたことにより、HIVに感染したことに対する損害賠償訴訟である。

b HIV訴訟を契機に、血液製剤の安全確保対策として、検査や献血時の問診の充実が図られた。

c HIV訴訟は国及び製薬企業を被告として、1989年5月に大阪地裁、同年10月に東京地裁で提訴され、未だ和解に至っていない。

d HIV訴訟を契機として、製薬企業に対し従来の副作用報告に加えて感染症報告が義務づけられた。

	a	b	c	d
1	誤	誤	誤	正
2	誤	誤	正	誤
3	誤	正	正	正
4	正	正	誤	誤
5	正	正	誤	正

問19 次のa～cの記述の正誤について、正しい組み合わせを下表から一つ選び、その番号を解答用紙に記入しなさい。 （大阪H30年）

a ビタミンA含有製剤のように、妊娠前後の一定期間に通常の用量を超えて摂取すると胎児に先天異常を起こす危険性が高まるとされているものがある。

b 一般用医薬品において、多くの場合、妊婦が使用した場合における安全性に関する評価が困難であるため、妊婦の使用については「相談すること」としているものが多い。

c 授乳婦が使用した医薬品の成分が乳汁中に移行することはない。

	a	b	c
1	正	正	正
2	誤	正	誤
3	誤	誤	正
4	正	誤	誤
5	正	正	誤

問20 スモン及びスモン訴訟に関する次の記述のうち、正しいものの組合せはどれか。

（東京R元年）

a　スモンはその症状として、初期には腹部の膨満感から激しい腹痛を伴う下痢を生じ、次第に下半身の痺れや脱力、歩行困難等が現れる。

b　スモン訴訟とは、鎮痛薬として販売されたキノホルム製剤を使用したことにより、亜急性脊髄視神経症に罹患したことに対する損害賠償訴訟である。

c　スモン患者に対しては、治療研究施設の整備、治療法の開発調査研究の推進、施術費及び医療費の自己負担分の公費負担等が講じられている。

d　スモン訴訟の被告である国は、スモン患者の早期救済のためには、和解による解決が望ましいとの基本方針に立っているが、全面和解には至っていない。

1　（a、b）
2　（a、c）
3　（a、d）
4　（b、c）
5　（c、d）

●人体の働きと医薬品

問21　消化器系に関する次の記述の正誤について、正しい組合せはどれか。
(東京R3年)

a　胆汁に含まれる胆汁酸塩（コール酸、デオキシコール酸等の塩類）は、脂質の消化を容易にし、また、脂溶性ビタミンの吸収を助ける。

b　膵臓は、消化腺であるとともに、血糖値を調節するホルモン（インスリン及びグルカゴン）等を血液中に分泌する内分泌腺でもある。

c　ペプシノーゲンは、胃酸によって主に脂質を消化する酵素であるペプシンとなり、胃酸とともに胃液として働く。

d　肝臓は、横隔膜の直上に位置し、胆汁を産生する。

	a	b	c	d
1	正	正	正	正
2	正	正	誤	誤
3	正	誤	誤	正
4	誤	正	誤	正
5	誤	誤	正	誤

問22　大腸に関する次の記述のうち、正しいものの組合せはどれか。
(東京R3年)

a　大腸は、盲腸、虫垂、上行結腸、横行結腸、下行結腸、S状結腸、直腸からなる管状の臓器で、内壁粘膜に絨毛がある。

b　大腸内には腸内細菌が多く存在し、腸管内の食物繊維（難消化性多糖類）を発酵分解する。

c　通常、糞便の成分の大半は食物の残滓で、そのほか、はがれ落ちた腸壁上皮細胞の残骸（15～20％）や腸内細菌の死骸（10～15％）が含まれ、水分は約5％に過ぎない。

d　大腸の腸内細菌は、血液凝固や骨へのカルシウム定着に必要なビタミンKを産生している。

1　（a、b）
2　（a、c）
3　（b、c）
4　（b、d）
5　（c、d）

問23 消化器系に関する記述の正誤について、正しい組合せを一つ選べ。

（大阪R3年）

a 消化管は、口腔から肛門まで続く管で、口腔、咽頭、食道、胃、小腸、大腸、肛門が含まれる。

b 歯冠は、歯頚を境に口腔に露出する部分であり、表面は、エナメル質で覆われている。

c 膵臓は、消化腺の一つであり、炭水化物、タンパク質、脂質のそれぞれを消化するすべての酵素の供給を担っている。

d 嚥下の際には、喉頭の入り口にある喉頭蓋が反射的に開くことにより飲食物が食道へと送られる。

	a	b	c	d
1	正	誤	正	正
2	正	正	正	誤
3	正	正	誤	誤
4	誤	正	誤	正
5	誤	誤	正	正

問24 脾臓及び腎臓に関する記述の正誤について、正しい組合せを一つ選べ。

（大阪R3年）

a 脾臓の主な働きは、脾臓内を流れる血液から古くなった赤血球を濾し取って処理をすることである。

b 脾臓にはリンパ球が増殖、密集する組織（リンパ組織）があり、血液中の細菌やウイルス等の異物に対する免疫応答に関与する。

c 腎小体では、肝臓でアミノ酸が分解されて生成する尿素など、血液中の老廃物が濾過される。

d ネフロンは、腎臓の基本的な機能単位であり、腎小体と糸球体とで構成される。

	a	b	c	d
1	正	誤	正	正
2	正	正	正	誤
3	正	正	誤	誤
4	誤	正	誤	正
5	誤	誤	正	正

問25 口腔及び食道に関する次の記述の正誤について、正しい組み合わせはどれか。

（長野R元年）

a 舌の表面には、舌乳頭という無数の小さな突起があり、味覚を感知する部位である味蕾が分布している。

b 歯冠の表面は、セメント質で覆われ、体で最も硬い部分となっている。

c 唾液は、リゾチーム等の殺菌・抗菌物質を含んでおり、口腔粘膜の保護・洗浄、殺菌等の作用がある。

d 食道の上端と下端には括約筋があり、胃の内容物が食道や咽頭に逆流しないように防いでいる。

	a	b	c	d
1	正	誤	誤	誤
2	正	誤	正	正
3	誤	正	正	誤
4	正	正	誤	正

問26 呼吸器系に関する記述の正誤について、正しい組合せを一つ選べ。

（大阪R4年）

a 鼻腔の内壁から分泌される鼻汁には、アミラーゼが多く含まれ、気道の防御機構の一つとなっている。

b 声帯は、喉頭上部にあり、呼気で振動させると声が発せられるが、過度の負担がかかると、声はかすれてくる。

c 気道に細菌等の異物が吸い込まれると、異物は気道粘膜から分泌される粘液にからめ取られ、粘液層の連続した流れによって咽頭へ向けて排出される。

d 肺自体には肺を動かす筋組織がないため、横隔膜や肋間筋によって拡張・収縮して呼吸運動が行われる。

	a	b	c	d
1	正	誤	正	誤
2	正	誤	正	正
3	正	正	誤	誤
4	誤	正	正	正
5	誤	正	誤	正

問27 感覚器官に関する記述の正誤について、正しい組合せを一つ選べ。

（大阪R3年）

a 雪眼炎は、眼球が紫外線を含む光に長時間曝されることにより、主に硝子体の上皮が損傷を起こした状態である。

b 視細胞が光を感じる反応にはビタミンCが不可欠であるため、ビタミンCが不足すると夜盲症を生じる。

c 耳は、外耳、中耳、内耳からなる。内耳にある鼓室の内部では、互いに連結した微細な3つの耳小骨が鼓膜の振動を増幅している。

d 副鼻腔に入った埃等の粒子は、粘液に捉えられて、線毛の働きによって鼻腔内へ排出される。

	a	b	c	d
1	正	誤	正	誤
2	正	誤	誤	正
3	誤	誤	正	誤
4	正	正	誤	誤
5	誤	誤	誤	正

問28 胆嚢及び肝臓に関する次の記述の正誤について、正しい組み合わせを下欄から選びなさい。

（愛媛R元年）

a 胆汁酸の生合成の出発物質となるコレステロールは、肝臓において産生される。

b 胆汁には、古くなった赤血球や過剰のコレステロール等を排出する役割がある。

c 胆汁に含まれる胆汁酸塩は、脂質の消化を容易にし、また、水溶性ビタミンの吸収を助ける。

d 肝臓では、必須アミノ酸以外のアミノ酸を生合成することができない。

	a	b	c	d
1	正	正	誤	誤
2	正	誤	正	正
3	正	正	誤	正
4	誤	誤	正	正
5	誤	正	正	誤

問29 小腸及び膵臓(すい)に関する次の記述の正誤について、正しい組み合わせはどれか。

（長野R元年）

a　小腸は、全長 6 〜 7 m の管状の臓器で、十二指腸、空腸、回腸、盲腸の 4 部分に分かれる。

b　脂質（トリグリセリド）は、消化酵素（リパーゼ）の作用によって分解を受けるが、小腸粘膜の上皮細胞で吸収されると脂質に再形成され、乳状脂粒（リポタンパク質の一種でカイロミクロンとも呼ばれる）となる。

c　膵臓は、胃の後下部に位置する細長い臓器で、膵(すい)液を回腸へ分泌する。

d　膵臓は、炭水化物、タンパク質、脂質のそれぞれを消化するすべての酵素の供給を担っている。

	a	b	c	d
1	正	誤	正	誤
2	正	正	誤	正
3	誤	正	誤	正
4	正	誤	正	正
5	誤	正	正	誤

問30 循環器系に関する次の記述のうち、正しいものの組合せはどれか。

（東京R3年）

a　心臓の内部は上部左右の心房、下部左右の心室の 4 つの空洞に分かれており、心室で血液を集めて心房に送り、心房から血液を拍出する。

b　静脈にかかる圧力は比較的高いため、血管壁は動脈よりも厚い。

c　単球は、血管壁を通り抜けて組織の中に入り込むことができ、組織の中ではマクロファージ（貪食細胞）と呼ばれる。

d　リンパ節の内部にはリンパ球やマクロファージ（貪食細胞）が密集していて、リンパ液で運ばれてきた細菌やウイルス等は、ここで免疫反応によって排除される。

1　（a、b）
2　（a、c）
3　（b、c）
4　（b、d）
5　（c、d）

問31 目に関する次の記述のうち、正しいものの組合せはどれか。

（東京R3年）

a 水晶体は、その周りを囲んでいる毛様体の収縮・弛緩によって、近くの物を見るときには扁平になり、遠くの物を見るときには丸く厚みが増す。

b 眼瞼は、むくみ（浮腫）等、全身的な体調不良（薬の副作用を含む）の症状が現れやすい部位である。

c 結膜の充血では白目の部分だけでなく眼瞼の裏側も赤くなるが、強膜が充血したときは眼瞼の裏側は赤くならない。

d 涙腺は上眼瞼の裏側にある分泌腺で、リンパ液から涙液を産生する。

1 （a、b）
2 （a、c）
3 （b、c）
4 （b、d）
5 （c、d）

問32 リンパ系に関する記述のうち、正しいものの組み合わせはどれか。

（島根R元年）

a リンパ液の流れは、主に骨格筋の収縮によるものである。

b リンパ液は、血漿とは成分が大きく異なり、タンパク質が多く、リンパ球を含む。

c リンパ管は、互いに合流して次第に太くなり、最終的に、もものつけ根の動脈につながる。

d リンパ節の内部にはリンパ球やマクロファージ（貪食細胞）が密集していて、リンパ液で運ばれてきた細菌やウイルスは免疫反応によって排除される。

1 （a、b）
2 （a、d）
3 （b、c）
4 （b、d）
5 （c、d）

問33 泌尿器系に関する次の記述の正誤について、正しい組み合わせを下欄から選びなさい。

(愛媛R元年)

a 腎臓には内分泌腺としての機能があり、骨髄における白血球の産生を促進するホルモンを分泌する。

b 食品から摂取あるいは体内で生合成されたビタミンDは、腎臓で活性型ビタミンDに転換されて、骨の形成や維持の作用を発揮する。

c ボウマン嚢は、腎小体と尿細管とで構成される腎臓の基本的な機能単位である。

d 副腎皮質ホルモンの一つであるアルドステロンは、ナトリウムの排泄を促す作用があり、電解質と水分の排出調節の役割を担っている。

	a	b	c	d
1	誤	正	誤	誤
2	誤	誤	誤	正
3	正	正	誤	誤
4	正	誤	正	正
5	誤	正	正	誤

問34 筋組織に関する記述の正誤について、正しい組合せを一つ選べ。

(大阪R3年)

a 関節を動かす骨格筋は、関節を構成する骨に腱を介してつながっている。

b 心筋の筋線維には、骨格筋のような横縞模様がある。

c 平滑筋と心筋は、自分の意識どおりに動かすことができない筋組織である。

d 骨格筋は自律神経系、不随意筋は体性神経系に支配されている。

	a	b	c	d
1	正	正	誤	正
2	誤	誤	正	誤
3	正	正	正	誤
4	正	誤	正	誤
5	誤	正	誤	正

模擬試験問題4

問35 脳や神経系の働きに関する記述の正誤について、正しい組合せを一つ選べ。

(大阪R3年)

a 中枢神経系は脳と脊髄から構成され、脳は脊髄と、前庭でつながっている。

b 脳において、血液の循環量は心拍出量の約15%と多いが、ブドウ糖の消費量は全身の約1%と少ない。

c 医薬品の成分は、体内で自律神経系に作用し、副作用をもたらすことがある。

d 自律神経系は、交感神経系と副交感神経系からなり、多くの効果器に対し、交感神経と副交感神経の二つの神経線維が支配している。

	a	b	c	d
1	正	正	誤	誤
2	正	正	誤	正
3	正	誤	誤	誤
4	誤	誤	正	正
5	誤	誤	正	誤

問36 血液に関する記述の正誤について、正しい組み合わせはどれか。

(石川R5年)

a 血液は、血漿と血球からなり、酸素や栄養分を全身の組織に供給し、二酸化炭素や老廃物を肺や腎臓へ運んでいる。

b リンパ球は、リンパ節、脾臓等のリンパ組織で増殖し、細菌、ウイルス等の異物を認識するB細胞リンパ球と、それらに対する抗体（免疫グロブリン）を産生するT細胞リンパ球がある。

c 白血球の約60%を占めている好中球は、血管壁を通り抜けて組織の中に入り込むことができ、感染が起きた組織に遊走して集まり、細菌やウイルス等を食作用によって取り込んで分解する。

d 血管の損傷部位では、血小板から放出される酵素によって血液を凝固させる一連の反応が起こり、血漿タンパク質の一種であるフィブリノゲンが傷口で重合して線維状のフィブリンとなる。

	a	b	c	d
1	正	正	正	誤
2	正	正	誤	正
3	正	誤	正	正
4	誤	正	正	正
5	正	正	正	正

問37 鼻及び耳に関する記述の正誤について、正しい組み合わせはどれか。

（島根R元年）

a 鼻中隔の前部は、毛細血管が豊富に分布していることに加えて粘膜が薄いため、傷つきやすく鼻出血を起こしやすい。

b 副鼻腔に入った埃等の粒子は、粘液に捉えられて線毛の働きによって鼻腔内へ排出される。

c 外耳は、側頭部から突出した耳介と、耳介で集められた音を鼓膜まで伝導する外耳道からなる。

d 中耳は、聴覚器官である蝸牛と、平衡器官である前庭の２つの部分からなる。

	a	b	c	d
1	正	正	正	正
2	正	正	正	誤
3	正	誤	誤	誤
4	誤	正	誤	正
5	正	誤	正	正

問38 医薬品の剤形及び適切な使用方法に関する次の記述の正誤について、正しい組合せはどれか。

（東京R３年）

a カプセル剤は、カプセル内に散剤や顆粒剤等を充填した剤形であるが、液剤を充填したものはない。

b 経口液剤は、既に有効成分が液中に溶けたり分散したりしているため、服用後、比較的速やかに消化管から吸収されるという特徴がある。

c チュアブル錠は、口の中で舐めたり噛み砕いたりして服用する剤形であり、水なしでも服用できる。

d 錠剤（内服）は、胃や腸で崩壊し、有効成分が溶出することが薬効発現の前提となるため、例外的な場合を除いて、口中で噛み砕いて服用してはならない。

	a	b	c	d
1	正	正	誤	正
2	誤	誤	誤	誤
3	正	誤	正	誤
4	誤	正	正	正
5	誤	正	正	誤

問39 医薬品の吸収に関する記述の正誤について、正しい組み合わせはどれか。 （島根R元年）

a 全身作用を目的とする医薬品では、その有効成分が消化管等から吸収されて、循環血液中に移行することが重要である。

b 内服薬の有効成分の吸収量や吸収速度は、消化管内容物や他の医薬品の作用により影響を受けることはない。

c 一般に、消化管からの吸収は、濃度の高い方から低い方へ受動的に拡散していく現象ではなく、消化管が積極的に医薬品成分を取り込む現象である。

d 坐剤は、直腸内で溶解し、薄い直腸内壁の粘膜から有効成分が吸収される。

	a	b	c	d
1	正	誤	正	正
2	正	誤	誤	正
3	誤	誤	正	誤
4	正	正	正	誤
5	誤	誤	誤	正

問40 精神神経系に現れる医薬品の副作用に関する次の記述の正誤について、正しい組み合わせを下欄から選びなさい。 （愛媛R元年）

a 精神神経症状は、医薬品の大量服用や長期連用、乳幼児への適用外の使用等の不適正な使用がなされた場合に限り発生する。

b 無菌性髄膜炎は、多くの場合、発症は急性で、首筋のつっぱりを伴った激しい頭痛、発熱、吐きけ・嘔吐、意識混濁等の症状が現れる。

c 無菌性髄膜炎は、医薬品の副作用が原因の場合、全身性エリテマトーデス、混合性結合組織病、関節リウマチ等の基礎疾患がある人で発症リスクが高い。

d 無菌性髄膜炎は、大部分は細菌が原因と考えられているが、医薬品の副作用等によって生じることもある。

	a	b	c	d
1	正	誤	正	正
2	正	正	誤	正
3	正	誤	正	誤
4	誤	正	正	誤
5	誤	正	誤	正

●主な医薬品とその作用

問41 かぜ（かぜ症候群）に関する記述の正誤について、正しい組合せを一つ選べ。 （大阪R3年）

a　かぜの約8割は、細菌の感染が原因となる。

b　冬場に、発熱や頭痛を伴った悪心・嘔吐や下痢等の消化器症状が現れる場合、ウイルス性胃腸炎である場合が多い。

c　急激な発熱を伴う場合や、症状が4日以上続くとき、又は症状が重篤なときは、かぜではない可能性が高い。

d　発熱、咳、鼻水などのうち、いずれかの症状がはっきりしている場合には、必ずしもかぜ薬（総合感冒薬）が選択されるのが最適とは限らない。

	a	b	c	d
1	正	誤	正	誤
2	正	誤	正	正
3	正	正	誤	誤
4	誤	正	正	正
5	誤	正	誤	正

問42 かぜの症状緩和に用いられる漢方処方製剤に関する記述について、正しいものの組合せを一つ選べ。 （大阪R3年）

a　葛根湯は、体力中等度以上のものの感冒の初期（汗をかいていないもの）、鼻かぜ、鼻炎、頭痛、肩こり、筋肉痛、手や肩の痛みに適すとされる。

b　麻黄湯は、胃腸の弱い人、発汗傾向の著しい人では、悪心、胃部不快感、発汗過多、全身脱力感等の副作用が現れやすい等、不向きとされる。

c　小柴胡湯は、体力中等度又はやや虚弱で、うすい水様の痰を伴う咳や鼻水が出るものの気管支炎、気管支喘息、鼻炎、感冒、花粉症に適すとされる。

d　桂枝湯は、マオウを含有するため、体の虚弱な人（体力の衰えている人、体の弱い人）は使用を避ける必要がある。

1　（a、b）
2　（a、c）
3　（b、d）
4　（c、d）

問43 次の表は、あるかぜ薬に含まれている成分の一覧である。

6 錠中	
イブプロフェン	450mg
プソイドエフェドリン塩酸塩	135mg
L－カルボシステイン	750mg
d－クロルフェニラミンマレイン酸塩	3.5mg
ジヒドロコデインリン酸塩	24mg
無水カフェイン	75mg

このかぜ薬に関する次の記述の正誤について、正しい組み合わせはどれか。

（長野R元年）

a　プソイドエフェドリン塩酸塩は、アドレナリン作動成分である。

b　L－カルボシステインは、去痰<ruby>痰<rt>たん</rt></ruby>成分である。

c　ジヒドロコデインリン酸塩は、気管支拡張成分である。

	a	b	c
1	正	正	誤
2	正	誤	正
3	誤	正	正
4	誤	誤	誤

問44 カフェインに関する次の記述の正誤について、正しい組み合わせはどれか。

（長野R元年）

a　脳の緊張を低下させることで、眠気防止の効果をもたらす。

b　反復摂取により依存を形成するという性質がある。

c　摂取されたカフェインは、乳汁中に移行しない。

d　食品中のカフェインは、眠気防止薬に配合されているカフェインと異なるため、同時に摂取しても問題とならない。

	a	b	c	d
1	正	誤	正	誤
2	正	誤	正	正
3	誤	正	誤	誤
4	正	正	誤	正
5	誤	誤	誤	誤

問45 かぜ薬の配合成分とその配合目的の関係が正しいものはどれか。

（島根R元年）

	【配合成分】		【配合目的】
1	ブロメライン	－	発熱を鎮め、痛みを和らげる
2	ブロムヘキシン塩酸塩	－	くしゃみや鼻汁を抑える
3	ノスカピン	－	咳を抑える
4	メキタジン	－	痰の切れを良くする

問46 眠気を促す薬及びその配合成分に関する記述の正誤について、正しい組合せを一つ選べ。

（大阪R3年）

a 小児や若年者では、抗ヒスタミン成分により眠気とは反対の神経過敏や中枢興奮などが現れることがある。

b ジフェンヒドラミン塩酸塩は、抗ヒスタミン成分の中でも特に中枢作用が弱い。

c ブロモバレリル尿素は、脳内におけるヒスタミン刺激を低下させることにより眠気を促す。

d ブロモバレリル尿素は、反復摂取により依存が生じることが知られているため、乱用に注意が必要である。

	a	b	c	d
1	正	誤	正	誤
2	正	誤	誤	正
3	誤	誤	正	誤
4	正	正	誤	誤
5	誤	誤	誤	正

問47 かぜの症状緩和に用いられる漢方処方製剤に関する記述のうち、誤っているものはどれか。 　　　　　　　　　　　　　　　　　　　　　　　（島根R元年）

1　麻黄湯は、体力充実して、かぜのひきはじめで、寒気がして発熱、頭痛があり、咳が出て身体のふしぶしが痛く汗が出ていないものの感冒、鼻かぜ、気管支炎、鼻づまりに適すとされる。

2　葛根湯は、体力中等度以上のものの感冒の初期（汗をかいていないもの）、鼻かぜ、鼻炎、頭痛、肩こり、筋肉痛、手や肩の痛みに適すとされる。

3　小柴胡湯は、体力中等度で、ときに脇腹（腹）からみぞおちあたりにかけて苦しく、食欲不振や口の苦味があり、舌に白苔がつくものの食欲不振、吐きけ、胃炎、胃痛、胃腸虚弱、疲労感、かぜの後期の諸症状に適すとされる。

4　柴胡桂枝湯は、体力中等度以上で、うすい水様の痰を伴う咳や鼻水が出るものの気管支炎、気管支喘息、鼻炎、アレルギー性鼻炎、むくみ、感冒、花粉症に適すとされる。

問48 小児の疳及び小児の疳を適応症とする生薬製剤・漢方処方製剤（小児鎮静薬）に関する次の記述の正誤について、正しい組合せはどれか。 　　　　　　　　　　　　　　　　　　　　　　　（東京R3年）

a　身体的な問題がなく生じる夜泣き、ひきつけ、疳の虫等の症状については、成長に伴って自然に治まるのが通常である。

b　小児鎮静薬は、夜泣き、ひきつけ、疳の虫等の症状を鎮めることを目的とする医薬品（生薬製剤・漢方処方製剤）であり、小児における虚弱体質の改善は目的としていない。

c　小児の疳を適応症とする漢方処方製剤は、生後3ヶ月未満の乳児に使用することができる。

d　小児の疳を適応症とする主な漢方処方製剤としては、柴胡加竜骨牡蛎湯、桂枝加竜骨牡蛎湯、抑肝散、抑肝散加陳皮半夏のほか、小建中湯がある。

	a	b	c	d
1	誤	正	誤	誤
2	誤	誤	正	正
3	正	誤	誤	正
4	正	誤	誤	誤
5	正	正	正	誤

問49 眠気防止薬の主な有効成分として配合されるカフェインに関する次の記述の正誤について、正しい組合せはどれか。　（東京R4年）

a　カフェインの作用として、腎臓におけるナトリウムイオン（同時に水分）の再吸収抑制があり、尿量の増加（利尿）をもたらす。

b　カフェインによる眠気や倦怠感を抑える効果は一時的であるため、連用に関する注意喚起はなされていない。

c　カフェインの血中濃度が最高血中濃度の半分に低減するのに要する時間は、通常の成人が約3.5時間であるのに対して、乳児では約80時間と非常に長い。

d　カフェインが含まれている医薬品、医薬部外品、食品を同時に摂取するとカフェインが過量となり、中枢神経系や循環器系等への作用が強く現れるおそれがある。

	a	b	c	d
1	正	正	正	正
2	誤	正	正	誤
3	正	誤	正	正
4	正	正	誤	誤
5	誤	誤	誤	正

問50 鎮咳去痰薬の配合成分に関する次の記述のうち、正しいものの組合せはどれか。　（東京R3年）

a　メチルエフェドリン塩酸塩は、交感神経系を刺激して気管支を拡張させる作用を示し、呼吸を楽にして咳や喘息の症状を鎮めることを目的として用いられる。

b　トリメトキノール塩酸塩は、抗炎症作用のほか、気道粘膜からの粘液の分泌を促進することを目的として用いられる。

c　ノスカピン塩酸塩は、モルヒネと同じ基本構造を持ち、依存性がある成分であり、麻薬性鎮咳成分とも呼ばれる。

d　エチルシステイン塩酸塩は、痰の中の粘性タンパク質を溶解・低分子化して粘性を減少させることを目的として用いられる。

1　（a、b）
2　（a、c）
3　（a、d）
4　（b、c）
5　（c、d）

問51 口腔咽喉薬及びうがい薬（含嗽薬）に含まれている成分に関する次の記述の正誤について、正しい組み合わせはどれか。　（長野R元年）

a　口腔内や喉に付着した細菌等の微生物を死滅させたり、その増殖を抑えることを目的として、トラネキサム酸が用いられる。

b　喉の粘膜を刺激から保護する成分として、グリセリンが配合されている場合がある。

c　咽頭粘膜をひきしめる（収斂）作用のほか、抗菌作用を期待してミルラが用いられる。

	a	b	c
1	正	正	誤
2	誤	誤	誤
3	誤	正	正
4	正	誤	正

問52 次の表は、ある一般用医薬品の制酸薬に含まれている成分の一覧である。この制酸薬に関する次の記述の正誤について、正しい組合せはどれか。　（東京R3年）

1日量　12錠中　成人（15才以上）	
銅クロロフィリンカリウム	120mg
無水リン酸水素カルシウム	1020mg
沈降炭酸カルシウム	1020mg
水酸化マグネシウム	960mg
ロートエキス	30mg

a　この制酸薬には、胃粘膜保護・修復成分が含まれている。

b　腎臓病の診断を受けた人は、この制酸薬を使用する前にその適否につき、治療を行っている医師又は処方薬の調剤を行った薬剤師に相談するべきである。

c　この制酸薬と、胃腸鎮痛鎮痙薬との併用は避ける必要がある。

d　この制酸薬は、授乳中の人は使用しないか、使用する場合は授乳を避ける必要がある。

	a	b	c	d
1	正	正	正	正
2	正	誤	正	誤
3	誤	正	正	正
4	誤	正	誤	誤
5	誤	誤	誤	正

問53 呼吸器官に作用する一般用医薬品に配合される成分とその配合目的としての作用との関係について、正しいものの組合せを一つ選べ。

（大阪R3年）

	配合成分	配合目的としての作用
a	ブロムヘキシン塩酸塩	去痰
b	デキストロメトルファン臭化水素酸塩	抗炎症
c	クロルフェニラミンマレイン酸塩	抗ヒスタミン
d	トラネキサム酸	鎮咳

1　（a、b）
2　（a、c）
3　（b、d）
4　（c、d）

問54 口腔咽喉薬及びうがい薬（含嗽薬）に関する記述の正誤について、正しい組み合わせはどれか。

（島根R元年）

a　トローチ剤やドロップ剤は、有効成分が口腔内や咽頭部に早く行き渡るよう、噛み砕いて飲み込むように使用されることが重要である。

b　噴射式の液剤では、軽く息を吐いたり、声を出しながら噴射することが望ましい。

c　含嗽薬は、水で用時希釈又は溶解して使用するものが多いが、調製した濃度が濃すぎても薄すぎても効果が十分得られない。

	a	b	c
1	誤	正	正
2	誤	誤	正
3	誤	誤	誤
4	正	誤	正
5	正	正	正

模擬試験問題 4

問55 ユビデカレノンに関する次の記述の正誤について、正しい組み合わせはどれか。

（長野R元年）

a　肝臓や心臓などの臓器に多く存在し、エネルギー代謝に関与する酵素の働きを助ける成分である。

b　摂取された栄養素からエネルギーが産生される際に主にビタミンCとともに働く。

c　医薬品的な効能効果が標榜又は暗示されていなければ、食品（いわゆる健康食品）の素材として流通させることが可能である。

d　15歳未満の小児向けのユビデカレノンを含有する一般用医薬品も存在する。

	a	b	c	d
1	正	正	誤	正
2	誤	正	正	誤
3	誤	誤	誤	正
4	正	誤	正	誤
5	誤	正	誤	誤

問56 強心薬及びその配合成分に関する次の記述の正誤について、正しい組合せはどれか。

（東京R3年）

a　ゴオウは、ウシ科のウシの胆嚢中に生じた結石を基原とする生薬で、強心作用のほか、末梢血管の収縮による血圧上昇作用があるとされる。

b　センソは、ヒキガエル科のシナヒキガエル等の毒腺の分泌物を集めたものを基原とする生薬で、微量で強い強心作用を示し、一般用医薬品では、1日用量が5mg以下となるよう用法・用量が定められている。

c　苓桂朮甘湯は、強心作用が期待される生薬は含まれず、主に尿量増加（利尿）作用により、水毒（漢方の考え方で、体の水分が停滞したり偏在して、その循環が悪いことを意味する。）の排出を促すことを主眼とする。

d　ロクジョウは、シカ科のマンシュウアカジカ又はマンシュウジカの雄のまだ角化していない、若しくは、わずかに角化した幼角を基原とする生薬で、強心作用のほか、強壮、血行促進等の作用があるとされる。

	a	b	c	d
1	誤	正	正	正
2	正	正	誤	正
3	正	正	正	誤
4	正	誤	誤	正
5	誤	誤	誤	誤

問57 次の記述にあてはまる漢方処方製剤として、最も適切なものを一つ選べ。 (大阪R3年)

体力中等度以下で、胃腸が弱く、食欲がなく、みぞおちがつかえて疲れやすく、貧血症で手足が冷えやすいものの胃炎、胃腸虚弱、胃下垂、消化不良、食欲不振、胃痛、嘔吐に適すとされる。まれに重篤な副作用として、肝機能障害を生じることが知られている。

1 安中散
2 麻子仁丸
3 人参湯
4 六君子湯
5 大黄甘草湯

問58 胃腸鎮痛鎮痙薬及びその配合成分に関する次の記述のうち、正しいものの組合せはどれか。 (東京R4年)

a 痛みが次第に強くなる、痛みが周期的に現れる、嘔吐や発熱を伴う等の場合は、胃腸鎮痛鎮痙薬を用い、受診勧奨はしなくてよい。

b 胃腸鎮痛鎮痙薬に配合されている成分は、胃腸以外に対する作用も示すものがほとんどであり、複数の胃腸鎮痛鎮痙薬が併用された場合、泌尿器系や循環器系、精神神経系などに対する作用（副作用）が現れやすくなる。

c オキセサゼインは、局所麻酔作用のほか、胃液分泌を抑える作用もあるとされ、胃腸鎮痛鎮痙薬と制酸薬の両方の目的で使用される。

d パパベリン塩酸塩は、消化管の平滑筋に直接働いて胃腸の痙攣を鎮める作用を示すが、抗コリン成分と異なり、眼圧を上昇させる作用はない。

1 （a、b）
2 （a、c）
3 （b、c）
4 （b、d）
5 （c、d）

問59 高コレステロール改善薬及びその配合成分に関する次の記述の正誤について、正しい組合せはどれか。　　　　　　（東京R3年）

a　高コレステロール改善薬は、血中コレステロール異常の改善、血中コレステロール異常に伴う末梢血行障害（手足の冷え、痺<ruby>痺<rt>しび</rt></ruby>れ）の緩和等を目的として使用される。

b　大豆油不<ruby>鹸<rt>けん</rt></ruby>化物（ソイステロール）は、低密度リポタンパク質（LDL）等の異化排<ruby>泄<rt>せつ</rt></ruby>を促進し、リポタンパクリパーゼ活性を高めて、高密度リポタンパク質（HDL）産生を高める作用があるとされる。

c　リノール酸は、腸管におけるコレステロールの吸収を抑える効果を期待して用いられる。

d　パンテチンは、コレステロールからの過酸化脂質の生成を抑えるほか、末梢血管における血行を促進する作用があるとされ、血中コレステロール異常に伴う末梢血行障害（手足の冷え、痺<ruby>痺<rt>しび</rt></ruby>れ）の緩和等を目的として用いられる。

	a	b	c	d
1	正	正	正	正
2	正	誤	正	誤
3	正	誤	誤	誤
4	誤	正	誤	誤
5	誤	誤	正	正

問60 消化管運動と胃腸鎮痛鎮痙薬に関する次の記述について、正しいものを1つ選びなさい。　　　　　　（愛媛R元年）

1　消化管の運動は、副交感神経系の刺激によって亢進するが、胃液分泌の亢進には働かない。

2　ブチルスコポラミン臭化物の作用は、消化管に限定されるため、他の抗コリン成分に比べ、口渇や便秘の副作用が少なく、高齢者等にも使用しやすいとされる。

3　パパベリン塩酸塩は、自律神経系を介した作用ではないが、眼圧を上昇させる作用を示すことが知られており、緑内障の診断を受けた人では、症状の悪化を招くおそれがある。

4　オキセサゼインは、消化管の粘膜及び平滑筋に対する麻酔作用による鎮痛鎮痙の効果を示すが、胃液分泌を抑える作用はない。

問61 次の表は、一般用医薬品の外用痔疾用薬の注入軟膏に含まれている成分の一覧である。

1 個（2 g）中：

成分	分量
リドカイン	60mg
プレドニゾロン酢酸エステル	1 mg
トコフェロール酢酸エステル	50mg
アラントイン	20mg

これらの成分に関する記述の正誤について、正しい組合せを一つ選べ。

（大阪R3年）

a 局所の感染を防止することを目的として、殺菌消毒成分が配合されている。

b 配合されている抗炎症成分は、含有量が少ないため、長く使用し続けることができる。

c 痒みを抑える効果を期待して、局所に冷感刺激を生じさせる成分が配合されている。

d 肛門部の創傷の治癒を促す効果を期待して組織修復成分が配合されている。

	a	b	c	d
1	正	誤	正	誤
2	正	誤	誤	正
3	誤	誤	正	誤
4	正	正	誤	誤
5	誤	誤	誤	正

問62 駆虫薬に関する次の記述について、（　　　）に入れるべき字句の正しい組み合わせを下欄から選びなさい。 （愛媛R元年）

（　a　）は、蟯虫の呼吸や栄養分の代謝を抑えて殺虫作用を示すとされ、水に溶けにくいため消化管からの吸収は少ないとされている。

（　b　）は、（　c　）伝達を妨げて、回虫及び蟯虫の運動筋を麻痺させる作用を示し、虫体を排便とともに排出させることを目的として用いられる。

下欄

	a	b	c
1	パモ酸ピルビニウム	カイニン酸	セロトニン
2	カイニン酸	サントニン	セロトニン
3	ピペラジンリン酸塩	パモ酸ピルビニウム	アセチルコリン
4	サントニン	ピペラジンリン酸塩	セロトニン
5	パモ酸ピルビニウム	ピペラジンリン酸塩	アセチルコリン

問63 妊娠検査薬に関する次の記述の正誤について、正しい組み合わせはどれか。 （長野R元年）

a 一般的な妊娠検査薬は、月経予定日が過ぎて概ね1週目以降の検査が推奨されている。

b 検査薬が高温になる場所に放置されたり、冷蔵庫内に保管されていたりすると、設計どおりの検出感度を発揮できなくなるおそれがある。

c 検査結果が擬陽性を示す場合として、高濃度のタンパク尿や糖尿がある。

	a	b	c
1	正	正	正
2	正	誤	誤
3	誤	誤	正
4	誤	正	誤

問64 貧血用薬（鉄製剤）に関する記述の正誤について、正しい組み合わせはどれか。
（島根R元年）

a 貧血のうち鉄製剤で改善できるのは、鉄欠乏性貧血のみである。

b 服用の前後30分にビタミンCを含む飲食物を摂取すると、鉄の吸収が悪くなることがあるので、服用前後はそれらの摂取を控えることとされている。

c 鉄分の吸収は満腹時のほうが高いので、食後に服用することが望ましい。

	a	b	c
1	正	誤	正
2	誤	正	正
3	誤	誤	正
4	誤	正	誤
5	正	誤	誤

問65 外皮用薬の配合成分に関する記述の正誤について、正しい組合せを一つ選べ。
（大阪R3年）

a インドメタシンは、肥満細胞から遊離したヒスタミンとその受容体タンパク質との結合を妨げる。

b ノニル酸ワニリルアミドは、皮膚表面に冷感刺激を与え、軽い炎症を起こして反射的な血管の拡張による患部の血行を促す効果を期待して用いられる。

c 酸化亜鉛は、患部のタンパク質と結合して皮膜を形成し、皮膚を保護する作用を示す。

d ヘパリン類似物質は、創傷面に浸透して、その部位を通っている血管を収縮させることによる止血効果を期待して用いられる。

	a	b	c	d
1	正	正	誤	誤
2	正	誤	正	誤
3	正	誤	誤	正
4	誤	誤	正	正
5	誤	誤	正	誤

問66 消毒薬、殺菌消毒成分及びその取扱い上の注意に関する記述の正誤について、正しい組合せを一つ選べ。 　　　　　　　（大阪R4年）

a　酸性やアルカリ性の消毒薬が目に入った場合は、中和剤を使って早期に十分な時間（15分間以上）洗眼するのがよい。

b　サラシ粉などの塩素系殺菌消毒成分は、強い酸化力により、一般細菌類、真菌類に対し殺菌消毒作用を示すが、大部分のウイルスに対する作用はない。

c　エタノールは、微生物のタンパク質の変性作用を有し、結核菌を含む一般細菌類のみならず、真菌類に対しても殺菌消毒作用を示す。

d　クレゾール石ケン液の原液は、結核菌を含む一般細菌類、真菌類、大部分のウイルスに対して殺菌消毒作用を示す。

	a	b	c	d
1	正	誤	正	誤
2	正	誤	誤	正
3	誤	誤	正	誤
4	正	正	誤	正
5	誤	誤	誤	正

問67 婦人薬として用いられる漢方処方製剤に関する記述のうち、正しいものの組み合わせはどれか。 　　　　　　　（島根R元年）

a　加味逍遙散は、まれに重篤な副作用として、肝機能障害、腸間膜静脈硬化症を生じることがあり、構成生薬としてカンゾウを含む。

b　五積散は、発汗傾向の著しい人には不向きとされ、構成生薬としてマオウを含む。

c　桃核承気湯は、妊婦又は妊娠していると思われる女性、授乳婦における使用に関して留意する必要があり、構成生薬としてマオウを含む。

d　当帰芍薬散は、胃腸の弱い人には不向きとされ、構成生薬としてカンゾウを含む。

1　（a、b）
2　（a、c）
3　（a、d）
4　（b、c）
5　（b、d）

問68 きず口等の殺菌消毒成分に関する次の記述の正誤について、正しい組合せはどれか。 (東京R3年)

a ヨードチンキは、ヨウ素及びヨウ化カリウムをエタノールに溶解させたもので、化膿している部位の消毒に用いる。

b アクリノールは、黄色の色素で、結核菌を含む一般細菌類、真菌類、ウイルスに対して殺菌消毒作用を示す。

c エタノール（消毒用エタノール）は、皮膚刺激性が強いため、患部表面を軽く清拭するにとどめ、脱脂綿やガーゼに浸して患部に貼付することは避けるべきとされている。

	a	b	c
1	正	正	誤
2	正	誤	正
3	正	正	正
4	誤	正	誤
5	誤	誤	正

問69 心臓などの器官や血液に作用する薬に関する次の記述について、正しいものの組み合わせを下欄から選びなさい。 (愛媛R元年)

a センソは、ヒキガエル科のシナヒキガエル等の毒腺の分泌物を集めたものを基原とする生薬で、1日用量中センソ5mgを含有する医薬品は劇薬に指定されている。

b ゴオウは、ウシ科のウシの胆囊中に生じた結石を基原とする生薬で、強心作用のほか、末梢血管の拡張による血圧降下、興奮を鎮める等の作用がある。

c シンジュは、ウグイスガイ科のアコヤガイ、シンジュガイ又はクロチョウガイ等の外套膜組成中に病的に形成された顆粒状物質を基原とする生薬で、鎮静作用等を期待して用いられる。

d ジャコウは、ツツジ科のクマコケモモの葉を基原とする生薬で、強心作用のほか、呼吸中枢を刺激して呼吸機能を高めたり、意識をはっきりさせる等の作用がある。

1 （a、c）
2 （a、d）
3 （b、c）
4 （b、d）

模擬試験問題4

問70 歯槽膿漏薬の配合成分とその配合目的としての作用に関する記述の正誤について、正しい組合せを一つ選べ。 （大阪R3年）

	配合成分	配合目的としての作用
a	グリチルリチン酸二カリウム	歯肉溝での細菌の繁殖を抑える
b	カルバゾクロム	歯周組織の血行を促す
c	フィトナジオン（ビタミンK1）	歯周組織からの出血を抑える
d	銅クロロフィリンナトリウム	歯周組織の修復を促す

	a	b	c	d
1	正	正	誤	誤
2	正	正	誤	正
3	正	誤	誤	誤
4	誤	誤	正	正
5	誤	誤	正	誤

問71 生薬成分に関する次の記述のうち、正しいものの組合せはどれか。
（東京R3年）

a　シンイは、アケビ科のアケビ又はミツバアケビの蔓性の茎を、通例、横切りしたものを基原とする生薬で、泌尿器用薬では尿量増加（利尿）作用を期待して用いられる。

b　ジュウヤクは、サルノコシカケ科のマツホドの菌核で、通例、外層をほとんど除いたものを基原とする生薬で、利尿、健胃、鎮静等の作用を期待して用いられる。

c　チンピは、ミカン科のウンシュウミカンの成熟した果皮を基原とする生薬で、香りによる健胃作用を期待して用いられる。

d　ユウタンは、クマ科のヒグマその他近縁動物の胆汁を乾燥したものを基原とする生薬で、苦味による健胃作用を期待して用いられるほか、消化補助成分として配合される場合もある。

1 （a、b）
2 （a、c）
3 （a、d）
4 （b、c）
5 （c、d）

問72 瀉下薬に含まれている成分に関する次の記述の正誤について、正しい組み合わせはどれか。 　　　　　　　（長野R元年）

a　センナは、流産・早産を誘発するおそれがある。

b　ダイオウは、吸収された成分の一部が乳汁中に移行し、乳児に下痢を生じさせるおそれがあり、母乳を与える女性では使用を避けるか、又は使用期間中の授乳を避ける必要がある。

c　ヒマシ油は、主に誤食・誤飲等による中毒の場合など、腸管内の物質をすみやかに体外に排除させなければならない場合に用いられるが、防虫剤等を誤って飲み込んだ場合に使用すると、防虫剤等に含まれる脂溶性物質がヒマシ油に溶け出して、中毒症状を増悪させるおそれがある。

d　硫酸マグネシウムは、血液中の電解質のバランスが損なわれ、心臓の負担が増加し、心臓病を悪化させるおそれがある。

	a	b	c	d
1	正	正	正	誤
2	正	誤	誤	正
3	誤	正	誤	誤
4	誤	誤	正	正
5	正	正	正	正

問73 痔及び痔疾用薬に関する次の記述の正誤について、正しい組み合わせを下欄から選びなさい。 　　　　　（愛媛R元年）

a　痔核は、便秘等により硬くなった糞便を排泄する際や、下痢の便に含まれる多量の水分が肛門の粘膜に浸透して炎症を起こしやすくなった状態で、勢いよく便が通過する際に粘膜が傷つけられることで生じる。

b　坐剤及び注入軟膏は、局所に適用されるものであるため、全身的な影響を考慮する必要はない。

c　クロタミトンは、比較的緩和な抗炎症作用を示す成分として、配合されている場合がある。

d　乙字湯は、体力中等度以上で大便が硬く、便秘傾向のあるものの痔核、切れ痔等に適すとされるが、体の虚弱な人や胃腸が弱く下痢しやすい人には不向きとされる。

	a	b	c	d
1	誤	誤	誤	正
2	正	正	正	誤
3	誤	正	誤	誤
4	誤	誤	正	誤
5	正	誤	誤	正

問74 滋養強壮保健薬及び配合される生薬成分に関する記述の正誤について、正しい組合せを一つ選べ。 （大阪R3年）

a　インヨウカクは、強壮、血行促進、強精等の作用を期待して用いられる。

b　タイソウは、主に強壮作用を期待して配合されている場合がある。

c　数種類の生薬をアルコールで抽出した薬用酒は、手術や出産の直後等の滋養強壮を目的として用いられる。

d　ヨクイニンは、肌荒れやいぼに用いられる。

	a	b	c	d
1	誤	正	正	誤
2	正	誤	正	正
3	誤	正	誤	正
4	正	誤	正	誤
5	正	正	誤	正

問75 禁煙補助剤及びその配合成分に関する次の記述の正誤について、正しい組合せはどれか。 （東京R4年）

a　ニコチン置換療法とは、喫煙習慣を継続したまま禁煙補助剤を使用し、その後、徐々に喫煙を減らしていく方法である。

b　禁煙補助剤には、1日1回皮膚に貼付することによりニコチンが皮膚を透過して血中に移行するパッチ製剤がある。

c　ニコチンは、インスリンの血糖降下作用に拮抗して、インスリン製剤の効果を妨げるおそれがある。

d　咀嚼剤は、口腔内が酸性になるとニコチンの吸収が低下するため、コーヒーや炭酸飲料など口腔内を酸性にする食品を摂取した後、しばらくは使用を避けることとされている。

	a	b	c	d
1	誤	正	正	正
2	正	誤	正	誤
3	正	誤	誤	正
4	誤	正	誤	正
5	誤	誤	正	誤

問76 女性に現れる症状と婦人薬に関する次の記述について、正しいものの組み合わせを下欄から選びなさい。 (愛媛R元年)

a 閉経の前後には、更年期と呼ばれる移行的な時期があり、体内の女性ホルモンの量が大きく変動することがある。

b 月経前症候群は、月経の約10〜3日前に現れ、月経終了と共に消失する腹部膨満感、頭痛、乳房痛などの身体症状や感情の不安定、興奮、抑鬱などの精神症状を主体とする。

c 婦人薬は、月経及び月経周期に伴って起こる症状を中心として、女性に現れる特有な諸症状（血行不順、自律神経系の働きの乱れ、生理機能障害等の全身的な不快症状）の緩和と、保健を主たる目的とする医薬品である。

d 月経周期は、約21日〜40日と幅があり、個人差があるのは、卵巣で産生される女性ホルモンのみが関与しているからである。

1 （a、c）
2 （a、d）
3 （b、c）
4 （b、d）

問77 外皮用薬に用いられるステロイド性抗炎症成分に関する記述のうち、正しいものの組み合わせはどれか。 (島根R元年)

a 主なステロイド性抗炎症成分として、デキサメタゾン、プレドニゾロン酢酸エステル、インドメタシン等がある。

b ステロイド性抗炎症成分であるウフェナマートは、副作用として、刺激感、熱感、乾燥感が現れることがある。

c 末梢組織の免疫機能を低下させる作用を示し、細菌、真菌、ウイルス等による皮膚感染（みずむし・たむし等の白癬症、にきび、化膿症状）等の副作用が現れることがある。

d ステロイド性抗炎症成分をコルチゾンに換算して1g又は1mL中0.025mgを超えて含有する製品では、特に長期連用を避ける必要がある。

1 （a、b）
2 （a、c）
3 （b、c）
4 （b、d）
5 （c、d）

模擬試験問題4

問78 浣腸薬とその成分に関する次の記述のうち、正しいものはどれか。

（長野R元年）

1　グリセリンが配合された浣腸薬は、直腸の粘膜に損傷があり出血しているときに使用すると、腎不全を起こすおそれがある。

2　浣腸薬は、繰り返し使用することで直腸の感受性が高まり、効果が強くなる。

3　ビサコジルは、直腸内で徐々に分解して炭酸ガスの微細な気泡を発生することで直腸を刺激する作用を期待して用いられる。

4　坐剤を挿入した後は、すぐに排便を試みる必要がある。

問79 漢方の特徴、漢方薬使用時における基本的な考え方に関する記述の正誤について、正しい組合せを一つ選べ。

（大阪R3年）

a　漢方処方製剤は、用法用量において特に適用年齢に定めがない場合は、乳児であっても月齢に関係なく使用できる。

b　漢方薬は、現代中国で利用されている中医学に基づく中薬とは、考え方等が異なっている。

c　漢方処方は、処方全体としての適用性等、その性質からみて処方自体が一つの有効成分として独立したものという見方をすべきものである。

d　漢方処方製剤は、患者の「証」に合わないものが選択された場合、副作用を招きやすくなる。

	a	b	c	d
1	正	誤	正	誤
2	正	誤	正	正
3	正	正	誤	誤
4	誤	正	正	正
5	誤	正	誤	正

問80 一般用検査薬及びその販売に関する記述の正誤について、正しい組合せを一つ選べ。

（大阪R3年）

a　一般の生活者が、自らの健康状態を把握し、医療機関の受診につなげていくためのもので、悪性腫瘍の診断に関するものも販売されている。

b　薬局又は薬局を併設する店舗販売業においてのみ、取り扱うことが認められている。

c　検査に用いる検体として認められるのは、尿や糞便のように、侵襲なく採取できるものである。

d　販売する際、適切な情報提供が求められる事項の一つとして、検査結果に影響を及ぼす物質の説明がある。

	a	b	c	d
1	正	誤	正	正
2	正	正	正	誤
3	正	正	誤	誤
4	誤	正	誤	正
5	誤	誤	正	正

●薬事に関する法規と制度

問81 次の記述は、医薬品医療機器等法第1条の条文である。（　　　）の中に入れるべき字句の正しい組合せはどれか。なお、2箇所の（　a　）内にはどちらも同じ字句が入る。　（東京R3年）

　この法律は、医薬品、医薬部外品、化粧品、医療機器及び再生医療等製品（以下「医薬品等」という。）の品質、有効性及び安全性の確保並びにこれらの使用による（　a　）上の危害の発生及び（　b　）のために必要な規制を行うとともに、（　c　）の規制に関する措置を講ずるほか、医療上特にその必要性が高い医薬品、医療機器及び再生医療等製品の研究開発の促進のために必要な措置を講ずることにより、（　a　）の向上を図ることを目的とする。

	a	b	c
1	保健衛生	拡大の防止	麻薬
2	公衆衛生	まん延の予防	麻薬
3	保健衛生	まん延の予防	麻薬
4	保健衛生	拡大の防止	指定薬物
5	公衆衛生	拡大の防止	指定薬物

問82 要指導医薬品に関する記述の正誤について、正しい組合せを一つ選べ。　（大阪R3年）

a　要指導医薬品における効能効果の表現は、一般の生活者が判断できる症状で示されている。

b　要指導医薬品は、薬剤師が患者の容態に合わせて用量を決めて販売するもののため、対面による情報の提供及び薬学的知見に基づく指導が必要である。

c　要指導医薬品は、厚生労働大臣が薬事・食品衛生審議会の意見を聴いて指定する。

d　卸売販売業者は、配置販売業者に対し、要指導医薬品を販売又は授与することはできない。

	a	b	c	d
1	正	正	誤	誤
2	正	誤	正	正
3	誤	正	誤	誤
4	正	誤	正	誤
5	誤	誤	正	正

模擬試験問題4

問83 薬局に関する次の記述のうち、<u>誤っている</u>ものはどれか。

（東京R4年）

1　医薬品医療機器等法において、薬局は、「薬剤師が販売又は授与の目的で調剤の業務並びに薬剤及び医薬品の適正な使用に必要な情報の提供及び薬学的知見に基づく指導の業務を行う場所（その開設者が併せ行う医薬品の販売業に必要な場所を含む。）」と定義されている。

2　医療用医薬品の他、要指導医薬品及び一般用医薬品を取り扱うことができる。

3　医薬品を取り扱う場所であって、薬局として開設の許可を受けていないものについては、病院又は診療所の調剤所を除き、薬局の名称を付してはならない。

4　健康サポート薬局とは、患者が継続して利用するために必要な機能及び個人の主体的な健康の保持増進への取組を積極的に支援する機能を有する薬局をいう。

5　医師若しくは歯科医師又は薬剤師が診療又は調剤に従事する他の医療提供施設と連携し、薬剤の適正な使用の確保のために専門的な薬学的知見に基づく指導を実施するために必要な機能を有する薬局は、傷病の区分ごとに、その所在地の都道府県知事の認定を受けて地域連携薬局と称することができる。

問84　次の記述は、法第２条第１項で規定される「医薬品」の定義である。（　　　）の中に入れるべき字句の正しい組合せを一つ選べ。なお、複数箇所の（　ｂ　）内は、同じ字句が入る。　（大阪Ｒ３年）

一　（　ａ　）に収められている物

二　（　ｂ　）の疾病の（　ｃ　）に使用されることが目的とされている物であつて、機械器具等（機械器具、歯科材料、医療用品、衛生用品並びにプログラム（電子計算機に対する指令であつて、一の結果を得ることができるように組み合わされたものをいう。以下同じ。）及びこれを記録した記録媒体をいう。以下同じ。）でないもの（医薬部外品及び再生医療等製品を除く。）

三　（　ｂ　）の身体の構造又は機能に影響を及ぼすことが目的とされている物であつて、機械器具等でないもの（医薬部外品、化粧品及び再生医療等製品を除く。）

	a	b	c
1	日本薬局方	人又は動物	診断、治療又は予防
2	日本薬局方	人又は動物	診断又は治療
3	日本薬局方	人	治療又は予防
4	一般用医薬品の区分リスト	人	診断又は治療
5	一般用医薬品の区分リスト	人又は動物	診断、治療又は予防

問85 日本薬局方に関する記述のうち、正しいものの組み合わせはどれか。 (島根R元年)

a　医薬品、医療機器等の品質、有効性及び安全性の確保等に関する法律（昭和35年法律第145号）第41条第1項の規定に基づいて、厚生労働大臣が医薬品の性状及び品質の適正を図るため、都道府県知事の意見を聴いて定めたものである。

b　一般用医薬品として販売されている、又は一般用医薬品の中に配合されているものは収載されていない。

c　保健医療上重要な医薬品について、必要な規格・基準及び標準的試験法等を定めたものである。

d　日本薬局方に収められている物は、医薬品である。

1　（a、b）
2　（a、c）
3　（a、d）
4　（b、d）
5　（c、d）

問86 販売従事登録の申請に関する次の記述の正誤について、正しい組み合わせはどれか。 (長野R元年)

a　医薬品の販売業の店舗において販売従事登録を受けようとする者は、医薬品医療機器等法施行規則に定める様式第八十六の二による申請書（以下「申請書」という。）を、医薬品の販売又は授与に従事する店舗の所在地の都道府県知事に提出しなければならない。

b　申請書には、申請者に係る精神の機能の障害又は申請者が麻薬、大麻、あへん若しくは覚醒剤の中毒者でないことを、薬局開設者又は医薬品の販売業者が証明する書類を添えなければならない。

c　申請書には、申請者の戸籍謄本及び成年被後見人又は被保佐人とする登記記録がない旨を証明した書面の写しを添えなければならない。

	a	b	c
1	誤	正	正
2	正	正	誤
3	正	正	正
4	正	誤	誤
5	誤	誤	正

問87 以下の問題は、医薬品、医療機器等の品質、有効性及び安全性の確保等に関する法律（昭和 35 年 8 月 10 日法律第 145 号）（以下、医薬品医療機器等法）に基づき出題している。

　　次の記述は、医薬品医療機器等法第 1 条の条文である。（　　　）に入れるべき字句の正しい組み合わせを下欄から選びなさい。

（愛媛 R 元年）

　この法律は、医薬品、医薬部外品、（　a　）、医療機器及び再生医療等製品の品質、有効性及び安全性の確保並びにこれらの使用による保健衛生上の危害の発生及び拡大の防止のために必要な規制を行うとともに、（　b　）の規制に関する措置を講ずるほか、医療上特にその必要性が高い医薬品、医療機器及び再生医療等製品の（　c　）の促進のために必要な措置を講ずることにより、保健衛生の向上を図ることを目的とする。

下欄

	a	b	c
1	化粧品	向精神薬	適正使用
2	生物由来製品	指定薬物	研究開発
3	生物由来製品	向精神薬	適正使用
4	化粧品	指定薬物	研究開発
5	生物由来製品	指定薬物	適正使用

問88 一般用医薬品のリスク区分に関する記述のうち、正しいものの組み合わせはどれか。

（島根 R 元年）

a　第一類医薬品及び第二類医薬品を指定する告示は、一度公布されたあと改定されたことはない。

b　第一類医薬品及び第二類医薬品は、配合されている成分又はその使用目的等に着目して指定されている。

c　第二類医薬品のうち、「特別の注意を要するものとして厚生労働大臣が指定するもの」を「指定第二類医薬品」としている。

d　第三類医薬品は、保健衛生上のリスクが比較的低い一般用医薬品であり、副作用等により身体の変調・不調が起こるおそれはない。

1	（a、b）
2	（a、c）
3	（b、c）
4	（b、d）
5	（c、d）

問89 医薬品医療機器等法に基づく行政庁の監視指導及び処分に関する次の記述の正誤について、正しい組み合わせはどれか。 （長野R元年）

a 薬事監視員は、薬局及び医薬品の販売業に関する監視指導を行う。

b 都道府県知事は、必要があると認めるときは、医薬品の販売業者に対して、その業務の運営の改善に必要な措置を採るべきことを命ずることができる。

c 都道府県知事は、医薬品の販売業者に対して、無承認無許可医薬品について、廃棄、回収その他公衆衛生上の危険の発生を防止するに足りる措置を採るべきことを命ずることができる。

	a	b	c
1	誤	正	正
2	正	正	誤
3	正	正	正
4	正	誤	誤
5	誤	誤	正

問90 毒薬及び劇薬に関する次の記述のうち、正しいものの組合せはどれか。 （東京R3年）

a 毒薬又は劇薬は、14歳以上の者であっても交付を禁止される場合がある。

b 劇薬を貯蔵、陳列する場所については、かぎを施さなければならない。

c 毒薬は、それを収める直接の容器又は被包に、白地に赤枠、赤字をもって、当該医薬品の品名及び「毒」の文字が記載されていなければならない。

d 劇薬を一般の生活者に対して販売する際、譲受人から交付を受ける文書には、当該譲受人の症状の記載は不要である。

1	（a、b）
2	（a、d）
3	（b、c）
4	（b、d）
5	（c、d）

問91 法第50条に基づき、医薬品の直接の容器又は直接の被包に記載されていなければならない事項のうち、正しいものの組合せを一つ選べ。ただし、厚生労働省令で定める表示の特例に関する規定は考慮しなくてよい。 (大阪R3年)

a　製造業者の氏名又は名称及び住所
b　重量、容量又は個数等の内容量
c　効能又は効果
d　指定第二類医薬品にあっては、枠の中に「2」の数字

1　（a、b）
2　（a、c）
3　（b、d）
4　（c、d）

問92 医薬部外品に関する記述の正誤について、正しい組合せを一つ選べ。 (大阪R4年)

a　医薬部外品には、化粧品的な使用目的を有する製品はない。
b　医薬部外品を製造販売する場合には、厚生労働大臣が基準を定めて指定するものを除き、品目ごとに承認を得る必要がある。
c　一般小売店で医薬部外品を販売する場合は、医薬品の販売業の許可が必要である。
d　衛生害虫類の防除のために使用される製品群については、直接の容器又は直接の被包に「指定医薬部外品」と識別表示がなされている。

	a	b	c	d
1	正	正	誤	誤
2	正	誤	正	正
3	誤	正	誤	誤
4	正	誤	正	誤
5	誤	誤	正	正

問93 食品及び「医薬品の範囲に関する基準」（昭和46年6月1日付け薬発第476号厚生省薬務局長通知「無承認無許可医薬品の指導取締りについて」の別紙）に関する次の記述の正誤について、正しい組合せはどれか。 （東京R3年）

a 食品衛生法において、食品とは、医薬品及び医薬部外品以外のすべての飲食物をいう。

b 服用時期、服用間隔、服用量等の医薬品的な用法用量の記載をしている場合は、調理のために使用方法、使用量等を定めている場合を除き、医薬品に該当する要素とみなされる。

c カプセル剤の形状については、食品である旨が明示されている場合に限り、当該形状のみをもって医薬品への該当性の判断がなされることはない。

	a	b	c
1	正	正	正
2	正	誤	正
3	正	誤	誤
4	誤	正	誤
5	誤	正	正

問94 薬局に関する次の記述の正誤について、正しい組合せはどれか。なお、本設問において「薬剤師不在時間」とは、医薬品医療機器等法施行規則第1条第2項で規定されるものとする。 （東京R3年）

a 薬局は、厚生労働大臣の許可を受けなければ開設してはならない。

b 薬局において医薬品の販売を行うためには、薬局の許可と併せて店舗販売業の許可も受けなければならない。

c 薬局の開店時間のうち、当該薬局において調剤に従事する薬剤師が学校薬剤師の業務やあらかじめ予定されている定期的な業務を行うため、恒常的に薬剤師が不在となる時間を薬剤師不在時間という。

d 薬局開設者は、薬剤師不在時間内は、調剤室を閉鎖するとともに、調剤に従事する薬剤師が不在のため調剤に応じることができない旨等、薬剤師不在時間に係る掲示事項を当該薬局内の見やすい場所及び当該薬局の外側の見やすい場所に掲示しなければならない。

	a	b	c	d
1	正	誤	正	誤
2	誤	正	正	誤
3	誤	正	誤	正
4	正	誤	誤	誤
5	誤	誤	誤	正

問95
配置販売業に関する次の記述の正誤について、正しい組合せはどれか。 （東京R3年）

a 配置販売業者は、その業務に係る都道府県の区域を、自ら管理し、又は当該都道府県の区域において配置販売に従事する配置員のうちから指定したものに管理させなければならない。

b 区域管理者が薬剤師である配置販売業者は、要指導医薬品及び第一類医薬品を販売することができる。

c 配置販売業者又はその配置員は、配置販売に従事しようとする区域の都道府県知事が発行する身分証明書の交付を受け、かつ、これを携帯しなければ、医薬品の配置販売に従事してはならない。

d 配置販売業者が、店舗による販売又は授与の方法で医薬品を販売等しようとする場合には、別途、薬局の開設又は店舗販売業の許可を受ける必要がある。

	a	b	c	d
1	正	正	正	誤
2	正	誤	正	正
3	正	誤	誤	正
4	誤	誤	正	誤
5	誤	正	誤	正

問96
医薬品の外観、容器等に関する次の記述のうち、正しいものの組み合わせはどれか。 （長野R元年）

a 医薬品を収めた容器又は被包の封は、封を開かなければ医薬品を取り出すことができず、かつ、その封を開いた後には、容易に原状に復することができないように施さなければならない。

b 模造に係る医薬品は、販売又は授与してはならないが、販売又は授与の目的で貯蔵若しくは陳列することは、差し支えない。

c 医薬品は、その直接の容器又は直接の被包に、邦文及び英文でその名称が記載されていなければならない。

d 医薬品の添付文書等（医薬品に添付する文書又はその容器若しくは被包）に記載されていなければならない事項は、特に明瞭に記載されていなければならない。

1 （a、b）
2 （a、c）
3 （a、d）
4 （b、c）
5 （c、d）

問97 医薬品の販売業の許可に関する記述の正誤について、正しい組み合わせはどれか。　　　　　　　　　　　　（島根R元年）

a 医薬品を、業として販売、授与又は販売若しくは授与の目的での貯蔵、若しくは陳列を行うには、薬局の開設又は医薬品の販売業の許可を受ける必要がある。

b 医薬品の販売業の許可については、店舗販売業の許可、卸売販売業の許可又は一般販売業の許可の3種類に分けられている。

c 一般の生活者に対して医薬品を販売等することができるのは、店舗販売業及び卸売販売業の許可を受けた者だけである。

d 医薬品の販売業の許可は、6年ごとに、その更新を受けなければ、その期間の経過によって、その効力を失う。

	a	b	c	d
1	正	正	正	誤
2	正	誤	誤	正
3	正	誤	正	正
4	誤	誤	誤	誤
5	誤	正	正	正

問98 医薬品に関する次の記述の正誤について、正しい組み合わせを下欄から選びなさい。　　　　　　　　　　　　（愛媛R元年）

a 医薬品医療機器等法にいう医薬品には、動物の疾病の治療に使用される物は、含まれない。

b 日本薬局方に収載されている医薬品の中には、一般用医薬品として販売されている、又は一般用医薬品の中に配合されているものもある。

c 一般用医薬品は、厚生労働大臣により「製造業」の許可を受けた者でなければ製造してはならない。

d 医薬品の販売業において、日本薬局方に収められている医薬品であって、その性状、品質が日本薬局方で定める基準に適合しないものは、販売してはならない。

	a	b	c	d
1	正	誤	正	誤
2	正	正	誤	正
3	誤	誤	誤	正
4	誤	正	誤	誤
5	誤	正	正	正

問99 医薬品医療機器等法に基づく行政庁による監視指導及び処分に関する次の記述のうち、正しいものの組合せはどれか。　（東京R4年）

a　厚生労働大臣、都道府県知事、保健所を設置する市の市長及び特別区の区長は、その職員のうちから薬事監視員を命じ、監視指導を行わせている。

b　薬局開設者や医薬品の販売業者が、薬事監視員による立入検査や収去を拒んだり、妨げたり、忌避した場合については、罰則の規定が設けられている。

c　厚生労働大臣は、薬局開設者又は医薬品の販売業者に対して、一般用医薬品の販売等を行うための業務体制が基準（体制省令）に適合しなくなった場合において、その業務体制の整備を命ずることができる。

d　都道府県知事は、配置販売業者に対して、その構造設備が基準に適合せず、又はその構造設備によって不良医薬品を生じるおそれがある場合においては、その構造設備の改善を命ずることができる。

1　（a、b）
2　（a、c）
3　（a、d）
4　（b、c）
5　（c、d）

問100 店舗販売業に関する次の記述の正誤について、正しい組合せはどれか。　（東京R3年）

a　店舗販売業の許可は、本店が許可を受けていれば、医薬品を販売する支店は新たに許可を受ける必要はない。

b　薬剤師が従事していても調剤を行うことはできない。

c　その店舗において薬剤師がいない場合には、登録販売者がいる場合であっても、要指導医薬品及び第一類医薬品の販売を行うことはできない。

	a	b	c
1	正	正	正
2	正	正	誤
3	正	誤	正
4	誤	正	正
5	誤	正	誤

模擬試験問題4

●医薬品の適正使用と安全対策

問101 一般用医薬品（人体に直接使用しない検査薬を除く。）の添付文書等に関する次の記述の正誤について、正しい組合せはどれか。

(東京R3年)

a 添付文書等の販売名の上部に、「使用にあたって、この説明文書を必ず読むこと。また、必要なときに読めるよう大切に保存すること。」等の文言を記載することとされている。

b 薬効名とは、その医薬品の薬効又は性質が簡潔な分かりやすい表現で示されたもので、販売名に薬効名が含まれているような場合には、薬効名の記載は省略されることがある。

c 添付文書の内容は、医薬品の有効性・安全性等に係る新たな知見、使用に係る情報に基づき、1年に1回定期的に改訂がなされている。

d 重要な内容が変更された場合には、改訂された箇所を明示することとされている。

	a	b	c	d
1	正	正	正	正
2	誤	正	正	誤
3	正	誤	誤	誤
4	誤	誤	正	正
5	正	正	誤	正

問102 一般用医薬品の保管及び取扱い上の注意に関する次の記述の正誤について、正しい組み合わせはどれか。

(長野R元年)

a 医薬品を別の容器に移し替えることは、誤用の原因となるおそれがある。

b カプセル剤は、散剤と異なり、一般的に冷蔵庫内から取り出したときに湿気を帯びるおそれがないため、冷蔵庫内での保管が望ましい。

c 医薬品は、適切な保管がなされないと化学変化や雑菌の繁殖等が生じることがある。

d シロップ剤は、一般的に変質しやすいため、開封後は冷蔵庫内での保管が望ましい。

	a	b	c	d
1	正	正	誤	誤
2	誤	誤	誤	正
3	誤	正	正	誤
4	正	誤	正	誤
5	正	誤	正	正

問103 一般用医薬品とその添付文書における「使用上の注意」の欄の記載事項との関係について、正しいものの組合せを一つ選べ。

（大阪R3年）

	医薬品	「使用上の注意」の記載事項
a	小児が使用した場合に、特異的な有害作用が発現するおそれがある成分を含有する医薬品	通常、「次の人は使用（服用）しないこと」の項に「15歳未満の小児」、「6歳未満の小児」等として記載されている。
b	併用すると作用の増強、副作用等のリスクの増大が予測される医薬品	「本剤を使用（服用）している間は、次の医薬品を使用（服用）しないこと」の項に、使用を避ける等適切な対応が図られるよう記載されている。
c	重篤な副作用として、ショック（アナフィラキシー）、皮膚粘膜眼症候群、中毒性表皮壊死融解症が掲げられている医薬品	「本剤又は本剤の成分によりアレルギー症状を起こしたことがある人は注意して使用すること」と記載されている。
d	服用前後に摂取されたアルコールによって、作用の増強、副作用を生じる危険性の増大等が予測される医薬品	「相談すること」の項に「飲酒をする人」と記載されている。

1 （a、b）
2 （a、c）
3 （b、d）
4 （c、d）

問104 一般用医薬品の添付文書の記載に関する記述の正誤について、正しい組み合わせはどれか。　（島根R元年）

a　副作用については、まず一般的な副作用について副作用名ごとに症状が記載され、そのあとに続けて、まれに発生する重篤な副作用について発現部位別に症状が記載されている。

b　各医薬品の薬理作用等から発現が予測され、容認される軽微な症状(例えば、抗ヒスタミン薬の眠気等)であるが、症状の持続又は増強がみられた場合には、いったん使用を中止した上で専門家に相談する旨が記載されている。

c　製造販売元の製薬企業において購入者等からの相談に応じるための窓口担当部門の名称、電話番号、受付時間等が記載されている。

	a	b	c
1	誤	正	正
2	正	正	誤
3	正	誤	誤
4	正	正	正
5	誤	誤	正

問105 一般用医薬品の添付文書に記載されている次の標識的マークの斜線部分に入るべき字句として、最も適切なものはどれか。

（長野R元年）

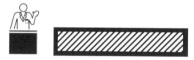

1　してはいけないこと
2　使用上の注意
3　相談すること
4　効能・効果
5　用法・用量

問106 次の一般用医薬品の漢方処方製剤のうち、その添付文書等において、「相談すること」の項目中に「次の診断を受けた人」として「甲状腺機能障害」と記載することとされているものとして、正しいものの組合せはどれか。 （東京R3年）

a　防風通聖散
ぼうふうつうしょうさん

b　桂枝湯
けいしとう

c　小青竜湯
しょうせいりゅうとう

d　半夏厚朴湯
はんげこうぼくとう

1　（a、b）
2　（a、c）
3　（b、c）
4　（b、d）
5　（c、d）

問107 副作用情報等の収集に関する次の記述の正誤について、正しい組み合わせはどれか。 （長野R元年）

a　医薬品・医療機器等安全性情報報告制度に基づく報告を行う医薬関係者には、薬局開設者、医師、歯科医師又は薬剤師等を含み、登録販売者は含まれていない。

b　医薬品の副作用等によるものと疑われる健康被害が発生した場合において、医薬関係者は、いかなる場合であっても、その旨を厚生労働大臣に報告しなければならない。

c　医療用医薬品で使用されていた有効成分を一般用医薬品で初めて配合したものについては、承認条件として承認後の一定期間、安全性に関する調査及び調査結果の報告が求められている。

	a	b	c
1	誤	正	正
2	誤	誤	誤
3	正	正	誤
4	正	正	正
5	誤	誤	正

問108 添付文書の「次の人は使用（服用）しないこと」の項に「15歳未満の小児」と記載されている医薬品成分について、正しいものの組み合わせを下欄から選びなさい。 （愛媛R元年）

a　ノスカピン
b　イブプロフェン
c　カフェイン
d　ロペラミド

1　（a、c）
2　（a、d）
3　（b、c）
4　（b、d）

問109 以下の医薬品成分のうち、それを含有する一般用医薬品の添付文書の使用上の注意において、「次の人は使用（服用）しないこと」の項目中に、「授乳中の人は本剤を服用しないか、本剤を服用する場合は授乳を避けること」と記載することとされているものとして、正しいものの組み合わせはどれか。 (島根R元年)

a　インドメタシン

b　ジフェニドール塩酸塩

c　ヒマシ油類

d　ジヒドロコデインリン酸塩

1　（a、b）
2　（a、c）
3　（a、d）
4　（b、d）
5　（c、d）

問110 次の表は、ある一般用医薬品の鎮咳去痰薬（内服液剤）に含まれている成分の一覧である。この鎮咳去痰薬（内服液剤）の添付文書等において、「使用上の注意」の項目中に「過量服用・長期連用しないこと」と記載することとされている理由として、正しいものの組合せはどれか。 (東京R3年)

60mL 中	
ジヒドロコデインリン酸塩	30mg
グアイフェネシン	170mg
クロルフェニラミンマレイン酸塩	12mg
無水カフェイン	62mg

a　腸管粘膜への刺激が大きくなり、腸管粘膜に炎症を生じるおそれがあるため。

b　依存性・習慣性がある成分が配合されており、乱用事例が報告されているため。

c　倦怠感や虚脱感等が現れることがあるため。

d　副腎皮質の機能低下を生じるおそれがあるため。

1　（a、b）
2　（a、c）
3　（a、d）
4　（b、c）
5　（b、d）

問111 緊急安全性情報及び安全性速報に関する記述のうち、正しいものの組み合わせはどれか。 (広島R4年)

a　緊急安全性情報、安全性速報ともに、製造販売業者の自主決定に基づいて作成することはできない。

b　緊急安全性情報は、A4サイズの青色地の印刷物で、ブルーレターとも呼ばれる。

c　安全性速報は、製造販売業者から医療機関や薬局等への直接配布や、電子メール等により情報伝達される。

d　一般用医薬品に関係する緊急安全性情報が発出されたことがある。

1　（a、b）
2　（a、c）
3　（b、c）
4　（b、d）
5　（c、d）

問112 一般用医薬品の安全対策に関する以下の記述について、（　　）の中に入れるべき字句の正しい組み合わせを下から一つ選びなさい。 (沖縄R4年)

解熱鎮痛成分として（　ア　）が配合されたアンプル入りかぜ薬の使用による重篤な（　イ　）で、1959年から1965年までの間に計38名の死亡例が発生した。

アンプル剤は他の剤形（錠剤、散剤等）に比べて吸収が速く、血中濃度が（　ウ　）に高値に達するため、通常用量でも副作用が生じやすいことが確認されたことから、1965年、厚生省（当時）より関係製薬企業に対し、アンプル入りかぜ薬製品の回収が要請された。

	ア	イ	ウ
1	アスピリン、スルピリン	副作用（ショック）	急速
2	アスピリン、スルピリン	副作用（間質性肺炎）	緩徐
3	アスピリン、塩酸フェニルプロパノールアミン	副作用（間質性肺炎）	急速
4	アミノピリン、塩酸フェニルプロパノールアミン	副作用（ショック）	緩徐
5	アミノピリン、スルピリン	副作用（ショック）	急速

問113 医薬品成分と一般用医薬品の添付文書における使用上の注意の記載に関する記述の正誤について、正しい組み合わせはどれか。

（島根R元年）

a　プソイドエフェドリン塩酸塩は、肝臓でグリコーゲンを分解して血糖値を上昇させる作用があるため、「糖尿病の診断を受けた人」は、「使用（服用）しないこと」とされている。

b　フェルビナクは、目のかすみ、異常なまぶしさを生じることがあるため、「服用後、乗物又は機械類の運転操作をしないこと」とされている。

c　サントニンは、肝機能障害を悪化させるおそれがあるため、「肝臓病の診断を受けた人」は、「相談すること」とされている。

d　硫酸ナトリウムは、血液中の電解質のバランスが損なわれ、心臓の負担が増加し、心臓病を悪化させるおそれがあるため、「心臓病の診断を受けた人」は、「相談すること」とされている。

	a	b	c	d
1	正	正	正	正
2	正	誤	誤	誤
3	正	誤	正	正
4	誤	正	誤	誤
5	誤	誤	誤	正

問114 次の一般用医薬品の漢方処方製剤のうち、その添付文書等において、鬱血性心不全、心室頻拍の副作用が現れることがあるため、「してはいけないこと」の項目中に「症状があるときのみの服用にとどめ、連用しないこと」と記載することとされているものはどれか。

（東京R3年）

1　呉茱萸湯
2　黄連解毒湯
3　芍薬甘草湯
4　麻子仁丸
5　温清飲

問115 医薬品の副作用情報等の評価及び措置に関する次の記述について、（　　　）に入れるべき字句の正しい組み合わせを下欄から選びなさい。

（愛媛R元年）

　収集された副作用等の情報は、その医薬品の製造販売業者等において評価・検討され、必要な安全対策が図られる。各制度により集められた副作用情報については、（　a　）において（　b　）の意見を聴きながら調査検討が行われ、その結果に基づき、厚生労働大臣は、（　c　）の意見を聴いて、製品回収等の安全対策上必要な行政措置を講じている。

下欄

	a	b	c
1	厚生労働省	製造販売業者	厚生科学審議会
2	厚生労働省	専門委員	薬事・食品衛生審議会
3	厚生労働省	専門委員	厚生科学審議会
4	総合機構	専門委員	薬事・食品衛生審議会
5	総合機構	製造販売業者	厚生科学審議会

問116 次のうち、薬局開設者等に義務付けられている医薬品の副作用等報告において、報告様式（医薬品安全性情報報告書）に記載する患者情報の項目として、**誤っているもの**を1つ選びなさい。

（奈良R5年）

1　性別
2　患者氏名
3　副作用等発現年齢
4　身長
5　既往歴

問117 医薬品の副作用情報等の収集、評価及び措置に関する記述の正誤について、正しい組み合わせはどれか。　　　　　　　（島根R元年）

a　保健衛生上の危害の発生又は拡大防止の観点から、医薬品の販売に従事する専門家は、医薬品の副作用等によるものと疑われる健康被害の発生を知った場合においては、30日以内にその旨を厚生労働大臣に報告（実務上は独立行政法人医薬品医療機器総合機構に報告書を提出）しなければならない。

b　医薬品の製造販売業者は、その製造販売をし、又は承認を受けた医薬品について、その医薬品によるものと疑われる副作用症例のうち、使用上の注意から予測できない重篤な症例の発生を知ったときは、15日以内にその旨を厚生労働大臣に報告（実務上は独立行政法人医薬品医療機器総合機構に報告書を提出）しなければならない。

c　各制度により集められた副作用情報については、副作用の発生した都道府県の地方薬事審議会において専門委員の意見を聴きながら調査検討が行われる。

	a	b	c
1	正	誤	正
2	正	誤	誤
3	誤	正	正
4	誤	誤	誤
5	誤	正	誤

問118 一般用医薬品の添付文書の「してはいけないこと」の項において、「服用後、乗物又は機械類の運転操作をしないこと」と記載されている成分は、次のうちどれか。　　　　　　　（長野R元年）

1　インドメタシン

2　スコポラミン臭化水素酸塩水和物

3　合成ヒドロタルサイト

4　無水カフェイン

問119 塩酸フェニルプロパノールアミン（PPA）含有医薬品に関する次の記述について、（　　　）の中に入れるべき字句の正しい組合せはどれか。 （東京R3年）

2003年8月までに、PPAが配合された一般用医薬品による（　a　）等の副作用症例が複数報告され、それらの多くが用法・用量の範囲を超えた使用又は禁忌とされている（　b　）患者の使用によるものであった。そのため、厚生労働省から関係製薬企業等に対して使用上の注意の改訂、情報提供の徹底等を行うとともに、代替成分として（　c　）等への速やかな切替えにつき指示がなされた。

	a	b	c
1	脳出血	高血圧症	プソイドエフェドリン塩酸塩
2	間質性肺炎	高血圧症	フルスルチアミン塩酸塩
3	間質性肺炎	糖尿病	プソイドエフェドリン塩酸塩
4	脳出血	高血圧症	フルスルチアミン塩酸塩
5	脳出血	糖尿病	フルスルチアミン塩酸塩

問120 医薬品の適正使用のための啓発活動に関する次の記述の正誤について、正しい組合せはどれか。 （東京R3年）

a 「6・26国際麻薬乱用撲滅デー」を広く普及し、薬物乱用防止を一層推進するため、毎年6月20日～7月19日までの1ヶ月間、国、自治体、関係団体等により、「ダメ。ゼッタイ。」普及運動が実施されている。

b 薬物乱用に関する啓発は、小中学生に対して行うと、かえって違法薬物に対する好奇心を刺激することになるため、高校生以上から行うこととされている。

c 保健衛生の維持向上に貢献することを目的とし、毎年10月17日～23日の1週間を「薬と健康の週間」として、国、自治体、関係団体等による広報活動やイベント等が実施されている。

	a	b	c
1	正	誤	誤
2	正	正	正
3	誤	正	誤
4	誤	誤	正
5	正	誤	正

監修者紹介：齊藤貴子（さいとうたかこ）

　平成18年、医療事務を請け負う株式会社TMPを設立。同社代表取締役。平成30年に本社を千葉市中央区に移転。関東圏を中心に、「レセプト代行業務」「医療コンサルティング」を幅広く行うだけでなく、歯科医院の設立・運営業務も行っている。また、自ら、歯科医院、歯科技工所を運営しており、医薬品に関する造詣も深く、医療事務に関する講習なども各地で行っている。

本書の内容に関するお問い合わせは、**書名、発行年月日、該当ページを明記**の上、書面、FAX、メールにてお送りください。**電話によるお問い合わせはお受けしておりません。**
また、本書の範囲を超えるご質問等にもお答えできませんので、あらかじめご了承ください。
　ＦＡＸ：03-3831-0758
　メール：q@west.name

登録販売者過去6回本試験問題集

2024年6月15日　初版発行

監 修 者	齊 藤 貴 子
発 行 者	富 永 靖 弘
印 刷 所	今家印刷株式会社

発行所　東京都台東区　株式　**新星出版社**
　　　　台東2丁目24　会社
　　　　〒110-0016　☎ 03(3831)0743
© SHINSEI Publishing Co., Ltd.　　　　Printed in Japan

ISBN978-4-405-01281-3

登録販売者
過去6回
本試験問題集

この別冊は、本体から取り外して使うことができます。

新星出版社

登録販売者過去６回
本試験問題集
解答・解説
CONTENTS

解説文中の☞マークは、厚生労働省「試験問題の作成に関する手引き」の参照箇所を示しています。

●本冊（問題）

※別冊は取り外してお使いください。

令和5年度 東京都（南関東共通）試験問題　解答・解説

医薬品に共通する特性と基本的な知識

問1　正解5　▶医薬品の本質

a × 医薬品が人体に及ぼす作用は複雑、かつ、多岐に渡り、そのすべては解明されていない。☞第1章Ⅰ-1)前段

b × 人体に対して使用されない医薬品についても、例えば、殺虫剤の中には誤って人体がそれに曝されれば健康を害するおそれがあるものもある。☞第1章Ⅰ-1)前段

c、d ○ 正しい。☞第1章Ⅰ-1)後段

以上から、正しい組み合わせは「5」となる。

問2　正解2　▶医薬品の本質

a ○ 正しい。☞第1章Ⅰ-1)中段

b、d ○ 正しい。☞第1章Ⅰ-1)後段

c × 医薬品医療機器等法では、健康被害の発生の可能性の有無にかかわらず、異物等の混入、変質等がある医薬品を販売等してはならない旨を定めている。☞第1章Ⅰ-1)後段

以上から、正しい組み合わせは「2」となる。

問3　正解1　▶医薬品のリスク評価

a、b、d ○ 正しい。☞第1章Ⅰ-2)

c × ヒトを対象とした臨床試験の実施の基準には、国際的にGood Clinical Practice（GCP）が制定されている。Good Laboratory Practice（GLP）は、医薬品の安全性に関する

非臨床試験の基準である。☞第1章Ⅰ-2)

以上から、正しい組み合わせは「1」となる。

問4　正解4　▶健康食品

a、c、d ○ 正しい。☞第1章Ⅰ-3)

b × 「機能性表示食品」は、特定保健用食品とは異なり国の個別の許可を受けたものではない。☞第1章Ⅰ-3)

以上から、正しい組み合わせは「4」となる。

問5　正解4　▶アレルギー

a × アレルギーには体質的・遺伝的な要素もあり、アレルギーを起こしやすい体質の人や、近い親族にアレルギー体質の人がいる場合には、注意が必要である。☞第1章Ⅱ-1)(b)

c × 医薬品の有効成分だけでなく、基本的に薬理作用がない添加物も、アレルギーを引き起こす原因物質（アレルゲン）となり得る。☞第1章Ⅱ-1)(b)

b、d ○ 正しい。☞第1章Ⅱ-1)(b)

以上から、正しい組み合わせは「4」となる。

問6　正解1　▶医薬品の副作用

a、b、d ○ 正しい。☞第1章Ⅱ-1)後段

c × 一般用医薬品は、通常は、その使用を中断することによる不利益よりも、重大な副作用を回避することが優

先され、その兆候が現れたときには基本的に使用を中止することとなる。☞第1章Ⅱ－1）後段

以上から、正しい組み合わせは「1」となる。

問7　正解2　▶医薬品の使用等

a、b　○　正しい。☞第1章Ⅱ－2）(a)

c　×　一般用医薬品にも習慣性・依存性がある成分を含んでいるものがある。☞第1章Ⅱ－2）(b)

d　○　正しい。☞第1章Ⅱ－2）

以上から、正しい組み合わせは「2」となる。

問8　正解3　▶食品との相互作用

a　○　正しい。☞第1章Ⅱ－3）

b、c　○　正しい。☞第1章Ⅱ－3）(b)

d　×　外用薬や注射薬であっても、食品によって医薬品の作用や代謝に影響を受ける可能性がある。☞第1章Ⅱ－3）(b)

以上から、正しい組み合わせは「3」となる。

問9　正解1　▶小児への使用

a、b、c　○　正しい。☞第1章Ⅱ－4）(a)

d　×　小児の年齢区分は、「7歳以上、15歳未満」とされている。☞第1章Ⅱ－4）(a)

注：小児の定義（年齢区分）は、令和4年3月版「手引き」で改正された。

以上から、正しい組み合わせは「1」となる。

問10　正解3　▶高齢者の医薬品使用

a、d　○　正しい。☞第1章Ⅱ－4）(b)

b　×　一般に高齢者は生理機能が衰えつつあり、特に、肝臓や腎臓の機能が低下していると医薬品の作用が強く現れやすく、若年時と比べて副作用を生じるリスクが高くなる。☞第1章Ⅱ－4）(b)

c　×　「医療用医薬品の添付文書等の記載要領の留意事項」は、おおよその目安として65歳以上を「高齢者」としている。☞第1章Ⅱ－4）(b)

以上から、正しい組み合わせは「3」となる。

問11　正解3　▶妊婦・授乳婦への使用

a、c　○　正しい。☞第1章Ⅱ－4）(c)

b　×　胎盤には、胎児の血液と母体の血液とが混ざらない仕組み（血液－胎盤関門）がある。☞第1章Ⅱ－4）(c)

d　×　医薬品の種類によっては、授乳婦が使用した医薬品の成分の一部が乳汁中に移行することが知られており、母乳を介して乳児が医薬品の成分を摂取することになる場合がある。☞第1章Ⅱ－4）(d)

以上から、正しい組み合わせは「3」となる。

問12　正解5　▶治療中の人への使用

a、c、d　○　正しい。☞第1章Ⅱ－2）(e)

b　×　過去に医療機関で治療を受けていた（今は治療を受けていない）という場合には、どのような疾患について、いつ頃かかっていたのか（いつ頃治癒したのか）を踏まえ、購入者等が使用の可否を適切に判断することができるよう情報提供がなされることが重要で

ある。☞第1章Ⅱ-2）（e）

以上から、正しい組み合わせは「5」
となる。

問13　正解5　▶プラセボ効果

a　×　医薬品を使用したとき、結果的
又は偶発的に薬理作用によらない作用
を生じることをプラセボ効果（偽薬効
果）という。☞第1章Ⅱ-5）

b　×　プラセボ効果は、医薬品を使用
したこと自体による楽観的な結果への
期待（暗示効果）や、条件付けによる
生体反応、時間経過による自然発生的
な変化（自然緩解など）等が関与して
生じると考えられている。☞第1章Ⅱ
-5）

c　×　プラセボ効果によってもたらさ
れる反応や変化にも、望ましいもの
（効果）と不都合なもの（副作用）と
がある。☞第1章Ⅱ-5）

d　×　プラセボ効果は、主観的な変化
だけでなく、客観的に測定可能な変化
として現れることもある。☞第1章Ⅱ
-5）

以上から、正しい組み合わせは「5」
となる。

問14　正解2　▶医薬品の品質

a、c　○　正しい。☞第1章Ⅱ-6）

b　×　医薬品は、適切な保管・陳列が
なされたとしても、経時変化による品
質の劣化は避けられない。☞第1章Ⅱ
-6）

d　×　表示されている「使用期限」は、
未開封状態で保管された場合に品質が
保持される期限である。☞第1章Ⅱ-
6）

以上から、正しい組み合わせは「2」
となる。

問15　正解2　▶対処可能な症状の範囲

a、c　○　正しい。☞第1章Ⅲ-1）
後段

b　×　症状が重いとき（例えば、高熱
や激しい腹痛がある場合、患部が広範
囲である場合等）に、一般用医薬品を
使用することは、一般用医薬品の役割
にかんがみて、適切な対処とはいえな
い。☞第1章Ⅲ-1）後段

d　×　一般用医薬品で対処可能な範囲
は、医薬品を使用する人によって変
わってくるものであり、例えば、乳幼
児や妊婦等では、通常の成人の場合に
比べ、その範囲は限られてくることに
も留意される必要がある。☞第1章Ⅲ
-1）後段

以上から、正しい組み合わせは「2」
となる。

問16　正解1　▶コミュニケーション

a、b　○　正しい。☞第1章Ⅲ-2）
中段

c、d　○　正しい。☞第1章Ⅲ-2）
後段

以上から、正しい組み合わせは「1」
となる。

問17　正解1　▶サリドマイド訴訟

a、b、d　○　正しい。☞第1章Ⅳ-
2）（a）

c　×　血管新生を妨げる作用は、サリ
ドマイドの光学異性体のうち、一方の
異性体（S体）のみが有する作用であ
り、もう一方の異性体（R体）にはな
いが、サリドマイドが摂取されると、
R体とS体は体内で相互に転換するた
め、R体のサリドマイドを分離して製
剤化しても催奇形性は避けられない。
☞第1章Ⅳ-2）（a）

以上から、正しい組み合わせは「1」

となる。

問18　正解4　▶スモン及びスモン訴訟

a　×　スモン訴訟とは、整腸剤として販売されていたキノホルム製剤を使用したことにより、亜急性脊髄視神経症に罹患したことに対する損害賠償訴訟である。☞第1章Ⅳ-2）（b）

c　×　スモン訴訟は、1977年10月に東京地裁において和解が成立して以来、各地の地裁及び高裁において和解が勧められ、1979年9月に全面和解が成立した。☞第1章Ⅳ-2）（b）

b、d　○　正しい。☞第1章Ⅳ-2）（b）

以上から、正しい組み合わせは「4」となる。

問19　正解2　▶HIV訴訟

a　×　HIV訴訟は、血友病患者が、ヒト免疫不全ウイルス（HIV）が混入した原料血漿から製造された血液凝固因子製剤の投与を受けたことにより、HIVに感染したことに対する損害賠償訴訟である。☞第1章Ⅳ-2）（c）

b、c、d　○　正しい。☞第1章Ⅳ-2）（c）

以上から、正しい組み合わせは「2」となる。

問20　正解5　▶CJD訴訟

a　×　CJD訴訟は、脳外科手術等に用いられていたヒト乾燥硬膜を介してクロイツフェルト・ヤコブ病（CJD）に罹患したことに対する損害賠償訴訟である。☞第1章Ⅳ-2）（d）

b　×　CJDは、細菌でもウイルスでもないタンパク質の一種であるプリオンが原因とされている。☞第1章Ⅳ-2）（d）

c、d　○　正しい。☞第1章Ⅲ-2）（d）

以上から、正しい組み合わせは「5」となる。

人体の働きと医薬品

問21　正解1　▶消化器系

a　×　歯冠の表面はエナメル質で覆われ、体で最も硬い部分となっている。エナメル質の下には象牙質と呼ばれる硬い骨状の組織があり、神経や血管が通る歯髄を取り囲んでいる。☞第2章Ⅰ-1-1）（a）①

b　×　飲食物を飲み込む運動（嚥下）が起きるときには、喉頭の入り口にある弁（喉頭蓋）が反射的に閉じることにより、飲食物が喉頭や気管に流入せずに食道へと送られる。☞第2章Ⅰ-1-1）（b）

c、d　○　正しい。☞第2章Ⅰ-1-1）（c）

以上から、正しい組み合わせは「1」となる。

問22　正解2　▶消化器系

a　○　正しい。☞第2章Ⅰ-1-1）（e）

b　×　胆汁に含まれる胆汁酸塩（コール酸、デオキシコール酸等の塩類）は、脂質の消化を容易にし、また、脂溶性ビタミンの吸収を助ける。☞第2章Ⅰ-1-1）（f）

c　×　盲腸、虫垂、上行結腸、横行結腸、下行結腸、S状結腸、直腸からなる管状の臓器で、内壁粘膜に絨毛がない点で小腸と区別される。☞第2章Ⅰ-1-1）（g）

d　×　肛門には静脈が細かい網目状に通っていて、肛門周囲の組織がうっ血

すると痔の原因となる。☞第2章Ⅰ－
1－1）（h）
以上から、正しい組み合わせは「2」
となる。

問23　正解2　▶呼吸器系

a　○　正しい。☞第2章Ⅰ－1－2）
（a）

b　○　正しい。☞第2章Ⅰ－1－2）
（c）

c　×　喉頭から肺へ向かう気道が左右
の肺へ分岐するまでの部分を気管とい
い、そこから肺の中で複数に枝分かれ
する部分を気管支という。☞第2章Ⅰ
－1－2）（c）

d　○　正しい。☞第2章Ⅰ－1－2）
（d）
以上から、正しい組み合わせは「2」
となる。

問24　正解5　▶循環器系

a　×　心臓の内部は上部左右の心房、
下部左右の心室の4つの空洞に分かれ
ている。心房で血液を集めて心室に送
り、心室から血液を拍出する。☞第2
章Ⅰ－1－3）（a）

b　×　心臓が収縮したときの血圧を最
大血圧、心臓が弛緩したときの血圧を
最小血圧という。☞第2章Ⅰ－1－
3）（b）注26

c　○　正しい。☞第2章Ⅰ－1－3）
（b）

d　○　正しい。☞第2章Ⅰ－1－2）
（d）
以上から、正しい組み合わせは「5」
となる。

問25　正解2　▶血液及びリンパ系

a　○　正しい。☞第2章Ⅰ－1－3）
（c）①

b　×　血液の粘稠性は、主として血漿
の水分量や赤血球の量で決まり、血中
脂質量はほとんど影響を与えない。☞
第2章Ⅰ－1－3）（c）①

c　×　好中球は、最も数が多く、白血
球の約60％を占めている。リンパ球
は、白血球の約1／3を占めており、
単球は、白血球の約5％を占めている。
☞第2章Ⅰ－1－3）（c）②【白血
球】

d　×　リンパ管は互いに合流して次第
に太くなり、最終的に鎖骨の下にある
静脈につながるが、途中にリンパ節と
呼ばれる結節がある。☞第2章Ⅰ－1
－3）（e）
以上から、正しい組み合わせは「2」
となる。

問26　正解4　▶泌尿器系

a　×　尿細管では、原尿中のブドウ糖
やアミノ酸等の栄養分及び血液の維持
に必要な水分や電解質が再吸収される。
☞第2章Ⅰ－1－4）（a）

b　○　正しい。☞第2章Ⅰ－1－4）
（a）

c　×　副腎髄質では、自律神経系に作
用するアドレナリン（エピネフリン）
とノルアドレナリン（ノルエピネフリ
ン）が産生・分泌される。☞第2章Ⅰ
－1－4）（a）【副腎】

d　○　正しい。☞第2章Ⅰ－1－4）
（b）【尿道】
以上から、正しい組み合わせは「4」
となる。

問27　正解4　▶目

a　○　正しい。☞第2章Ⅰ－2－1）
（a）

b　×　水晶体は、その周りを囲んでい
る毛様体の収縮・弛緩によって、近く

の物を見るときには丸く厚みが増し、遠くの物を見るときには扁平になる。☞第2章I−2−1）（a）

c　○　正しい。☞第2章I−2−1）（b）【結膜】

d　○　正しい。☞第2章I−2−1）（b）【涙器】

以上から、正しい組み合わせは「4」となる。

問28　正解3　▶鼻及び耳

a　×　鼻中隔の前部は、毛細血管が豊富に分布していることに加えて粘膜が薄いため、傷つきやすく鼻出血を起こしやすい。☞第2章I−2−2）（a）

b　○　正しい。☞第2章I−2−2）（b）

c　○　正しい。☞第2章I−2−3）（b）

d　×　内耳は、聴覚器官である蝸牛と、平衡器官である前庭の2つの部分からなり、いずれも内部はリンパ液で満たされている。☞第2章I−2−3）（c）

以上から、正しい組み合わせは「3」となる。

問29　正解5　▶外皮系

a　×　角質層は、細胞膜が丈夫な線維性のタンパク質（ケラチン）でできた板状の角質細胞と、セラミド（リン脂質の一種）を主成分とする細胞間脂質で構成されている。☞第2章I−3−1）中段

b　×　メラニン色素は、表皮の最下層にあるメラニン産生細胞（メラノサイト）で産生され、太陽光に含まれる紫外線から皮膚組織を防護する役割がある。☞第2章I−3−1）中段

c　○　正しい。☞第2章I−3−1）後段

d　×　汗腺には、腋窩（わきのした）などの毛根部に分布するアポクリン腺（体臭腺）と、手のひらなど毛根がないところも含め全身に分布するエクリン腺の二種類がある。☞第2章I−3−1）後段

以上から、正しい組み合わせは「5」となる。

問30　正解1　▶骨格系及び筋組織

a、b　○　正しい。☞第2章I−3−2）

c　×　骨格筋は、筋線維を顕微鏡で観察すると横縞模様（横紋）が見えるので横紋筋とも呼ばれる。平滑筋は、筋線維に骨格筋のような横縞模様はみられない。☞第2章I−3−3）

d　×　随意筋（骨格筋）は体性神経系（運動神経）で支配されるのに対して、不随意筋（平滑筋及び心筋）は自律神経系に支配されている。☞第2章I−3−3）

以上から、正しい組み合わせは「1」となる。

問31　正解3　▶脳や神経系の働き

a　×　延髄には、心拍数を調節する心臓中枢、呼吸を調節する呼吸中枢等がある。☞第2章I−4−1）

b　○　正しい。☞第2章I−4−1）

c　○　正しい。☞第2章I−4−2）

d　×　副交感神経の節後線維の末端から放出される神経伝達物質はアセチルコリンである。☞第2章I−4−2）【自律神経系の働き】

以上から、正しい組み合わせは「3」となる。

問32　正解1　▶有効成分の吸収・代謝

a ○　正しい。☞第2章Ⅱ−1）(a) ②

b ×　鼻腔粘膜の下には毛細血管が豊富なため、点鼻薬の成分は循環血液中に移行しやすく、また、坐剤等の場合と同様に、初めに肝臓で代謝を受けることなく全身に分布する。☞第2章Ⅱ−1）(a) ②

c ○　正しい。☞第2章Ⅱ−1）(a) ②

d ×　有効成分が皮膚から浸透して体内の組織で作用する医薬品の場合は、浸透する量は皮膚の状態、傷の有無やその程度などによって影響を受ける。☞第2章Ⅱ−1）(a) ③

以上から、正しい組み合わせは「1」となる。

問33　正解4　▶有効成分の代謝・排泄

a ×　医薬品の有効成分が代謝を受けると、分解されたり、体内の他の物質が結合するなどして構造が変化する。その結果、作用を失ったり（不活性化）、作用が現れたり（代謝的活性化）、あるいは体外へ排泄されやすい水溶性の物質に変化したりする。☞第2章Ⅱ−1）(b)

b ○　正しい。☞第2章Ⅱ−1）(b) ①

c ×　医薬品の有効成分は未変化体のままで、あるいは代謝物として、腎臓から尿中へ、肝臓から胆汁中へ、又は肺から呼気中へ排出される。☞第2章Ⅱ−1）(b)

d ×　肝機能が低下した人では医薬品を代謝する能力が低いため、正常な人に比べて全身循環に到達する有効成分の量がより多くなり、効き目が過剰に現れたり、副作用を生じやすくなった

りする。☞第2章Ⅱ−1）(b) ①

以上から、正しい組み合わせは「4」となる。

問34　正解5　▶医薬品の体内での働き

a ×　一度に大量の医薬品を摂取したり、十分な間隔をあけずに追加摂取したりして血中濃度を高くしても、ある濃度以上になるとより強い薬効は得られなくなり、薬効は頭打ちとなるが、一方、有害な作用（副作用や毒性）は現れやすくなる。☞第2章Ⅱ−2）

b、c、d ○　正しい。☞第2章Ⅱ−2）

以上から、正しい組み合わせは「5」となる。

問35　正解1　▶剤形、適切な使用方法

a ○　正しい。☞第2章Ⅱ−3）(a)

b ○　正しい。☞第2章Ⅱ−3）(b) ①

c ○　正しい。☞第2章Ⅱ−3）(f) ①

d ○　正しい。☞第2章Ⅱ−3）(e)

以上から、正しい組み合わせは「1」となる。

注：令和6年4月一部改訂版「手引き」では、剤形に係る記載の整理が行われた。

問36　正解3　▶皮膚粘膜眼症候群

a ○　正しい。☞第2章Ⅲ−1−2）(a)

b ○　正しい。☞第2章Ⅲ−1−2）(a)

c ○　正しい。☞第2章Ⅲ−1−2）(b)

d ×　皮膚粘膜眼症候群と中毒性表皮壊死融解症は、いずれも原因医薬品の使用開始後2週間以内に発症すること

が多いが、1ヶ月以上経ってから起こることもある。☞第2章Ⅲ－1－2）(b)

以上から、正しい組み合わせは「3」となる。

問37　正解3　▶肝機能障害

a、c　○　正しい。☞第2章Ⅲ－1－3）

b　×　黄疸とは、ビリルビン（黄色色素）が胆汁中へ排出されず血液中に滞留することにより生じる。☞第2章Ⅲ－1－3）

d　×　肝機能障害が疑われた時点で、原因と考えられる医薬品の使用を中止し、医師の診療を受けることが重要である。漫然と原因と考えられる医薬品を使用し続けると、不可逆的な病変（肝不全）を生じ、死に至ることもある。☞第2章Ⅲ－1－3）

以上から、正しい組み合わせは「3」となる。

問38　正解5　▶偽アルドステロン症

a　×　偽アルドステロン症は、体内に塩分（ナトリウム）と水が貯留し、体からカリウムが失われることによって生じる病態である。副腎皮質からのアルドステロン分泌が増加していないにもかかわらずこのような状態となる。☞第2章Ⅲ－1－4）

b、c、d　○　正しい。☞第2章Ⅲ－1－4）

以上から、正しい組み合わせは「5」となる。

問39　正解4　▶医薬品の副作用

a、b　○　正しい。☞第2章Ⅲ－1－5）

c　×　精神神経症状は、医薬品の大量

服用や長期連用、乳幼児への適用外の使用等の不適正な使用がなされた場合に限らず、通常の用法・用量でも発生することがある。☞第2章Ⅲ－2－1）

d　○　正しい。☞第2章Ⅲ－2－2）

以上から、正しい組み合わせは「4」となる。

問40　正解5　▶循環器系の副作用

a　×　うっ血性心不全とは、全身が必要とする量の血液を心臓から送り出すことができなくなり、肺に血液が貯留して、種々の症状を示す疾患である。問題文は不整脈についての記述である。☞第2章Ⅲ－3－3）(a)

b、d　○　正しい。☞第2章Ⅲ－3－3）(a)

c　×　医薬品を適正に使用した場合であっても、動悸（心悸亢進）や一過性の血圧上昇、顔のほてり等を生じることがある。☞第2章Ⅲ－3－3）(b)

以上から、正しい組み合わせは「5」となる。

薬事に関する法規と制度

問41　正解5　▶法律の目的

1、2、3、4　×　正しくは、「この法律は、医薬品、医薬部外品、化粧品、医療機器及び再生医療等製品（以下「医薬品等」という。）の品質、有効性及び安全性の確保並びにこれらの使用による保健衛生上の危害の発生及び（a 拡大の防止）のために必要な規制を行うとともに、（b 指定薬物）の規制に関する措置を講ずるほか、医療上特にその必要性が高い医薬品、医療機器及び再生医療等製品の研究開発の促進のために必要な措置を講ずることにより、（c 保健衛生の向上）を図ることを目的とする。」となる。☞第4章Ⅰ、医薬品、医療機器等法第1条

5　○　正しい。上記記述を参照。

問42　正解5　▶販売従事登録

a　×　登録販売者とは、医薬品医療機器等法第4条第5項第1号において、「法第36条の8第2項の登録を受けた者をいう」と規定されている。登録販売者試験に合格したのち、販売従事登録を受けなければならない。☞第4章Ⅰ【登録販売者】前段

b　×　登録販売者は、登録事項に変更を生じたときは、30日以内に、その旨を届けなければならないとされているが、住所は登記事項ではないことから、届け出る必要はない。☞第4章Ⅰ【登録販売者】後段

c　○　正しい。☞第4章Ⅰ

d　○　正しい。☞第4章Ⅰ【登録販売者】中段

以上から、正しい組み合わせは「5」となる。

問43　正解2　▶一般用・要指導医薬品

a　×　効能効果の表現に関しては、一般用医薬品及び要指導医薬品では、一般の生活者が判断できる症状（例えば、胃痛、胸やけ、むかつき、もたれ等）で示されている。☞第4章Ⅱ－1）【一般用医薬品、要指導医薬品と医療用医薬品】中段

b　○　正しい。☞第4章Ⅱ－1）【毒薬・劇薬】前段

c　×　卸売販売業者は、配置販売業者に対し、一般用医薬品以外の医薬品を販売又は授与してはならないこととされている。☞第4章Ⅱ－1）【一般用医薬品、要指導医薬品と医療用医薬品】後段

d　×　人体に直接使用されない検査薬においても、検体の採取に身体への直接のリスクを伴うもの（例えば、血液を検体とするもの）は、一般用医薬品又は要指導医薬品としては認められていない。☞第4章Ⅱ－1）【一般用医薬品、要指導医薬品と医療用医薬品】中段

以上から、正しい組み合わせは「2」となる。

問44　正解5　▶毒薬及び劇薬

a　×　毒薬又は劇薬を、14歳未満の者その他安全な取扱いに不安のある者に交付することは禁止されている。☞第4章Ⅱ－1）【毒薬・劇薬】後段

b　×　毒薬を貯蔵、陳列する場所については、かぎを施さなければならないとされている。☞第4章Ⅱ－1）【毒薬・劇薬】前段

c、d　○　正しい。☞第4章Ⅱ－1）【毒薬・劇薬】後段

以上から、正しい組み合わせは「5」となる。

問45 正解1 ▶リスク区分

a、b ○ 正しい。☞第4章Ⅱ－1）【一般用医薬品のリスク区分】前段、②

c × 第三類医薬品は、第一類医薬品及び第二類医薬品以外の一般用医薬品は、保健衛生上のリスクが比較的低い一般用医薬品である。ただし、日常生活に支障を来す程度ではないが、副作用等により身体の変調・不調が起こるおそれはある。☞第4章Ⅱ－1）【一般用医薬品のリスク区分】③

d × 第一類医薬品、第二類医薬品又は第三類医薬品への分類については、安全性に関する新たな知見や副作用の発生状況等を踏まえ、適宜見直しが図られている。☞第4章Ⅱ－1）【一般用医薬品のリスク区分】後段
以上から、正しい組み合わせは「1」となる。

問46 正解5 ▶容器、被包の記載事項

1 ○ 正しい。☞第4章Ⅱ－2）【容器・外箱等への記載事項】(c)

2 ○ 正しい。☞第4章Ⅱ－2）【容器・外箱等への記載事項】(l)

3 ○ 正しい。☞第4章Ⅱ－2）【容器・外箱等への記載事項】(k)

4 ○ 正しい。☞第4章Ⅱ－2）【容器・外箱等への記載事項】(d)

5 × 「製造販売業者等の氏名又は名称及び住所」の表示が義務づけられている。☞第4章Ⅱ－2）【容器・外箱等への記載事項】(a)

問47 正解3 ▶医薬部外品及び化粧品

a × 医薬部外品を製造販売する場合には、製造販売業の許可が必要であり、厚生労働大臣が基準を定めて指定するものを除き、品目ごとに承認を得る必要がある。☞第4章Ⅱ－3）【医薬部外品】後段

b × 医薬部外品を製造販売する場合には、製造販売業の許可が必要であるが、販売等については、医薬品のような販売業の許可は必要なく、一般小売店において販売等することができる。☞第4章Ⅱ－3）【医薬部外品】後段

c × 化粧品の直接の容器又は直接の被包には、「化粧品」の文字の表示は義務付けられていない。☞第4章Ⅱ－3）【化粧品】前段

d ○ 正しい。☞第4章Ⅱ－3）【化粧品】前段
以上から、正しい組み合わせは「3」となる。

問48 正解3 ▶保健機能食品等の食品

a × 食品衛生法において、食品とは、医薬品、医薬部外品及び再生医療等製品以外のすべての飲食物をいうと規定されている。☞第4章Ⅱ－3）【保健機能食品等の食品】

b ○ 正しい。☞第4章Ⅱ－3）【保健機能食品等の食品】(b)

c × ビタミンDを栄養成分として含有している栄養機能食品に栄養表示する場合は、「ビタミンDは、腸管のカルシウムの吸収を促進し、骨の形成を助ける栄養素です。」と栄養成分の機能の表示を行わなければならない。☞第4章別表4－4

d ○ 正しい。☞第4章別表4－4
以上から、正しい組み合わせは「3」となる。

問49 正解2 ▶薬局

a ○ 正しい。☞第4章Ⅲ－1）(a)中段

b × 医薬品をあらかじめ小分けし、

販売する行為は、無許可製造、無許可製造販売に該当するため、認められていない。☞第4章Ⅲ-1）後段

c × 薬局では、医薬品の調剤と併せて、店舗により医薬品の販売を行うことが認められている。薬局の開設の許可と併せて店舗販売業の許可も受けなければならないとはされていない。☞第4章☞第4章Ⅲ-1）（a）前段

d ○ 正しい。☞第4章☞第4章Ⅲ-1）（a）前段

以上から、正しい組み合わせは「2」となる。

問50 正解1 ▶薬剤師不在時間

a ○ 正しい。☞第4章Ⅲ-1）【薬剤師不在時間等】

b × 薬剤師不在時間内であっても、登録販売者が販売できる医薬品は、第二類医薬品又は第三類医薬品であり、第一類医薬品を販売することはできない。☞第4章Ⅲ-1）【薬剤師不在時間等】

c、d ○ 正しい。☞第4章Ⅲ-1）【薬剤師不在時間等】

以上から、正しい組み合わせは「1」となる。

問51 正解5 ▶店舗販売業

a × 店舗販売業者は、第一類医薬品、第二類医薬品及び第三類医薬品を混在しないように陳列しなければならないとされているが、第三類医薬品を陳列する場合、薬局等構造設備規則に規定する「情報提供を行うための設備」から7メートル以内の範囲に陳列しなければならないとはされていない。☞第4章Ⅲ-2）【リスク区分に応じた陳列等】（a）

b × 第一類医薬品を販売し、授与す

る店舗において薬剤師を店舗管理者とすることができない場合には、一定の店舗販売業又は配置販売業において登録販売者として3年以上（従事期間が月単位で計算して、1か月に80時間以上従事した月が36月以上、又は、従事期間が通算して3年以上あり、かつ、過去5年間において合計2,880時間以上）業務に従事した者であって、その店舗において医薬品の販売又は授与に関する業務に従事するものを店舗管理者にすることができる。☞第4章Ⅲ-1）（b）後段

c × 店舗販売業では、薬剤師が従事していても調剤を行うことはできない。☞第4章Ⅲ-1）（b）前段

d × 店舗販売業者は、要指導医薬品については、薬剤師に販売又は授与させなければならないとされている。☞第4章Ⅲ-1）（b）前段

以上から、正しい組み合わせは「5」となる。

問52 正解4 ▶配置販売業

a × 配置販売業の許可は、一般用医薬品を、配置により販売又は授与する業務について、配置しようとする区域をその区域に含む都道府県ごとに、その都道府県知事が与えることとされている。☞第4章Ⅲ-1）（c）前段

b ○ 正しい。☞第4章Ⅲ-1）（c）前段

c × 配置販売業者又はその配置員は、その住所地の都道府県知事が発行する身分証明書の交付を受け、かつ、これを携帯しなければ、医薬品の配置販売に従事してはならないとされている。☞第4章Ⅲ-1）（c）後段

d ○ 正しい。☞第4章Ⅲ-1）（c）後段

以上から、正しい組み合わせは「4」
となる。

問53　正解2　▶薬局における陳列

a　×　薬局開設者又は店舗販売業者は、
要指導医薬品及び一般用医薬品を混在
しないように陳列しなければならない
とされている。☞第4章Ⅲ－2)【リ
スク区分に応じた陳列等】(a) ②

b　○　正しい。☞第4章Ⅲ－2)【リ
スク区分に応じた陳列等】(a) 前段①

c　○　正しい。☞第4章Ⅲ－2)【リ
スク区分に応じた陳列等】(a) 中段

d　○　正しい。☞第4章Ⅲ－2)【リ
スク区分に応じた陳列等】(a) 後段①

以上から、正しい組み合わせは「2」
となる。

問54　正解3　▶掲示板の掲示事項

a　×　「当該店舗内の情報提供及び指
導を行う場所」は、掲示板の掲示事項
には含まれていない。☞第4章Ⅲ－
2)【薬局又は店舗における掲示】

b、c　○　正しい。☞第4章Ⅲ－2)
【薬局又は店舗における掲示】

d　×　「店舗に勤務する登録販売者の
氏名及び担当業務」は、掲示板の掲示
事項とされているが、「販売従事登録
番号」は、掲示事項には含まれていな
い。☞第4章Ⅲ－2)【薬局又は店舗
における掲示】

以上から、正しい組み合わせは「3」
となる。

問55　正解2　▶ホームページの表示

a　×　現在勤務している薬剤師、登録
販売者の別、及び氏名については表示
義務があるが、写真については表示義
務はない。☞第4章Ⅲ－2)【特定販
売】

b、c、d　○　正しい。☞第4章Ⅲ－
2)【特定販売】

以上から、正しい組み合わせは「2」
となる。

問56　正解1　▶医薬品医療機器等法

1　○　正しくは「第六十六条　1 (a 何
人も)、医薬品、医薬部外品、化粧品、
医療機器又は再生医療等製品の名称、
製造方法、(b 効能、効果又は性能)
に関して、明示的であると暗示的であ
るとを問わず、(c 虚偽又は誇大) な
記事を広告し、記述し、又は流布して
はならない。

2　医薬品、医薬部外品、化粧品、医
療機器又は再生医療等製品の (b 効
能、効果又は性能) について、医師そ
の他の者がこれを保証したものと誤解
されるおそれがある記事を広告し、記
述し、又は流布することは、前項に該
当するものとする。

3　(a 何人も)、医薬品、医薬部外
品、化粧品、医療機器又は再生医療等
製品に関して堕胎を暗示し、又はわい
せつにわたる文書又は図画を用いては
ならない。」となる。☞第4章Ⅳ－1)

2、3、4、5　×　上記記述を参照。

問57　正解4　▶医薬品の広告

a　×　医薬品の広告に該当するか否か
については、(1) 顧客を誘引する (顧
客の購入意欲を昂進させる) 意図が明
確であること、(2) 特定の医薬品の商
品名 (販売名) が明らかにされている
こと、(3) 一般人が認知できる状態で
あることのいずれの要件も満たす場合
には、広告に該当するものと判断され
ている。☞第4章Ⅳ－1)

b　○　正しい。☞第4章Ⅳ－1) 後段

c　×　一般用医薬品と同じ有効成分を

13

含有する医療用医薬品の効能効果をそのまま標榜することも、承認されている内容を正確に反映した広告といえない。☞第4章Ⅳ-1）【医薬品等適正広告基準】（a）

d ○ 正しい。☞第4章Ⅳ-1）（a）後段

以上から、正しい組み合わせは「4」となる。

問58 正解4 ▶医薬品の広告

a ○ 正しい。☞第4章Ⅳ-1）【違反広告に係る措置命令等】

b ○ 正しい。☞第4章Ⅳ-1）後段

c × 厚生労働大臣が医薬品、医療機器等の名称、製造方法、効能、効果又は性能に関する虚偽・誇大な広告を行った者に対して、違反を行っていた期間中における対象商品の売上額×4.5％の課徴金を納付させる命令を行う課徴金制度がある。都道府県知事には、この権限はない。☞第4章Ⅳ-1）【課徴金制度】

d ○ 正しい。☞第4章Ⅳ-1）【医薬品等適正広告基準】（b）

以上から、正しい組み合わせは「4」となる。

問59 正解4 ▶医薬品の販売方法

a、b、c ○ 正しい。☞第4章Ⅳ-2）【不適正な販売方法】

d × 購入者の利便性のため異なる複数の医薬品又は医薬品と他の物品を組み合わせて販売又は授与する場合には、組み合わせた医薬品について、購入者等に対して情報提供を十分に行える程度の範囲内であって、かつ、組み合わせることに合理性が認められるものでなければならない。したがって、効能効果が重複する組合せや、相互作用等により保健衛生上の危害を生じるおそれのある組合せは不適当である。☞第4章Ⅳ-2）【不適正な販売方法】

以上から、正しい組み合わせは「4」となる。

問60 正解2 ▶監視指導及び処分

a × 都道府県知事は、必要があると認めるときには、薬事監視員に、薬局開設者又は医薬品の販売業者が医薬品を業務上取り扱う場所に立ち入り、無承認無許可医薬品、不良医薬品又は不正表示医薬品等の疑いのある物を、試験のため必要な最少分量に限り、収去させることができるとされている。☞第4章Ⅳ-3）【行政庁の監視指導】（b）

b、c ○ 正しい。☞第4章Ⅳ-3）【行政庁による処分】（a）（c）

以上から、正しい組み合わせは「2」となる。

主な医薬品とその作用

問61　正解4　▶かぜ及びかぜ薬

a　×　かぜの約8割はウイルス（ライノウイルス，コロナウイルス，アデノウイルスなど）の感染が原因であるが，それ以外に細菌の感染や，まれに冷気や乾燥，アレルギーのような非感染性の要因による場合もある。☞第3章I－1－1）

b，d　○　正しい。☞第3章I－1－1）

c　×　かぜ薬は，ウイルスの増殖を抑えたり，ウイルスを体内から除去するものではなく，咳で眠れなかったり，発熱で体力を消耗しそうなときなどに，それら諸症状の緩和を図る対症療法薬である。☞第3章I－1－1）

以上から，正しい組み合わせは「4」となる。

問62　正解3　▶かぜ薬の成分

a　×　かぜ薬に配合される主な去痰成分に，グアイフェネシン等がある。☞第3章I－1－2）(e)

b　○　正しい。☞第3章II－1－2）(a)前段

c　○　正しい。☞第3章I－2－2）(a)②

d　×　鎮咳成分や気管支拡張成分，抗炎症成分の働きを助ける目的で，クロルフェニラミンマレイン酸塩等の抗ヒスタミン成分が配合されている場合がある。☞第3章II－1－2）(e)

以上から，正しい組み合わせは「3」となる。

問63　正解2　▶漢方処方製剤

a　○　正しい。☞第3章I－1－2）(g)③

b　×　香蘇散は，体力虚弱で，神経過敏で気分がすぐれず胃腸の弱いもののかぜの初期，血の道症に適すとされるが，構成生薬としてカンゾウを含む。☞第3章I－1－2）(g)⑤

c　○　正しい。☞第3章I－1－2）(g)④

d　×　葛根湯は，体力中等度以上のものの感冒の初期（汗をかいていないもの），鼻かぜ，鼻炎，頭痛，肩こり，筋肉痛，手や肩の痛みに適すとされる。☞第3章I－1－2）(g)①

以上から，正しい組み合わせは「2」となる。

問64　正解2　▶解熱鎮痛薬と配合成分

a　×　アスピリン（アスピリンアルミニウムを含む。），サザピリン及びサリチル酸ナトリウムは，15歳未満の小児に対しては，いかなる場合も一般用医薬品として使用してはならない。☞第3章I－2－2）(a)【化学的に合成された成分】①

b　○　正しい。☞第3章I－2－2）(a)【化学的に合成された成分】①

c　○　正しい。☞第3章I－2－2）(a)【生薬成分】③

d　×　シャクヤクは，ボタン科のシャクヤクの根を基原とする生薬で，鎮痛鎮痙作用，鎮静作用を示し，内臓の痛みにも用いられる。発汗を促して解熱を助ける作用を期待して配合されるものには，ショウキョウ，ケイヒ等がある。☞第3章I－2－2）(a)【生薬成分】②，④

以上から，正しい組み合わせは「2」となる。

問65　正解3　▶眠気を促す薬

a　×　抗ヒスタミン成分を主薬とする

催眠鎮静薬は、睡眠改善薬として一時的な睡眠障害（寝つきが悪い、眠りが浅い）の緩和に用いられるものであり、慢性的に不眠症状がある人や、医療機関において不眠症の診断を受けている人を対象とするものではない。☞第3章Ⅰ－3－1）(a)

b　×　ブロモバレリル尿素は胎児に障害を引き起こす可能性があるため、妊婦又は妊娠していると思われる女性は使用を避けるべきである。☞第3章Ⅰ－3－1）(b)

c　○　正しい。☞第3章Ⅰ－3－1）●漢方処方製剤(d)

d　○　正しい。☞第3章Ⅰ－3－1）●漢方処方製剤(a)

以上から、正しい組み合わせは「3」となる。

問66　正解5　▶眠気防止薬の有効成分

a　×　カフェインの眠気防止に関連しない作用として、腎臓におけるナトリウムイオン（同時に水分）の再吸収抑制があり、尿量の増加（利尿）をもたらす。☞第3章Ⅰ－4－1）

b　×　カフェインには胃液分泌亢進作用があり、その結果、副作用として胃腸障害（食欲不振、悪心・嘔吐）が現れることがある。☞第3章Ⅰ－4－1）

c　○　正しい。☞第3章Ⅰ－4－1）

d　○　正しい。☞第3章Ⅰ－4－2）【相互作用】

以上から、正しい組み合わせは「5」となる。

問67　正解4　▶鎮暈薬の成分

a　○　正しい。☞第3章Ⅰ－5－1）(a)

b　○　正しい。☞第3章Ⅰ－5－1）

(c)

c　×　カフェインが配合されているからといって、抗めまい成分、抗ヒスタミン成分、抗コリン成分又は鎮静成分の作用による眠気が解消されるわけではない。☞第3章Ⅰ－5－1）(e)

d　×　吐きけの防止に働くことを期待して、ピリドキシン塩酸塩、ニコチン酸アミド、リボフラビン等のビタミン成分が補助的に配合されている場合がある。☞第3章Ⅰ－5－1）(g)

以上から、正しい組み合わせは「4」となる。

問68　正解5　▶小児鎮静薬

a　×　漢方処方製剤は、用法用量において適用年齢の下限が設けられていない場合にあっても、生後3ヶ月未満の乳児には使用しないこととなっている。☞第3章Ⅰ－6－1）●漢方処方製剤

b　○　正しい。☞第3章Ⅰ－6－1）

c　×　小児では、特段身体的な問題がなく、基本的な欲求が満たされていても、夜泣き、ひきつけ、疳の虫等の症状が現れることがある。小児鎮静薬は、それらの症状を鎮めるほか、小児における虚弱体質、消化不良などの改善を目的とする医薬品（生薬製剤・漢方処方製剤）である。☞第3章Ⅰ－6

d　○　正しい。☞第3章Ⅰ－6－1）(a)

以上から、正しい組み合わせは「5」となる。

問69　正解5　▶鎮咳去痰薬の配合成分

a　×　粘液成分の含量比を調整し痰の切れを良くするものに、カルボシステインなどがある。☞第3章Ⅱ－1－2）(c)

b　×　トリメトキノール塩酸塩水和物

等のアドレナリン作動成分は、交感神経系を刺激して気管支を拡張させる作用を示し、呼吸を楽にして咳や喘息の症状を鎮めることを目的として用いられる。☞第3章Ⅱ－1－2）(b)

c　○　正しい。☞第3章Ⅱ－1－2）(b)

d　○　正しい。☞第3章Ⅱ－1－2）(a)

以上から、正しい組み合わせは「5」となる。

問70　正解2　▶鎮咳去痰薬の生薬成分

a　○　正しい。☞第3章Ⅱ－1－2）(g) ③

b　×　キキョウは、キキョウ科のキキョウの根を基原とする生薬で、痰又は痰を伴う咳に用いられる。問題文はバクモンドウについての記述である。☞第3章Ⅱ－1－2）(g) ⑥、⑨

c　○　正しい。☞第3章Ⅱ－1－2）(g) ⑧

d　×　バクモンドウは、ユリ科のジャノヒゲの根の膨大部を基原とする生薬で、鎮咳、去痰、滋養強壮等の作用を期待して用いられる。問題文はオンジについての記述である。☞第3章Ⅱ－1－2）⑦、⑨

以上から、正しい組み合わせは「2」となる。

問71　正解3　▶口腔咽喉薬・うがい薬

a　○　正しい。☞第3章Ⅱ－2－1）(b)

b　○　正しい。☞第3章Ⅱ－2－1）●漢方処方製剤

c　×　口腔内や喉に付着した細菌等の微生物を死滅させたり、その増殖を抑えることを目的として、セチルピリジニウム塩化物等が用いられる。☞第3

章Ⅱ－2－1）(b)

d　○　正しい。☞第3章Ⅱ－2－1）(a)

以上から、正しい組み合わせは「3」となる。

問72　正解1　▶止瀉薬の配合成分

a　○　正しい。☞第3章Ⅲ－2－1）③

b　×　腸管内の異常発酵等によって生じた有害な物質を吸着させることを目的として、天然ケイ酸アルミニウム等が配合されている場合がある。☞第3章Ⅲ－2－2）(b) ④

c　○　正しい。☞第3章Ⅲ－2－2）(b) ④

d　○　正しい。☞第3章Ⅲ－2－2）(b) ②

以上から、正しい組み合わせは「1」となる。

問73　正解1　▶胃腸の漢方処方製剤

a　○　正しい。☞第3章Ⅲ－1－2）●漢方処方製剤(a)

b　○　正しい。☞第3章Ⅲ－2－2）●漢方処方製剤②

c　○　正しい。☞第3章Ⅲ－2－2）(c) ①ⅱ

d　○　正しい。☞第3章Ⅲ－1－2）●漢方処方製剤(d)

以上から、正しい組み合わせは「1」となる。

問74　正解4　▶胃の薬の配合成分等

a　×　ロートエキスについては、吸収された成分の一部が母乳中に移行して乳児の脈が速くなる（頻脈）おそれがあるため、母乳を与える女性では使用を避けるか、又は使用期間中の授乳を避ける必要がある。☞第3章Ⅲ－3－

1）（a）

b ○ 正しい。☞第3章Ⅲ－1－2）
（b）

c × リュウタン（リンドウ科のトウ
リンドウ等の根及び根茎を基原とする
生薬）は、苦味による健胃作用を期待
して用いられる。問題文はユウタンに
ついての記述である。☞第3章Ⅲ－1
－2）（b）③、④

d ○ 正しい。☞第3章Ⅲ－1－2）
（b）⑥

以上から、正しい組み合わせは「4」
となる。

問75　正解5　▶胃腸鎮痛鎮痙薬

a × パパベリン塩酸塩には、抗コリ
ン成分と異なり、胃液分泌を抑える作
用は見出されない。☞第3章Ⅲ－3－
1）（b）

b × エンゴサクは、ケシ科の
Corydalis turtschaninovii Besser
forma yanhusuo Y.H.Chou et C. C.
Hsu の塊茎を、通例、湯通ししたも
のを基原とする生薬である。問題文は
ロートエキスについての記述である。
☞第3章Ⅲ－3－1）（a）（d）

c ○ 正しい。☞第3章Ⅲ－3－1）（c）

d ○ 正しい。☞第3章Ⅲ－3－1）（a）

以上から、正しい組み合わせは「5」
となる。

問76　正解2　▶強心薬と配合成分等

a ○ 正しい。☞第3章Ⅲ－1－2）
●漢方処方製剤（a）

b ○ 正しい。☞第3章Ⅲ－2－2）
●漢方処方製剤②

c ○ 正しい。☞第3章Ⅳ－1－2）
（b）②

d × 苓桂朮甘湯には、強心作用が期
待される生薬は含まれず、主に利尿作

用により、水毒の排出を促すことを主
眼とする。構成生薬としてカンゾウを
含む。☞第3章Ⅳ－1－2）●漢方処
方製剤

以上から、正しい組み合わせは「2」
となる。

問77　正解3　▶浣腸薬と配合成分

a × グリセリンが配合された浣腸薬
が、肛門や直腸の粘膜に損傷があり出
血しているときに使用されると、グリ
セリンが傷口から血管内に入って、赤
血球の破壊（溶血）を引き起こす、ま
た、腎不全を起こすおそれがある。☞
第3章Ⅲ－4－1）（a）

b ○ 正しい。☞第3章Ⅲ－4－1）
（a）

c ○ 正しい。☞第3章Ⅲ－4－1）
（a）【用法に関連した注意】①

d × ソルビトールは、浸透圧の差に
よって腸管壁から水分を取り込んで直
腸粘膜を刺激し、排便を促す効果を期
待して用いられる。問題文は、炭酸水
素ナトリウムについての記述である。
☞第3章Ⅲ－4－1）（b）

以上から、正しい組み合わせは「3」
となる。

問78　正解2　▶高コレステロール改善薬

a、b ○ 正しい。☞第3章Ⅳ－2－
2）（a）

c × ビタミンEは、コレステロール
からの過酸化脂質の生成を抑えるほか、
末梢血管における血行を促進する作用
があるとされ、血中コレステロール異
常に伴う末梢血行障害（手足の冷え、
痺れ）の緩和等を目的として用いられ
る。問題文の作用を目的として配合さ
れるのは硫酸コバルトである。☞第3
章Ⅳ－2－2）（b）

d　○　正しい。☞第3章Ⅳ－2－2）
（a）
以上から、正しい組み合わせは「2」
となる。

問79　正解1　▶貧血用薬と配合成分

a　○　正しい。☞第3章Ⅳ－3－3）
【受診勧奨等】

b　○　正しい。☞第3章Ⅳ－3－2）(b)

c　×　マンガンは、糖質・脂質・タンパク質の代謝をする際に働く酵素の構成物質であり、エネルギー合成を促進する目的で、硫酸マンガンが配合されている場合がある。問題文の作用があるのはビタミンB2である。☞第3章Ⅳ－3－2）(b)

d　○　正しい。☞第3章Ⅳ－3－2）(c)
以上から、正しい組み合わせは「1」
となる。

問80　正解1　▶循環器用薬と配合成分

a　○　正しい。☞第3章Ⅳ－4－1）
●漢方処方製剤（b）

b　○　正しい。☞第3章Ⅳ－4－1）
●生薬成分以外の成分（c）

c　○　正しい。☞第3章Ⅳ－4－1）
●生薬成分以外の成分（b）

d　○　正しい。☞第3章Ⅳ－4－1）
●生薬成分以外の成分（a）
以上から、正しい組み合わせは「1」
となる。

問81　正解2　▶痔の薬と配合成分等

a　○　正しい。☞第3章Ⅴ－1－2）
●外用痔疾用薬（a）

b　×　痔疾患に伴う局所の感染を防止することを目的として、クロルヘキシジン塩酸塩等の殺菌消毒成分が配合されている場合がある。☞第3章Ⅴ－1

－2）　●外用痔疾用薬（f）

c　○　正しい。☞第3章Ⅴ－1－2）
（g）②

d　×　コウカは、キク科のベニバナの管状花をそのまま又は黄色色素の大部分を除いたもので、ときに圧搾して板状としたものを基原とする生薬であり、末梢の血行を促してうっ血を除く作用があるとされる。問題文はカイカについての記述である。☞第3章Ⅳ－4－1）●生薬成分、第3章Ⅴ－1－2）●内用痔疾用薬（a）①
以上から、正しい組み合わせは「2」
となる。

問82　正解3　▶泌尿器用薬と配合成分

a　×　サンキライは、ユリ科のSmilax glabra Roxburgh の塊茎を基原とする生薬であり、利尿作用を期待して配合されている場合がある。☞第3章Ⅴ－2－1）(b)③

b　○　正しい。☞第3章Ⅴ－2－1）☞第3章Ⅴ－2－1）(b)①

c　○　正しい。☞第3章Ⅴ－2－1）
●漢方処方製剤（e）

d　○　正しい。☞第3章Ⅴ－2－1）
●漢方処方製剤（d）
以上から、正しい組み合わせは「3」
となる。

問83　正解4　▶婦人薬と配合成分

a　×　エチニルエストラジオールは、妊娠中の女性ホルモン成分の摂取によって胎児の先天性異常の発生が報告されており、妊婦又は妊娠していると思われる女性では使用を避ける必要がある。☞第3章Ⅵ－2）(a)

b　○　正しい。☞第3章Ⅵ－2）●漢方処方製剤

c　○　正しい。☞第3章Ⅵ－2）●漢

方処方製剤（h）

d ○ 正しい。☞第3章Ⅵ−2）●漢方処方製剤（e）

以上から、正しい組み合わせは「4」となる。

問84　正解5　▶内服アレルギー用薬

a、b、c ○ 正しい。☞第3章Ⅵ−2）（a）

d × 抗ヒスタミン成分は、ヒスタミンの働きを抑える作用以外に、抗コリン作用も示すため、排尿困難や口渇、便秘等の副作用が現れることがある。☞第3章Ⅵ−2）（a）

以上から、正しい組み合わせは「5」となる。

問85　正解2　▶内服アレルギー用薬

a ○ 正しい。☞第3章Ⅶ−2）（b）

b × 皮膚感染症（たむし、疥癬等）により、湿疹やかぶれ等に似た症状が現れることがある。その場合、アレルギー用薬によって一時的に痒み等の緩和を図ることは適当でなく、皮膚感染症そのものに対する対処を優先する必要がある。☞第3章Ⅶ−3）【受診勧奨】

c ○ 正しい。☞第3章Ⅶ−2）（d）

d × 一般用医薬品（漢方処方製剤を含む。）には、アトピー性皮膚炎による慢性湿疹等の治療に用いることを目的とするものはないことから、アトピー性皮膚炎が疑われる場合やその診断が確定している場合は、医師の受診を勧めることが重要である。☞第3章Ⅶ−3）【受診勧奨】

以上から、正しい組み合わせは「2」となる。

問86　正解5　▶鼻炎用点鼻薬

a ○ 正しい。☞第3章Ⅷ

b × 鼻炎用点鼻薬は、鼻粘膜の充血を和らげる成分（アドレナリン作動成分）が主体となり、抗ヒスタミン成分や抗炎症成分を組み合わせて、鼻腔内における局所的な作用を目的として配合されている。☞第3章Ⅷ

c × アドレナリン作動成分は、交感神経系を刺激して鼻粘膜を通っている血管を収縮させることにより、鼻粘膜の充血や腫れを和らげることを目的として用いられる。☞第3章Ⅷ−1）（a）

d ○ ☞第3章Ⅷ−1）（c）

以上から、正しい組み合わせは「5」となる。

注：令和6年4月一部改訂版「手引き」では、点鼻薬へのステロイド性抗炎症成分に係る記載が追記された。

問87　正解4　▶眼科用薬

a × 洗眼薬は、目の洗浄、眼病予防（水泳のあと、埃や汗が目に入ったとき等）に用いられるものである。問題文は人口涙液についての記述である。☞第3章Ⅷ

b ○ ☞第3章Ⅷ

c × 人工涙液は、涙液成分を補うことを目的とするもので、目の疲れや乾き、コンタクトレンズ装着時の不快感等に用いられる。問題文は洗眼薬についての記述である。☞第3章Ⅷ

以上から、正しい組み合わせは「4」となる。

問88　正解2　▶眼科用薬の配合成分

a ○ 正しい。☞第3章Ⅷ−5）（a）

b ○ 正しい。☞第3章Ⅷ−5）（b）

c × イプシロン−アミノカプロン

酸は、炎症の原因となる物質の生成を抑える作用を示し、目の炎症を改善する効果を期待して用いられる。☞第3章Ⅷ－2）(b)②

d　○　☞第3章Ⅷ－6）(c)

以上から、正しい組み合わせは「2」となる。

問89　正解4　▶殺菌消毒成分

a　×　アクリノールは、黄色の色素で、一般細菌類の一部（連鎖球菌、黄色ブドウ球菌などの化膿菌）に対する殺菌消毒作用を示すが、真菌、結核菌、ウイルスに対しては効果がない。☞第3章Ｘ－1）(a)

b　○　正しい。☞第3章Ｘ－1）(b)

c　×　ポビドンヨードは、ヨウ素をポリビニルピロリドン（ＰＶＰ）と呼ばれる担体に結合させて水溶性とし、徐々にヨウ素が遊離して殺菌作用を示すように工夫されたものである。ヨウ素による酸化作用により、結核菌を含む一般細菌類、真菌類、ウイルスに対して殺菌消毒作用を示す。☞第3章Ｘ－1）(c)①

d　○　☞第3章Ｘ－1）(e)

以上から、正しい組み合わせは「4」となる。

問90　正解3　▶皮膚に用いる薬

a　○　正しい。☞第3章Ｘ－2）(f)②

b　×　皮膚に温感刺激を与え、末梢血管を拡張させて患部の血行を促す効果を期待して、ノニル酸ワニリルアミド等が配合されている場合がある。問題文は、ジブカイン塩酸塩、リドカイン、アミノ安息香酸エチル、テシットデシチン等の局所麻酔成分についての記述である。☞第3章Ｘ－2）(d)・(f)

②

c　×　バシトラシンは、細菌の細胞壁合成を阻害することにより抗菌作用を示すものである。問題文は、スルファジアジン、ホモスルファミン、スルフイソキサゾール等のサルファ剤についての記述である。☞第3章Ｘ－4）(b)①・②

d　○　☞第3章Ｘ－3）(a)①

以上から、正しい組み合わせは「3」となる。

問91　正解4　▶歯痛・歯槽膿漏薬

a　×　オイゲノールは、齲蝕を生じた部分における細菌の繁殖を抑えることを目的とした殺菌消毒成分である。☞第3章ⅩⅠ－1－1）●歯痛薬（外用）(b)

b　○　正しい。☞第3章ⅩⅠ－1－1）●歯痛薬（外用）(a)

c　×　歯周組織の炎症を和らげることを目的として、グリチルリチン酸二カリウム、グリチルレチン酸等が配合されている場合がある。☞第3章ⅩⅠ－1－1）●歯槽膿漏薬(a)②

d　○　☞第3章ⅩⅠ－1－1）●歯槽膿漏薬(a)③

以上から、正しい組み合わせは「4」となる。

問92　正解1　▶口内炎と口内炎用薬

a　○　正しい。☞第3章ⅩⅠ－2

b、c　○　正しい。☞第3章ⅩⅠ－2－2）【受診勧奨】

以上から、正しい組み合わせは「1」となる。

問93　正解1　▶禁煙補助剤と配合成分

a　×　咀嚼剤は、菓子のガムのように噛むと唾液が多く分泌され、ニコチン

が唾液とともに飲み込まれてしまい、口腔粘膜からの吸収が十分なされず、また、吐きけや腹痛等の副作用が現れやすくため、ゆっくりと断続的に噛むこととされている。☞第3章XⅡ-1）

b ○ 禁煙補助剤は、ニコチン置換療法に使用される、ニコチンを有効成分とする医薬品である。ニコチン置換療法は、ニコチンの摂取方法を喫煙以外に換えて離脱症状の軽減を図りながら徐々に摂取量を減らし、最終的にニコチン摂取をゼロにする方法である。☞第3章XⅡ-1）

c × うつ病と診断されたことのある人では、禁煙時の離脱症状により、うつ症状を悪化させることがあるため、禁煙補助剤の使用を避ける必要がある。☞第3章XⅡ-1）

d × ニコチンは、交感神経系を興奮させる作用を示し、アドレナリン作動成分が配合された医薬品（鎮咳去痰薬、鼻炎用薬、痔疾用薬等）との併用により、その作用を増強させるおそれがある。☞第3章XⅡ-2）

以上から、正しい組み合わせは「1」となる。

問94 正解3 ▶ビタミン主薬製剤

a ○ 正しい。☞第3章XⅢ-2）（a）④

b × ビタミンDは、腸管でのカルシウム吸収及び尿細管でのカルシウム再吸収を促して、骨の形成を助ける栄養素である。ビタミンDの過剰症としては、高カルシウム血症、異常石灰化が知られている。問題文はビタミンEについての記述である。☞第3章XⅢ-2）（a）②・③

c × ビタミンAは、夜間視力を維持したり、皮膚や粘膜の機能を正常に保

つために重要な栄養素である。一般用医薬品におけるビタミンAの1日分量は4000国際単位が上限となっており、妊娠3ヶ月以内の妊婦、妊娠していると思われる女性及び妊娠を希望する女性では、医薬品以外からのビタミンAの摂取clivを含め、過剰摂取に留意する必要がある。問題文は、カルシウムについての記述である。☞第3章XⅢ-2）（a）①・（b）

d ○ 正しい。

以上から、正しい組み合わせは「3」となる。

問95 正解2 ▶滋養強壮保健薬

a ○ 正しい。☞第3章XⅢ-2）（c）⑨

b × グルクロノラクトンは、肝臓の働きを助け、肝血流を促進する働きがあり、全身倦怠感や疲労時の栄養補給を目的として配合されている場合がある。問題文はアスパラギン酸ナトリウムについての記述である。☞第3章XⅢ-2）（d）・（c）③

c × ヘスペリジンはビタミン様物質のひとつで、ビタミンCの吸収を助ける等の作用があるとされ、滋養強壮保健薬のほか、かぜ薬等にも配合されている場合がある。問題文はシステインについての記述である。☞第3章XⅢ-2）（c）①・（d）

d ○ 正しい。☞第3章XⅢ-2）（d）

以上から、正しい組み合わせは「2」となる。

問96 正解1 ▶漢方処方製剤

a × 現代中国で利用されている中医学に基づく薬剤は、漢方薬ではなく、中薬と呼ばれ、漢方薬とは明らかに別

物である。☞第3章XIV−1−1）前段

b　×　漢方薬は、使用する人の体質や症状その他の状態に適した処方を既成の処方の中から選択して用いられる。現代では、漢方処方製剤の多くは、処方に基づく生薬混合物の浸出液を濃縮して調製された乾燥エキス製剤を散剤等に加工して市販されているが、軟エキス剤、伝統的な煎剤用の刻み生薬の混合物、処方に基づいて調製された丸剤等も存在する。問題文は生薬製剤についての記述である。☞第3章XIV−1−1）・第3章XIV−2

c　○　正しい。☞第3章XIV−1−1）後段

d　×　一般用に用いることが出来る漢方処方は、現在300処方程度である。☞第3章XIV−1−1）中段

以上から、正しい組み合わせは「1」となる。

問97　正解1　▶漢方処方製剤の適用

1　×　黄連解毒湯は、体力中等度以上で、のぼせぎみで顔色赤く、いらいらして落ち着かない傾向のあるものの鼻出血、不眠症、神経症、胃炎、二日酔い、血の道症、めまい、動悸、更年期障害、湿疹・皮膚炎、皮膚のかゆみ、口内炎に適すとされるが、体の虚弱な人（体力の衰えている人、体の弱い人）では不向きとされる。まれに重篤な副作用として肝機能障害、間質性肺炎、腸間膜静脈硬化症が起こることが知られている。問題文の症状・体質、副作用に該当するのは、補中益気湯である。☞第3章XIV−1−2）(a)、第3章XIII−3）●漢方処方製剤(b)

2　○　正しい。☞第3章XIV−1−

2）(b)

3　○　正しい。☞第3章XIV−1−2）(c)

4　○　正しい。☞第3章XIV−1−2）(d)

5　○　正しい。☞第3章XIV−1−2）(e)

問98　正解2　▶消毒薬と配合成分

a　×　殺菌・消毒は、生存する微生物の数を減らすために行われる処置であり、また滅菌は物質中のすべての微生物を殺滅又は除去することである。☞第3章XV−1−1）

b　○　☞第3章XV−1−2）(a)②

c　○　正しい。☞第3章XV−1−2）(b)①

d　×　消毒薬を誤って飲み込んだ場合、一般的な家庭における応急処置として、通常は多量の牛乳などを飲ませるが、手元に何もないときはまず水を飲ませる。【誤用・事故等による中毒への対処】(a)

以上から、正しい組み合わせは「2」となる。

問99　正解5　▶殺虫剤・忌避剤

a　×　殺虫剤・忌避剤のうち、原液を用時希釈して用いるもの、長期間にわたって持続的に殺虫成分を放出させる又は一度に大量の殺虫成分を放出させるもの、劇薬に該当するもの等、取扱い上、人体に対する作用が緩和とはいえない製品については医薬品として扱われる。☞第3章XV−2

b　○　正しい。☞第3章XV−2

c　○　正しい。☞第3章XV−2（a）

d　×　燻蒸処理を行う場合、ゴキブリの卵は医薬品の成分が浸透しない殻で覆われているため、殺虫効果を示さな

い。そのため3週間位後に、もう一度
燻蒸処理を行い、孵化した幼虫を駆除
する必要がある。☞第3章ⅩⅤ－2
（c）
以上から、正しい組み合わせは「5」
となる。

問100　正解4　▶一般用検査薬

a　×　一般用検査薬は、一般の生活者
が正しく用いて健康状態を把握し、速
やかな受診につなげることで疾病を早
期発見するためのものである。☞第3
章ⅩⅥ－1

b　○　正しい。☞第3章ⅩⅥ－1【検
出感度、偽陰性・偽陽性】

c　×　尿糖検査の場合、食後1～2時
間等、検査薬の使用方法に従って採尿
を行う。尿タンパク検査の場合、原則
として早朝（起床直後の尿）を検体と
し、激しい運動の直後は避ける必要が
ある。☞第3章ⅩⅥ－2－2）（b）

d　○　正しい。☞第3章ⅩⅥ－3－
2）【検査結果に影響を与える要因】
（a）
以上から、正しい組み合わせは「4」
となる。

問101　正解2　▶添付文書

a　○　正しい。☞第5章Ⅰ－1）①

b　×　令和3年8月1日から、医療用
医薬品への紙の添付文書の同梱を廃止
し、注意事項等情報は電子的な方法に
より提供されることとなった。一方で、
一般用医薬品等の消費者が直接購入す
る製品は、使用時に添付文書情報の内
容を直ちに確認できる状態を確保する
必要があるため、引き続き紙の添付文
書が同梱される。☞第5章Ⅰ－4）
【添付文書情報の活用】

c　×　適正使用情報は、その適切な選
択、適正な使用を図る上で特に重要で
ある。それらの記載は、一般の生活者
に理解しやすい平易な表現でなされて
いるが、その内容は一般的・網羅的な
ものとならざるをえない。☞第5章Ⅰ

d　○　正しい。☞第5章Ⅰ－1）⑫
以上から、正しい組み合わせは「2」
となる。

問102　正解5　▶製品表示の記載

a　○　正しい。☞第5章Ⅰ－2）注
229

b　×　使用期限の表示については、適
切な保存条件の下で製造後3年を超え
て性状及び品質が安定であることが確
認されている医薬品において法的な表
示義務はないが、流通管理等の便宜上、
外箱等に記載されるのが通常となって
いる。消防法等、他の法令に基づく製
品表示がなされる場合もある。☞第5
章Ⅰ－2）後段

c　○　正しい。☞第5章Ⅰ－2）③

d　○　正しい。☞第5章Ⅰ－2）後段
以上から、正しい組み合わせは「5」
となる。

問103　正解2　▶内服用の胃腸薬

a、c　○　正しい。☞第5章別表5－1

b　×　次没食子酸ビスマス、次硝酸ビスマス等のビスマスを含む成分の「止瀉薬」については、「海外において、長期連用した場合に精神神経症状が現れたとの報告があるため」に、「連用しないこと」と連用に関する注意に表示されている。また、この成分を含む薬については、「胃・十二指腸潰瘍の診断を受けた人」については、「ビスマスの吸収が高まり、血中に移行する量が多くなり、ビスマスによる精神神経障害等が発現するおそれがあるため」に、「相談すること」とされている。☞第5章別表5－1・5－2

d　×　アカメガシワは、トウダイグサ科の落葉高木であり、樹皮を健胃薬、葉、茎などは消炎鎮痛薬などの民間薬として用いられている。注：本選択肢は「試験問題の作成に関する手引き」には含まれていない。

以上から、正しい組み合わせは「2」となる。

問104　正解4　▶使用（服用）しないこと

1　×　「心臓病の診断を受けた人」については、「血液中の電解質のバランスが損なわれ、心臓の負担が増加し、心臓病を悪化させるおそれがある」ために、硫酸ナトリウムを主な成分とする薬については相談することとされている。☞第5章別表5－2

2　×　リドカインについては、「本剤又は本剤の成分によりアレルギー症状を起こしたことがある人」は、「アレルギー症状の既往歴のある人が再度使用した場合、ショック（アナフィラキシー）、皮膚粘膜眼症候群（スティーブンス・ジョンソン症候群）、中毒性

表皮壊死融解症（ライエル症候群）等の重篤なアレルギー性の副作用を生じる危険性が高まる」ために、使用（服用）しないこととされている。☞第5章別表5－1

3　×　「てんかんの診断を受けた人」については、「中枢神経系の興奮作用により、てんかんの発作を引き起こすおそれがある」ために、ジプロフィリンを主な成分とする薬については相談することとされている。☞第5章別表5－2

4　○　正しい。☞第5章別表5－1

5　×　「血栓のある人（脳血栓、心筋梗塞、血栓静脈炎等）、血栓症を起こすおそれのある人」については、「生じた血栓が分解されにくくなる」ために、セトラキサート塩酸塩を主な成分とする薬については相談することとされている。☞第5章別表5－2

問105　正解3　▶相談すること

a　×　サントニンについては、「肝臓病の診断を受けた人」は、「肝機能障害を悪化させるおそれがある」ために、相談することとされている。☞第5章別表5－2

b、c　○　正しい。☞第5章別表5－2

d　×　マオウについては、「甲状腺機能障害、甲状腺機能亢進症」の診断を受けた人は、「甲状腺機能亢進症の主症状は、交感神経系の緊張等によってもたらされており、交感神経系を興奮させる成分は、症状を悪化させるおそれがある」ため、また、「高血圧」の診断を受けた人は、「交感神経興奮作用により血圧を上昇させ、高血圧を悪化させるおそれがある」ため、さらに、「心臓病」の診断を受けた人は、「心臓に負担をかけ、心臓病を悪化させるお

それがある」ために、いずれも「相談すること」とされている。☞第5章別表5－2

以上から、正しい組み合わせは「3」となる。

問106　正解5　▶相談すること

a　×　ロペラミド塩酸塩については、「授乳中の人」は、止瀉薬の使用に際し、「乳汁中に移行する可能性がある」ため、また、「下痢」の症状がある人は、ロペラミド塩酸塩を主な成分とする薬の使用に際し、「下痢を止めるとかえって症状を悪化させることがある」「便秘が引き起こされることがある」ために、いずれも「相談すること」とされている。☞第5章別表5－2

b　×　ジフェニドール塩酸塩については、「排尿困難」の症状がある人は「排尿筋の弛緩と括約筋の収縮が起こり、尿の貯留を来すおそれがあるため。特に、前立腺肥大症を伴っている場合には、尿閉を引き起こすおそれがある」ために、また、「緑内障」は、「抗コリン作用によって房水流出路（房水通路）が狭くなり、眼圧が上昇し、緑内障を悪化させるおそれがある」ために、いずれも「相談すること」とされている。☞第5章別表5－2

c　×　イソプロパミドヨウ化物については、「高齢者」は、「イソプロパミドヨウ化物等の抗コリン成分又はロートエキスが配合された内服薬、外用痔疾用薬（坐薬、注入軟膏）」については、「緑内障の悪化、口渇、排尿困難又は便秘の副作用が現れやすい」ため、また、「心臓病」の診断を受けた人は、「心臓に負担をかけ、心臓病を悪化させるおそれがある」ため、さらに、

「緑内障」の診断を受けた人は、「心臓に負担をかけ、心臓病を悪化させるおそれがある」ために、いずれも「相談すること」とされている。☞第5章別表5－2

d　○　正しい。☞第5章別表5－2

以上から、正しい組み合わせは「5」となる。

問107　正解1　▶使用（服用）しないこと

a　×　デキストロメトルファン臭化水素酸塩水和物については、「本剤又は本剤の成分によりアレルギー症状を起こしたことがある人」は、「アレルギー症状の既往歴のある人が再度使用した場合、ショック（アナフィラキシー）、皮膚粘膜眼症候群（スティーブンス・ジョンソン症候群）、中毒性表皮壊死融解症（ライエル症候群）等の重篤なアレルギー性の副作用を生じる危険性が高まる」ため、使用（服用）しないこととされている。☞第5章別表5－1

b、d　○　正しい。☞第5章別表5－1

c　×　カゼインについては、「本剤又は本剤の成分、牛乳によるアレルギー症状を起こしたことがある人」は、「カゼインは牛乳タンパクの主成分であり、牛乳アレルギーのアレルゲンとなる可能性がある」ため、「使用（服用）しないこと」とされている。☞第5章別表5－1

以上から、正しい組み合わせは「1」となる。

問108　正解2　▶運転操作をしないこと

a、c　○　正しい。☞第5章別表5－1

b　×　テオフィリンが配合された鎮咳

去痰薬、鎮暈薬については、「乳児に昏睡を起こすおそれがある」ため、「授乳中の人は本剤を服用しないか、本剤を服用する場合は授乳を避ける」こととされている。☞第5章別表5－1

d　×　ウルソデオキシコール酸については、「妊婦又は妊娠していると思われる人」は使用に際し、「相談する」こととされている。☞第5章別表5－2

以上から、正しい組み合わせは「2」となる。

注：令和6年4月一部改訂版「手引き」において、かぜ薬、鎮咳去痰薬の乗物・機械類の運転操作に係る注意に、デキストロメトルファン臭化水素酸塩水和物等が追加された。

問109　正解4　▶漢方製剤の副作用

1、5　×　防風通聖散、麻子仁丸については、「激しい腹痛を伴う下痢等の副作用が現れやすくなる」ために、「本剤を使用している間は、他の瀉下薬（下剤）を使用しないこと」とされている。☞第5章別表5－1

2　×　響声破笛丸については、「瀉下薬（下剤）」を使用している人は、「腹痛、激しい腹痛を伴う下痢が現れやすくなる」ため、「相談する」こととされている。☞第5章別表5－2

3　×　柴胡桂枝湯は、まれに重篤な副作用として間質性肺炎、肝機能障害を生じることが知られており、その他の副作用として、膀胱炎様症状（頻尿、排尿痛、血尿、残尿感）が現れることもあるが、「してはいけないこと」の項目中に「症状があるときのみの服用にとどめ、連用しないこと」とは記載されていない。注：別表には柴胡桂枝

湯についての記述はない。☞第3章Ⅰ－1－2）(g)③、第5章別表5－1・2

4　○　正しい。☞第5章別表5－1

問110　正解1　▶してはいけないこと

a、b、c、d　○　正しい。☞第5章別表5－1

以上から、正しい組み合わせは「1」となる。

問111　正解5　▶かぜ薬の成分

a　×　クロルフェニラミンマレイン酸塩等の抗ヒスタミン成分を含むかぜ薬については、「眠気等」が懸念されるため、「服用後、乗物又は機械類の運転操作をしないこと」とされている。☞第5章別表5－1

b　×　錠剤、カプセル剤、散剤等では、取り出したときに室温との急な温度差で湿気を帯びるおそれがあるため、冷蔵庫内での保管は不適当とされている。☞第5章Ⅰ－1）⑩(a)

c　○　正しい。☞第5章Ⅰ－1）⑤　相談すること　●その医薬品を使用したあとに(c)

d　○　正しい。☞第5章別表5－2

以上から、正しい組み合わせは「5」となる。

問112　正解2　▶安全性情報等

a　○　正しい。☞第5章Ⅰ－3）【総合機構ホームページ】

b　×　医薬品の製造販売業者等は、医薬品の有効性及び安全性に関する事項その他医薬品の適正な使用のために必要な情報を収集し、検討するとともに、薬局開設者、店舗販売業者、配置販売業者及びそこに従事する薬剤師や登録販売者に対して、提供するよう努めな

ければならないこととされている。(☞
第5章Ⅰ-3)

c ○ 正しい。☞第5章Ⅰ-3)【医
薬品・医療機器等安全性情報】

d × 緊急安全性情報は、医療用医薬
品や医家向け医療機器についての情報
伝達である場合が多いが、小柴胡湯に
よる間質性肺炎に関する緊急安全性情
報（平成8年3月）のように、一般用
医薬品にも関係する緊急安全性情報が
発出されたこともある。☞第5章Ⅰ-
3)【緊急安全性情報】

以上から、正しい組み合わせは「2」
となる。

問113 正解1 ▶副作用情報等の収集

a、b、c ○ 正しい。☞第5章Ⅱ-
1-1)【医薬品・医療機器等安全性
情報報告制度】

d × 一般用医薬品に関しても、既存
の医薬品と明らかに異なる有効成分が
配合されたものについては、10年を
超えない範囲で厚生労働大臣が承認時
に定める一定期間（概ね8年）、承認
後の使用成績等を製造販売業者等が集
積し、厚生労働省へ提出する制度（再
審査制度）が適用される。☞第5章Ⅱ
-1-1)【企業からの副作用等の報
告制度】

以上から、正しい組み合わせは「1」
となる。

問114 正解3 ▶副作用等の報告

a × 外国における製造、輸入又は販
売の中止、回収、廃棄その他の保健衛
生上の危害の発生又は拡大を防止する
ための措置の実施については、15日
以内に厚生労働大臣に報告しなければ
ならないとされている。☞第5章別表
5-4

b、c ○ 正しい。☞第5章別表5-
4

d × 医薬品によるものと疑われる感
染症症例の発生のうち、使用上の注意
から予測できるもので重篤（死亡を含
む）な事例については、15日以内に
厚生労働大臣に報告しなければならな
いとされている。☞第5章別表5-4

以上から、正しい組み合わせは「3」
となる。

問115 正解5 ▶評価及び措置

1、2、3、4 × 正しくは、「収
集された副作用等の情報は、その医薬
品の製造販売業者等において評価・検
討され、必要な安全対策が図られる。
各制度により集められた副作用情報に
ついては、（a 独立行政法人医薬品医
療機器総合機構）において専門委員の
意見を聴きながら調査検討が行われ、
その結果に基づき、（b 厚生労働大臣）
は、（c 薬事・食品衛生審議会）の意
見を聴いて、使用上の注意の改訂の指
示等を通じた注意喚起のための情報提
供や、効能・効果や用法・用量の一部
変更、調査・実験の実施の指示、製
造・販売の中止、製品の回収等の安全
対策上必要な行政措置を講じている。」
となる。

注：令和6年4月一部改訂版「手引
き」では、法改正により「薬事・食品
衛生審議会」を「薬事審議会」に更新
された。

☞第5章Ⅱ-1-2)

5 ○ 正しい。上記記述を参照。

問116 正解4 ▶副作用等の報告

a × 安全対策上必要があると認める
ときは、医薬品の過量使用や誤用等に
よるものと思われる健康被害について

も報告がなされる必要があるとされている。☞第5章Ⅱ-2

b、c ○　正しい。☞第5章Ⅱ-2

d ×　医薬品等によるものと疑われる、身体の変調・不調、日常生活に支障を来す程度の健康被害（死亡を含む。）について報告が求められている。☞第5章Ⅱ-2

以上から、正しい組み合わせは「4」となる。

問117　正解3　▶被害救済制度の給付

a ×　障害児養育年金は、医薬品の副作用により一定程度の障害の状態にある18歳未満の人を養育する人に対して給付されるものである。☞第5章Ⅲ-2）

b ×　医療手当は、医薬品の副作用による疾病の治療に伴う医療費以外の費用の負担に着目して給付されるものである。☞第5章Ⅲ-2）

c ○　正しい。☞第5章Ⅲ-2）

d ×　遺族一時金の請求の期限は、死亡のときから5年以内である。☞第5章Ⅲ-2）

以上から、正しい組み合わせは「3」となる。

問118　正解2　▶副作用被害救済制度

a ○　正しい。☞第5章Ⅲ-2）（b）

b ×　救済制度の対象とならない医薬品が定められており、要指導医薬品又は一般用医薬品では、殺虫剤・殺鼠剤、殺菌消毒剤（人体に直接使用するものを除く）、一般用検査薬、一部の日局収載医薬品（精製水、リセリン等）が該当する。☞第5章Ⅲ-2）（b）

c ○　正しい。☞第5章Ⅲ-2）（c）

d ×　医薬品の不適正な使用による健康被害については、救済給付の対象とならない。☞第5章Ⅲ-2）（b）

以上から、正しい組み合わせは「2」となる。

問119　正解3　▶安全対策

a ○　正しい。☞第5章Ⅳ（a）

b ×　塩酸フェニルプロパノールアミン（PPA）が配合された一般用医薬品による脳出血等の副作用症例が複数報告された。そのため、厚生労働省から関係製薬企業等に対して、使用上の注意の改訂、情報提供の徹底等を行うとともに、代替成分としてプソイドエフェドリン塩酸塩（PSE）等への速やかな切替えにつき指示がなされた。☞第5章Ⅳ（d）

c ×　小柴胡湯とインターフェロン製剤の併用例による間質性肺炎が報告されたことから、1994年1月、インターフェロン製剤との併用を禁忌とする旨の使用上の注意の改訂がなされた。☞第5章Ⅳ（b）

d ○　正しい。☞第5章Ⅳ（c）

以上から、正しい組み合わせは「3」となる。

問120　正解1　▶啓発活動等

a、b、c ○　正しい。☞第5章Ⅴ

d ×　薬物乱用や薬物依存は、違法薬物（麻薬、覚醒剤、大麻等）によるものばかりでなく、一般用医薬品によっても生じ得る。☞第5章Ⅴ

以上から、正しい組み合わせは「1」となる。

令和5年度 大阪府（関西広域連合）試験問題 解答・解説

医薬品に共通する特性と基本的な知識

問1 正解3 ▶医薬品の本質

a ○ 正しい。☞第1章Ⅰ-1）後段

b × 一般用医薬品の販売に専門家が関与し、専門用語を分かりやすい表現で伝えるなどの適切な情報提供を行い、また、購入者等が知りたい情報を十分に得ることができるように、相談に対応することが不可欠である。☞第1章Ⅰ-1）中段

c ○ 正しい。☞第1章Ⅰ-1）中段

d × 医薬品は、人の疾病の診断、治療若しくは予防に使用されること、又は人の身体の構造や機能に影響を及ぼすことを目的とする生命関連製品であり、その有用性が認められたものであるが、使用には、このような保健衛生上のリスクを伴うものであることに注意が必要である。☞第1章Ⅰ-1）前段

以上から、正しい組み合わせは「3」となる。

問2 正解1 ▶医薬品のリスク評価

a、b、c ○ 正しい。☞第1章Ⅰ-2）

d × 医薬品に対しては製造販売後の調査及び試験の実施の基準としてGood Post-marketing Study Practice（GPSP）が制定されている。☞第1章Ⅰ-2）

以上から、正しい組み合わせは「1」となる。

問3 正解4 ▶健康食品

a × 「特定保健用食品」は、身体の生理機能などに影響を与える保健機能成分を含むもので、個別に（一部は規格基準に従って）特定の保健機能を示す有効性や安全性などに関する国の審査を受け、許可されたものである。☞第1章Ⅰ-3）

b、d ○ 正しい。☞第1章Ⅰ-3）

c × 「機能性表示食品」は、事業者の責任で科学的根拠をもとに疾病に罹患していない者の健康維持及び増進に役立つ機能を商品のパッケージに表示するものとして国に届出された商品であるが、特定保健用食品とは異なり国の個別の許可を受けたものではない。☞第1章Ⅰ-3）

以上から、正しい組み合わせは「4」となる。

問4 正解4 ▶セルフメディケーション

a × 世界保健機関（WHO：World Health Organization）によれば、セルフメディケーションとは、「自分自身の健康に責任を持ち、軽度な身体の不調は自分で手当てすること」とされている。☞第1章Ⅰ-4）注2

b、c、d ○ 正しい。☞第1章Ⅰ-4）

以上から、正しい組み合わせは「4」となる。

問5 正解4 ▶アレルギー

a × アレルギーは、一般的にあらゆる物質によって起こり得るものであるため、医薬品の薬理作用等とは関係なく起こり得るものであり、また、内服薬だけでなく外用薬等でも引き起こされることがある。☞第1章Ⅱ-1）

(b)

b、d 正しい。☞第1章Ⅱ-1）(b)

c × アレルギーには体質的・遺伝的な要素もあり、アレルギーを起こしやすい体質の人や、近い親族にアレルギー体質の人がいる場合には、注意が必要である。☞第1章Ⅰ-1）(b)

以上から、正しい組み合わせは「4」となる。

問6 正解5 ▶不適正な使用と副作用

a、b、c、d ○ 正しい。☞第1章Ⅱ-2）(a)(b)

以上から、正しい組み合わせは「5」となる。

問7 正解2 ▶医薬品の適正使用

a ○ 正しい。☞第1章Ⅰ-2）(a)

b × 使用量は指示どおりであっても、便秘や不眠、頭痛など不快な症状が続くために、長期にわたり一般用医薬品をほぼ毎日連用（常習）する事例も見られる。便秘薬や総合感冒薬、解熱鎮痛薬などはその時の不快な症状を抑えるための医薬品であり、長期連用すれば、その症状を抑えていることで重篤な疾患の発見が遅れたり、肝臓や腎臓などの医薬品を代謝する器官を傷めたりする可能性もある。☞第1章Ⅰ-2）(a)

c、d ○ 正しい。☞第1章Ⅱ-2）(b)

以上から、正しい組み合わせは「2」となる。

問8 正解1 ▶他の医薬品の相互作用

a × 医薬品の相互作用には、医薬品が吸収、分布、代謝（体内で化学的に変化すること）又は排泄される過程で起こるものと、医薬品が薬理作用をも

たらす部位において起こるものがある。☞第1章Ⅱ-3）

b、c ○ 正しい。☞第1章Ⅱ-3）(a)

d × 一般用医薬品は、一つの医薬品の中に作用の異なる複数の成分を組み合わせて含んでいる（配合される）ことが多く、他の医薬品と併用した場合に、同様な作用を持つ成分が重複することがあり、これにより、作用が強く出過ぎたり、副作用を招く危険性が増すことがある。☞第1章Ⅱ-3）(a)

以上から、正しい組み合わせは「1」となる。

問9 正解3 ▶食品との相互作用

a × カフェインやビタミンA等のように、食品中に医薬品の成分と同じ物質が存在するために、それらを含む医薬品（例：総合感冒薬）と食品（例：コーヒー）を一緒に服用すると過剰摂取となるものもある。☞第1章Ⅱ-3）(b)

b、c、d ○ 正しい。☞第1章Ⅱ-3）(b)

以上から、正しい組み合わせは「3」となる。

問10 正解3 ▶小児等への使用

a、b、c ○ 正しい。☞第1章Ⅱ-4）(a)

d × 保護者等に対して、成人用の医薬品の量を減らして小児へ与えるような安易な使用は避け、必ず年齢に応じた用法用量が定められているものを使用するよう説明がなされることも重要である。☞第1章Ⅱ-4）(a)

以上から、正しい組み合わせは「3」となる。

問11　正解4　▶高齢者への使用

a、d　○　正しい。☞第1章Ⅱ－4）
（b）

b　×　高齢者は、持病（基礎疾患）を抱えていることが多く、一般用医薬品の使用によって基礎疾患の症状が悪化したり、治療の妨げとなる場合がある。☞第1章Ⅱ－4）（b）

c　×　高齢者であっても基礎体力や生理機能の衰えの度合いは個人差が大きく、年齢のみから一概にどの程度リスクが増大しているかを判断することは難しい。☞第1章Ⅱ－4）（b）

以上から、正しい組み合わせは「4」となる。

問12　正解1　▶妊婦、授乳婦への使用

a　○　正しい。☞第1章Ⅱ－4）（d）

b、c　○　正しい。☞第1章Ⅱ－4）（c）

d　×　ビタミンA含有製剤のように、妊娠前後の一定期間に通常の用量を超えて摂取すると胎児に先天異常を起こす危険性が高まるとされているものがある。このような医薬品については、十分注意して適正に使用するか、又は使用そのものを避ける必要がある。☞第1章Ⅱ－4）（c）

以上から、正しい組み合わせは「1」となる。

問13　正解5　▶プラセボ効果

a　×　プラセボ効果は、医薬品を使用したこと自体による楽観的な結果への期待（暗示効果）や、条件付けによる生体反応、時間経過による自然発生的な変化（自然緩解など）等が関与して生じると考えられている。☞第1章Ⅱ－5）

b　×　プラセボ効果によってもたらされる反応や変化にも、望ましいもの（効果）と不都合なもの（副作用）とがある。☞第1章Ⅱ－5）

c　○　正しい。☞第1章Ⅱ－5）

d　×　プラセボ効果は、主観的な変化だけでなく、客観的に測定可能な変化として現れることもあるが、不確実であり、それを目的として医薬品が使用されるべきではない。☞第1章Ⅱ－5）

以上から、正しい組み合わせは「5」となる。

問14　正解3　▶医薬品の品質

a　×　医薬品は、高い水準で均一な品質が保証されていなければならないが、配合されている成分（有効成分及び添加物成分）には、高温や多湿、光（紫外線）等によって品質の劣化（変質・変敗）を起こしやすいものが多い。☞第1章Ⅱ－6）

b、d　○　正しい。☞第1章Ⅱ－6）

c　○　正しい。☞第4章Ⅱ－1）（a）（f）

以上から、正しい組み合わせは「3」となる。

問15　正解5　▶対処可能な症状等

a、b　×　一般用医薬品の役割には、（1）軽度な疾病に伴う症状の改善、（2）生活習慣病等の疾病に伴う症状発現の予防（科学的・合理的に効果が期待できるものに限る。）、（3）生活の質（QOL）の改善・向上、（4）健康状態の自己検査、（5）健康の維持・増進、（6）その他保健衛生の6つがある。☞第4章Ⅲ－1）

c、d　○　正しい。☞第4章Ⅲ－1）

以上から、正しい組み合わせは「5」となる。

問16 正解2 ▶コミュニケーション

a × 医薬品の販売等に従事する専門家が購入者等から確認しておきたい基本的なポイントには、その医薬品を使用するのは情報提供を受けている当人か、又はその家族等が想定されるかという事項が挙げられる。☞第4章Ⅲ－2）中段②

b、c ○ 正しい。☞第4章Ⅲ－2）前段

d × 専門家からの情報提供は、単に専門用語を分かりやすい平易な表現で説明するだけでなく、説明した内容が購入者等にどう理解され、行動に反映されているか、などの実情を把握しながら行うことにより、その実効性が高まるものである。☞第4章Ⅲ－2）前段

以上から、正しい組み合わせは「2」となる。

問17 正解5 ▶基本的な確認事項

a ○ 正しい。☞第4章Ⅲ－2）中段①

b ○ 正しい。☞第4章Ⅲ－2）中段④

c ○ 正しい。☞第4章Ⅲ－2）中段⑤

d ○ 正しい。☞第4章Ⅲ－2）中段⑦

以上から、正しい組み合わせは「5」となる。

問18 正解3 ▶「誓いの碑」

1、2、4、5 × 正しくは、「命の尊さを心に刻みサリドマイド、スモン、（a HIV感染）のような（b 医薬品）による悲惨な被害を再び発生させることのないよう（c 医薬品の安全性・有効性）の確保に最善の努力を重ねていくことをここに銘記する 千数百名もの感染者を出した『（d 薬害エイズ）』事件 このような事件の発生を反省しこの碑を建立した 平成11年8月 厚生省」となる。

3 ○ 正しい。☞第1章Ⅳ－2）(c)

問19 正解4 ▶CJD及びCJD訴訟

a × CJD訴訟とは、脳外科手術等に用いられていたヒト乾燥硬膜を介してクロイツフェルト・ヤコブ病（CJD）に罹患したことに対する損害賠償訴訟である。☞第1章Ⅳ－2）(d)

b × CJDは、細菌でもウイルスでもないタンパク質の一種であるプリオンが原因とされている。☞第1章Ⅳ－2）(d)

d × CJD訴訟では、国、輸入販売業者及び製造業者を被告として、1996年11月に大津地裁、1997年9月に東京地裁に提訴された。☞第1章Ⅳ－2）(d)

d ○ 正しい。☞第1章Ⅳ－2）(d)

以上から、正しい組み合わせは「4」となる。

問20 正解4 ▶C型肝炎及び訴訟

a × C型肝炎訴訟とは、出産や手術での大量出血などの際に特定のフィブリノゲン製剤や血液凝固第Ⅸ因子製剤の投与を受けたことにより、C型肝炎ウイルスに感染したことに対する損害賠償訴訟である。☞第4章Ⅳ－2）(e)

b、c、d ○ 正しい。☞第4章Ⅳ－2）(e)

以上から、正しい組み合わせは「4」となる。

主な医薬品とその作用

問21　正解5　▶かぜ及びかぜ薬

a　×　かぜであるからといって必ずしもかぜ薬（総合感冒薬）を選択するのが最適とは限らない。存在しない症状に対する不要な成分が配合されていると、無意味に副作用のリスクを高めることとなる。☞第3章Ⅰ－1－1）後段

b　×　かぜ薬は、ウイルスの増殖を抑えたり、ウイルスを体内から除去するものではなく、咳で眠れなかったり、発熱で体力を消耗しそうなときなどに、それら諸症状の緩和を図る対症療法薬である。☞第3章Ⅰ－1－1）後段

c、d　×　かぜの約8割はウイルス（ライノウイルス、コロナウイルス、アデノウイルスなど）の感染が原因であるが、それ以外に細菌の感染や、まれに冷気や乾燥、アレルギーのような非感染性の要因による場合もある。☞第3章Ⅰ－1－1）前段

以上から、正しい組み合わせは「5」となる。

問22　正解5　▶かぜ薬の配合成分

a　×　サリチルアミドは、解熱鎮痛成分として配合される。☞第3章Ⅰ－1－2）（a）

b　○　正しい。☞第3章Ⅰ－1－2）（e）

c　×　チペピジンヒベンズ酸塩は、鎮咳成分として配合される。☞第3章Ⅰ－1－2）（d）

d　○　正しい。☞第3章Ⅰ－1－2）（b）

以上から、正しい組み合わせは「5」となる。

問23　正解5　▶かぜの漢方処方製剤

a　×　柴胡桂枝湯は、体力中等度又はやや虚弱で、多くは腹痛を伴い、ときに微熱・寒気・頭痛・吐きけなどのあるものの胃腸炎、かぜの中期から後期の症状に適すとされる。構成生薬としてマオウは含まれない。☞第3章Ⅰ－1－2）（g）③

b　×　麦門冬湯は、体力中等度以下で、痰が切れにくく、ときに強く咳こみ、又は咽頭の乾燥感があるもののから咳、気管支炎、気管支喘息、咽頭炎、しわがれ声に適すとされるが、水様痰の多い人には不向きとされる。構成生薬としてマオウは含まれない。☞第3章Ⅱ－1－2）●漢方処方製剤（c）

c、d　○　正しい。かぜ薬に配合される漢方処方成分、又は単独でかぜの症状緩和に用いられる漢方処方製剤の主なもののうち、麻黄湯、葛根湯、小青竜湯には、構成生薬としてマオウを含む。☞第3章Ⅰ－1－2）

以上から、正しい組み合わせは「5」となる。

問24　正解3　▶解熱鎮痛薬と配合成分

a　×　アスピリン（アスピリンアルミニウムを含む。）、サザピリン及びサリチル酸ナトリウムは、15歳未満の小児に対しては、いかなる場合も一般用医薬品として使用してはならない。☞第3章Ⅰ－2－2）（a）【化学的に合成された成分】

b　×　アスピリン喘息は、アスピリン特有の副作用ではなく、他の解熱鎮痛成分でも生じる可能性がある。☞第3章Ⅰ－2－2）（a）【化学的に合成された成分】

c、d　○　正しい。☞第3章Ⅰ－2－2）（a）【化学的に合成された成分】

以上から、正しい組み合わせは「3」
となる。

問25　正解5　▶解熱鎮痛薬の配合成分

a　×　ケイヒは、クスノキ科の
Cinnamomum cassia J. Presl の樹皮
又は周皮の一部を除いた樹皮を基原と
する生薬で、香りによる健胃作用を期
待して用いられる。☞第3章Ⅲ－1－
2）(b) ⑤

b　○　正しい。☞第3章Ⅰ－1－2）
(i)

c　×　メトカルバモールには骨格筋の
緊張をもたらす脊髄反射を抑制する作
用があり、いわゆる「筋肉のこり」を
和らげることを目的として用いられる。
☞第3章Ⅰ－2－2) (d)

d　○　正しい。☞第3章Ⅰ－1－2）
(f)

以上から、正しい組み合わせは「5」
となる。

問26　正解2　▶月経痛の解熱鎮痛薬

a　○　正しい。☞第3章Ⅰ－1－2）
(a)【化学的に合成された成分】④

b　×　医療用医薬品のアスピリンは、
血栓ができやすい人に対する血栓予防
薬の成分としても用いられているが、
本剤には用いられていない。☞第3章
Ⅰ－1－2) (a)【化学的に合成され
た成分】①

c　×　アセトアミノフェンは、他の解
熱鎮痛成分のような胃腸障害は少なく、
空腹時に服用できる製品もあるが、食
後の服用が推奨されている。☞第3章
Ⅰ－1－2) (a)【化学的に合成され
た成分】②

d　○　正しい。☞第3章Ⅰ－3－1）
(b)

以上から、正しい組み合わせは「2」

となる。

問27　正解2　▶漢方処方製剤

a　×　加味帰脾湯は、体力中等度以下
で、心身が疲れ、血色が悪く、ときに
熱感を伴うものの貧血、不眠症、精神
不安、神経症に適すとされる。☞第3
章Ⅰ－3－1）●漢方処方製剤（b)

b　○　正しい。☞第3章Ⅰ－3－1）
●漢方処方製剤（c)

c　○　正しい。☞第3章Ⅰ－3－1）
●漢方処方製剤（a)

d　×　柴胡加竜骨牡蛎湯は、体力中等
度以上で、精神不安があって、動悸、
不眠、便秘などを伴う高血圧の随伴症
状（動悸、不安、不眠）、神経症、更
年期神経症、小児夜なき、便秘に適す
とされる。☞第3章Ⅰ－3－1）●漢
方処方製剤（d)

以上から、正しい組み合わせは「2」
となる。

問28　正解2　▶眠気防止薬の有効成分

a、c　○　正しい。☞第3章Ⅰ－4－
1）

b　×　カフェインには胃液分泌亢進作
用があり、その結果、副作用として胃
腸障害（食欲不振、悪心・嘔吐）が現
れることがある。胃酸過多の人や胃潰
瘍のある人は、服用を避ける。☞第3
章Ⅰ－4－1）

d　×　摂取されたカフェインの一部は
乳汁中に移行する。授乳期間中はカ
フェインの総摂取量が継続して多くな
らないよう留意する。☞第3章Ⅰ－4
－1）

以上から、正しい組み合わせは「2」
となる。

問29　正解3　▶乗物酔い防止薬の成分

a　×　脳に軽い興奮を起こさせて平衡感覚の混乱によるめまいを軽減させることを目的として、カフェイン（無水カフェイン、クエン酸カフェイン等を含む。）やジプロフィリンなどのキサンチン系と呼ばれる成分が配合されている場合がある。☞第3章Ⅰ－5－1）(e)

b　×　メクリジン塩酸塩などの抗ヒスタミン成分は、延髄にある嘔吐中枢への刺激や内耳の前庭における自律神経反射を抑える作用を示す。胃粘膜への麻酔作用によって嘔吐刺激を和らげるのは、アミノ安息香酸エチルのような局所麻酔成分である。☞第3章Ⅰ－5－1）(b) (f)

c　○　正しい。☞第3章Ⅰ－5－1）(c)

d　○　正しい。☞第3章Ⅰ－5－1）(a)

以上から、正しい組み合わせは「3」となる。

問30　正解5　▶小児の疳、小児鎮静薬

a　×　ゴオウ、ジャコウは、緊張や興奮を鎮め、また、血液の循環を促す作用等を期待して用いられる。また、心筋に直接刺激を与え、その収縮力を高める作用（強心作用）を期待して強心成分としても用いられる。鎮静、健胃、強壮などの作用を期待して小児鎮静薬に用いられるのは、ジンコウである。☞第3章Ⅰ－6－1）(a) (c)、第3章Ⅳ－1－2）(a) ②

b　×　身体的な問題がなく生じる夜泣き、ひきつけ、疳の虫等の症状については、成長に伴って自然に治まるのが通常である。発達段階の一時的な症状と保護者が達観することも重要であり、

小児鎮静薬を保護者側の安眠等を図ることを優先して使用することは適当でない。☞第3章Ⅰ－6

c　×　漢方処方製剤は、用法用量において適用年齢の下限が設けられていない場合にあっても、生後3ヶ月未満の乳児には使用しないこととなっている。☞第3章Ⅰ－6－1）●漢方処方製剤

d　○　正しい。☞第3章Ⅰ－6－1）(a)

以上から、正しい組み合わせは「5」となる。

問31　正解5　▶呼吸器官に作用する薬

a　×　コデインリン酸塩水和物、ジヒドロコデインリン酸塩については、その作用本体であるコデイン、ジヒドロコデインがモルヒネと同じ基本構造を持ち、依存性がある成分であり、麻薬性鎮咳成分とも呼ばれる。デキストロメトルファン臭化水素酸塩水和物には依存性はなく、非麻薬性鎮咳成分とも呼ばれる。☞第3章Ⅱ－1－2）(a)

b　×　メチルエフェドリン塩酸塩等のアドレナリン作動成分は、交感神経系を刺激して気管支を拡張させる作用を示し、呼吸を楽にして咳や喘息の症状を鎮めることを目的として用いられる。☞第3章Ⅱ－1－2）(b)

c　○　正しい。☞第3章Ⅱ－1－2）(b)

d　×　咳や喘息、気道の炎症は、アレルギーに起因することがあり、鎮咳成分や気管支拡張成分、抗炎症成分の働きを助ける目的で、クロルフェニラミンマレイン酸塩等の抗ヒスタミン成分が配合されている場合がある。抗ヒスタミン成分は、気道粘膜での粘液分泌を抑制することで痰が出にくくなることがある。☞第3章Ⅱ－1－2）(e)

以上から、正しい組み合わせは「5」となる。

問32　正解3　▶鎮咳去痰薬

1　×　麻杏甘石湯は、体力中等度以上で、咳が出て、ときにのどが渇くものの咳、小児喘息、気管支喘息、気管支炎、感冒、痔の痛みに用いられるが、胃腸の弱い人、発汗傾向の著しい人等には不向きとされる。構成生薬としてマオウを含む。☞第3章Ⅱ－1－2）●漢方処方製剤（d）

2　×　響声破笛丸は、体力に関わらず使用できる。しわがれ声、咽喉不快に適すとされるが、胃腸が弱く下痢しやすい人では、食欲不振、胃部不快感等の副作用が現れやすい等、不向きとされる。構成生薬としてダイオウを含む場合がある。☞第3章Ⅱ－2－1）●漢方処方製剤（c）

3　○　正しい。☞第3章Ⅱ－2－1）●漢方処方製剤（a）

4　×　五虎湯は、体力中等度以上で、咳が強くでるものの咳、気管支喘息、気管支炎、小児喘息、感冒、痔の痛みに、麻杏甘石湯は体力中等度以上で、咳が出て、ときにのどが渇くものの咳、小児喘息、気管支喘息、気管支炎、感冒、痔の痛みに用いられる。構成生薬としてマオウを含む。☞第3章Ⅱ－1－2）●漢方処方製剤（d）

5　×　甘草湯は、構成生薬がカンゾウのみからなる漢方処方製剤で、体力に関わらず使用でき、激しい咳、咽喉痛、口内炎、しわがれ声に、外用では痔・脱肛の痛みに用いられる。☞第3章Ⅱ－1－2）（d）

問33　正解3　▶胃に作用する薬

a　×　スクラルファートは、アルミニウムを含む成分であるため、透析を受けている人では使用を避ける必要がある。☞第3章Ⅲ－1－2）（d）①

b　×　セトラキサート塩酸塩は、体内で代謝されてトラネキサム酸を生じることから、血栓のある人、血栓を起こすおそれのある人では、生じた血栓が分解されにくくなることが考えられる。ピレンゼピン塩酸塩は、消化管の運動にはほとんど影響を与えずに胃液の分泌を抑える作用を示すとされる。☞第3章Ⅲ－1－2）（d）①、④

c　○　正しい。☞第3章Ⅲ－1－2）（d）③

d　○　正しい。☞第3章Ⅲ－1－2）（c）

以上から、正しい組み合わせは「3」となる。

問34　正解3　▶整腸薬、止瀉薬

a　○　正しい。☞第3章Ⅲ－2－2）（b）③

b　○　正しい。☞第3章Ⅲ－2－2）（a）【トリメブチンマレイン酸塩】

c　○　正しい。☞第3章Ⅲ－2－2）（b）②

d　×　次没食子酸ビスマス、次硝酸ビスマス等のビスマスを含む成分については、海外において長期連用した場合に精神神経症状（不安、記憶力減退、注意力低下、頭痛等）が現れたとの報告があり、1週間以上継続して使用しないこととされている。☞第3章Ⅲ－2－2）（b）①

以上から、正しい組み合わせは「3」となる。

問35　正解3　▶瀉下薬の配合成分

a　×　腸内容物の浸透圧を高めることで糞便中の水分量を増し、また、大腸

令和5年　大阪（関西広域連合）

を刺激して排便を促すことを目的として、酸化マグネシウム、水酸化マグネシウム、硫酸マグネシウム等のマグネシウムを含む成分が配合されている場合がある。☞第3章Ⅲ－2－2）（c）②

b ○ 正しい。☞第3章Ⅲ－2－2）（c）①ⅱ

c ○ 正しい。☞第3章Ⅲ－2－2）（c）①ⅱ【ビサコジル、ピコスルファートナトリウム】

d ○ 正しい。☞第3章Ⅲ－2－2）（c）④

以上から、正しい組み合わせは「3」となる。

問36 正解4 ▶漢方処方製剤

1 × 六君子湯は、体力中等度以下で、胃腸が弱く、食欲がなく、みぞおちがつかえ、疲れやすく、貧血性で手足が冷えやすいものの胃炎、胃腸虚弱、胃下垂、消化不良、食欲不振、胃痛、嘔吐に適すとされる。☞第3章Ⅲ－1－2）●漢方処方製剤（d）

2 × 大黄牡丹皮湯は、体力中等度以上で、下腹部痛があって、便秘しがちなものの月経不順、月経困難、月経痛、便秘、痔疾に適すとされる。☞第3章Ⅲ－2－2）●漢方処方製剤③

3 × 人参湯は、体力虚弱で、疲れやすくて手足などが冷えやすいものの胃腸虚弱、下痢、嘔吐、胃痛、腹痛、急・慢性胃炎に適すとされる。☞第3章Ⅲ－1－2）●漢方処方製剤（b）

4 ○ 正しい。☞第3章Ⅲ－2－2）●漢方処方製剤④

5 × 桂枝加芍薬湯は、体力中等度以下で、腹部膨満感のあるもののしぶり腹、腹痛、下痢、便秘に適すとされる。☞第3章Ⅲ－2－2）●漢方処方製剤

①

問37 正解3 ▶胃腸鎮痛鎮痙薬

a、b、c ○ 正しい。☞第3章Ⅲ－3－1）（a）

d × パパベリン塩酸塩は、抗コリン成分と異なり自律神経系を介した作用ではないが、眼圧を上昇させる作用を示すことが知られている。☞第3章Ⅲ－3－1）（b）

以上から、正しい組み合わせは「3」となる。

問38 正解4 ▶強心薬の配合成分

a × ロクジョウは、シカ科のCervus nippon Temminck、Cervus elaphus Linné、Cervus canadensis Erxleben 又はその他同属動物の雄鹿の角化していない幼角を基原とする生薬で、強心作用の他、強壮、血行促進等の作用があるとされる。☞第3章Ⅳ－1－2）（a）②

b ○ 正しい。☞第3章Ⅳ－1－2）（b）②

c × センソは、ヒキガエル科のアジアヒキガエル等の耳腺の分泌物を集めたものを基原とする生薬で、微量で強い強心作用を示す。☞第3章Ⅳ－1－2）（a）①

d ○ 正しい。☞第3章Ⅳ－6－1）（c）

以上から、正しい組み合わせは「4」となる。

問39 正解1 ▶苓桂朮甘湯

a、b、d ○ 正しい。☞第3章Ⅳ－1－2）●漢方処方製剤

c × 苓桂朮甘湯は、強心作用が期待される生薬は含まれず、主に利尿作用により、水毒（漢方の考え方で、体の

水分が停滞したり偏在して、その循環が悪いことを意味する。）の排出を促すことを主眼とする。☞第3章Ⅳ-1-2)　●漢方処方製剤

以上から、正しい組み合わせは「1」となる。

問40　正解1　▶高コレステロール改善薬

a　○　正しい。☞第3章Ⅳ-2-2)(a)

b　○　正しい。☞第3章Ⅳ-2-2)(b)②

c　×　リボフラビンは、糖質、脂質の生体内代謝に広く関与する。リボフラビンの摂取によって尿が黄色くなることがあるが、配合成分には含まれていない。☞第3章Ⅳ-2-2)(b)①

d　×　生活習慣の改善を図りつつ、しばらくの間（1～3ヶ月）、高コレステロール改善薬の使用を続けてもなお、検査値に改善がみられない時には、遺伝的又は内分泌的要因も疑われるため、いったん使用を中止して医師の診療を受けるなどの対応が必要である。☞第3章Ⅳ-2-2)(b)②

以上から、正しい組み合わせは「1」となる。

問41　正解3　▶貧血用薬と配合成分

a　×　コバルトは赤血球ができる過程で必要不可欠なビタミンB12の構成成分であり、骨髄での造血機能を高める目的で、硫酸コバルトが配合されている場合がある。☞第3章Ⅳ-3-2)(b)

b　○　正しい。☞第3章Ⅳ-3-2)(c)

c　×　鉄製剤を服用すると便が黒くなることがある。これは使用の中止を要する副作用等の異常ではないが、鉄製剤の服用前から便が黒い場合は貧血の原因として消化管内で出血している場合もあるため、服用前の便の状況との対比が必要である。☞第3章Ⅳ-3-2)(a)

d　×　貧血の症状がみられる以前から予防的に貧血用薬（鉄製剤）を使用することは適当でない。☞第3章Ⅳ-3-3)【受診勧奨等】

以上から、正しい組み合わせは「3」となる。

問42　正解1　▶外用痔疾用薬

a　○　正しい。☞第3章Ⅴ-1-2)　●外用痔疾用薬（a）

b　○　正しい。☞第3章Ⅴ-1-2)　●外用痔疾用薬（c）②

c　×　痔による肛門部の創傷の治癒を促す効果を期待して、アラントイン、アルミニウムクロルヒドロキシアラントイネート（別名アルクロキサ）のような組織修復成分が用いられる。☞第3章Ⅴ-1-2)　●外用痔疾用薬（d）

d　×　肛門周囲の末梢血管の血行を改善する作用を期待してビタミンE（トコフェロール酢酸エステル）が配合されている場合がある。☞第3章Ⅴ-1-2)　●外用痔疾用薬（h）

以上から、正しい組み合わせは「1」となる。

問43　正解4　▶漢方処方製剤の婦人薬

a　×　当帰芍薬散は、体力虚弱で、冷え症で貧血の傾向があり疲労しやすく、ときに下腹部痛、頭重、めまい、肩こり、耳鳴り、動悸などを訴えるものの月経不順、月経異常、月経痛、更年期障害、産前産後あるいは流産による障害（貧血、疲労倦怠、めまい、むく

み）、めまい・立ちくらみ、頭重、肩こり、腰痛、足腰の冷え症、しもやけ、むくみ、しみ、耳鳴りに適すとされるが、胃腸の弱い人では、胃部不快感等の副作用が現れやすい等、不向きとされる。構成生薬としてカンゾウは含まれない。☞第3章Ⅵ-2）●漢方処方製剤（i）

b、d ○　正しい。女性の月経や更年期障害に伴う諸症状の緩和に用いられる主な漢方処方製剤のうち、温経湯、加味逍遙散、五積散、柴胡桂枝乾姜湯、桃核承気湯には構成生薬としてカンゾウが含まれる。☞第3章Ⅵ-2）●漢方処方製剤

c　×　桂枝茯苓丸は、比較的体力があり、ときに下腹部痛、肩こり、頭重、めまい、のぼせて足冷えなどを訴えるものの、月経不順、月経異常、月経痛、更年期障害、血の道症、肩こり、めまい、頭重、打ち身（打撲症）、しもやけ、しみ、湿疹・皮膚炎、にきびに適すとされるが、体の虚弱な人（体力の衰えている人、体の弱い人）では不向きとされる。まれに重篤な副作用として、肝機能障害を生じることが知られている。構成生薬としてカンゾウは含まれない。☞第3章Ⅵ-2）●漢方処方製剤（d）

以上から、正しい組み合わせは「4」となる。

問44　正解1　▶漢方処方製剤

1　○　正しい。☞第3章Ⅵ-2）●漢方処方製剤（d）

2　×　温清飲は、体力中等度で、皮膚はかさかさして色つやが悪く、のぼせるものの月経不順、月経困難、血の道症、更年期障害、神経症、湿疹・皮膚炎に適すとされるが、胃腸が弱く下痢

しやすい人では胃部不快感、下痢等の副作用が現れやすい等、不向きとされる。まれに重篤な副作用として、肝機能障害を生じることが知られている。☞第3章Ⅵ-2）●漢方処方製剤（b）

3　×　桃核承気湯は、体力中等度以上で、のぼせて便秘しがちなものの月経不順、月経困難症、月経痛、月経時や産後の精神不安、腰痛、便秘、高血圧の随伴症状（頭痛、めまい、肩こり）、痔疾、打撲症に適すとされるが、体の虚弱な人（体力の衰えている人、体の弱い人）、胃腸が弱く下痢しやすい人では、激しい腹痛を伴う下痢等の副作用が現れやすい等、不向きとされる。構成生薬としてダイオウを含む。☞第3章Ⅵ-2）●漢方処方製剤（h）

4　×　当帰芍薬散は、体力虚弱で、冷え症で貧血の傾向があり疲労しやすく、ときに下腹部痛、頭重、めまい、肩こり、耳鳴り、動悸などを訴えるものの月経不順、月経異常、月経痛、更年期障害、産前産後あるいは流産による障害（貧血、疲労倦怠、めまい、むくみ）、めまい・立ちくらみ、頭重、肩こり、腰痛、足腰の冷え症、しもやけ、むくみ、しみ、耳鳴りに適すとされるが、胃腸の弱い人では、胃部不快感等の副作用が現れやすい等、不向きとされる。☞第3章Ⅵ-2）●漢方処方製剤（i）

5　×　四物湯は、体力虚弱で、冷え症で皮膚が乾燥、色つやの悪い体質で胃腸障害のないものの月経不順、月経異常、更年期障害、血の道症、冷え症、しもやけ、しみ、貧血、産後あるいは流産後の疲労回復に適すとされるが、体の虚弱な人（体力の衰えている人、体の弱い人）、胃腸の弱い人、下痢し

やすい人では、胃部不快感、腹痛、下痢等の副作用が現れやすい等、不向きとされる。☞第3章Ⅵ-2）●漢方処方製剤（g）

問45　正解4　▶鼻炎用内服薬

a　×　メチルエフェドリン塩酸塩は、血管収縮作用による止血効果を期待して配合されていることがあるアドレナリン作動成分である。抗コリン成分は、胃腸鎮痛鎮痙薬に配合される代表的な鎮痙成分である。☞第3章Ⅴ-1-2）●外用痔疾用薬（e）①、第3章Ⅲ-3-1）（a）

b　○　正しい。☞第3章Ⅶ-2）（a）

c　○　正しい。☞第3章Ⅶ-2）（b）

d　○　正しい。☞第3章Ⅶ-2）（a）、第5章別表5-1

以上から、正しい組み合わせは「4」となる。

問46　正解4　▶鼻炎用点鼻薬

a　×　交感神経系を刺激して鼻粘膜を通っている血管を収縮させることにより、鼻粘膜の充血や腫れを和らげることを目的として、ナファゾリン塩酸塩等のアドレナリン作動成分が用いられる。☞第3章Ⅷ-1）（a）

b　○　正しい。☞第3章Ⅷ-1）（b）

c　×　クロモグリク酸ナトリウムは、肥満細胞からヒスタミンの遊離を抑える作用を示し、花粉、ハウスダスト（室内塵）等による鼻アレルギー症状の緩和を目的として、通常、抗ヒスタミン成分と組み合わせて配合される。アレルギー性でない鼻炎や副鼻腔炎に対しては無効である。☞第3章Ⅷ-1）（c）

d　○　正しい。☞第3章Ⅷ-1）（d）

以上から、正しい組み合わせは「4」となる。

注：令和6年4月一部改訂版「手引き」では、点鼻薬へのステロイド性抗炎症成分に係る記載が追記された。

問47　正解2　▶眼科用薬と配合成分

a　○　正しい。☞第3章Ⅸ

b　○　正しい。☞第3章Ⅸ-2）（b）③

c　×　ホウ酸は、洗眼薬として用時水に溶解し、結膜嚢の洗浄・消毒に用いられる。また、その抗菌作用による防腐効果を期待して、点眼薬の添加物（防腐剤）として配合されていることもある。☞第3章Ⅸ-5）（b）

d　×　サルファ剤は、すべての細菌に対して効果があるというわけではなく、また、ウイルスや真菌の感染に対する効果はない。☞第3章Ⅸ-5）（a）

以上から、正しい組み合わせは「2」となる。

問48　正解2　▶一般点眼薬

a　○　正しい。☞第3章Ⅸ-2）（a）

b　○　正しい。☞第3章Ⅸ-6）（c）

c　○　正しい。☞第3章Ⅸ【点眼薬における一般的な注意】①

d　×　通常、ソフトコンタクトレンズは水分を含みやすく、防腐剤（ベンザルコニウム塩化物、パラオキシ安息香酸ナトリウム等）などの配合成分がレンズに吸着されて、角膜に障害を引き起こす原因となるおそれがあるため、装着したままの点眼は避けることとされている製品が多い。☞第3章Ⅸ【点眼薬における一般的な注意】③

以上から、正しい組み合わせは「2」となる。

問49　正解5　▶殺菌消毒成分

a　×　ベンザルコニウム塩化物は、石けんとの混合によって<u>殺菌消毒効果が低下する</u>ので、石けんで洗浄した後に使用する場合には、石けんを十分に洗い流す必要がある。☞第3章X－1）(d)

b　×　ヨードチンキは、<u>コウ素及びヨウ化カリウムをエタノールに溶解させた</u>もので、皮膚刺激性が強く、粘膜（口唇等）や目の周りへの使用は避ける必要がある。問題文は、<u>ポビドンヨード</u>についての記述である。☞第3章X－1）(c)①、②

c　×　クロルヘキシジン塩酸塩は、一般細菌類、真菌類に対して比較的広い殺菌消毒作用を示すが、<u>結核菌やウイルスに対する殺菌消毒作用はない</u>。☞第3章X－1）(e)

d　×　消毒用エタノールは、<u>皮膚刺激性が強い</u>ため、患部表面を軽く清拭するにとどめ、脱脂綿やガーゼに浸して患部に貼付することは避けるべきとされている。☞第3章X－1）(f)

以上から、正しい組み合わせは「5」となる。

問50　正解3　▶外皮用薬と配合成分

a　×　副腎皮質ホルモン（ステロイドホルモン）の持つ抗炎症作用に着目し、それと共通する化学構造（ステロイド骨格）を持つ抗炎症成分（ステロイド性抗炎症成分）としてデキサメタゾン等がある。☞第3章X－2）(a)

b　○　正しい。☞第3章X－2）(b)②【ケトプロフェン】

c　○　正しい。☞第3章X－2）(b)②

d　×　非ステロイド性抗炎症成分のうち、インドメタシン、ケトプロフェン、フェルビナク、ピロキシカム、ジクロフェナクナトリウムについては、皮膚の下層にある骨格筋や関節部まで浸透してプロスタグランジンの産生を抑える作用を示すが、吸収された成分の一部が循環血液中に入る可能性があり、妊婦又は妊娠していると思われる女性では、胎児への影響を考慮して、使用を避けるべきである。☞第3章X－2）(b)②・注144

以上から、正しい組み合わせは「3」となる。

問51　正解5　▶外皮用薬と配合成分

a　×　打撲や捻挫などの急性の腫れや熱感を伴う症状に対しては、<u>冷感刺激成分</u>が配合された外用鎮痛薬が適すとされる。☞第3章X－2）(f)①

b　×　ジフェンヒドラミン等の外用薬で用いられる抗ヒスタミン成分は、適用部位の組織に浸透して、肥満細胞から遊離したヒスタミンとその受容体タンパク質との結合を妨げることにより、患部局所におけるヒスタミンの働きを抑えることで、湿疹、皮膚炎、かぶれ、あせも等の皮膚症状の緩和を目的として使用される。☞第3章X－2）(e)

c　○　正しい。☞第3章X－2）(j)

d　○　正しい。☞第3章X－2）(d)

以上から、正しい組み合わせは「5」となる。

問52　正解3　▶毛髪用薬と配合成分

a　×　毛髪用薬のうち、配合成分やその分量等にかんがみて人体に対する作用が緩和なものについては、医薬部外品（育毛剤、養毛剤）として製造販売されているが、「壮年性脱毛症」「円形脱毛症」「粃糠性脱毛症」「瀰漫性脱毛症」等の疾患名を掲げた効能・効果は、

医薬品においてのみ認められている。
☞第3章Ⅹ－6）

b ○ 正しい。☞第3章Ⅹ－6）(c)
①

c ○ 正しい。☞第3章Ⅹ－6）(b)

d ○ 正しい。☞第3章Ⅹ－6）(c)
③

以上から、正しい組み合わせは「3」
となる。

問53 正解2 ▶歯痛・歯槽膿漏薬

a ○ 正しい。☞第3章Ⅺ－1－1）
●歯痛薬（外用）(a)

b × カルバゾクロムは、炎症を起こ
した歯周組織からの出血を抑える作用
を期待して配合されている場合がある。
☞第3章Ⅺ－1－1）●歯槽膿漏薬
(b)②

c ○ 正しい。☞第3章Ⅺ－1－1）
●歯痛薬（外用）(b)

d ○ 正しい。☞第3章Ⅺ－1－1）
●歯槽膿漏薬（b）③

以上から、正しい組み合わせは「2」
となる。

問54 正解2 ▶禁煙補助剤の説明

a ○ 正しい。☞第3章Ⅻ－1）前段

b × ニコチン置換療法は、ニコチン
の摂取方法を喫煙以外に換えて離脱症
状の軽減を図りながら徐々に摂取量を
減らし、最終的にニコチン摂取をゼロ
にする方法である。喫煙を継続しなが
ら行うものではない。☞第3章Ⅻ－
1）前段

c × 口腔内が酸性になるとニコチン
の吸収が低下するため、コーヒーや炭
酸飲料など口腔内を酸性にする食品を
摂取した後しばらくは使用を避けるこ
ととされている。☞第3章Ⅻ－2）
【相互作用】

d ○ 正しい。☞第3章Ⅻ－2）【相
互作用】

以上から、正しい組み合わせは「2」
となる。

問55 正解5 ▶ビタミン成分

a × ビタミンB6は、タンパク質の
代謝に関与し、皮膚や粘膜の健康維持、
神経機能の維持に重要な栄養素である。
☞第3章ⅩⅢ－2）(a)⑥

b × ビタミンB2は、脂質の代謝に
関与し、皮膚や粘膜の機能を正常に保
つために重要な栄養素である。問題文
はビタミンB1についての記述である。
☞第3章ⅩⅢ－2）(a)⑤

c × ビタミンDの過剰症としては、
高カルシウム血症、異常石灰化が知ら
れている。☞第3章ⅩⅢ－2）(a)②

d ○ 正しい。☞第3章ⅩⅢ－2）
(a)①

以上から、正しい組み合わせは「5」
となる。

問56 正解3 ▶滋養強壮保健薬

a × コンドロイチン硫酸は軟骨組織
の主成分で、軟骨成分を形成及び修復
する働きがあるとされる。問題文はグ
ルクロノラクトンについての記述であ
る。☞第3章ⅩⅢ－2）(d)

b ○ 正しい。☞第3章ⅩⅢ－2）
(b)

c × アスパラギン酸ナトリウムは、
アスパラギン酸が生体におけるエネル
ギーの産生効率を高めるとされ、骨格
筋に溜まった乳酸の分解を促す等の働
きを期待して用いられる。☞第3章Ⅹ
Ⅲ－2）(c)③

d × ナイアシン（ニコチン酸アミド、
ニコチン酸）は、皮膚や粘膜などの機
能を維持することを助ける栄養素とし

て配合されている場合がある。問題文はビタミンEについての記述である。☞第3章ⅩⅢ－2）(a) ⑨
以上から、正しい組み合わせは「3」となる。

問57　正解2　▶防風通聖散

a　×　防風通聖散は、体力充実して、腹部に皮下脂肪が多く、便秘がちなものの高血圧や肥満に伴う動悸・肩こり・のぼせ・むくみ・便秘、蓄膿症（副鼻腔炎）、湿疹・皮膚炎、ふきでもの（にきび）、肥満症に適すとされる。問題文は大柴胡湯についての記述である。☞第3章ⅩⅣ－1－2）(c) (d)

b　×　防風通聖散は、構成生薬としてカンゾウ、マオウ、ダイオウを含む。☞第3章ⅩⅣ－1－2）(c)

c　○　正しい。☞第3章ⅩⅣ－1－2）(c)

d　○　正しい。☞第3章ⅩⅣ－1－2）

以上から、正しい組み合わせは「2」となる。

問58　正解2　▶感染症の防止、消毒薬

a　○　正しい。☞第3章ⅩⅤ－1－1）

b　×　消毒薬によっては、殺菌消毒効果が十分得られない微生物が存在し、全く殺菌消毒できない微生物もある。☞第3章ⅩⅤ－1－1）

c　○　正しい。☞第3章ⅩⅤ－1－2）(a) ①

d　×　次亜塩素酸ナトリウムやサラシ粉などの塩素系殺菌消毒成分は、強い酸化力により一般細菌類、真菌類、ウイルス全般に対する殺菌消毒作用を示すが、皮膚刺激性が強いため、通常人体の消毒には用いられない。☞第3章

ⅩⅤ－1－2）(b) ①

以上から、正しい組み合わせは「2」となる。

問59　正解1　▶殺虫剤・忌避剤

a　○　正しい。☞第3章ⅩⅤ－2－1）(d)

b　×　燻蒸処理を行う場合、ゴキブリの卵は医薬品の成分が浸透しない殻で覆われているため、殺虫効果を示さない。そのため3週間位後に、もう一度燻蒸処理を行い、孵化した幼虫を駆除する必要がある。☞第3章ⅩⅤ－2－1）(c)

c　○　正しい。☞第3章ⅩⅤ－2－1）(g)

d　×　イカリジンは、年齢による使用制限がない忌避成分で、蚊やマダニなどに対して効果を発揮する。☞第3章ⅩⅤ－2－2）(f) ②

以上から、正しい組み合わせは「1」となる。

問60　正解3　▶尿糖・尿タンパク検査薬

a　×　通常、尿は弱酸性であるが、食事その他の影響で中性〜弱アルカリ性に傾くと、正確な検査結果が得られなくなることがある。☞第3章ⅩⅥ－2－2）【検査結果に影響を与える要因】(f)

b　×　採尿の際は、出始めの尿では、尿道や外陰部等に付着した細菌や分泌物が混入することがあるため、中間尿を採取して検査することが望ましい。☞第3章ⅩⅥ－2－2）【検査結果に影響を与える要因】(c)

c　○　正しい。☞第3章ⅩⅥ－2－2）【検査結果に影響を与える要因】(b)

d　×　尿中のタンパク値に異常を生じ

る要因については、腎臓機能障害によるものとして腎炎やネフローゼ、尿路に異常が生じたことによるものとして尿路感染症、尿路結石、膀胱炎等がある。尿糖・尿タンパク検査薬は、尿中の糖やタンパク質の有無を調べるものであり、その結果をもって直ちに疾患の有無や種類を判断することはできない。☞第3章ⅩⅥ－2－1）、第3章ⅩⅥ－2－2）【検査結果の判断、受診勧奨】

以上から、正しい組み合わせは「3」となる。

人体の働きと医薬品

問61　正解2　▶消化管

a　○　正しい。☞第2章Ⅰ－1－1）(b)

b　×　ペプシノーゲンは胃酸によって、タンパク質を消化する酵素であるペプシンとなり、胃酸とともに胃液として働く。☞第2章Ⅰ－1－1）(c)

c　×　小腸は、全長6～7mの管状の臓器で、十二指腸、空腸、回腸の3部分に分かれる。☞第2章Ⅰ－1－1）(d)

d　○　正しい。☞第2章Ⅰ－1－1）(g)

以上から、正しい組み合わせは「2」となる。

問62　正解3　▶肝臓及び胆嚢

a　×　腸内に放出された胆汁酸塩の大部分は、小腸で再吸収されて肝臓に戻される（腸肝循環）。☞第2章Ⅰ－1－1）(f)

b　×　胆汁に含まれるビリルビン（胆汁色素）は、赤血球中のヘモグロビンが分解されて生じた老廃物である。☞第2章Ⅰ－1－1）(f)

c　○　正しい。☞第2章Ⅰ－1－1）(f) ⅰ

d　○　正しい。☞第2章Ⅰ－1－1）(f) ⅱ

以上から、正しい組み合わせは「3」となる。

問63　正解3　▶呼吸器系

a　×　鼻腔から気管支までの呼気及び吸気の通り道を気道といい、そのうち、咽頭・喉頭までの部分を上気道、気管から気管支、肺までの部分を下気道という。☞第2章Ⅰ－1－2）

b ○ 正しい。☞第2章Ⅰ－1－2）
(c)

c ○ 正しい。☞第2章Ⅰ－1－2）
(d)

d × 肺胞の壁を介して、心臓から送られてくる血液から二酸化炭素が肺胞気中に拡散し、代わりに酸素が血液中の赤血球に取り込まれるガス交換が行われる。☞第2章Ⅰ－1－2）(d)

以上から、正しい組み合わせは「3」となる。

問64　正解4　▶循環器系

a × 四肢を通る静脈では血流が重力の影響を受けやすいため、一定の間隔で存在する内腔に向かう薄い帆状のひだ（静脈弁）が発達しており、血液の逆流を防いでいる。☞第2章Ⅰ－1－3）(b)

b ○ 正しい。☞第2章Ⅰ－1－3）
(b)

c × 心室には血液を取り込む側と送り出す側にそれぞれ弁があり、拍動と協調して交互に開閉する。☞第2章Ⅰ－1－3）(a)

d ○ 正しい。☞第2章Ⅰ－1－3）

以上から、正しい組み合わせは「4」となる。

問65　正解3　▶血液

a × 血液の粘稠性は、主として血漿の水分量や赤血球の量で決まり、血中脂質量はほとんど影響を与えない。☞第2章Ⅰ－1－3）(c) ①

b ○ 正しい。☞第2章Ⅰ－1－3）
(c) ①

c × 赤血球は、中央部がくぼんだ円盤状の細胞で、血液全体の約40%を占め、赤い血色素（ヘモグロビン）を含む。☞第2章Ⅰ－1－3）(c) ②

d × 単球は、白血球の約5%と少ないが最も大きく、強い食作用を持つ。血管壁を通り抜けて組織の中に入り込むことができ、組織の中ではマクロファージ（貪食細胞）と呼ばれる。☞第2章Ⅰ－1－3）(c)【白血球】ⅲ

以上から、正しい組み合わせは「3」となる。

問66　正解3　▶目

a × 眼瞼は、素早くまばたき運動ができるよう、皮下組織が少なく薄くきているため、内出血や裂傷を生じやすい☞第2章Ⅰ－2－1）(b)【眼瞼（まぶた）】

b ○ 正しい。☞第2章Ⅰ－2－1）
(a)

c × 紫外線を含む光に長時間曝されると、角膜の上皮に損傷を生じることを、雪眼炎（雪目）という。☞第2章Ⅰ－2－1）(a)

d × 視細胞には、色を識別する細胞と、わずかな光でも敏感に反応する細胞の二種類がある。後者が光を感じる反応にはビタミンAが不可欠であるため、ビタミンAが不足すると夜間視力の低下（夜盲症）を生じる。☞第2章Ⅰ－2－1）(a)

以上から、正しい組み合わせは「3」となる。

問67　正解1　▶鼻及び耳

a、b ○ 正しい。☞第2章Ⅰ－2－2）(a)

c ○ 正しい。☞第2章Ⅰ－2－3）
(b)

d × 内耳は、聴覚器官である蝸牛と、平衡器官である前庭の2つの部分からなり、いずれも内部はリンパ液で満たされている。☞第2章Ⅰ－2－3）

(c)

以上から、正しい組み合わせは「1」
となる。

問68　正解4　▶皮膚

a　○　正しい。☞第2章Ⅰ-3-1)

b　×　皮膚は、表皮、真皮、皮下組織
の3層構造からなる。表皮は最も外側
にある角質層と生きた表皮細胞の層に
分けられる。角質層は、細胞膜が丈夫
な線維性のタンパク質（ケラチン）で
できた板状の角質細胞と、セラミド
（リン脂質の一種）を主成分とする細
胞間脂質で構成されている。真皮の下
には皮下組織があり、脂肪細胞が多く
集まって皮下脂肪層となっている。☞
第2章Ⅰ-3-1)中段

c　×　メラニン色素は、表皮の最下層
にあるメラニン産生細胞（メラノサイ
ト）で産生され、太陽光に含まれる紫
外線から皮膚組織を防護する役割があ
る。☞第2章Ⅰ-3-1)中段

d　○　正しい。☞第2章Ⅰ-3-1)
後段

以上から、正しい組み合わせは「4」
となる。

問69　正解1　▶骨組織

1　○　正しくは、「骨は生きた組織で
あり、（a 骨吸収）と骨形成が互いに
密接な連絡を保ちながら進行し、これ
を繰り返すことで（b 骨の新陳代謝）
が行われる。骨組織の構成成分のうち、
（c 無機質）は、骨に硬さを与える役
割をもつ。」となる。☞第2章Ⅰ-3
-2)

2、3、4、5　×　上記記述を参照。

問70　正解5　▶脳や神経系の働き

a、b　○　正しい。☞第2章Ⅰ-4-

1)

c　○　正しい。☞第2章Ⅰ-4-2)

d　○　正しい。☞第2章Ⅰ-4-2)
【自律神経系の働き】

以上から、正しい組み合わせは「5」
となる。

問71　正解2　▶内服薬の有効成分

a　×　内服薬のほとんどは、その有効
成分は消化管の中でも主に小腸から吸
収されて循環血液中に移行し、全身作
用を現す。☞第2章Ⅱ-1)(a)①

b　×　一般に、消化管からの吸収は、
濃度の高い方から低い方へ受動的に拡
散していく現象である。☞第2章Ⅱ-
1)(a)①

c、d　○　正しい。☞第2章Ⅱ-1)
(a)①

以上から、正しい組み合わせは「2」
となる。

問72　正解1　▶薬の代謝、排泄

a　○　正しい。☞第2章Ⅱ-1)(b)

b、c　○　正しい。☞第2章Ⅱ-1)
(b)①

d　×　排泄の過程においても血漿タン
パク質との複合体形成は重要な意味を
持つ。複合体は腎臓で濾過されないた
め、有効成分が長く循環血液中に留ま
ることとなり、作用が持続する原因と
なる。☞第2章Ⅱ-1)(b)②

以上から、正しい組み合わせは「1」
となる。

問73　正解2　▶内服用医薬品の剤形

a　○　正しい。☞第2章Ⅱ-3)(a)

b　×　腸内での溶解を目的として錠剤
表面をコーティングしている腸溶錠は、
口中で噛み砕いて服用してはならない。
☞第2章Ⅱ-3)(a)

c ○ 正しい。☞第2章Ⅱ－3）(d)

d × カプセル剤は、<u>水なしで服用するとゼラチンが喉や食道に貼り付くことがあるため、必ず適切な量の水（又はぬるま湯）とともに服用する。</u>☞第2章Ⅱ－3）(e)

以上から、正しい組み合わせは「2」となる。

注：令和6年4月一部改訂版「手引き」では、剤形に係る記載の整理が行われた。

問74 正解4 ▶外用薬の剤形及び特徴

a × 軟膏剤は、<u>油性の基剤で皮膚への刺激が弱く、</u>適用部位を水から遮断したい場合等に用いる。☞第2章Ⅱ－3）(f) ①

b × クリーム剤は、油性基剤に水分を加えたもので、患部を水で洗い流したい場合等に用いられるが、<u>皮膚への刺激が強いため傷等への使用は避ける必要がある。</u>☞第2章Ⅱ－3）(f) ①

c × 外用液剤は、外用の液状製剤であり、軟膏剤やクリーム剤に比べて、<u>患部が乾きやすいという特徴がある。</u>☞第2章Ⅱ－3）(f) ②

d ○ 正しい。☞第2章Ⅱ－3）(f) ③

以上から、正しい組み合わせは「4」となる。

問75 正解4 ▶全身的に現れる副作用

a ○ 正しい。☞第2章Ⅲ－1－1）

b × 医薬品により生じる肝機能障害は、有効成分又はその代謝物の直接的肝毒性が原因で起きる中毒性のものと、<u>有効成分に対する抗原抗体反応が原因で起きるアレルギー性のものに大別される。</u>☞第2章Ⅲ－1－3）

c × 偽アルドステロン症は、体内に

塩分（ナトリウム）と水が貯留し、<u>体からカリウムが失われることによって</u>生じる病態である。☞第2章Ⅲ－1－4）

d ○ 正しい。☞第2章Ⅲ－1－5）

以上から、正しい組み合わせは「4」となる。

問76 正解2 ▶精神神経系の副作用

a × 精神神経症状は、医薬品の大量服用や長期連用、乳幼児への適用外の使用等の<u>不適正な使用がなされた場合に限らず、通常の用法・用量でも発生することがある。</u>☞第2章Ⅲ－2－1）

b ○ 正しい。☞第2章Ⅲ－2－1）

c × 医薬品の副作用による無菌性髄膜炎では、<u>早期に原因医薬品の使用を中止すれば、速やかに回復し、予後は比較的良好であることがほとんどである</u>が、重篤な中枢神経系の後遺症が残った例も報告されている。☞第2章Ⅲ－2－2）

d ○ 正しい。☞第2章Ⅲ－2－2）

以上から、正しい組み合わせは「2」となる。

問77 正解3 ▶消化器系の副作用

a × 消化性潰瘍とは、胃や十二指腸の粘膜組織が傷害されて、<u>粘膜組織の一部が粘膜筋板を超えて欠損する状態</u>である。☞第2章Ⅲ－3－1）(a)

b × 消化性潰瘍になると、胃のもたれ、食欲低下、胸やけ、吐きけ、胃痛、空腹時にみぞおちが痛くなる、消化管出血に伴って糞便が黒くなるなどの症状が現れる。<u>自覚症状が乏しい場合もある。</u>☞第2章Ⅲ－3－1）(a)

c、d ○ 正しい。☞第2章Ⅲ－3－1）(b)

以上から、正しい組み合わせは「3」となる。

問78　正解4　▶呼吸器系の副作用

a　×　間質性肺炎は、肺の中で肺胞と毛細血管を取り囲んで支持している組織（間質）が炎症を起こしたものである。☞第2章Ⅲ-3-2）(a)

b　×　医薬品の副作用による間質性肺炎は、一般的に、医薬品の使用開始から1～2週間程度で起きることが多い。☞第2章Ⅲ-3-2）(a)

c　×　医薬品の副作用による間質性肺炎の症状は、かぜや気管支炎の症状と区別が難しいこともあり、細心の注意を払ってそれらとの鑑別が行われている。☞第2章Ⅲ-3-2）(a)

d　○　正しい。☞第2章Ⅲ-3-2）(b)

以上から、正しい組み合わせは「4」となる。

問79　正解3　▶循環器系の副作用

a　×　うっ血性心不全とは、全身が必要とする量の血液を心臓から送り出すことができなくなり、肺に血液が貯留して、種々の症状を示す疾患である。問題文は、不整脈についての記述である。☞第2章Ⅲ-3-3）(a)

b、c　○　正しい。☞第2章Ⅲ-3-3）(a)

d　○　正しい。☞第2章Ⅲ-3-3）(b)

以上から、正しい組み合わせは「3」となる。

問80　正解4　▶感覚器系の副作用

a　×　抗コリン作用がある成分が配合された医薬品によって眼圧が上昇し（急性緑内障発作）、眼痛や眼の充血に

加え、急激な視力低下を来すことがある。☞第2章Ⅲ-3-5）(a)

b　○　正しい。☞第2章Ⅲ-3-5）(a)

c　×　高眼圧を長時間放置すると、視神経が損傷して不可逆的な視覚障害（視野欠損や失明）に至るおそれがあり、速やかに眼科専門医の診療を受ける必要がある。☞第2章Ⅲ-3-5）(a)

d　○　正しい。☞第2章Ⅲ-3-5）(b)

以上から、正しい組み合わせは「4」となる。

問81　正解4　▶医薬品、医療機器等法

1、2、3、5　×　正しくは、「医師、歯科医師、薬剤師、（a　獣医師）その他の医薬関係者は、医薬品等の有効性及び安全性その他これらの（b　適正な使用）に関する知識と理解を深めるとともに、これらの使用の対象者（略）及びこれらを購入し、又は譲り受けようとする者に対し、これらの（b　適正な使用）に関する事項に関する（c　正確かつ適切）な情報の提供に努めなければならない。」となる。☞第4章Ⅰ

4　○　正しい。上記記述を参照。

以上から、正しい組み合わせは「4」となる。

問82　正解5　▶登録販売者

a　○　正しい。☞第4章Ⅰ

b、c　○　正しい。☞第4章Ⅰ【登録販売者】中段

d　○　正しい。☞第4章Ⅰ【登録販売者】後段

以上から、正しい組み合わせは「5」となる。

問83　正解4　▶一般用・要指導医薬品

a　○　正しい。☞第4章Ⅱ－1）【一般用医薬品、要指導医薬品と医療用医薬品】中段

b　×　効能効果の表現に関しては、医療用医薬品では通常、診断疾患名（例えば、胃炎、胃・十二指腸潰瘍等）で示されているのに対し、一般用医薬品及び要指導医薬品では、一般の生活者が判断できる症状（例えば、胃痛、胸やけ、むかつき、もたれ等）で示されている。☞第4章Ⅱ－1）【一般用医薬品、要指導医薬品と医療用医薬品】中段

c　○　正しい。☞第4章Ⅱ－1）【一般用医薬品、要指導医薬品と医療用医薬品】後段

注：令和6年4月一部改訂版「手引き」では、法改正により「薬事・食品衛生審議会」を「薬事審議会」に更新された。

d　×　一般用医薬品又は要指導医薬品では、注射等の侵襲性の高い使用方法は用いられておらず、人体に直接使用されない検査薬においても、検体の採取に身体への直接のリスクを伴うもの（例えば、血液を検体とするもの）は、一般用医薬品又は要指導医薬品としては認められていない。☞第4章Ⅱ－1）【一般用医薬品、要指導医薬品と医療用医薬品】中段

以上から、正しい組み合わせは「4」となる。

問84　正解4　▶毒薬及び劇薬

a　×　毒薬又は劇薬を、14歳未満の者その他安全な取扱いに不安のある者に交付することは禁止されている。☞第4章Ⅱ－1）【毒薬・劇薬】後段

b　×　毒薬を貯蔵、陳列する場所については、かぎを施さなければならないとされている。☞第4章Ⅱ－1）【毒薬・劇薬】前段

c　○　正しい。☞第4章Ⅱ－1）【毒薬・劇薬】前段

d　×　毒薬又は劇薬を、一般の生活者に対して販売又は譲渡する際には、当該医薬品を譲り受ける者から、品名、数量、使用目的、譲渡年月日、譲受人の氏名、住所及び職業が記入され、署名又は記名押印された文書の交付を受けなければならないとされている。☞

第4章Ⅱ-1）【毒薬・劇薬】後段
以上から、正しい組み合わせは「4」
となる。

問85　正解1　▶生物由来製品

1　○　正しくは、「生物由来製品は、
法第2条第10項において、「人その他
の生物（[a 植物]を除く。）に由来
するものを原料又は材料として製造を
される医薬品、[b 医薬部外品、化粧
品又は医療機器]のうち、保健衛生上
特別の注意を要するものとして、厚生
労働大臣が薬事・食品衛生審議会の意
見を聴いて指定するもの」と定義され
ており、現在の科学的知見において、
[c 感染症]の発生リスクの蓋然性が
極めて低いものについては、指定の対
象とならない。」となる。☞第4章Ⅱ
-1）【生物由来製品】
注：令和6年4月一部改訂版「手引
き」では、法改正により「薬事・食品
衛生審議会」を「薬事審議会」に更新
された。

2、3、4、5　×　上記記述を参照。

問86　正解1　▶容器、被包の記載事項

a　○　正しい。☞第4章Ⅱ-2）【容
器・外箱等への記載事項】(d)

b　○　正しい。☞第4章Ⅱ-2）【容
器・外箱等への記載事項】(k)

c　×　「重量、容量又は個数等の内容
量」についての記載義務はあるが、
「用法」についての記載は定めれらて
いない。☞第4章Ⅱ-2）【容器・外
箱等への記載事項】(d)

d　×　「製造販売業者等の氏名又は名
称及び住所」についての記載義務はあ
るが、「電話番号」についての記載は
定めれられていない。☞第4章Ⅱ-2）
【容器・外箱等への記載事項】(a)

以上から、正しい組み合わせは「1」
となる。

問87　正解2　▶医薬部外品

a　○　正しい。☞第4章Ⅱ-3）【医
薬部外品】後段

b　×　人又は動物の保健のためにする
ねずみ、はえ、蚊、のみその他これら
に類する生物の防除の目的のために使
用される物であって機械器具等でない
ものは、医薬部外品とされている。☞
第4章Ⅱ-3）【医薬部外品】前段

c　○　正しい。☞第4章Ⅱ-3）【医
薬部外品】前段

d　○　正しい。☞第4章Ⅱ-3）【医
薬部外品】後段

以上から、正しい組み合わせは「2」
となる。

注：令和6年4月一部改訂版「手引
き」では、第4章別表4-1に「物品
の消毒・殺菌を目的とする消毒剤」が
追記された。

問88　正解2　▶化粧品の効能効果

a　○　正しい。☞第4章別表4-2
(56)

b　○　正しい。☞第4章別表4-2
(37)

c　×　「脱毛を防止する。」という効能
効果の表示は認められていない。☞第
4章別表4-2

d　○　正しい。☞第4章別表4-2
(38)

以上から、正しい組み合わせは「2」
となる。

問89　正解2　▶保健機能食品等の食品

a　○　正しい。☞第4章Ⅱ-3）【保
健機能食品等の食品】

b　×　①特定保健用食品、②栄養機能

食品、③機能性表示食品を総称して「保健機能食品」という。☞第４章Ⅱ－３）【保健機能食品等の食品】(a) 保健機能食品

c ○ 正しい。☞第４章Ⅱ－３）【保健機能食品等の食品】(b) 特別用途食品（特定保健用食品を除く。）

d ○ 正しい。☞第４章Ⅱ－３）【保健機能食品等の食品】(a) ③

以上から、正しい組み合わせは「２」となる。

問90 正解なし ▶特定保健用食品

本問は、別表４－３「特定保健用食品：これまでに認められている主な特定の保健の用途」から出題されたと考えられるが、合格発表の際に、本問は「正答選択肢が複数あると考えられるため」に、「当該問題について、受験者全員を正解とし採点する」と発表された。☞第４章別表４－３

選択肢５の表示内容「骨の健康維持に役立つ等の骨関係」に該当する「保健機能成分」は「大豆イソフラボン、MBP（乳塩基性たんぱく質）等」であり、キトサンは「コレステロールが高めの方に適する等のコレステロール関係」の表示成分である。また、選択肢４の「中性脂肪酸」とは「中鎖脂肪酸」のことと考えられる。中性脂肪（トリグリセリド）とは、肉や魚・食用油など食品中の脂質や、体脂肪の大部分を占める物質であり、単に脂肪とも呼ばれるものだが、一般的な油に含まれている脂肪酸は分子の鎖が長く「長鎖脂肪酸」と呼ばれているのに対して、鎖の長さが約半分と短い脂肪酸が「中鎖脂肪酸」である。「中性脂肪酸」は存在しない。

注：令和５年４月改訂版「手引き」

では、第４章別表４－３「特定保健用食品」の表では、「食後の血中中性脂肪が上昇しにくい又は身体に脂肪がつきにくい等の中性脂肪関係」の保健機能成分として、「中性脂肪酸」と表示されていたが、令和６年４月改訂版「手引き」では、「中鎖脂肪酸」と表示されている。

問91 正解１ ▶薬局

a ○ 正しい。☞第４章Ⅲ－１）(a) 前段

b ○ 正しい。☞第４章Ⅲ－１）後段

c × 薬局の開設の許可を受けた事業者は、自らが薬剤師であるときは、その薬局を実地に管理しなければならず、自ら管理しない場合、または、薬局開設者が薬剤師でないときは、その薬局で薬事に関する実務に従事する薬剤師のうちから管理者を指定して実地に管理させなければならないこととされている。☞第４章Ⅲ－１）(a) 中段

d × 薬局であって、その機能が、医師若しくは歯科医師又は薬剤師が診療又は調剤に従事する他の医療提供施設と連携し、地域における薬剤及び医薬品の適正な使用の推進及び効率的な提供に必要な情報の提供及び薬学的知見に基づく指導を実施するために一定の必要な機能を有する薬局は、その所在地の都道府県知事の認定を受けて地域連携薬局と称することができることとされている。問題文は、専門医療機関連携連携薬局についての記述である。☞第４章Ⅲ－１）(a)【地域連携薬局】

以上から、正しい組み合わせは「１」となる。

問92 正解１ ▶医薬品の情報提供等

a ○ 正しい。☞第４章Ⅲ－２）【リ

スク区分に応じた販売従事者等】(f)

b　×　薬局開設者又は店舗販売業者が第一類医薬品を販売又は授与する場合には、その薬局又は店舗において医薬品の販売又は授与に従事する薬剤師に、書面を用いて、必要な情報を提供させなければならないと規定されている。☞第4章Ⅲ-2)【リスク区分に応じた情報提供】(a)

c　○　正しい。☞第4章Ⅲ-2)【リスク区分に応じた情報提供】(b)

d　○　正しい。☞第4章Ⅲ-2)【リスク区分に応じた情報提供】(d)
以上から、正しい組み合わせは「1」となる。

問93　正解2　▶医薬品の陳列

a　○　正しい。☞第4章Ⅲ-2)【リスク区分に応じた陳列等】(a)

b　○　正しい。☞第4章Ⅲ-2)【リスク区分に応じた陳列等】(a)②

c　×　一般用医薬品を陳列する場合は、第一類医薬品、第二類医薬品、第三類医薬品の区分ごとに、一定の方法により陳列しなければならないとされている。☞第4章Ⅲ-2)【リスク区分に応じた陳列等】(a)

d　○　正しい。☞第4章Ⅲ-2)【リスク区分に応じた陳列等】(a)②ⅰ)
以上から、正しい組み合わせは「2」となる。

問94　正解3　▶薬局の掲示

a　×　「勤務する薬剤師又は登録販売者の別、その氏名及び担当業務」の掲示義務はあるが、「勤務する薬剤師の薬剤師免許証」についての掲示義務はない。☞第4章Ⅲ-2)【薬局又は店舗における掲示】

b　○　正しい。☞第4章Ⅲ-2)【薬局又は店舗における掲示】薬局又は店舗の管理及び運営に関する事項⑦

c　○　正しい。☞第4章Ⅲ-2)【薬局又は店舗における掲示】薬局製造販売医薬品、要指導医薬品及び一般用医薬品の販売制度に関する事項⑦

d　○　正しい。☞第4章Ⅲ-2)【薬局又は店舗における掲示】薬局製造販売医薬品、要指導医薬品及び一般用医薬品の販売制度に関する事項⑨
以上から、正しい組み合わせは「3」となる。

問95　正解5　▶薬局における特定販売

a　×　特定販売とは「その薬局又は店舗におけるその薬局又は店舗以外の場所にいる者に対する一般用医薬品又は薬局製造販売医薬品（毒薬及び劇薬であるものを除く。）の販売又は授与」とされている。☞第4章Ⅲ-2)【特定販売】

b　○　正しい。☞第4章Ⅲ-2)【特定販売】特定販売に伴う事項②

c　×　特定販売を行う場合には、「当該薬局又は店舗に貯蔵し、又は陳列している一般用医薬品又は薬局製造販売医薬品を販売し、又は授与すること」とされている。☞第4章Ⅲ-2)【特定販売】①

d　○　正しい。☞第4章Ⅲ-2)【特定販売】後段
以上から、正しい組み合わせは「5」となる。

問96　正解4　▶医薬品の広告

a　○　正しい。☞第4章Ⅳ-1)【医薬品等適正広告基準】(b)

b　×　医薬品の広告に該当するか否かについては、(1)顧客を誘引する（顧客の購入意欲を昂進させる）意図が明

確であること、(2) 特定の医薬品の商品名(販売名)が明らかにされていること、(3) 一般人が認知できる状態であることのいずれの要件も満たす場合には、広告に該当するものと判断されている。☞第4章Ⅳ−1)

c ○ 正しい。☞第4章Ⅳ−1)【課徴金制度】

d × 承認前の医薬品については、法第68条において「何人も(中略)広告をしてはならない」と規定され、未承認の医薬品の名称、製造方法、効能、効果又は性能に関する広告が禁止されている。☞第4章Ⅳ−1)

以上から、正しい組み合わせは「4」となる。

問97 正解4 ▶医薬品等適正広告基準

a ○ 正しい。☞第4章Ⅳ−1)【医薬品等適正広告基準】(a) (b)

b × 使用前・使用後に関わらず図画・写真等を掲げる際には、効能効果等の保証表現となるものは認められない。☞第4章Ⅳ−1)【医薬品等適正広告基準】(a)

c × 漢方処方製剤の効能効果は、配合されている個々の生薬成分が相互に作用しているため、それらの構成生薬の作用を個別に挙げて説明することも不適当である。☞第4章Ⅳ−1)【医薬品等適正広告基準】(a)

d × 一般用医薬品と同じ有効成分を含有する医療用医薬品の効能効果をそのまま標榜することも、承認されている内容を正確に反映した広告といえない。☞第4章Ⅳ−1)【医薬品等適正広告基準】(a)

以上から、正しい組み合わせは「4」となる。

問98 正解3 ▶医薬品の販売方法

a、b ○ 正しい。☞第4章Ⅳ−2)【不適正な販売方法】

c × 配置販売業において、医薬品を先用後利によらず現金売りを行うことは配置による販売行為に当たらない。違反するものとして取締りの対象となる。☞第4章Ⅳ−2)【不適正な販売方法】

d × 異なる複数の医薬品又は医薬品と他の物品を組み合わせて販売又は授与する場合には、効能効果が重複する組合せや、相互作用等により保健衛生上の危害を生じるおそれのある組合せは不適当である。☞第4章Ⅳ−2)【不適正な販売方法】

以上から、正しい組み合わせは「3」となる。

問99 正解5 ▶行政庁による監視指導

a ○ 正しい。☞第4章Ⅳ−3)【行政庁の監視指導】(c)

b × 都道府県知事等は、薬局開設者又は医薬品の販売業者に対して、一般用医薬品の販売等を行うための業務体制が基準(体制省令)に適合しなくなった場合において、その業務体制の整備を命ずることができる。☞第4章Ⅳ−3)【行政庁による処分】(a)

c × 都道府県知事は、薬事監視員に、その薬局開設者又は医薬品の販売業者が医薬品を業務上取り扱う場所に立ち入り、その構造設備若しくは帳簿書類等を検査させ、従業員その他の関係者に質問させ、無承認無許可医薬品、不良医薬品又は不正表示医薬品等の疑いのある物を、試験のため必要な最少分量に限り、収去させることができる。☞第4章Ⅳ−3)【行政庁の監視指導】(b) d　×　都道府県知事は、配置販売業の配置員が、その業務に関し、法若しくはこれに基づく命令又はこれらに基づく処分に違反する行為があったときは、その配置販売業者に対して、期間を定めてその配置員による配置販売の業務の停止を命ずることができる。☞第4章Ⅳ−3）【行政庁による処分】(b)

以上から、正しい組み合わせは「5」となる。

問100　正解2　▶苦情及び相談

a、d　○　正しい。☞第4章Ⅳ−3）【苦情相談窓口】

b　×　薬事監視員を任命している行政庁の薬務主管課、保健所、薬事監視事務所等では、寄せられた苦情等の内容から、薬事に関する法令への違反、不遵守につながる情報が見出された場合には、立入検査等によって事実関係を確認のうえ、問題とされた薬局開設者又は医薬品の販売業者等に対して、必要な指導、処分等を行っている。☞第4章Ⅳ−3）【苦情相談窓口】

c　×　生活者からの苦情等は、（独）国民生活センター、各地区の消費生活センター又は消費者団体等の民間団体にも寄せられている。それらの機関、団体等では、生活者へのアドバイスのほか、必要に応じて行政庁への通報や問題提起を行っている。☞第4章Ⅳ−3）【苦情相談窓口】

以上から、正しい組み合わせは「2」となる。

医薬品の適正使用と安全対策

問101　正解2　▶添付文書等

a　○　正しい。☞第5章Ⅰ−1）①
b　○　正しい。☞第5章Ⅰ−1）②
c　○　正しい。☞第5章Ⅰ−1）⑥
d　×　令和3年8月1日から、医療用医薬品への紙の添付文書の同梱を廃止し、注意事項等情報は電子的な方法により提供されることとなった。一方で、一般用医薬品等の消費者が直接購入する製品は、使用時に添付文書情報の内容を直ちに確認できる状態を確保する必要があるため、引き続き紙の添付文書が同梱される。☞第5章Ⅰ−4）【添付文書情報の活用】

以上から、正しい組み合わせは「2」となる。

問102　正解5　▶使用上の注意

1、3　○　正しい。☞第5章Ⅰ−1）⑤
2　○　正しい。☞第5章Ⅰ−1）⑤してはいけないこと（d）
4　○　正しい。☞第5章Ⅰ−1）⑤してはいけないこと
5　×　「してはいけないこと」には、副作用又は副作用により誘発される事故の防止を図るため、避けるべき事項が記載されている。小児では通常当てはまらない内容もあるが、小児に使用される医薬品においても、その医薬品の配合成分に基づく一般的な注意事項として記載されている。☞第5章Ⅰ−1）⑤してはいけないこと（d）

問103　正解2　▶保管及び取扱い

1　×　錠剤、カプセル剤、散剤等では、取り出したときに室温との急な温度差で湿気を帯びるおそれがあるため、冷

蔵庫内での保管は不適当である。☞第
5章Ⅰ-1)⑩(a)

2 ○ 正しい。☞第5章Ⅰ-1)⑩
(b)

3 × 医薬品を旅行や勤め先等へ携行
するために別の容器へ移し替えると、
日時が経過して中身がどんな医薬品で
あったか分からなくなってしまうこと
があり、誤用の原因となるおそれがあ
る。また、移し替えた容器が湿ってい
たり、汚れていたりした場合、医薬品
として適切な品質が保持できなくなる
おそれがある。☞第5章Ⅰ-1)⑩
(c)

4 × 点眼薬では、複数の使用者間で
使い回されると、万一、使用に際して
薬液に細菌汚染があった場合に、別の
使用者に感染するおそれがあるため、
「他の人と共用しないこと」等と記載
されている。☞第5章Ⅰ-1)⑩
(d)

5 × 医薬品は、適切な保管がなされ
ないと化学変化や雑菌の繁殖等を生じ
ることがあり、特にシロップ剤などは
変質しやすいため、開封後は冷蔵庫内
に保管されるのが望ましいとされてい
る。☞第5章Ⅰ-1)⑩(a)

問104 正解3 ▶製品表示

a × 使用期限の表示については、適
切な保存条件の下で製造後3年を超え
て性状及び品質が安定であることが確
認されている医薬品において法的な表
示義務はないが、流通管理等の便宜上、
外箱等に記載されるのが通常となって
いる。☞第5章Ⅰ-2)後段

b ○ 正しい。☞第5章Ⅰ-2)①

c ○ 正しい。☞第5章Ⅰ-2)後段

d × 可燃性ガスを噴射剤としている
エアゾール製品や消毒用アルコール等、

危険物に該当する製品における消防法
に基づく注意事項や、エアゾール製品
に対する高圧ガス保安法に基づく注意
事項等については、それぞれ法律上、
その容器への表示が義務づけられてい
る。☞第5章Ⅰ-1)⑩(d)
以上から、正しい組み合わせは「3」
となる。

問105 正解1 ▶緊急安全性情報

a、b ○ 正しい。☞第5章Ⅰ-3)
【緊急安全性情報】

c × 緊急安全性情報は、製造販売業
者及び行政当局による報道発表、(独)
医薬品医療機器総合機構による医薬品
医療機器情報配信サービスによる配信
(PMDAメディナビ)、製造販売業者
から医療機関や薬局等への直接配布、
ダイレクトメール、ファックス、電子
メール等による情報提供(1ヶ月以
内)等により情報伝達されるものであ
る。☞第5章Ⅰ-3)【緊急安全性情
報】

d × 緊急安全性情報は、医薬品、医
療機器又は再生医療等製品について緊
急かつ重大な注意喚起や使用制限に係
る対策が必要な状況にある場合に、厚
生労働省からの命令、指示、製造販売
業者の自主決定等に基づいて作成され
る。☞第5章Ⅰ-3)【緊急安全性情
報】
以上から、正しい組み合わせは「1」
となる。

問106 正解3 ▶安全性情報

a × (独)医薬品医療機器総合機構
のホームページには、一般用医薬品・
要指導医薬品の添付文書情報も掲載さ
れている。☞第5章Ⅰ-3)【総合機
構ホームページ】

b、c　○　正しい。☞第5章I－3）
【総合機構ホームページ】

d　○　正しい。☞第5章I－3）【医
薬品・医療機器等安全性情報】

以上から、正しい組み合わせは「3」
となる。

問107　正解3　▶副作用情報等の収集等

a　×　医薬品・医療機器等安全性情報
報告制度は、1967年3月より、約
3000の医療機関をモニター施設に指
定して、厚生省（当時）が直接副作用
報告を受ける「医薬品副作用モニター
制度」としてスタートした。☞第5章
Ⅱ－1－1）【医薬品・医療機器等安
全性情報報告制度】

b　○　正しい。☞第5章Ⅱ－1－1）
【医薬品・医療機器等安全性情報報告
制度】

c、d　○　正しい。☞第5章Ⅱ－1－
2）

注：令和6年4月一部改訂版「手引
き」では、法改正により「薬事・食品
衛生審議会」を「薬事審議会」に更新
された。

以上から、正しい組み合わせは「3」
となる。

問108　正解3　▶厚生労働大臣への報告

a　×　医薬品によるものと疑われる副
作用症例のうち、使用上の注意から予
測できないもので、非重篤な国内事例
は定期報告の対象とされている。☞第
5章別表5－4

b、c、d　○　正しい。☞第5章別表
5－4

以上から、正しい組み合わせは「3」
となる。

問109　正解4　▶健康被害の救済

1、2、3、5　×　正しくは、「（a
サリドマイド事件）・スモン事件等を
踏まえ、1979年に薬事法が改正され、
医薬品の市販後の安全対策の強化を図
るため、再審査・再評価制度の創設、
副作用等の報告制度の整備、（b　保健
衛生上）の危害の発生又は拡大を防止
するための緊急命令、廃棄・（c　回収
命令）に関する法整備等がなされた。」
となる。☞第5章Ⅲ

4　○　正しい。上記記述を参照。

問110　正解5　▶副作用被害救済制度

a　×　救済給付の対象となる健康被害
の程度としては、必ずしも入院治療が
行われた場合に限らず、入院治療が必
要と認められる場合であって、やむを
えず自宅療養を行った場合も含まれる。
☞第5章Ⅲ－2）（b）

b　×　製品不良など、製薬企業に損害
賠償責任がある場合や、無承認無許可
医薬品の使用による健康被害について
も救済制度の対象から除外されている。
☞第5章Ⅲ－2）（b）

c　×　健康被害を受けた本人（又は家
族）の給付請求を受けて、薬事・食品
衛生審議会の諮問・答申を経て、厚生
労働大臣が判定した結果に基づいて、
医療費、障害年金、遺族年金等の各種
給付が行われる。☞第5章Ⅲ－1）

d　×　救済給付業務に必要な費用のう
ち、給付費については、独立行政法人
医薬品医療機器総合機構法第19条の
規定に基づいて、製造販売業者から年
度ごとに納付される拠出金が充てられ
るほか、事務費については、その2分
の1相当額は国庫補助により賄われて
いる。☞第5章Ⅲ－1）

以上から、正しい組み合わせは「5」

令和5年　大阪（関西広域連合）

となる。

問 111　正解 4　▶被害救済制度の給付

a　×　遺族年金の請求の期限は、<u>死亡のときから 5 年以内。遺族年金を受けることができる先順位者が死亡した場合には、その死亡のときから 2 年以内</u>とされている。☞第 5 章Ⅲ－2）(a)

b　×　葬祭料の請求の期限は、遺族年金と同じく、<u>死亡のときから 5 年以内。遺族年金を受けることができる先順位者が死亡した場合には、その死亡のときから 2 年以内</u>とされている。☞第 5 章Ⅲ－2）(a)

c、d　○　正しい。☞第 5 章Ⅲ－2）(a)

以上から、正しい組み合わせは「4」となる。

問 112　正解 2　▶被害救済制度の対象

a、c　○　正しい。☞第 5 章Ⅲ－2）(b)

b　×　いわゆる健康食品として販売されたもののほか、<u>個人輸入により入手された医薬品を含む。）の使用による健康被害については救済制度の対象から除外されている。</u>☞第 5 章Ⅲ－2）(b)

d　×　<u>救済制度の対象とならない医薬品が定められており</u>、要指導医薬品又は一般用医薬品では、殺虫剤・殺鼠剤、殺菌消毒剤（人体に直接使用するものを除く）、一般用検査薬、一部の日局収載医薬品（精製水、ワセリン等）が該当する。☞第 5 章Ⅲ－2）(b)

以上から、正しい組み合わせは「2」となる。

問 113　正解 1　▶医薬品の安全対策

a　○　正しい。☞第 5 章Ⅳ (a)

b　○　正しい。☞第 5 章Ⅳ (d)

c　○　正しい。☞第 5 章Ⅳ (b)

d　×　2003 年 5 月までに、一般用かぜ薬の使用によると疑われる間質性肺炎の発生事例が、計 26 例報告された。厚生労働省では、同年 6 月、一般用かぜ薬全般につき使用上の注意の改訂を指示することとした。☞第 5 章Ⅳ (c)

以上から、正しい組み合わせは「1」となる。

問 114　正解 4　▶解熱鎮痛薬

a　×　緑内障の診断を受けた人は、眼圧が上昇し、緑内障を悪化させるおそれがあるためパパベリン塩酸塩を、また、抗コリン作用によって房水流出路（房水通路）が狭くなり、眼圧が上昇し、緑内障を悪化させるおそれがあるため、<u>抗コリン成分が配合された鼻炎用内服薬・鼻炎用点鼻薬、ペントキシベリンクエン酸塩、スコポラミン臭化水素酸塩水和物、ロートエキス、ジフェニドール塩酸塩、ジフェンヒドラミン塩酸塩等を主な成分とする薬を使用する前に相談することとされているが、いずれも、問題の解熱鎮痛薬には含まれていない。</u>☞第 5 章別表 5－2

b　○　正しい。☞第 5 章別表 5－2

c　×　てんかんの診断を受けた人は、中枢神経系の興奮作用により、てんかんの発作を引き起こすおそれがあるため、<u>ジプロフィリンを主な成分とする薬を使用する前に相談することとされているが、問題の解熱鎮痛薬には含まれていない。</u>☞第 5 章別表 5－2

d　○　正しい。☞第 5 章別表 5－2

以上から、正しい組み合わせは「4」となる。

問115　正解3　▶内服用の一般用医薬品

1　×　胃・十二指腸潰瘍の診断を受けた人については、胃・十二指腸潰瘍を悪化させるおそれがあるため、アスピリン等を主な成分とする薬を使用する前に相談することとされているが、下痢症状の副作用が発現するおそれがあるためとはされていない。☞第5章別表5-2

2　×　腎臓病の診断を受けた人については、ナトリウム、カルシウム、マグネシウム等の無機塩類の排泄が遅れたり、体内貯留が現れやすいため、制酸成分を主体とする胃腸薬、酸化マグネシウム、水酸化マグネシウム、硫酸マグネシウム等のマグネシウムを含む成分、硫酸ナトリウムが配合された瀉下薬を使用する前に相談することとされているが、次硝酸ビスマスは含まれていない。☞第5章別表5-2

3　○　正しい。☞第5章別表5-2

4、5　×　胃・十二指腸潰瘍の診断を受けた人については、胃・十二指腸潰瘍を悪化させるおそれがあるため、アスピリン、アスピリンアルミニウム、エテンザミド、イソプロピルアンチピリン、アセトアミノフェン、サリチルアミドを主な成分とする薬を使用する前に相談することとされているが、次硝酸ビスマスは含まれていない。☞第5章別表5-2

問116　正解2　▶血栓のある人等

1　×　アスピリンについては、胃・十二指腸潰瘍、肝臓病、心臓病、腎臓病の診断を受けた人については、薬を使用する前に相談することとされているが、血栓のある人（脳血栓、心筋梗塞、血栓静脈炎等）、血栓症を起こすおそれのある人は対象とされていない。

☞第5章別表5-2

2　○　正しい。☞第5章別表5-2

3　×　アセトアミノフェンについては、胃・十二指腸潰瘍、肝臓病、心臓病、腎臓病の診断を受けた人については、薬を使用する前に相談することとされているが、血栓のある人（脳血栓、心筋梗塞、血栓静脈炎等）、血栓症を起こすおそれのある人は対象とされていない。☞第5章別表5-2

4　×　タンニン酸アルブミンについては、タンニン酸アルブミンは、乳製カゼインを由来としているため、本剤又は本剤の成分、牛乳によるアレルギー症状を起こしたことがある人については使用（服用）しないこととされているが、血栓のある人（脳血栓、心筋梗塞、血栓静脈炎等）、血栓症を起こすおそれのある人は対象とされていない。☞第5章別表5-1・5-2

5　×　グリチルリチン酸二カリウムについては、高齢者は、心悸亢進、血圧上昇、糖代謝促進を起こしやすいため、また、偽アルドステロン症を生じやすいため、相談することとされているが、血栓のある人（脳血栓、心筋梗塞、血栓静脈炎等）、血栓症を起こすおそれのある人は対象とされていない。☞第5章別表5-2

問117　正解5　▶鼻炎用内服薬

a、b、d　○　正しい。プソイドエフェドリン塩酸塩については、本剤又は本剤の成分によりアレルギー症状を起こしたことがある人、前立腺肥大による排尿困難の症状がある人、心臓病・高血圧・甲状腺機能障害・糖尿病の診断を受けた人については使用（服用）しないこととされているが、激しい腹痛又は吐き気・嘔吐の症状がある

59

人については、ヒマシ油が配合された瀉下薬は急性腹症（腸管の狭窄、閉塞、腹腔内器官の炎症等）の症状である可能性があるため、使用（服用）しないこととされている。☞第5章別表5－1

c　×　上記記述を参照。

以上から、正しい組み合わせは「5」となる。

問118　正解5　▶胃腸薬の添付文書等

a、d　○　正しい。☞第5章別表5－1

b　×　テプレノンは、胃粘膜保護・修復成分の作用を期待して用いられるが、まれに重篤な副作用として肝機能障害を生じることがあり、肝臓病の診断を受けた人は、服用前に医師、または薬剤師に相談をするべきとされている。第3章Ⅲ－1－2）(d)①
注：第5章別表5－1・2には記載されていない。

c　×　ロートエキスを主な成分とする止瀉薬は、眠気等の症状が懸念されるため、服用後、乗物又は機械類の運転操作をしないこと、また、授乳中の人は、乳児に頻脈を起こすおそれがあるため、本剤を服用しないか、本剤を服用する場合は授乳を避けることとされている。☞第5章別表5－1

以上から、正しい組み合わせは「5」となる。

問119　正解2　▶相談すること

a、c、d　○　正しい。☞第5章別表5－2

b　×　スクラルファートを含む成分が配合された胃腸薬、胃腸鎮痛鎮痙薬については、腎臓病の診断を受けた人は、「過剰のアルミニウムイオンが体内に貯留し、アルミニウム脳症、アルミニウム骨症を生じるおそれがあるため」、また、「使用する場合には、医療機関において定期的に血中アルミニウム、リン、カルシウム、アルカリフォスファターゼ等の測定を行う必要があるため」に、相談することとされている。☞第5章別表5－2

以上から、正しい組み合わせは「2」となる。

問120　正解1　▶運転操作をしないこと

1　○　正しい。☞第5章別表5－1

2　×　イブプロフェンについては、一般用医薬品では、小児向けの製品はないため、15歳未満の小児は、使用（服用）しないこととされている。☞第5章別表5－1

3　×　メチルエフェドリン塩酸塩については、授乳中の人は、乳汁中に移行する可能性があるため、高齢者では、心悸亢進、血圧上昇、糖代謝促進を起こしやすいため、甲状腺機能障害、甲状腺機能亢進症の診断を受けた人では、甲状腺機能亢進症の主症状は、交感神経系の緊張等によってもたらされており、交感神経系を興奮させる成分は、症状を悪化させるおそれがあるため、高血圧の診断を受けた人では、交感神経興奮作用により血圧を上昇させ、高血圧を悪化させるおそれがあるため、糖尿病の診断を受けた人では、肝臓でグリコーゲンを分解して血糖値を上昇させる作用があり、糖尿病の症状を悪化させるおそれがあるため、いずれも相談することとされている。☞第5章別表5－2

4　×　芍薬甘草湯については、心臓病の診断を受けた人では、徐脈又は頻脈を引き起こし、心臓病の症状を悪化さ

せるおそれがあるため、使用（服用）しないこととされている。また、これを含む漢方製剤は、うっ血性心不全、心室頻拍の副作用が現れることがあるため、症状があるときのみの服用にとどめ、連用しないこととされている。☞第5章別表5-1

5　✕　ビサコジル等の刺激性瀉下成分が配合された瀉下剤については、腸管粘膜への刺激が大きくなり、腸管粘膜に炎症を生じるおそれがあるため、大量に使用（服用）しないこととされている。また、はげしい腹痛、吐き気・嘔吐の症状がある人は、急性腹症（腸

管の狭窄、閉塞、腹腔内器官の炎症等）の可能性があり、瀉下薬や浣腸薬の配合成分の刺激によって、その症状を悪化させるおそれがあるため、ビサコジルを主薬とする坐薬の使用は相談することとされている。☞第5章別表5-1・5-2

注：令和6年4月一部改訂版「手引き」では、第5章別表5-1の「かぜ薬、鎮咳去痰薬の乗物・機械類の運転操作に係る注意」にデキストロメトルファン臭化水素酸塩水和物等が追記された。

●自律神経系の働き　　　　　　　　　　☞第2章I-4-2）

効果器	交感神経系	副交感神経系
目	瞳孔散大	瞳孔収縮
唾液腺	少量の粘性の高い唾液を分泌	唾液分泌亢進
心臓	心拍数増加	心拍数減少
末梢血管※	収縮（→血圧上昇）	拡張（→血圧降下）
気管、気管支	拡張	収縮
胃	血管の収縮	胃液分泌亢進
腸	運動低下	運動亢進
肝臓	グリコーゲンの分解（ブドウ糖の放出）	グリコーゲンの合成
皮膚	立毛筋収縮	—
汗腺	発汗亢進	—
膀胱	排尿筋の弛緩（→排尿抑制）	排尿筋の収縮（→排尿促進）

※骨格筋の血管平滑筋など、交感神経系への刺激で拡張するものもある。

模擬試験問題 1　解答・解説

医薬品に共通する特性と基本的な知識

問 1　正解 1　▶医薬品の本質

a、b　○　正しい。☞第 1 章 I − 1）中段、前段

c　×　一般用医薬品は、一般の生活者が自ら選択し、使用するものであるが、一般の生活者においては、添付文書や製品表示に記載された内容を見ただけでは、効能効果や副作用等について誤解や認識不足を生じることもある。☞第 1 章 I − 1）中段

d　×　検査薬の検査結果については、正しい解釈や判断がなされなければ医療機関を受診して適切な治療を受ける機会を失うおそれがある。☞第 1 章 I − 1）前段

以上から、正しい組み合わせは「1」となる。

問 2　正解 2　▶医薬品のリスク評価

a、b、c　○　正しい。☞第 1 章 I − 2）

d　×　製造販売後安全管理の基準として Good Vigilance Practice（GVP）が制定されている。☞第 1 章 I − 2）

以上から、正しい組み合わせは「2」となる。

問 3　正解 3　▶健康食品

a　×　「機能性表示食品」は、事業者の責任で科学的根拠をもとに疾病に罹患していない者の健康維持及び増進に役立つ機能を商品のパッケージに表示するものとして国に届け出された商品である。☞第 1 章 I − 2）

b、d　○　正しい。☞第 1 章 I − 2）

c　×　「特定保健用食品」は、身体の生理機能などに影響を与える保健機能成分を含むもので、個別に（一部は規格基準に従って）特定の保健機能を示す有効性や安全性などに関する国の審査を受け、許可されたものである。☞第 1 章 I − 2）

以上から、正しい組み合わせは「3」となる。

問 4　正解 1　▶薬理作用やアレルギー

a　○　正しい。☞第 1 章 II − 1）（a）

b　○　正しい。☞第 1 章 II − 1）（b）

c　×　普段は医薬品にアレルギーを起こしたことがない人でも、病気等に対する抵抗力が低下している状態などの場合には、医薬品がアレルゲンになることがあり、思わぬアレルギーを生じることがある。☞第 1 章 II − 1）（b）

d　×　医薬品の中には、鶏卵や牛乳等を原材料として作られているものがあるため、それらに対するアレルギーがある人では使用を避けなければならない場合もある。☞第 1 章 II − 1）（b）

以上から、正しい組み合わせは「1」となる。

問 5　正解 3　▶小児

a　○　正しい。☞第 1 章 II − 4）（a）、（d）前段

b　×　医薬品の量を減らして小児へ与えるような安易な使用は避け、必ず年齢に応じた用法用量が定められているものを使用する。☞第 1 章 II − 4）（a）前段

c　×　小児は大人と比べて身体の大きさに対して腸が長く、服用した医薬品

の吸収率が相対的に高い。☞第１章Ⅱ
－４）（a）前段
以上から、正しい組み合わせは「３」
となる。

問６　正解３　▶医薬品の使用等
a、c、d　○　正しい。☞第１章Ⅱ－
２）（a）
b　×　一般用医薬品にも習慣性・依存
性がある成分を含んでいるものがあり、
そうした医薬品がしばしば乱用される
ことが知られている。☞第１章Ⅱ－
２）（b）
以上から、正しい組み合わせは「３」
となる。

問７　正解４　▶小児等の医薬品の使用
a　○　正しい。☞第１章Ⅱ－４）（a）
後段
b　○　正しい。☞第１章Ⅱ－４）（a）
前段
c　○　正しい。☞第１章Ⅱ－４）（a）
中段
d　×　乳幼児の誤飲・誤用事故の場合
には、通常の使用状況から著しく異な
るため、想定しがたい事態につながる
おそれがある。このような場合には、
一般用医薬品であっても高度に専門的
判断が必要となることが多いので、応
急処置等について関係機関の専門家に
相談し、又は様子がおかしいようであ
れば医療機関に連れて行くなどの対応
がなされることが必要である。☞第１
章Ⅱ－４）（a）後段
以上から、正しい組み合わせは「４」
となる。
注：小児の定義（年齢区分）は、令和
４年３月版「手引き」で改正された。

問８　正解４　▶一般用医薬品の役割
a、b、c、d　○　正しい。☞第１章
Ⅲ－１）
以上から、正しい組み合わせは「４」
となる。

問９　正解２　▶妊婦等の医薬品使用
１、３、４　○　正しい。☞第１章Ⅱ－
４）（c）
２　×　胎盤には、胎児の血液と母体の
血液とが混ざらない仕組み（血液－胎
盤関門）がある。☞第１章Ⅱ－４）
（c）

問10　正解１　▶プラセボ効果
ア、イ、ウ、エ　○　正しい。☞第１章
Ⅱ－５）
以上から、正しい組み合わせは「１」
となる。

問11　正解４　▶セルフメディケーション
１、２、３　○　正しい。☞第１章Ⅰ－
４）
４　×　令和４年１月の見直しにより、
スイッチOTC医薬品以外にも腰痛や
肩こり、風邪やアレルギーの諸症状に
対応する一般用医薬品が税制の対象と
なっている。☞第１章Ⅰ－４）
注：セルフメディケーションの記述は、
令和４年３月版「手引き」で加えられ
た。

問12　正解１　▶販売時の確認事項
a、b　○　正しい。☞第１章Ⅲ－２）
後段
c　×　購入者等が適切な医薬品を選択
し、必要な注意を払って適正に使用し
ていくためには、医薬品の販売に従事
する専門家が、可能な限り、購入者等
側の個々の状況の把握に努めることが

重要となる。☞第1章Ⅲ－2）中段

d　×　医薬品の販売等に従事する専門家が購入者等から確認しておきたい基本的なポイントとしては、何のためにその医薬品を購入しようとしているか（購入者等側のニーズ、購入の動機）、アレルギーや医薬品による副作用等の経験、他の医薬品の使用などがある。☞第1章Ⅲ－2）中段

以上から、正しい組み合わせは「1」となる。

問13　正解4　▶コミュニケーション

a、d　○正しい。☞第1章Ⅲ－2）

b　×　一般用医薬品の販売等に従事する専門家においては、購入者等に対して常に科学的な根拠に基づいた正確な情報提供を行い、セルフメディケーションを適切に支援していくことが期待されている。☞第1章Ⅲ－1）

c　×　情報提供は必ずしも医薬品の販売に結びつけるのでなく、医療機関の受診を勧めたり（受診勧奨）、医薬品の使用によらない対処を勧めることが適切な場合があることにも留意する必要がある。☞第1章Ⅲ－1）

以上から、正しい組み合わせは「4」となる。

問14　正解4　▶治療中の人への配慮

a、b　○　正しい。☞第1章Ⅱ－4）(e)

c　×　医療機関・薬局で交付された薬剤を使用している人については、登録販売者において一般用医薬品との併用の可否を判断することは困難なことが多く、その薬剤を処方した医師若しくは歯科医師又は調剤を行った薬剤師に相談するよう説明する必要がある。しかし、併用の可否の判断を登録販売者

に義務付けてはいない。☞第1章Ⅱ－4）(e)

以上から、正しい組み合わせは「4」となる。

問15　正解1　▶販売時の確認事項

ア、イ、ウ、エ　○　正しい。☞第1章Ⅲ－2）

以上から、正しい組み合わせは「1」となる。

問16　正解2　▶医薬品の品質

a、c、d　○　正しい。☞第1章Ⅱ－6）

b　×　配合されている成分（有効成分及び添加物成分）には、高温や多湿、光（紫外線）等によって品質の劣化（変質・変敗）を起こしやすいものが多い。☞第1章Ⅱ－6）

以上から、正しい組み合わせは「2」となる。

問17　正解5　▶サリドマイド訴訟

a　×　サリドマイドは催眠鎮静成分として承認され、その鎮静作用を目的として、胃腸薬にも配合された。☞第1章Ⅳ－2）(a)

b、c、d　○　正しい。☞第1章Ⅳ－2）(a)

以上から、正しい組み合わせは「5」となる。

問18　正解2　▶スモン訴訟

1、3、4　○　正しい。☞第1章Ⅳ－2）(b)

2　×　スモン訴訟は、1971年5月に国及び製薬企業を被告として提訴された。☞第1章Ⅳ－2）(b)

問19　正解4　▶HIV訴訟

a　×　血友病患者が、ヒト免疫不全ウイルス（HIV）が混入した原料血漿から製造された血液凝固因子製剤の投与を受けたことにより、HIVに感染したことに対する損害賠償訴訟である。☞第1章Ⅳ－2）(c)

b、d　○　正しい。☞第1章Ⅳ－2）(c)

c　×　サリドマイド訴訟、スモン訴訟を契機として、1979年、医薬品の副作用による健康被害の迅速な救済を図るため、医薬品副作用被害救済制度が創設された。☞第1章Ⅳ－2）(b)
以上から、正しい組み合わせは「4」となる。

問20　正解3　▶薬害及び薬害の訴訟

a　×　医薬品の副作用被害やいわゆる薬害は、医薬品が十分注意して使用されたとしても起こり得るものである。☞第1章Ⅳ－1）

b　○　正しい。☞第1章Ⅳ－2）(e)

c　×　サリドマイド製剤、キノホルム製剤については、過去に一般用医薬品として販売されていたこともある。☞第1章Ⅳ－2）後段

d　○　正しい。☞第1章Ⅳ－2）後段
以上から、正しい組み合わせは「3」となる。

人体の働きと医薬品

問21　正解2　▶消化器系

1　×　膵臓は、胃の後下部に位置する細長い臓器で、膵液を十二指腸へ分泌する。膵液は弱アルカリ性で、胃で酸性となった内容物を中和するのに重要である。☞第1章Ⅳ－2）(e)

2　○　正しい。☞第2章Ⅰ－1－1）(a)③

3　×　食道から送られてきた内容物は、数時間、胃内に滞留する。滞留時間は、炭水化物主体の食品の場合には比較的短く、脂質分の多い食品の場合には比較的長い。☞第2章Ⅰ－1－1）(c)

4　×　ペプシノーゲンは胃酸によって、タンパク質を消化する酵素であるペプシンとなり、胃酸とともに胃液として働く。☞第2章Ⅰ－1－1）(c)

問22　正解2　▶消化器系

a　○　正しい。☞第2章Ⅰ－1－1）(c)

b　×　炭水化物主体の食品は、脂質分の多い食品に比べ、胃内での滞留時間が短い。☞第2章Ⅰ－1－1）(c)

c　○　正しい。☞第2章Ⅰ－1－1）(b)

d　○　正しい。☞第2章Ⅰ－1－1）
以上から、正しい組み合わせは「2」となる。

問23　正解3　▶薬の体内での働き

1、2、4、5　×　正しくは「循環血液中に移行した有効成分は、血流によって全身の組織・器官へ運ばれて作用するが、多くの場合、標的となる細胞に存在する受容体、酵素、トランスポーターなどの（3　タンパク質）と結合し、その機能を変化させることで

模擬試験問題1

65

薬効や副作用を現す。」となる。☞第
2章Ⅱ－2）

3 ○ 正しい。上記記述を参照。

問24 正解3 ▶呼吸器系

a ○ 正しい。☞第2章Ⅰ－1－2）

b × 咽頭は、鼻腔と口腔につながっ
ており、咽頭は消化管と気道の両方に
属する。☞第2章Ⅰ－1－2）（b）

c × 肺胞の壁は非常に薄くできてい
て、周囲を毛細血管が網のように取り
囲んでいる。☞第2章Ⅰ－1－2）
（d）

d ○ 正しい。☞第2章Ⅰ－1－2）
（d）

以上から、正しい組み合わせは「3」
となる。

問25 正解3 ▶循環器系

a × 心臓の右側部分（右心房、右心
室）は、全身から集まってきた血液を
肺へ送り出す。☞第2章Ⅰ－1－3）
（a）

b、c ○ 正しい。☞第2章Ⅰ－1－
3）（b）

d × 単球は、白血球の約5％と少な
いが最も大きく、強い食作用を持つ。
☞第2章Ⅰ－1－3）（c）②【白血
球】ⅲ）

以上から、正しい組み合わせは「3」
となる。

問26 正解2 ▶泌尿器系

a ○ 正しい。☞第2章Ⅰ－1－4）
（a）

b × 膀胱の出口にある膀胱括約筋が
緩むと、同時に膀胱壁の排尿筋が収縮
し、尿が尿道へと押し出される。☞第
2章Ⅰ－1－4）（b）【膀胱】

c ○ 正しい。☞第2章Ⅰ－1－4）

（b）【尿道】

d × 副腎皮質では、副腎皮質ホル
モンが産生・分泌される。副腎皮質ホル
モンの一つであるアルドステロンは、
体内に塩分と水を貯留し、カリウムの
排泄を促す作用があり、電解質と水分
の排出調節の役割を担っている。☞第
2章Ⅰ－1－4）（a）【副腎】

以上から、正しい組み合わせは「2」
となる。

問27 正解3 ▶血液

a ○ 正しい。☞第2章Ⅰ－1－2）
（c）

b ○ 正しい。☞第2章Ⅰ－1－3）
（c）②【血小板】

c × リンパ球は、白血球の約1／3
を占め、血液のほかリンパ液にも分布
して循環している。☞第2章Ⅰ－1－
3）（c）②【白血球】ⅱ）

d ○ ☞第2章Ⅰ－1－3）（c）②正
しい。【血小板】

以上から、正しい組み合わせは「3」
となる。

問28 正解5 ▶脳や神経系の働き

a × 気管及び気管支は、副交感神経
系が活発になると収縮する。☞第2章
Ⅰ－4－2）

b × 目の瞳孔は、交感神経系が活発
になると散大する。☞第2章Ⅰ－4－
2）

c ○ 正しい。☞第2章Ⅰ－4－1）

d × 延髄には、心拍数を調節する心
臓中枢、呼吸を調節する呼吸中枢等が
ある。☞第2章Ⅰ－4－1）

以上から、正しい組み合わせは「5」
となる。

問29　正解5　▶目

a　×　眼瞼は、素早くまばたき運動ができるよう、皮下組織が少なく薄くできているため、内出血や裂傷を生じやすい。また、むくみ（浮腫）等、全身的な体調不良（薬の副作用を含む）の症状が現れやすい部位である。☞第2章Ⅰ-2-1）(b)【眼瞼（まぶた）】

b、c　○　正しい。☞第2章Ⅰ-2-1）(b)【涙器】

d　○　正しい。☞第2章Ⅰ-2-1）(a)

以上から、正しい組み合わせは「5」となる。

問30　正解1　▶鼻及び耳

a　○　正しい。☞第2章Ⅰ-2-2）(a)

b　○　正しい。☞第2章Ⅰ-2-1）(b)

c　×　外耳道を伝わってきた音は、鼓膜を振動させる。鼓室の内部では、互いに連結した微細な3つの耳小骨が鼓膜の振動を増幅して、内耳へ伝導する。☞第2章Ⅰ-2-3）(b)

d　○　正しい。☞第2章Ⅰ-2-3）(b)

以上から、正しい組み合わせは「1」となる。

問31　正解4　▶外皮系

1、2、3　○　正しい。☞第2章Ⅰ-3-1）前段、中段

4　×　汗腺には、腋窩（わきのした）などの毛根部に分布するアポクリン腺（体臭腺）と、手のひらなど毛根がないところも含め全身に分布するエクリン腺の二種類がある。☞第2章Ⅰ-3-1）後段

問32　正解3　▶皮膚、骨

a、d　○　正しい。☞第2章Ⅰ-3-1）前段

b　×　骨には、身体各部の支持機能、臓器保護機能、運動機能、造血機能、貯蔵機能といった機能がある。☞第2章Ⅰ-3-2）

c　×　骨は生きた組織であり、成長が停止した後も一生を通じて破壊（骨吸収）と修復（骨形成）が行われて沈着する。吸収と形成のバランスが取られることにより、一定の骨密度が保たれている。☞第2章Ⅰ-3-2）

以上から、正しい組み合わせは「3」となる。

問33　正解3　▶脾臓及びリンパ系

a　○　正しい。☞第2章Ⅰ-1-3）(d)

b　×　リンパ液の流れは主に骨格筋の収縮によるものであり、流速は血流に比べて緩やかである。☞第2章Ⅰ-1-3）(e)

c　○　正しい。☞第2章Ⅰ-1-3）(d)

d　○　正しい。☞第2章Ⅰ-1-3）(e)

以上から、正しい組み合わせは「3」となる。

問34　正解3　▶骨格系及び筋組織

a、b　○　正しい。☞第2章Ⅰ-3-2）注

c　×　腱は結合組織のみでできているため、伸縮性はあまりない。☞第2章Ⅰ-3-3）

d　×　骨格筋は、収縮力が強く、自分の意識どおりに動かすことができる随意筋であるが、疲労しやすく、長時間の動作は難しい。骨格筋の疲労は、筋

組織の収縮性が低下する現象である。
☞第2章Ⅰ-3-3）
以上から、正しい組み合わせは「3」
となる。

問35　正解5　▶有効成分の吸収
a、d　○　正しい。☞第2章Ⅱ-1）
（a）①
b　×　循環血液中に入った坐剤の有効
成分は、初めに肝臓で代謝を受けるこ
となく全身に分布する。☞第2章Ⅱ-
1）（a）②
c　○　正しい。☞第2章Ⅱ-1）（a）
②
以上から、正しい組み合わせは「5」
となる。

問36　正解2　▶全身的に現れる副作用
a　○　正しい。☞第2章Ⅲ-1-1）
b　×　皮膚粘膜眼症候群は、発症の可
能性がある医薬品の種類も多いため、
発症の予測は極めて困難である。☞第
2章Ⅲ-1-2）（a）
c　×　偽アルドステロン症は、体内に
塩分（ナトリウム）と水が貯留し、体
からカリウムが失われることによって
生じる病態である。☞第2章Ⅲ-1-
4）
d　○　正しい。☞第2章Ⅲ-1-2）
（b）
以上から、正しい組み合わせは「2」
となる。

問37　正解4　▶アナフィラキシー
a　×　ショック（アナフィラキシー）
は、生体異物に対する即時型のアレル
ギー反応の一種である。☞第2章Ⅲ-
1-1）
b、c、d　○　正しい。☞第2章Ⅲ-
1-1）

以上から、正しい組み合わせは「4」
となる。

問38　正解1　▶医薬品の副作用
a　○　正しい。☞第2章Ⅲ-2-3）
b　×　厚生労働省では「重篤副作用疾
患別対応マニュアル」を作成し、公表
している。本マニュアルが対象とする
重篤副作用疾患の中には、一般用医薬
品によって発生する副作用も含まれて
いる。☞第2章Ⅲ
c　○　正しい。☞第2章Ⅲ
d　×　法の規定に基づき、薬局開設者、
病院、診療所若しくは飼育動物診療施
設の開設者又は医師、歯科医師、薬剤
師、登録販売者、獣医師その他の医薬
関係者は、医薬品の副作用等によるも
のと疑われる健康被害の発生を知った
場合において、保健衛生上の危害の発
生又は拡大を防止するため必要がある
と認めるときは、その旨を厚生労働大
臣に報告しなければならないとされて
いる。☞第5章Ⅱ-1-1）【医薬
品・医療機器等安全性情報報告制度】
以上から、正しい組み合わせは「1」
となる。

問39　正解5　▶偽アルドステロン症
a　×　偽アルドステロン症は、体内に
塩分（ナトリウム）と水が貯留し、体
からカリウムが失われることによって
生じる病態である。☞第2章Ⅲ-1-
4）
b　×　副腎皮質からのアルドステロン
分泌が増加していないにもかかわらず
このような状態となることから、偽ア
ルドステロン症と呼ばれている。☞第
2章Ⅲ-1-4）
c　×　主な症状に、手足の脱力、血圧
上昇、筋肉痛、こむら返り、倦怠感、

手足のしびれ、頭痛、むくみ（浮腫）、喉の渇き、吐きけ・嘔吐等があり、病態が進行すると、筋力低下、起立不能、歩行困難、痙攣等を生じる。☞第2章Ⅲ-1-4）

d ○ 正しい。☞第2章Ⅲ-1-4）

以上から、正しい組み合わせは「5」となる。

問40　正解4　▶泌尿器系の副作用

a × 副交感神経系の機能を抑制する作用がある成分が配合された医薬品を使用すると、膀胱の排尿筋の収縮が抑制され、尿が出にくい、尿が少ししか出ない、残尿感がある等の症状を生じることがある。☞第2章Ⅲ-3-4）（b）

b × 医薬品の使用による排尿困難等は、進行すると、尿意があるのに尿が全く出なくなったり（尿閉）、下腹部が膨満して激しい痛みを感じるようになる。これらの症状は前立腺肥大等の基礎疾患がない人でも現れることが知られており、男性に限らず女性においても報告されている。☞第2章Ⅲ-3-4）（b）

c ○ 正しい。☞第2章Ⅲ-3-4）（c）

d ○ 正しい。☞第2章Ⅲ-3-4）（a）注

以上から、正しい組み合わせは「4」となる。

主な医薬品とその作用

問41　正解4　▶かぜ（感冒）

a × 俗に「お腹にくるかぜ」などと呼ばれ、冬場に発熱や頭痛を伴って悪心・嘔吐や、下痢等の消化器症状が現れた場合は、かぜではなく、ウイルスが消化器に感染したことによるウイルス性胃腸炎である場合が多い。☞第3章Ⅰ-1-1）

b ○ 正しい。☞第3章Ⅰ-1-1）

c × サリチルアミド、エテンザミドについては、15歳未満の小児で水痘（水疱瘡）又はインフルエンザにかかっているときは使用を避ける必要がある。☞第3章Ⅰ-1-2）（a）

d ○ 正しい。☞第3章Ⅰ-1-2）（d）

以上から、正しい組み合わせは「4」となる。

問42　正解4　▶解熱鎮痛成分の働き等

a × 解熱に関しては、中枢神経系におけるプロスタグランジンの産生抑制作用のほか、腎臓における水分の再吸収を促して循環血流量を増し、発汗を促進する作用も寄与している。☞第3章Ⅰ-2-2）（a）【化学的に合成された成分】

b、c ○ 正しい。☞第3章Ⅰ-2-2）（a）【化学的に合成された成分】

d × 喘息については「アスピリン喘息」としてよく知られているが、これはアスピリン特有の副作用ではなく、他の解熱鎮痛成分でも生じる可能性がある。☞第3章Ⅰ-2-2）（a）【化学的に合成された成分】

以上から、正しい組み合わせは「4」となる。

問43　正解1　▶かぜ薬の成分

a　○　正しい。☞第3章Ⅰ-1-2）(a)

b　○　正しい。☞第3章Ⅰ-1-2）(b)

c　○　正しい。☞第3章Ⅰ-1-2）(d)

以上から、正しい組み合わせは「1」となる。

問44　正解3　▶眠気を防ぐ薬の配合成分

1、2、4　○　正しい。☞第3章Ⅰ-4-1）

3　×　授乳中の女性がカフェインを大量に摂取したり、カフェインを連用したりした場合には、乳児の体内にカフェインが蓄積して、頻脈や不眠等を引き起こす可能性がある。☞第3章Ⅰ-4-1）

問45　正解2　▶漢方処方製剤

a　○　正しい。☞第3章Ⅰ-1-2）(g)②

b　×　問題文は小柴胡湯についてのものである。☞第3章Ⅰ-1-2）(g)③

c　×　問題文は桂枝湯についてのものである。☞第3章Ⅰ-1-2）(g)⑤

d　○　正しい。☞第3章Ⅰ-1-2）(g)①

以上から、正しい組み合わせは「2」となる。

問46　正解1　▶眠気を促す薬

ア　○　正しい。☞第3章Ⅰ-3-1）(b)

イ　○　正しい。☞第3章Ⅰ-3-1）(a)

ウ　×　抗ヒスタミン成分を主薬とする催眠鎮静薬は、睡眠改善薬として一時的な睡眠障害（寝つきが悪い、眠りが浅い）の緩和に用いられるものであり、慢性的に不眠症状がある人や、医療機関において不眠症の診断を受けている人を対象とするものではない。☞第3章Ⅰ-3-1）(a)

エ　○　正しい。☞第3章Ⅰ-3-1）(a)

以上から、正しい組み合わせは「1」となる。

問47　正解3　▶乗物酔い防止薬

a　×　乗物酔い防止薬には、主として吐きけを抑えることを目的とした成分も配合されるが、つわりに伴う吐きけへの対処として使用することは適当でない。☞第3章Ⅰ-5-1）

b　○　正しい。☞第3章Ⅰ-5-1）(a)

c　×　メクリジン塩酸塩は、他の抗ヒスタミン成分と比べて作用が現れるのが遅く持続時間が長く、これも専ら乗物酔い防止薬に配合されている。☞第3章Ⅰ-5-1）(b)

d　○　正しい。☞第3章Ⅰ-5-1）(e)

以上から、正しい組み合わせは「3」となる。

問48　正解4　▶鎮咳去痰薬の配合成分

a、d　○　正しい。☞第3章Ⅱ-1-2）(b)

b　×　ゴミシは、マツブサ科のチョウセンゴミシの果実を基原とする生薬で、鎮咳作用を期待して用いられる。咳嗽中枢を鎮静させる作用を示すとされるのは、バラ科のホンアンズ、アンズ等の種子を基原とする生薬であるキョウニンである。☞第3章Ⅱ-1-2）

(g) ①、③

c × 粘液成分の含量比を調整し痰の切れを良くする作用を示すものとして、カルボシステインがある。ブロムヘキシン塩酸塩は、分泌促進作用・溶解低分子化作用・線毛運動促進作用を示す。☞第3章Ⅱ-1-2）(c)

以上から、正しい組み合わせは「4」となる。

問49　正解4　▶漢方処方製剤の咳止め

a ○　正しい。☞第3章Ⅱ-1-2）(d)

b × 五虎湯は、構成生薬としてマオウを含む。☞第3章Ⅱ-1-2）●漢方処方製剤（d）

c ○　正しい。☞第3章Ⅱ-1-2）●漢方処方製剤（a）

d ○　正しい。☞第3章Ⅱ-1-2）●漢方処方製剤（c）

以上から、正しい組み合わせは「4」となる。

問50　正解1　▶胃の薬と配合成分

a ○　正しい。☞第3章Ⅲ-1-2）(c)

b ○　正しい。☞第3章Ⅲ-1-2）(a)

c × 問題文は、消化薬についての記述である。健胃薬は、弱った胃の働きを高めること（健胃）を目的とする医薬品である。配合される生薬成分は独特の味や香りを有し、唾液や胃液の分泌を促して胃の働きを活発にする作用があるとされる。☞第3章Ⅲ-1-1）

d × 過剰な胃液の分泌を抑える作用を期待して、副交感神経の伝達物質であるアセチルコリンの働きを抑えるロートエキスやピレンゼピン塩酸塩が

配合されている場合がある。☞第3章Ⅲ-1-2）(d) ④

以上から、正しい組み合わせは「1」となる。

問51　正解2　▶瀉下薬の配合成分

1 ○　正しい。☞第3章Ⅲ-2-2）(c) ① i

2 × ピコスルファートナトリウムは、胃や小腸では分解されないが、大腸に生息する腸内細菌によって分解されて、大腸への刺激作用を示すようになる。☞第3章Ⅲ-2-2）(c) ① ii【ビサコジル、ピコスルファートナトリウム】

3 ○　正しい。☞第3章Ⅲ-2-2）(c) ③

4 ○　正しい。☞第3章Ⅲ-2-2）(c) ⑤

問52　正解2　▶強心薬に含まれる成分

a × 1日用量中センソ5mgを超えて含有する医薬品は劇薬に指定されている。一般用医薬品では、1日用量が5mg以下となるよう用法・用量が定められている。☞第3章Ⅳ-1-2）(a) ①

b ○　正しい。☞第3章Ⅳ-1-2）(b) ①

c ○　正しい。☞第3章Ⅳ-1-2）(a) ②

以上から、正しい組み合わせは「2」となる。

問53　正解3　▶貧血及び貧血用薬

a × 鉄分は、赤血球が酸素を運搬する上で重要なヘモグロビンの産生に不可欠なミネラルである。☞第3章Ⅳ-3-1）

b ○　正しい。☞第3章Ⅳ-3-2）

（b）

c ○　正しい。☞第3章Ⅳ－3－2）
【主な副作用】

d ×　服用の前後30分に<u>タンニン酸</u>を含む飲食物（緑茶、紅茶、コーヒー、ワイン、柿等）を摂取すると、<u>タンニン酸と反応して鉄の吸収が悪くなる</u>ことがあるので、服用前後はそれらの摂取を控えることとされている。☞第3章Ⅳ－3－3）【相互作用】

以上から、正しい組み合わせは「3」となる。

問54　正解1　▶止瀉薬と配合成分

a、b ○　正しい。☞第3章Ⅲ－2－2）（b）①

c ×　ロペラミド塩酸塩は、発熱を伴う下痢や、血便のある場合又は粘液便が続くような場合は、本剤の適用対象でない可能性があり、症状の悪化、治療期間の延長を招くおそれがあるため、安易な使用は避けるべきである。なお、<u>本成分を含む一般用医薬品では、15歳未満の小児には適用がない。</u>☞第3章Ⅲ－2－2）（b）②

d ×　問題文は、<u>腸内殺菌成分についての記述</u>である。<u>天然ケイ酸アルミニウムは、腸管内の異常発酵等によって生じた有害な物質を吸着させることを目的として用いられる。</u>☞第3章Ⅲ－2－2）（b）③④

以上から、正しい組み合わせは「1」となる。

問55　正解2　▶胃の漢方処方製剤

a ×　問題文は<u>人参湯についての記述</u>である。安中散は選択肢dを参照。☞第3章Ⅲ－1－2）●漢方処方製剤（b）

b、c ○　正しい。☞第3章Ⅲ－1－

2）●漢方処方製剤（c）（d）

d ×　<u>問題文は安中散についての記述</u>である。人参湯は選択肢aを参照。☞第3章Ⅲ－1－2）●漢方処方製剤（a）

以上から、正しい組み合わせは「2」となる。

問56　正解2　▶血中コレステロール

1、3、4、5 ×　正しくは、「コレステロールは細胞の構成成分で、（a <u>副腎皮質ホルモン</u>）や胆汁酸等の生理活性物質の産生に重要な物質である。コレステロールは水に（b <u>溶けにくい</u>）物質であるため、血液中では血漿タンパク質と結合したリポタンパク質となって存在する。リポタンパク質は比重によっていくつかの種類に分類されるが、そのうち（c <u>低密度リポタンパク質</u>）は、コレステロールを肝臓から末梢組織へと運ぶリポタンパク質である。」となる。☞第3章Ⅳ－2－1）

2 ○　正しい。上記記述を参照。

問57　正解2　▶循環器用薬と配合成分

a ○　正しい。☞第3章Ⅳ－4－1）●生薬成分以外の成分（a）

b ×　<u>問題文は、ルチンについての記述</u>である。☞第3章Ⅳ－4－1）●生薬成分以外の成分（b）（c）

c ×　<u>問題文は、ヘプロニカートについての記述</u>である。☞第3章Ⅳ－4－1）●生薬成分以外の成分（b）（c）

d ○　正しい。☞第3章Ⅳ－4－1）●漢方処方製剤（a）

以上から、正しい組み合わせは「2」となる。

問58　正解2　▶痔及び痔疾用薬

a ×　<u>問題文は痔瘻についての記述</u>で

ある。裂肛は、一般に、「切れ痔」（又は「裂け痔」）と呼ばれる状態である。☞第3章Ⅴ－1－1）

b ×　外用痔疾用薬は局所に適用されるものであるが、坐剤及び注入軟膏では、成分の一部が直腸粘膜から吸収されて循環血流中に入りやすく、全身的な影響を生じることがある。☞第3章Ⅴ－1－2）●外用痔疾用薬

c ×　問題文は局所麻酔成分についての記述である。酸化亜鉛は、粘膜の保護・止血を目的として用いられる収斂保護止血成分である。☞第3章Ⅴ－1－2）●外用痔疾用薬（a）（e）②

d ○　正しい。☞第3章Ⅴ－1－2）●内用痔疾用薬（c）
以上から、正しい組み合わせは「2」となる。

問59　正解2　▶泌尿器系

a ○　正しい。☞第2章Ⅰ－1－4）（a）

b ×　腎臓には内分泌腺としての機能もあり、骨髄における赤血球の産生を促進するホルモンを分泌する。☞第2章Ⅰ－1－4）（a）

c ○　正しい。☞第2章Ⅰ－1－4）（a）【副腎】

d ×　副腎髄質では、自律神経系に作用するアドレナリン（エピネフリン）とノルアドレナリン（ノルエピネフリン）が産生・分泌される。☞第2章Ⅰ－1－4）（a）【副腎】
以上から、正しい組み合わせは「2」となる。

問60　正解4　▶婦人薬

ア ×　人工的に合成された女性ホルモンの一種であるエチニルエストラジオールは、エストラジオールを補充す

るものであるが、妊娠中の女性ホルモン成分の摂取によって胎児の先天性異常の発生が報告されており、妊婦又は妊娠していると思われる女性では使用を避ける必要がある。☞第3章Ⅵ－2）（a）

イ ×　エチニルエストラジオールには、膣粘膜又は外陰部に適用されるものがある。☞第3章Ⅵ－2）（a）

ウ ○　正しい。☞第3章Ⅵ－2）（b）①

エ ○　正しい。☞第3章Ⅵ－2）（c）
以上から、正しい組み合わせは「4」となる。

問61　正解4　▶アレルギー用薬

a ×　一般用医薬品のアレルギー用薬（鼻炎用内服薬を含む。）は、一時的な症状の緩和に用いられるものであり、長期の連用は避け、5～6日間使用しても症状の改善がみられない場合には、医師の診療を受けるなどの対応が必要である。第3章Ⅶ－3）【受診勧奨】

b ×　一般用医薬品（漢方処方製剤を含む。）には、アトピー性皮膚炎による慢性湿疹等の治療に用いることを目的とするものはないことから、アトピー性皮膚炎が疑われる場合やその診断が確定している場合は、医師の受診を勧めることが重要である。第3章Ⅶ－3）【受診勧奨】

c ○　正しい。第3章Ⅶ－3）【相互作用】

d ○　正しい。第3章Ⅶ－3）【受診勧奨】
以上から、正しい組み合わせは「4」となる。

問62　正解1　▶鼻炎用点鼻薬と配合成分

a ○　正しい。☞第3章Ⅷ－1）（c）

b ○ 正しい。☞第3章Ⅷ－1）(b)

c × 交感神経系を刺激して鼻粘膜を通っている<u>血管を収縮させる</u>ことにより、鼻粘膜の充血や腫れを和らげることを目的として、テトラヒドロゾリン塩酸塩等のアドレナリン作動成分が用いられる。☞第3章Ⅷ－1）(a)

d ○ 正しい。☞第3章Ⅷ－2）【受診勧奨】

以上から、正しい組み合わせは「1」となる。

問63　正解4　▶殺菌消毒成分

ア × オキシドールの作用は、過酸化水素の分解に伴って発生する活性酸素による酸化、及び発生する酸素による泡立ちによる物理的な洗浄効果であるため、<u>作用の持続性は乏しく、また、組織への浸透性も低い</u>。☞第3章Ⅹ－1）(b)

イ ○ 正しい。☞第3章Ⅹ－1）(c)②

ウ ○ 正しい。☞第3章Ⅹ－1）(e)

エ × ベンザルコニウム塩化物は、石けんとの混合によって殺菌消毒効果が<u>低下する</u>ので、石けんで洗浄した後に使用する場合には、石けんを十分に洗い流す必要がある。☞第3章Ⅹ－1）(d)

以上から、正しい組み合わせは「4」となる。

問64　正解5　▶眼科用薬の配合成分

a × 問題文は<u>組織修復成分</u>である。コンドロイチン硫酸ナトリウムは、<u>目の乾きを改善する</u>配合成分である。☞第3章Ⅸ－2）(c)、Ⅸ－3）

b × スルファメトキサゾールは、<u>細菌感染（ブドウ球菌や連鎖球菌）</u>による結膜炎やものもらい（麦粒腫）、眼

瞼炎などの化膿性の症状の改善を目的として用いられる。☞第3章Ⅸ－5）(a)

c ○ 正しい。☞第3章Ⅸ－2）(a)

d ○ 正しい。☞第3章Ⅸ－2）(c)

以上から、正しい組み合わせは「5」となる。

問65　正解1　▶皮膚に用いる薬の成分

a ○ 正しい。☞第3章Ⅹ－2）(b)②【ケトプロフェン】

b ○ 正しい。☞第3章Ⅹ－2）(b)②

c ○ 正しい。☞第3章Ⅹ－2）(b)③【サリチル酸メチル、サリチル酸グリコール】

d × ニコチン酸ベンジルエステル等の温感刺激成分を主薬とする貼付剤では、貼付部位をコタツや電気毛布等の保温器具で温めると強い痛みを生じやすくなるほか、いわゆる低温やけどを引き起こすおそれがある。<u>入浴前後の使用も適当でなく、入浴1時間前には剥がし、入浴後は皮膚のほてりが鎮まってから貼付するべきである</u>。☞第3章Ⅹ－2）(f)②

以上から、正しい組み合わせは「1」となる。

問66　正解4　▶眼科用薬

1 × 通常、ソフトコンタクトレンズは水分を含みやすく、<u>防腐剤などの配合成分がレンズに吸着されて、角膜に障害を引き起こす原因となるおそれがあるため、装着したままの点眼は避けることとされている製品が多い</u>。☞第3章Ⅸ【点眼薬における一般的な注意】③

2 × 点眼後は、しばらく数秒間、眼瞼（まぶた）を閉じて、薬液を結膜嚢

内に行き渡らせる。その際、目頭を押
さえると、薬液が鼻腔内へ流れ込むの
を防ぐことができ、効果的とされる。
☞第3章Ⅸ【点眼薬における一般的な
注意】①

3 × 点眼薬1滴の薬液の量は約50
μLであるのに対して、結膜囊の容積
は30μL程度とされている。☞第3
章Ⅸ【点眼薬における一般的な注意】
①

4 ○ 正しい。眼科用薬の全身性の副
作用としては、皮膚に発疹、発赤、痒
み等が現れることがある。☞第3章Ⅸ
【眼科用薬に共通する主な副作用】

問67　正解4　▶肌の角質化、かさつき

a × 問題文はイオウについての記述
である。サリチル酸は、角質成分を溶
解することにより角質軟化作用を示す。
併せて抗菌、抗真菌、抗炎症作用も期
待される。☞第3章Ⅹ－3）(a) ①②

b ○ 正しい。☞第3章Ⅹ－3）(b)

c × 問題文はサリチル酸についての
記述である。☞第3章Ⅹ－3）(a) ①
②

以上から、正しい組み合わせは「4」
となる。

問68　正解2　▶毛髪用薬の配合成分

a ○ 正しい。☞第3章Ⅹ－6）(c)
③

b × カルプロニウム塩化物は、末梢
組織においてコリン作用を示し、頭皮
の血管を拡張、毛根への血行を促すこ
とによる発毛効果を期待して用いられ
る。☞第3章Ⅹ－6）(a)

c ○ 正しい。☞第3章Ⅹ－6）(b)

d × 問題文はチクセツニンジンにつ
いての記述である。カシュウは、タデ
科のツルドクダミの塊根を基原とする

生薬で、頭皮における脂質代謝を高め
て、余分な皮脂を取り除く作用を期待
して用いられる。☞第3章Ⅹ－6）
(c) ①②

以上から、正しい組み合わせは「2」
となる。

問69　正解1　▶禁煙補助剤

1 ○ 正しい。正しくは、「禁煙補助
剤は、ニコチン置換療法に使用される、
ニコチンを有効成分とする医薬品であ
り、咀嚼剤とパッチ製剤がある。禁煙
補助剤は口腔内が酸性になるとニコチ
ンの吸収が低下するため、(a コー
ヒー) などを摂取した後しばらくは使
用を避ける必要がある。また、(b 交
感神経) 系を興奮させる作用を示すた
め、(c アドレナリン作動成分) が配
合された医薬品（鎮咳去痰薬、痔疾用
薬等）との併用により、その作用を増
強させるおそれがある。」となる。☞
第3章ⅩⅡ－1）

2、3、4、5 × 上記記述を参照。

問70　正解2　▶漢方の特徴・漢方薬

a × 古来に中国から伝わり、日本に
おいて発展してきた日本の伝統医学が
漢方医学である。☞第3章ⅩⅣ－1－
1）

b × 現代では、漢方処方製剤の多く
は、処方に基づく生薬混合物の浸出液
を濃縮して調製された乾燥エキス製剤
を散剤等に加工して市販されているが、
軟エキス剤、伝統的な煎剤用の刻み生
薬の混合物、処方に基づいて調製され
た丸剤等も存在する。☞第3章ⅩⅣ－
1－1）

c、d ○ 正しい。☞第3章ⅩⅣ－1
－1）

以上から、正しい組み合わせは「2」

模擬試験問題1

となる。

問71　正解1　▶ビタミン成分の製剤

a　○　正しい。☞第3章ⅩⅢ－2）
(a) ⑤

b　○　正しい。☞第3章ⅩⅢ－2）
(a) ①

c　○　正しい。☞第3章ⅩⅢ－2）
(a) ⑧

d　○　正しい。☞第3章ⅩⅢ－2）
(a) ③

以上から、正しい組み合わせは「1」
となる。

問72　正解2　▶尿糖・尿タンパク検査薬

a　○　正しい。☞第3章ⅩⅣ－2－
2）【検査結果に影響を与える要因】
(b)

b　○　正しい。☞第3章ⅩⅣ－2－
2）【検査結果に影響を与える要因】
(e)

c　×　通常、尿は弱酸性であるが、食
事その他の影響で中性～弱アルカリ性
に傾くと、正確な検査結果が得られな
くなることがある。☞第3章ⅩⅣ－2
－2）【検査結果に影響を与える要因】
(f)

d　○　正しい。☞第3章ⅩⅣ－2－
2）【検査結果の判断、受診勧奨】

以上から、正しい組み合わせは「2」
となる。

問73　正解1　▶生薬成分

a　○　正しい。☞第3章ⅩⅣ－2－
1）(b)

b　○　正しい。☞第3章ⅩⅣ－2－
1）(a)

c　○　正しい。☞第3章ⅩⅣ－2－
1）(h)

d　×　モクツウは、アケビ科のアケビ

又はミツバアケビの蔓性の茎を、通例、
横切りしたものを基原とする生薬であ
り、利尿作用を期待して配合されてい
る。☞第3章Ⅴ－2－1）(b) ⑤、
☞第3章ⅩⅣ－2－1）

以上から、正しい組み合わせは「1」
となる。

問74　正解3　▶滋養強壮保健薬

a　○　正しい。☞第3章ⅩⅢ－2）
(c) ②

b　×　問題文はアスパラギン酸ナトリ
ウムについての記述である。グルクロ
ノラクトンには、肝臓の働きを助け、
肝血流を促進する働きがある。☞第3
章ⅩⅢ－3）(d)

c　×　問題文はシステインについての
記述である。エルゴカルシフェロール
は、ビタミンD主薬製剤の主薬であ
る。☞第3章ⅩⅢ－3）(a) ②、☞第
3章ⅩⅢ－2）(c) ①

d　○　正しい。☞第3章ⅩⅢ－3）
(d)

以上から、正しい組み合わせは「3」
となる。

問75　正解2　▶歯や口の中に用いる薬

1　○　正しい。☞第3章Ⅺ－1－2）
【相互作用】

2　×　歯槽膿漏薬については、内服で
用いるものもある。☞第3章Ⅺ－1－
2）【相互作用】

3　○　正しい。☞第3章Ⅺ－1－2）
【受診勧奨】

4　○　正しい。☞第3章Ⅺ－2－1）
(a)

問76　正解4　▶尿糖・尿タンパク検査薬

1　○　正しい。☞第3章ⅩⅥ－2－
2）【検査結果に影響を与える要因】

(b)

2　○　正しい。☞第3章ⅩⅥ－2－
2)【検査結果に影響を与える要因】
(c)

3　○　正しい。☞第3章ⅩⅥ－2－
2)【検査結果に影響を与える要因】
(d)

4　×　検査薬を、長い間尿に浸してい
ると検出成分が溶け出してしまい、正
確な検査結果が得られなくなることが
ある。☞第3章ⅩⅥ－2－2)【検査
結果に影響を与える要因】(e)

問77　正解4　▶歯痛薬の医薬品成分

a　×　セチルピリジニウム塩化物は、
患部からの細菌感染を防止することを
目的として配合されている場合がある。
☞第3章ⅩⅠ－2－1)(b)

b　○　正しい。☞第3章ⅩⅠ－1－1)
●歯痛薬（外用）(a)

c　×　ジブカイン塩酸塩は、齲蝕によ
り露出した歯髄を通っている知覚神経
の伝達を遮断して、痛みを鎮めること
を目的として用いられる。☞第3章ⅩⅠ
－1－1)●歯痛薬（外用）(a)

d　○　正しい。☞第3章ⅩⅠ－1－1)
●歯痛薬（外用）(c)

以上から、正しい組み合わせは「4」
となる。

問78　正解2　▶妊娠検査薬

a　○　正しい。☞第3章ⅩⅥ－3－
2)【検査結果に影響を与える要因】

b　○　正しい。☞第3章ⅩⅥ－3－
2)【検査結果に影響を与える要因】
(a)

c　×　尿中hCGの検出反応は、hCG
と特異的に反応する抗体や酵素を用い
た反応であるため、温度の影響を受け
ることがあり、検査操作を行う場所の

室温が極端に高いか、又は低い場合に
も、正確な検査結果が得られないこと
がある。検査結果に影響を与える要因
】(c)

d　○　正しい。【検査結果に影響を与
える要因】(e)

以上から、正しい組み合わせは「2」
となる。

問79　正解1　▶消毒薬

a、b　○　正しい。☞第3章ⅩⅤ－1
－1)

c　×　次亜塩素酸ナトリウムやサラシ
粉などの塩素系殺菌消毒成分は、強い
酸化力により一般細菌類、真菌類、ウ
イルス全般に対する殺菌消毒作用を示
すが、皮膚刺激性が強いため、通常人
体の消毒には用いられない。☞第3章
ⅩⅤ－1－2)(b)①

d　×　結核菌を含む一般細菌類、真菌
類に対して比較的広い殺菌消毒作用を
示すが、大部分のウイルスに対する殺
菌消毒作用はない。☞第3章ⅩⅤ－1
－2)(a)①

以上から、正しい組み合わせは「1」
となる。

問80　正解3　▶妊娠検査薬

ア　○　正しい。☞第3章ⅩⅥ－3－
2)【検査結果に影響を与える要因】

イ　○　正しい。☞第3章ⅩⅥ－3－
2)【検査結果の判断、受診勧奨】

ウ　×　検査操作を行う場所の室温が極
端に高いか、又は低い場合にも、正確
な検査結果が得られないことがある。
冷蔵庫内に保管することは不適切とい
える。【検査結果に影響を与える要因】
(c)

エ　×　妊娠が成立していたとしても、
正常な妊娠か否かについては、妊娠検

査薬による検査結果では判別できない。☞第３章ⅩⅥ－３－２）【検査結果の判断、受診勧奨】

以上から、正しい組み合わせは「３」となる。

薬事関係法規・制度

問81　正解３　▶医薬品医療機器等法

１、２、４、５　×　正しくは「この法律は、医薬品、医薬部外品、化粧品、医療機器及び再生医療等製品の品質、有効性及び安全性の確保並びにこれらの使用による保健衛生上の危害の発生及び（a 拡大の防止）のために必要な規制を行うとともに、（b 指定薬物）の規制に関する措置を講ずるほか、医療上特にその必要性が高い医薬品、医療機器及び再生医療等製品の（c 研究開発）の促進のために必要な措置を講ずることにより、保健衛生の向上を図ることを目的とする。」となる。☞第４章Ⅰ

３　○　正しい。上記記述を参照。

問82　正解２　▶医薬品医療機器等法

１、３、４、５　×　正しくは「（a 何人も）、医薬品、医薬部外品、化粧品、医療機器又は再生医療等製品の名称、（b 製造方法）、効能、効果又は性能に関して、明示的であると暗示的であるとを問わず、虚偽又は（c 誇大）な記事を広告し、記述し、又は流布してはならない。」となる。☞第４章 関係条文

２　○　正しい。上記記述を参照。

問83　正解３　▶医薬部外品

a　×　医薬部外品を販売する場合には、医薬品のような販売業の許可は必要な

く、一般小売店において販売等することができる。☞第４章Ⅱ－３）【医薬部外品】

b　×　脱毛の防止、育毛又は除毛のために使用される物は医薬部外品である。☞第４章Ⅱ－３）【医薬部外品】

c、d　○　正しい。☞第４章Ⅱ－３）【医薬部外品】

以上から、正しい組み合わせは「３」となる。

問84　正解４　▶登録販売者

１、２、３　○　正しい。☞第４章Ⅰ【登録販売者】

４　×　登録販売者は、一般用医薬品の販売又は授与に従事しようとしなくなったときは、30日以内に、登録販売者名簿の登録の消除を申請しなければならないとされている。☞第４章Ⅰ【登録販売者】

問85　正解５　▶毒薬及び劇薬

a　×　毒薬又は劇薬は、要指導医薬品に該当することはあるが、現在のところ、毒薬又は劇薬で、一般用医薬品のものはない。☞第４章Ⅱ－１）【毒薬・劇薬】

b、d　○　正しい。☞第４章Ⅱ－１）【毒薬・劇薬】

c　×　毒薬又は劇薬を、一般の生活者に対して販売又は譲渡する際には、当該医薬品を譲り受ける者から、品名、数量、使用目的、譲渡年月日、譲受人の氏名、住所及び職業が記入され、署名又は記名押印された文書の交付を受けなければならないとされている。☞第４章Ⅱ－１）【毒薬・劇薬】

以上から、正しい組み合わせは「５」となる。

問86　正解4　▶濫用等のおそれ

ア、イ　×　いずれも濫用等のおそれのあるものとして指定されていない。☞第4章Ⅲ−2)【その他の遵守事項等】

ウ、エ　○　正しい。☞第4章Ⅲ−2)【その他の遵守事項等】

以上から、正しい組み合わせは「4」となる。

問87　正解3　▶容器・外箱等への表示

1　○　正しい。☞第4章Ⅱ−2)【容器・外箱等への記載事項】(a)

2　○　正しい。☞第4章Ⅱ−2)【容器・外箱等への記載事項】(d)

3　×　配置販売品目以外の一般用医薬品にあっては、「店舗専用」の文字☞第4章Ⅱ−2)【容器・外箱等への記載事項】(k)

4　○　正しい。☞第4章Ⅱ−2)【容器・外箱等への記載事項】(g)

問88　正解3　▶化粧品の効能効果

a　○　正しい。☞第4章別表4−2 (25)

b　×　「体臭を防止する」は、医薬部外品である「腋臭防止剤」の効能効果である。☞第4章別表4−1

c　×　「脱毛を防止する」は、医薬部外品である「育毛剤（養毛剤）」の効能効果である。☞第4章別表4−1

d　○　正しい。☞第4章別表4−2 (44)

以上から、正しい組み合わせは「3」となる。

問89　正解3　▶一般用、要指導医薬品

a　×　医師等の診療によらなければ一般に治癒が期待できない疾患（例えば、がん、心臓病等）に対する効能効果は、一般用医薬品及び要指導医薬品において認められていない。☞第4章Ⅱ−1)【一般用医薬品、要指導医薬品と医療用医薬品】

b、d　○　正しい。☞第4章Ⅱ−1)【一般用医薬品、要指導医薬品と医療用医薬品】

c　×　一般用医薬品又は要指導医薬品では、注射等の侵襲性の高い使用方法は用いられていない。☞第4章Ⅱ−1)【一般用医薬品、要指導医薬品と医療用医薬品】

以上から、正しい組み合わせは「3」となる。

問90　正解1　▶医薬部外品

a、c、d　○　正しい。☞第4章Ⅱ−3)【医薬部外品】

b　○　正しい。☞第4章Ⅱ−3)【医薬部外品】、別表4−1

以上から、正しい組み合わせは「1」となる。

問91　正解3　▶情報提供及び相談応需

1、2、4、5　×　☞第4章Ⅲ−2)【リスク区分に応じた販売従事者等】、【リスク区分に応じた情報提供】

3　○　正しい。

問92　正解3　▶店舗販売業

a　○　正しい。☞第4章Ⅲ−1)(b)

b　○　正しい。☞第4章Ⅲ−1)

c　○　正しい。☞第4章Ⅲ−1)(a)

d　×　指定第二類医薬品を陳列する陳列設備から1.2メートルの範囲に、医薬品を購入しようとする者等が進入することができないよう必要な措置が取られている場合には、「情報提供を行うための設備」から7メートル以内の範囲に陳列する必要はない。☞第4章Ⅲ−2)【リスク区分に応じた陳列等】

以上から、正しい組み合わせは「3」となる。

問93　正解3　▶保健機能食品等の食品

a　×　食品衛生法では、食品とは、医薬品、医薬部外品及び再生医療等製品以外のすべての飲食物をいう。☞第4章Ⅱ-3）【保健機能食品等の食品】

b　○　正しい。☞第4章Ⅱ-3）(c)

c　×　問題文は特別用途食品についての記述である。特定保健用食品は、健康増進法に基づく許可または承認を受けて、食生活において特定の保健の目的で摂取をする者に対し、その摂取により当該保健の目的が期待できる旨の表示をする食品である。☞第4章Ⅱ-3）(a)①、☞第4章Ⅱ-3）(b)

d　○　正しい。☞第4章Ⅱ-3）(a)②　注：保健機能食品等の食品については令和4年3月版「手引き」で改正されている。
以上から、正しい組み合わせは「3」となる。

問94　正解2　▶配置販売業

a　○　正しい。☞第4章Ⅲ-1）(c)後段

b　×　配置販売業は、一般用医薬品のうち経年変化が起こりにくいこと等の基準（配置販売品目基準）に適合するもの以外の医薬品を販売等してはならないこととされている。☞第4章Ⅲ-1）(c)前段

c　○　正しい。☞第4章Ⅲ-1）(c)後段

d　×　配置販売業では、医薬品を開封して分割販売することは禁止されている。☞第4章Ⅲ-1）(c)後段
以上から、正しい組み合わせは「2」となる。

問95　正解4　▶医薬品の販売広告

1　×　漢方処方製剤の効能効果は、配合されている個々の生薬成分が相互に作用しているため、それらの構成生薬の作用を個別に挙げて説明することも不適当である。☞第4章Ⅳ-1）【医薬品等適正広告基準】(a)

2　×　一般用医薬品と同じ有効成分を含有する医療用医薬品の効能効果をそのまま標榜することも、承認されている内容を正確に反映した広告といえない。☞第4章Ⅳ-1）【医薬品等適正広告基準】(a)

3　×　医薬関係者、医療機関、公的機関、団体等が、公認、推薦、選用等している旨の広告については、一般の生活者の当該医薬品に対する認識に与える影響が大きいことにかんがみて、仮に事実であったとしても、原則として不適当とされている。☞第4章Ⅳ-1）【医薬品等適正広告基準】(a)

4　○　正しい。☞第4章Ⅳ-1）【課徴金制度】

問96　正解3　▶薬局

a　×　調剤を実施する薬局は、医療提供施設としても位置づけられている。☞第4章Ⅲ-1）(a)

b、c　○　正しい。☞第4章Ⅲ-1）(a)

d　○　正しい。☞第4章Ⅲ-1）(a)【健康サポート薬局】
以上から、正しい組み合わせは「3」となる。

問97　正解4　▶一般用医薬品のリスク区分

a　×　第一類医薬品とは「その副作用等により日常生活に支障を来す程度の健康被害が生ずるおそれがある医薬品のうちその使用に関し特に注意が必要

なものとして厚生労働大臣が指定するもの及びその製造販売の承認の申請に際して第14条第11項に該当するとされた医薬品であって当該申請に係る承認を受けてから厚生労働省令で定める期間を経過しないもの」とされている。☞第4章Ⅱ-1)【一般用医薬品のリスク区分】

b、c ○ 正しい。☞第4章Ⅱ-1)【一般用医薬品のリスク区分】

d × 第三類医薬品に分類されている医薬品について、日常生活に支障を来す程度の副作用を生じるおそれがあることが明らかとなった場合には、第一類医薬品又は第二類医薬品に分類が変更されることもある。☞第4章Ⅱ-1)【一般用医薬品のリスク区分】

以上から、正しい組み合わせは「4」となる。

問98 正解2 ▶医薬品の陳列方法

a ○ 正しい。☞第4章Ⅲ-2)【リスク区分に応じた陳列等】

b、d ○ 正しい。☞第4章Ⅲ-2)【リスク区分に応じた陳列等】(a)

c × 薬局開設者又は店舗販売業者は、一般用医薬品を陳列する場合は、第一類医薬品、第二類医薬品、第三類医薬品の区分ごとに、混在しないように陳列しなければならないとされている。☞第4章Ⅲ-2)【リスク区分に応じた陳列等】(a)

以上から、正しい組み合わせは「2」となる。

問99 正解5 ▶監視指導及び処分

a ○ 正しい。☞第4章Ⅳ-3)【行政庁の監視指導】(b)

b × 薬剤師や登録販売者を含む従業員が、薬事監視員の質問に対して正当な理由なく答弁しなかったり、虚偽の答弁を行った場合には、「五十万円以下の罰金に処する」こととされている。☞第4章Ⅳ-3)【行政庁の監視指導】(c)

c ○ 正しい。☞第4章Ⅳ-3)【行政庁による処分】(a)

d ○ 正しい。☞第4章Ⅳ-3)【行政庁による処分】(c)

以上から、正しい組み合わせは「5」となる。

問100 正解2 ▶配置販売業

ア ○ 正しい。☞第4章Ⅱ-2)【容器・外箱等への記載事項】(f)

イ × 法定表示が適切になされていない、法の規定に基づく添付文書等への記載が適切になされていない、又は法第54条に掲げられた禁止事項に該当する内容が記載されている医薬品（不正表示医薬品）は、販売等してはならないとされている。違反した者については、懲役、罰金が課される。この規定は、薬局及び医薬品の販売業においても適用される。☞第4章Ⅱ-2)【記載禁止事項】

ウ ○ 正しい。☞第4章Ⅱ-2)【記載禁止事項】

エ × 「日局に収載されている医薬品以外の医薬品における有効成分の名称及びその分量」は法定表示事項である。☞第4章Ⅱ-2)【容器・外箱等への記載事項】

以上から、正しい組み合わせは「2」となる。

医薬品の適正使用と安全対策

問101　正解4　▶使用上の注意
1　○　正しい。☞第Ⅴ章Ⅰ-1）⑤
2　○　正しい。☞第Ⅴ章Ⅰ-1）⑤
　○その医薬品を使用したあとに　(c)
3　○　正しい。☞第Ⅴ章Ⅰ-1）⑤
　○してはいけないこと　(b)
4　×　医療用医薬品との併用について
は、医療機関で治療を受けている人が、
治療のために処方された医薬品の使用
を自己判断で控えることは適当でない
ため、「相談すること」の項において、
「医師（又は歯科医師）の治療を受け
ている人」等として記載されている。
☞第Ⅴ章Ⅰ-1）⑤　○してはいけな
いこと　(c)
5　○　正しい。☞第Ⅴ章Ⅰ-1）⑤
　○してはいけないこと　(d)

問102　正解4　▶添付文書
a　○　正しい。☞第5章Ⅰ-1）①
b　○　正しい。☞第5章Ⅰ-4）【そ
の他の適正使用情報の活用】
c　○　正しい。☞第4章Ⅱ-1）【一
般用医薬品、要指導医薬品と医療用医
薬品】
d　○　正しい。☞第5章Ⅰ-3）【総
合機構ホームページ】
　以上から、正しい組み合わせは「4」
となる。

問103　正解4　▶添付文書
1　○　正しい。☞第5章Ⅰ-1）⑤
2　○　正しい。☞第5章Ⅰ-1）⑦
3　○　正しい。☞第5章Ⅰ-1）④
4　×　一般用医薬品の添付文書には、
「製造販売業者の名称及び所在地」が
記載されている。☞第5章Ⅰ-1）⑫
5　○　正しい。☞第5章Ⅰ-1）⑩

　以上から、正しい組み合わせは「4」
となる。

問104　正解5　▶製品表示
a　○　正しい。☞第5章Ⅰ-2）
b　○　正しい。☞第5章Ⅰ-2）④
c　○　正しい。☞第5章Ⅰ-2）①
d　×　使用期限の表示については、適
切な保存条件の下で製造後3年を超え
て性状及び品質が安定であることが確
認されている医薬品において法的な表
示義務はないが、流通管理等の便宜上、
外箱等に記載されるのが通常となって
いる。☞第5章Ⅰ-2）後段
　以上から、正しい組み合わせは「5」
となる。

問105　正解2　▶医薬品の安全対策
a、b、d　○　正しい。☞第5章Ⅱ-
1-1）【企業からの副作用等の報告
制度】
c　×　医療用医薬品で使用されていた
有効成分を一般用医薬品で初めて配合
したものについては、承認条件として
承認後の一定期間（概ね3年）、安全
性に関する調査及び調査結果の報告が
求められている。☞第5章Ⅱ-1-
1）【企業からの副作用等の報告制度】
　以上から、正しい組み合わせは「2」
となる。

問106　正解1　▶使用上の注意
1　×　「してはいけないこと」の項の
記述には、小児では通常当てはまらな
い内容もあるが、小児に使用される医
薬品においても、その医薬品の配合成
分に基づく一般的な注意事項として記
載されている。☞第5章Ⅰ-1）⑤
　○してはいけないこと　(d)
2　○　正しい。☞第5章Ⅰ-1）☞第

5章Ⅰ－1）⑤　○相談すること
(b)

3　○　正しい。☞第5章Ⅰ－1）☞第
5章Ⅰ－1）⑤　○相談すること
(d)

4　○　正しい。☞第5章Ⅰ－1）☞第
5章Ⅰ－1）⑤　○相談すること (e)

問107　正解1　▶漢方製剤

1　○　正しい。☞第5章別表5－1

2、3、4、5　×　いずれも「連用に
関する注意」には記載されていない。
☞第5章別表5－1

問108　正解2　▶副作用情報等の収集

a、b、c　○　正しい。☞第5章Ⅱ－
1－1）【企業からの副作用等の報告
制度】

d　×　既存の医薬品と明らかに異なる
有効成分が配合されたものについては、
10年を超えない範囲で厚生労働大臣
が承認時に定める一定期間（概ね8
年）、承認後の使用成績等を製造販売
業者等が集積し、厚生労働省へ提出す
る制度（再審査制度）が適用される。
また、医療用医薬品で使用されていた
有効成分を一般用医薬品で初めて配合
したものについては、承認条件として
承認後の一定期間（概ね3年）、安全
性に関する調査及び調査結果の報告が
求められている。要指導医薬品は、上
記と同様に調査結果の報告が求められ
ている。☞第5章Ⅱ－1－1）【企業
からの副作用等の報告制度】

以上から、正しい組み合わせは「2」
となる。

問109　正解3　▶医薬品の副作用等報告

a　×　医薬品の副作用等報告では、医
薬品等によるものと疑われる、身体の
変調・不調、日常生活に支障を来す程
度の健康被害（死亡を含む。）につい
て報告が求められている。☞第5章Ⅱ
－2

b　×　報告に当たっては、報告様式の
記入欄すべてに記入がなされる必要は
ない。☞第5章Ⅱ－2

c、d　○　正しい。☞第5章Ⅱ－2

以上から、正しい組み合わせは「3」
となる。

問110　正解5　▶緊急安全性情報

a、b　○　正しい。☞第5章Ⅰ－3）
【緊急安全性情報】

c　×　緊急安全性情報は、A4サイズ
の黄色地の印刷物で、イエローレター
とも呼ばれる。☞第5章Ⅰ－3）【緊
急安全性情報】

d　×　小柴胡湯による間質性肺炎に関
する緊急安全性情報（平成8年3月）
のように、一般用医薬品にも関係する
緊急安全性情報が発出されたこともあ
る。急安全性情報が発出されたことも
ある。☞第5章Ⅱ－2

以上から、正しい組み合わせは「5」
となる。

問111　正解3　▶安全性速報

a　×　安全性速報は、医薬品、医療機
器又は再生医療等製品について一般的
な使用上の注意の改訂情報よりも迅速
な注意喚起や適正使用のための対応の
注意喚起が必要な状況にある場合に作
成される。☞第5章Ⅰ－3）【安全性
速報】

b　○　正しい。☞第5章Ⅰ－3）【安
全性速報】

c　×　厚生労働省からの命令、指示、
製造販売業者の自主決定等に基づいて
作成される。☞第5章Ⅰ－3）【安全

【性速報】

d × 製造販売業者から医療機関や薬局等への直接の配布、ダイレクトメール、ファクシミリ、電子メール等による情報提供（1ヶ月以内）等により情報伝達されるものである。☞第5章Ⅰ－3)【安全性速報】

以上から、正しい組み合わせは「3」となる。

問112 正解1 ▶「してはいけないこと」

a、b ○ 正しい。☞第5章別表5－1

c × 喘息を起こしたことがある人が服用しないこととされているのは、インドメタシン、フェルビナク、ケトプロフェン又はピロキシカムが配合された外用鎮痛消炎薬である。☞第5章別表5－1

d × 糖尿病の診断を受けた人が服用しないこととされているのは、プソイドエフェドリン塩酸塩である。☞第5章別表5－1

以上から、正しい組み合わせは「1」となる。

問113 正解2 ▶啓発活動

a、b、d ○ 正しい。☞第5章Ⅴ

c × 薬物乱用や薬物依存は、違法薬物（麻薬、覚醒剤、大麻等）によるものばかりでなく、一般用医薬品によっても生じ得る。☞第5章Ⅴ

以上から、正しい組み合わせは「2」となる。

問114 正解4 ▶副作用等の報告

a × 医薬品の副作用等報告では、複数の専門家が医薬品の販売等に携わっている場合であっても、当該薬局又は医薬品の販売業において販売等された医薬品の副作用等によると疑われる健康被害の情報に直接接した専門家1名から報告書が提出されれば十分である。☞第5章Ⅱ－2

b、d ○ 正しい。☞第5章Ⅱ－2

c × 報告期限は特に定められていないが、保健衛生上の危害の発生又は拡大防止の観点から、報告の必要性を認めた場合においては、適宜速やかに、郵送、ファクシミリ又は電子メールにより、報告書を総合機構に送付することとされている。☞第5章Ⅱ－2

以上から、正しい組み合わせは「4」となる。

問115 正解5 ▶副作用等の報告

a、b、d ○ 正しい。☞第5章Ⅱ－2

c × 報告期限は特に定められていないが、保健衛生上の危害の発生又は拡大防止の観点から、報告の必要性を認めた場合においては、適宜速やかに、郵送、ファクシミリ又は電子メールにより、報告書を総合機構に送付することとされている。☞第5章Ⅱ－2

以上から、正しい組み合わせは「5」となる。

問116 正解1 ▶救済給付

a × 障害年金は、医薬品の副作用により一定程度の障害の状態にある18歳以上の人の生活補償等を目的として給付されるものである。☞第5章Ⅲ－2)

b ○ 正しい。☞第5章Ⅲ－2)(c)

c ○ 正しい。☞第5章Ⅲ－2)【医薬品PLセンター】

d ○ 正しい。☞第5章Ⅲ－2)(b)

以上から、正しい組み合わせは「1」となる。

問 117　正解 2　▶ PPA 含有医薬品

1、3、4　○　正しい。☞第 5 章 Ⅳ (d)

2　×　PPA 含有医薬品は、日本では食欲抑制剤として承認されていないことなどから、2000 年 11 月、直ちに販売を中止する必要はないものとして、心臓病の人や脳出血の既往がある人等は使用しないよう注意喚起を行っていた。☞第 5 章 Ⅳ (d)

問 118　正解 1　▶次の人は使用しないこと

a、b　○　正しい。☞第 5 章別表 5 − 1

c　×　ヒマシ油類については、「授乳中の人は本剤を服用しないか、本剤を服用する場合は授乳を避けること」とされており、その理由は「乳児に下痢を起こすおそれがあるため」としている。☞第 5 章別表 5 − 1

d　×　ジフェンヒドラミン塩酸塩については、「授乳中の人は本剤を服用しないか、本剤を服用する場合は授乳を避けること」とされており、その理由は「乳児に昏睡を起こすおそれがあるため」としている。☞第 5 章別表 5 − 1

以上から、正しい組み合わせは「1」となる。

問 119　正解 3　▶医薬品 PL センター

a　○　正しい。☞第 5 章 Ⅲ − 2)【医薬品 PL センター】

b　×　医薬品又は医薬部外品に関する苦情（健康被害以外の損害も含まれる）について、公平・中立な立場で申立ての相談を受け付けている。☞第 5 章 Ⅲ − 2)【医薬品 PL センター】

c　×　製造販売元の企業と交渉するに当たって、公平・中立な立場で申立ての相談を受け付け、交渉の仲介や調整・あっせんを行い、裁判によらずに迅速な解決に導くことを目的としている。☞第 5 章 Ⅲ − 2)【医薬品 PL センター】

以上から、正しい組み合わせは「3」となる。

問 120　正解 1　▶医薬品の適正使用情報

ア、イ　○　正しい。☞第 5 章 Ⅰ − 4)【添付文書情報の活用】

ウ、エ　○　正しい。☞第 5 章 Ⅰ − 4)【その他の適正使用情報の活用】

以上から、正しい組み合わせは「1」となる。

模擬試験問題2　解答・解説

医薬品に共通する特性と基本的な知識

問1　正解3　▶医薬品の本質

a　×　人体に対して使用されない医薬品についても、例えば、殺虫剤の中には誤って人体がそれに曝されれば健康を害するおそれがあるものもある。(☞第1章Ⅰ−1)

b、c　○　正しい。☞第1章Ⅰ−1)

d　×　一般用医薬品として販売される製品は、製造物責任法（PL法）の対象でもある。☞第1章Ⅰ−1)

以上から、正しい組み合わせは「3」となる。

問2　正解2　▶効果とリスク評価

a、c、d　○　正しい。☞第1章Ⅰ−2)

b　×　動物実験により求められる50致死量（LD_{50}）は、薬物の毒性の指標として用いられる。

以上から、正しい組み合わせは「2」となる。

問3　正解4　▶セルフメディケーション

1、2、3　○　正しい。☞第1章Ⅰ−4)

4　×　令和4年1月にセルフメディケーション税制が見直され、スイッチOTC医薬品以外にも腰痛や肩こり、風邪やアレルギーの諸症状に対応する一般用医薬品が税制の対象となっている。☞第1章Ⅰ−4)

問4　正解5　▶健康食品

a、b、c　○　正しい。☞第1章Ⅰ−2)

d　×　いわゆる健康食品は、その多くが摂取しやすいように錠剤やカプセル等の医薬品に類似した形状で販売されている。☞第1章Ⅰ−2)

以上から、正しい組み合わせは「5」となる。

問5　正解1　▶医薬品の副作用

ア　○　正しい。☞第1章Ⅱ−1)前段

イ　○　正しい。☞第1章Ⅱ−1)（b）

ウ　×　アレルギーは、内服薬だけでなく外用薬等でも引き起こされることがある。☞第1章Ⅱ−1)（b）

エ　×　一般用医薬品は、軽度な疾病に伴う症状の改善等を図るためのものであり、一般の生活者が自らの判断で使用するものである。通常は、その使用を中断することによる不利益よりも、重大な副作用を回避することが優先され、その兆候が現れたときには基本的に使用を中止することとされており、必要に応じて医師、薬剤師などに相談がなされるべきである。☞第1章Ⅱ−1)後段

以上から、正しい組み合わせは「1」となる。

問6　正解4　▶免疫、アレルギー

a、b、d　○　正しい。☞第1章Ⅱ−1)（b）

c　×　アレルギーには体質的・遺伝的な要素もあり、アレルギーを起こしやすい体質の人や、近い親族にアレルギー体質の人がいる場合には、注意が必要である。☞第1章Ⅱ−1)（b）

以上から、正しい組み合わせは「4」となる。

問7　正解5　▶代謝、相互作用

a　○　正しい。☞第1章Ⅱ-2）(a)

b　×　定められた用量を超える量を服用したり、小児への使用を避けるべき医薬品を安易に使用するような場合には、特に副作用につながる危険性が高い。☞第1章Ⅱ-2）(a)

c　×　特に、青少年は、薬物乱用の危険性に関する認識や理解が必ずしも十分でなく、好奇心から身近に入手できる薬物を興味本位で乱用することがあるので、注意が必要である。☞第1章Ⅱ-2）(b)

以上から、正しい組み合わせは「5」となる。

問8　正解2　▶小児等と医薬品

1、3、4　○正しい。☞第1章Ⅱ-4）(a)

2　×　小児は、肝臓や腎臓の機能が未発達であるため、医薬品の成分の代謝・排泄に時間がかかり、作用が強く出過ぎたり、副作用がより強く出ることがある。☞第1章Ⅱ-4）(a)

問9　正解3　▶高齢者の医薬品使用

a、c　○　正しい。☞第1章Ⅱ-4）(b)

b　×　高齢者であっても基礎体力や生理機能の衰えの度合いは個人差が大きく、年齢のみから一概にどの程度リスクが増大しているかを判断することは難しい。☞第1章Ⅱ-4）(b)

以上から、正しい組み合わせは「3」となる。

問10　正解1　▶妊婦及び授乳婦の使用

ア、イ　○　正しい。☞第1章Ⅱ-4）(c)

ウ　×　ビタミンA含有製剤は、妊娠前後の一定期間に通常の用量を超えて摂取すると胎児に先天異常を起こす危険性が高まるとされている。☞第1章Ⅱ-4）(c)

エ　×　医薬品の種類によっては、授乳婦が使用した医薬品の成分の一部が乳汁中に移行することが知られており、母乳を介して乳児が医薬品の成分を摂取することになる場合がある。このような場合、乳幼児に好ましくない影響が及ぶことがある。☞第1章Ⅱ-4）(d)

以上から、正しい組み合わせは「1」となる。

問11　正解2　▶不適正な使用と副作用

a、b　○　正しい。☞第1章Ⅱ-2）(a)

c　×　一般用医薬品を使用して症状を一時的に緩和するだけの対処を漫然と続けているような場合には、いたずらに副作用を招く危険性が増すばかりでなく、適切な治療の機会を失うことにもつながりやすい。☞第1章Ⅱ-2）(a)

d　○　正しい。

以上から、正しい組み合わせは「2」となる。

問12　正解3　▶一般用医薬品の役割

a、c　○　正しい。

b、d　×　一般用医薬品の役割は、(1) 軽度な疾病に伴う症状の改善、(2) 生活習慣病等の疾病に伴う症状発現の予防（科学的・合理的に効果が期待できるものに限る。）、(3) 生活の質（QOL）の改善・向上、(4) 健康状態の自己検査、(5) 健康の維持・増進、(6) その他保健衛生の6つである。「認知機能の低下予防」は含まれない。

☞第1章Ⅲ－1）
以上から、正しい組み合わせは「3」
となる。

問13　正解4　▶一般用医薬品の品質
a、c　○　正しい。☞第1章Ⅱ－6）
b　×　医薬品は、高い水準で均一な品質が保証されていなければならないが、配合されている成分（有効成分及び添加物成分）には、高温や多湿、光（紫外線）等によって品質の劣化（変質・変敗）を起こしやすいものが多い。☞第1章Ⅱ－6）
d　×　医薬品は、適切な保管・陳列がなされたとしても、経時変化による品質の劣化は避けられない。☞第1章Ⅱ－6）
以上から、正しい組み合わせは「4」
となる。

問14　正解4　▶添付文書等の記載要領
1、2、3、5　×　正しくは「乳児：生後4週以上（a 1歳）未満、幼児：（a 1歳）以上（b 7歳）未満、小児：（b 7歳）以上（c 15歳）未満」となる。☞第1章Ⅱ－4）（a）
4　○　正しい。上記記述を参照。
注：小児の定義（年齢区分）は、令和4年3月版「手引き」で改正された。

問15　正解2　▶コミュニケーション
ア　○　正しい。☞第1章Ⅲ－2）前段
イ　×　購入者等側があらかじめ購入する医薬品を決めていることも多いが、宣伝広告や販売価格等に基づいて漠然と選択していることも少なくない。医薬品の販売に従事する専門家においては、購入者等が、自分自身や家族の健康に対する責任感を持ち、適切な医薬品を選択して、適正に使用しようとす

るよう、働きかけていくことが重要である。☞第1章Ⅲ－2）前段
ウ　×　専門家からの情報提供は、単に専門用語を分かりやすい平易な表現で説明するだけでなく、説明した内容が購入者等にどう理解され、行動に反映されているか、などの実情を把握しながら行うことにより、その実効性が高まるものである。☞第1章Ⅲ－2）前段
エ　○　正しい。☞第1章Ⅲ－2）後段
以上から、正しい組み合わせは「2」
となる。

問16　正解1　▶販売時の確認ポイント
a、b、c、d　○　正しい。☞第1章Ⅲ－2）中段
以上から、正しい組み合わせは「1」
となる。

問17　正解4　▶HIV訴訟
a、c、d　○　正しい。☞第1章Ⅳ－2）（c）
b　×　HIV訴訟とは、血友病患者が、ヒト免疫不全ウイルス（HIV）が混入した原料血漿から製造された血液凝固因子製剤の投与を受けたことにより、HIVに感染したことに対する損害賠償訴訟である。
以上から、正しい組み合わせは「4」
となる。

問18　正解1　▶副作用等にかかる訴訟
1　○　正しい。正しくは、「スモン訴訟は、整腸剤として販売されていた（a　キノホルム製剤）を使用したことにより、（b　亜急性脊髄視神経症）に罹患したことに対する損害賠償訴訟である。また、C型肝炎訴訟は、出産や手術での大量出血などの際に特定の

（c　フィブリノゲン製剤）や血液凝固第Ⅸ因子製剤の投与を受けたことにより、C型肝炎ウイルスに感染したことに対する損害賠償訴訟である。」となる。☞第1章Ⅳ－2）(b)(e)

2、3、4、5　×　上記記述を参照。

問19　正解2　▶プラセボ効果

a、b　○　正しい。☞第1章Ⅱ－5）

c　×　プラセボ効果は、主観的な変化だけでなく、客観的に測定可能な変化として現れることもあるが、不確実であり、それを目的として医薬品が使用されるべきではない。☞第1章Ⅱ－5）

d　×　プラセボ効果によってもたらされる反応や変化にも、望ましいもの（効果）と不都合なもの（副作用）とがある。☞第1章Ⅱ－5）
以上から、正しい組み合わせは「2」となる。

問20　正解5　▶スモン訴訟

1、2、3、4　×　正しくは「スモン訴訟は、（ア　整腸剤）として販売されていたキノホルム製剤を使用したことにより、亜急性脊髄視神経症に罹患したことに対する損害賠償訴訟である。キノホルム製剤は、1924年から（ア　整腸剤）として販売されていたが、1958年頃から消化器症状を伴う特異な（イ　神経症状）が報告されるようになり、米国では1960年に（ウ　アメーバ赤痢）への使用に限ることが勧告された。」となる。☞第1章Ⅳ－2）(b)

5　○　正しい。上記記述を参照。

人体の働きと医薬品

問21　正解5　▶消化器系

a　○　正しい。☞第2章Ⅰ－1－1）

b　×　ペプシノーゲンは胃酸によって、タンパク質を消化する酵素であるペプシンとなる。☞第2章Ⅰ－1－1）(c)

c　○　正しい。☞第2章Ⅰ－1－1）(a)③

d　×　小腸のうち十二指腸に続く部分の、概ね上部40％が空腸、残り約60％が回腸であるが、明確な境目はない。☞第2章Ⅰ－1－1）(d)
以上から、正しい組み合わせは「5」となる。

問22　正解5　▶小腸及び膵臓

a　×　小腸は、全長6～7mの管状の臓器で、十二指腸、空腸、回腸の3部分に分かれる。☞第2章Ⅰ－1－1）(d)

b　×　小腸は栄養分の吸収に重要な器官であるため、内壁の表面積を大きくする構造を持つ。☞第2章Ⅰ－1－1）(d)

c、d　○　正しい。☞第2章Ⅰ－1－1）(d)
以上から、正しい組み合わせは「5」となる。

問23　正解5　▶呼吸器系

a　○　正しい。☞第2章Ⅰ－1－2）

b　○　正しい。☞第2章Ⅰ－1－2）(b)

c　○　正しい。☞第2章Ⅰ－1－2）(c)

d　○　正しい。☞第2章Ⅰ－1－2）(d)
以上から、正しい組み合わせは「5」

となる。

問24　正解3　▶循環器系

a ○　正しい。☞第2章Ⅰ－1－3）(a)

b ×　心室には血液を取り込む側と送り出す側にそれぞれ弁があり、拍動と協調して交互に開閉する。☞第2章Ⅰ－1－3）(a)

c ○　正しい。☞第2章Ⅰ－1－3）(b) 注

d ○　正しい。☞第2章Ⅰ－1－3）(e)

以上から、正しい組み合わせは「3」となる。

問25　正解2　▶泌尿器系

ア ○　正しい。☞第2章Ⅰ－1－4）(a)

イ ×　副腎皮質ホルモンの一つであるアルドステロンは、体内に塩分と水を貯留し、カリウムの排泄を促す作用があり、電解質と水分の排出調節の役割を担っている。☞第2章Ⅰ－1－4）(a)【副腎】

ウ ×　女性は尿道が短いため、細菌などが侵入したとき膀胱まで感染を生じやすい。☞第2章Ⅰ－1－4）(b)【尿道】

エ ○　正しい。☞第2章Ⅰ－1－4）(b)【尿道】

以上から、正しい組み合わせは「2」となる。

問26　正解4　▶血液

a、d ○　正しい。☞第2章Ⅰ－1－2）(c)

b ×　赤血球は、中央部がくぼんだ円盤状の細胞で、血液全体の約40％を占め、赤い血色素（ヘモグロビン）を

含んでいる。☞第2章Ⅰ－1－2）(c) ②【赤血球】

c ○　正しい。☞第2章Ⅰ－1－2）(c) ①

以上から、正しい組み合わせは「4」となる。

問27　正解2　▶鼻及び耳

a ○　正しい。☞第2章Ⅰ－2－2）(a)

b ○　正しい。☞第2章Ⅰ－2－2）(b)

c ×　内耳は、聴覚器官である蝸牛と、平衡器官である前庭の2つの部分からなる。☞第2章Ⅰ－2－3）(c)

d ○　正しい。☞第2章Ⅰ－2－3）(b)

以上から、正しい組み合わせは「2」となる。

問28　正解3　▶外皮系、骨格系、筋組織

a ×　メラニン色素は、表皮の最下層にあるメラニン産生細胞（メラノサイト）で産生され、太陽光に含まれる紫外線から皮膚組織を防護する役割がある。☞第2章Ⅰ－3－1）中段

b ○　正しい。☞第2章Ⅰ－3－1）後段

c ×　骨組織を構成する無機質は、炭酸カルシウムやリン酸カルシウム等の石灰質からなる。☞第2章Ⅰ－3－2）

d ○　正しい。☞第2章Ⅰ－3－3）

以上から、正しい組み合わせは「3」となる。

問29　正解3　▶中枢神経系

a、b、c ○　正しい。☞第2章Ⅰ－4－1）

d ×　脊髄は脊椎の中にあり、脳と末

梢の間で刺激を伝えるほか、末梢からの刺激の一部に対して脳を介さずに刺激を返す場合があり、これを脊髄反射と呼ぶ。☞第2章Ⅰ－4－1）

以上から、正しい組み合わせは「3」となる。

問30　正解4　▶交感神経系の働き

ア　×　交感神経系が活発に働いたときに、効果器の目は瞳孔散大となる。☞第2章Ⅰ－4－2）

イ、エ　○　正しい。☞第2章Ⅰ－4－2）

ウ　×　交感神経系が活発に働いたときに、効果器の腸は運動低下となる。☞第2章Ⅰ－4－2）

以上から、正しい組み合わせは「4」となる。

問31　正解5　▶医薬品の副作用

a、c　○　正しい。☞第2章Ⅲ－1－2）（b）

b　×　いずれもが発生は非常にまれであるとはいえ、一旦発症すると多臓器障害の合併症等により致命的な転帰をたどることがあり、また、皮膚症状が軽快した後も眼や呼吸器等に障害が残ったりする重篤な疾患である。☞第2章Ⅲ－1－2）（b）

d　×　いずれも原因医薬品の使用開始後2週間以内に発症することが多いが、1ヶ月以上経ってから起こることもある。☞第2章Ⅲ－1－2）（b）

以上から、正しい組み合わせは「5」となる。

問32　正解4　▶医薬品の剤形

a　×　問題文は、顆粒剤についての記述である。チュアブル錠は、口の中で舐めたり噛み砕いたりして服用する口腔用錠剤であり、水なしでも服用できる。☞第2章Ⅱ－3）（a）②、（c）

b　○　正しい。☞第2章Ⅱ－3）（b）①

c　○　正しい。☞第2章Ⅱ－3）（f）③

d　×　問題文は、軟膏剤についての記述である。基剤の違いにより、軟膏剤とクリーム剤に大別されるが、クリーム剤は、油性基剤に水分を加えたもので、患部を水で洗い流したい場合等に用いられるが、皮膚への刺激が強いため傷等への使用は避ける必要がある。☞第2章Ⅱ－3）（f）①

注：令和6年4月一部改訂版「手引き」では、剤形に係る記載の整理が行われた。「トローチ、ドロップ」は、「トローチ剤、ドロップ剤」に改められた。

以上から、正しい組み合わせは「4」となる。

問33　正解1　▶薬の吸収

a　×　口に含むため内服と混同されやすいが、抗狭心症薬のニトログリセリン（舌下錠、スプレー）や禁煙補助薬のニコチン（咀嚼剤）のように、有効成分が口腔粘膜から吸収されて全身作用を現すものもある。肝臓は経由しない。☞第2章Ⅱ－1）（a）②

b　×　内服薬のほとんどは、その有効成分が消化管から吸収されて循環血液中に移行し、全身作用を現す。一般に、消化管からの吸収は、濃度の高い方から低い方へ受動的に拡散していく現象である。☞第2章Ⅱ－1）（a）①

c　○　正しい。☞第2章Ⅱ－1）（a）③注

d　○　正しい。☞第2章Ⅱ－1）（a）②

模擬試験問題2

以上から、正しい組み合わせは「1」となる。

問34　正解5　▶肝機能障害の副作用

a、b、c、d　○　正しい。☞第2章Ⅲ-1-3）

以上から、正しい組み合わせは「5」となる。

問35　正解2　▶全身的に現れる副作用

ア　○　正しい。☞第2章Ⅲ-1-1）

イ　×　医薬品により生じる軽度の肝機能障害の場合、自覚症状がなく、健康診断等の血液検査（肝機能検査値の悪化）で初めて判明することが多い。☞第2章Ⅲ-1-3）

ウ　×　偽アルドステロン症は、低身長、低体重など体表面積が小さい者や高齢者で生じやすく、原因医薬品の長期服用後に初めて発症する場合もある。☞第2章Ⅲ-1-4）

エ　○　正しい。☞第2章Ⅲ-1-5）

以上から、正しい組み合わせは「2」となる。

問36　正解4　▶精神神経系の副作用

a　×　精神神経症状は、医薬品の大量服用や長期連用、乳幼児への適用外の使用等の不適正な使用がなされた場合に限らず、通常の用法・用量でも発生することがある。☞第2章Ⅲ-2-1）

b　○　正しい。☞第2章Ⅲ-2-2）

c　×　多くの場合、無菌性髄膜炎の発症は急性で、首筋のつっぱりを伴った激しい頭痛、発熱、吐きけ・嘔吐、意識混濁等の症状が現れる。☞第2章Ⅲ-2-2）

d　○　正しい。☞第2章Ⅲ-2-3）

以上から、正しい組み合わせは「4」

となる。

問37　正解5　▶循環器系の副作用

a　○　正しい。☞第2章Ⅲ-3-3）（b）

b　○　正しい。☞第2章Ⅲ-3-3）（a）

c　×　うっ血性心不全とは、全身が必要とする量の血液を心臓から送り出すことができなくなり、肺に血液が貯留して、種々の症状を示す疾患である。☞第2章Ⅲ-3-3）（a）

d　×　医薬品を適正に使用した場合であっても、動悸（心悸亢進）や一過性の血圧上昇、顔のほてり等を生じることがある。これらの症状が現れたときには、重篤な病状への進行を防止するため、原因と考えられる医薬品の使用を中止し、症状によっては医師の診療を受けるなどの対応が必要である。☞第2章Ⅲ-3-3）（d）

以上から、正しい組み合わせは「5」となる。

問38　正解2　▶消化器、泌尿器系副作用

1　○　正しい。☞第2章Ⅲ-3-1）（a）

2　×　イレウス様症状は、医薬品の作用によって腸管運動が麻痺して腸内容物の通過が妨げられると、激しい腹痛やガス排出（おなら）の停止、嘔吐、腹部膨満感を伴う著しい便秘が現れる。☞第2章Ⅲ-3-1）（b）

3　○　正しい。☞第2章Ⅲ-3-4）（b）

4　○　正しい。☞第2章Ⅲ-3-4）（c）

問39　正解1　▶呼吸器系の副作用

a、d　○　正しい。☞第2章Ⅲ-3-

2）（b）

b ×　間質性肺炎は、一般的に、医薬品の使用開始から<u>1～2週間程度で起きることが多い。</u>☞第2章Ⅲ－3－2）（a）

c ○　正しい。☞第2章Ⅲ－3－2）（a）

以上から、正しい組み合わせは「1」となる。

問40　正解2　▶皮膚に現れる副作用

a、d ○　正しい。☞第2章Ⅲ－3－6）（a）（b）

b ×　接触皮膚炎は、いわゆる「肌に合わない」という状態であり、外来性の物質が皮膚に接触することで現れる炎症である。<u>同じ医薬品が触れても発症するか否かはその人の体質によって異なる。</u>☞第2章Ⅲ－3－6）（a）

c ×　接触皮膚炎は、通常は1週間程度で症状は治まるが、<u>再びその医薬品に触れると再発する。</u>☞第2章Ⅲ－3－6）（a）

以上から、正しい組み合わせは「2」となる。

主な医薬品とその作用

問41　正解5　▶貧血用薬（鉄製剤）

a ○　正しい。☞第3章Ⅳ－3－2）（a）

b ×　鉄分の吸収は空腹時のほうが高いとされているが、<u>消化器系への副作用を軽減するには、食後に服用することが望ましい。</u>☞第3章Ⅳ－3－2）【主な副作用】

c ×　服用の前後30分にタンニン酸を含む飲食物（緑茶、紅茶、コーヒー、ワイン、柿等）を摂取すると、<u>タンニン酸と反応して鉄の吸収が悪くなることがあるので、服用前後はそれらの摂取を控えることとされている。</u>☞第3章Ⅳ－3－3）

d ○　正しい。☞第3章Ⅳ－3－2）（c）

以上から、正しい組み合わせは「5」となる。

問42　正解5　▶かぜ及びかぜ薬

a ×　かぜの約8割はウイルス（ライノウイルス、コロナウイルス、アデノウイルスなど）の感染が原因であるが、<u>それ以外に細菌の感染や、まれに冷気や乾燥、アレルギーのような非感染性の要因による場合もある。</u>☞第3章Ⅰ－1－1）

b、c ○　正しい。☞第3章Ⅰ－1－1）

以上から、正しい組み合わせは「5」となる。

問43　正解3　▶かぜの症状緩和

1、2、4、5 ×　いずれも、構成生薬としてマオウを含まない。☞第3章Ⅰ－1－2）（g）③⑤⑥

3 ○　正しい。☞第3章Ⅰ－1－2）

(g) ①

問44　正解5　▶解熱鎮痛薬

1　○　正しい。☞第3章Ⅰ－2－2）(d)

2　○　正しい。☞第3章Ⅰ－2－2）(b)

3　○　正しい。☞第3章Ⅰ－2－2）(a)【生薬成分】④

4　○　正しい。☞第3章Ⅰ－2－2）(a)【化学的に合成された成分】④

5　×　アセトアミノフェンは、主として中枢作用によって解熱・鎮痛をもたらす。☞第3章Ⅰ－2－2）(a)②

問45　正解2　▶眠気を促す薬

ア　○　正しい。☞第3章Ⅰ－3－1）(c)②

イ　×　ブシは、キンポウゲ科のハナトリカブト又はオクトリカブトの塊根を減毒加工して製したものを基原とする生薬であり、心筋の収縮力を高めて血液循環を改善する作用を持つが、眠気を促す薬には含まれない。☞第3章ⅩⅥ－2－1）(a)

ウ　○　正しい。☞第3章Ⅰ－3－1）(c)①

エ　×　サンザシは、バラ科のサンザシ又はオオミサンザシの偽果をそのまま、又は縦切若しくは横切したものを基原とする生薬で、健胃、消化促進等の作用を期待して用いられるが、眠気を促す薬には含まれない。☞第3章ⅩⅥ－2－1）(h)

以上から、正しい組み合わせは「2」となる。

問46　正解3　▶乗物酔い防止薬

a　×　問題文は、ジフェニドール塩酸塩についての記述である。ジプロフィ

リンは、脳に軽い興奮を起こさせて平衡感覚の混乱によるめまいを軽減させることを目的として配合されている場合がある。☞第3章Ⅰ－5－1）(a)(e)

b　○　正しい。☞第3章Ⅰ－5－1）(b)

c　×　スコポラミン臭化水素酸塩水和物は、肝臓で速やかに代謝されてしまうため、抗ヒスタミン成分等と比べて作用の持続時間は短い。☞第3章Ⅰ－5－1）(c)

d　×　問題文は、カフェインやジプロフィリンなどのキサンチン系成分についての記述である。アリルイソプロピルアセチル尿素は、不安や緊張などの心理的な要因を和らげる鎮静成分である。☞第3章Ⅰ－5－1）(d)(e)

以上から、正しい組み合わせは「3」となる。

問47　正解3　▶カフェイン

a　×　カフェインは、脳に軽い興奮状態を引き起こし、一時的に眠気や倦怠感を抑える効果がある。☞第3章Ⅰ－4－1）

b　×　摂取されたカフェインの一部は乳汁中に移行する。☞第3章Ⅰ－4－1）

c　○　正しい。☞第3章Ⅰ－4－2）【相互作用】

d　○　正しい。☞第3章Ⅰ－4－1）

以上から、正しい組み合わせは「3」となる。

問48　正解2　▶眠気を促す薬

a　○　正しい。☞第3章Ⅰ－3－1）(b)

b　×　抑肝散は、体力中等度をめやすとして、神経がたかぶり、怒りやすい、

イライラなどがあるものの神経症、不眠症、小児夜なき、小児疳症（神経過敏）、歯ぎしり、更年期障害、血の道症に適すとされる。<u>構成生薬としてカンゾウを含むが、ダイオウは含まない。下痢等の副作用に注意が必要とはされていない。</u>☞第3章Ⅰ-3-1）●漢方処方製剤（c）

c　○　正しい。☞第3章Ⅰ-3-1）（c）

d　×　<u>抗ヒスタミン成分を主薬とする催眠鎮静薬は、睡眠改善薬として一時的な睡眠障害（寝つきが悪い、眠りが浅い）の緩和に用いられるものであり、慢性的に不眠症状がある人や、医療機関において不眠症の診断を受けている人を対象とするものではない。</u>☞第3章Ⅰ-3-1）（a）

以上から、正しい組み合わせは「2」となる。

問49　正解1　▶鎮暈薬

a　○　正しい。☞第3章Ⅰ-5-2）【受診勧奨等】

b　○　正しい。☞第3章Ⅰ-5-2）【相互作用】

c　○　正しい。☞第3章Ⅰ-5-1）

d　○　正しい。☞第3章Ⅰ-5-1）（f）

以上から、正しい組み合わせは「1」となる。

問50　正解2　▶鎮咳去痰薬の配合成分

ア　○　正しい。☞第3章Ⅱ-1-2）（a）

イ　○　正しい。☞第3章Ⅱ-1-2）（b）

ウ　×　<u>キョウニンは、体内で分解されて生じた代謝物の一部が延髄の呼吸中枢、咳嗽中枢を鎮静させる作用を示す</u>とされる。☞第3章Ⅱ-1-2）（g）①

エ　×　<u>問題文は、オウヒについての記述である。セキサンは、ヒガンバナ科のヒガンバナ鱗茎を基原とする生薬で、去痰作用を期待して用いられる。</u>☞第3章Ⅱ-1-2）（g）⑤⑧

以上から、正しい組み合わせは「2」となる。

問51　正解3　▶胃腸の薬の配合成分

a　×　<u>問題文は、胆汁末や動物胆についての記述である。）、リュウタン（リンドウ科のトウリンドウ等の根及び根茎を基原とする生薬）は、苦味による健胃作用を期待して用いられる。</u>☞第3章Ⅲ-2-2）（b）③、☞第3章Ⅲ-2-2）（c）

b　○　正しい。☞第3章Ⅲ-2-2）（b）

c　○　正しい。☞第3章Ⅲ-2-2）（b）⑥

d　×　<u>問題文は、消化成分についての記述である。スクラルファートは、胃粘液の分泌を促す、胃粘膜を覆って胃液による消化から保護する、荒れた胃粘膜の修復を促す等の作用を期待して用いられる。</u>☞第3章Ⅲ-2-2）（c）、☞第3章Ⅲ-2-2）（d）①

以上から、正しい組み合わせは「3」となる。

問52　正解3　▶アレルギー用薬及び症状

a　○　正しい。☞第3章Ⅶ-3）【相互作用】

b、c、d　○　正しい。☞第3章Ⅶ-3）【受診勧奨】注

以上から、正しい組み合わせは「3」となる。

問53　正解4　▶瀉下薬の配合成分

1 ×　ヒマシ油は、防虫剤や殺鼠剤を誤って飲み込んだ場合のような脂溶性の物質による中毒には使用を避ける必要がある。☞第3章Ⅲ－2－2）(c)①ⅰ）

2 ×　問題文は、ヒマシ油についての記述である。マルツエキスは、瀉下薬としては比較的作用が穏やかなため、主に乳幼児の便秘に用いられる。☞第3章Ⅲ－2－2）(c)⑤

3 ×　センナ中に存在するセンノシドは、胃や小腸で消化されないが、大腸に生息する腸内細菌によって分解され、分解生成物が大腸を刺激して瀉下作用をもたらすと考えられている。☞第3章Ⅲ－2－2）(c)①ⅱ）【センナ、センノシド、ダイオウ】

4 ○　正しい。☞第3章Ⅲ－2－2）(c)②

問54　正解1　▶婦人薬の適用対象

a、c ○　正しい。☞第3章Ⅵ－1）

b ×　閉経の前後には、更年期（閉経周辺期）と呼ばれる移行的な時期があり、体内の女性ホルモンの量が大きく変動することがある。☞第3章Ⅵ－1）

d ×　月経の約10〜3日前に現れ、月経開始と共に消失する腹部膨満感、頭痛、乳房痛などの身体症状や感情の不安定、興奮、抑鬱などの精神症状を主体とするものを、月経前症候群という。☞第3章Ⅵ－1）
以上から、正しい組み合わせは「1」となる。

問55　正解4　▶痔疾用薬及び配合成分

ア ×　直腸粘膜と皮膚の境目となる歯状線より上部の、直腸粘膜にできた痔核を内痔核と呼ぶ。直腸粘膜には知覚神経が通っていないため、自覚症状が少ないことが特徴である。
　一方、歯状線より下部の、肛門の出口側にできた痔核を外痔核と呼ぶ。内痔核と異なり、排便と関係なく、出血や患部の痛みを生じる。☞第3章Ⅴ－1－1）

イ ○　正しい。☞第3章Ⅴ－1－1）

ウ ○　正しい。☞第3章Ⅴ－1－2）●外用痔疾用薬(g)①

エ ×　肛門周囲の末梢血管の血行を改善する作用を期待してビタミンE（トコフェロール酢酸エステル）、傷の治りを促す作用を期待してビタミンA油等が配合されている場合がある。☞第3章Ⅴ－1－2）●外用痔疾用薬(h)
以上から、正しい組み合わせは「4」となる。

問56　正解2　▶浣腸薬及び配合成分

a ×　問題文は、炭酸水素ナトリウムについての記述である。ビサコジルは、大腸を刺激して排便を促すことを目的として用いられる。☞第3章Ⅲ－4－1）(b)

b ×　グリセリンが配合された浣腸薬が、肛門や直腸の粘膜に損傷があり出血しているときに使用されると、グリセリンが傷口から血管内に入って、赤血球の破壊（溶血）を引き起こす、また、腎不全を起こすおそれがある。☞第3章Ⅲ－4－1）(a)

c ○　正しい。☞第3章Ⅲ－4－1）(a)

d ○　正しい。☞第3章Ⅲ－4－1）
以上から、正しい組み合わせは「2」となる。

問57　正解1　▶貧血及び貧血用薬

a　○　正しい。☞第3章Ⅳ－3－1）

b　×　ビタミンC（アスコルビン酸等）は、消化管内で鉄が吸収されやすい状態に保つことを目的として用いられる。☞第3章Ⅳ－3－2）（c）

c　○　正しい。☞第3章Ⅳ－3－1）注

以上から、正しい組み合わせは「1」となる。

問58　正解1　▶毛髪用薬の配合成分

a　○　正しい。☞第3章Ⅹ－6）（a）

b　○　正しい。☞第3章Ⅹ－6）（b）

c　×　問題文はカシュウについての記述である。ヒノキチオールは、抗菌、血行促進、抗炎症などの作用を期待して用いられる。☞第3章Ⅹ－6）（c）①③

d　×　問題文はチクセツニンジンについての記述である。カシュウは選択肢cを参照。☞第3章Ⅹ－6）（c）②

以上から、正しい組み合わせは「1」となる。

問59　正解1　▶眼科用薬

a　×　眼の不調は、一般的に自覚されるものとして、目の疲れやかすみ、痒みなどがある。眼科用薬は、これらの症状の緩和を目的として、結膜嚢（結膜で覆われた眼瞼（まぶた）の内側と眼球の間の空間）に適用する外用薬（点眼薬、洗眼薬、コンタクトレンズ装着液）である。☞第3章Ⅸ

b、c　○　正しい。☞第3章Ⅸ

d　○　正しい。☞第3章Ⅸ【受診勧奨】

以上から、正しい組み合わせは「1」となる。

問60　正解4　▶ステロイド性抗炎症成分

ア　×　デキサメタゾンはステロイド性抗炎症成分、フェルビナクは非ステロイド性抗炎症成分である。☞第3章Ⅹ－2）（a）（b）

イ　×　外皮用薬で用いられるステロイド性抗炎症成分は、体の一部分に生じた湿疹、皮膚炎、かぶれ、あせも、虫さされ等の一時的な皮膚症状（ほてり・腫れ・痒み等）の緩和を目的とするものであり、広範囲に生じた皮膚症状や、慢性の湿疹・皮膚炎を対象とするものではない。☞第3章Ⅹ－2）（a）

ウ、エ　○　正しい。☞第3章Ⅹ－2）（a）

以上から、正しい組み合わせは「4」となる。

問61　正解5　▶消毒薬及び配合成分

a　○　正しい。☞第3章ⅩⅤ－1－1）

b　×　手指又は皮膚の殺菌・消毒を目的とする消毒薬のうち、配合成分やその濃度等があらかじめ定められた範囲内である製品については、医薬部外品として流通することが認められている。器具等の殺菌・消毒を併せて目的とする製品については、医薬品としてのみ製造販売されている。☞第3章ⅩⅤ－1－2）（a）

c　×　クレゾール石ケン液は、結核菌を含む一般細菌類、真菌類に対して比較的広い殺菌消毒作用を示すが、大部分のウイルスに対する殺菌消毒作用はない。☞第3章ⅩⅤ－1－2）（a）①

d　×　次亜塩素酸ナトリウムやサラシ粉などの塩素系殺菌消毒成分は、強い酸化力により一般細菌類、真菌類、ウイルス全般に対する殺菌消毒作用を示

すが、皮膚刺激性が強いため、通常人体の消毒には用いられない。☞第3章XV－1－2）(b) ①

以上から、正しい組み合わせは「5」となる。

問62　正解3　▶婦人薬の配合成分

a　○　正しい。☞第3章Ⅵ－2）(b) ①

b　×　モクツウは、利尿作用を期待して配合されている場合がある。☞第3章Ⅵ－2）(b) ③

c　○　正しい。☞第3章Ⅵ－2）(b) ②

d　×　血行を促進する作用を目的として、ビタミンE（トコフェロールコハク酸エステル等）が配合されている場合がある。疲労時に消耗しがちなビタミンの補給を目的として、ビタミンB6等が配合されている場合がある。☞第3章Ⅵ－2）(c)

以上から、正しい組み合わせは「3」となる。

問63　正解5　▶歯槽膿漏薬、口内炎用薬

a　○　正しい。☞第3章Ⅺ－2－1）(b)

b　問題文はカルバゾクロムについての記述である。イソプロピルメチルフェノールは、歯肉溝での細菌の繁殖を抑えることを目的として用いられる。☞第3章Ⅺ－1－1）●歯槽膿漏薬（a）①

c　○　正しい。☞第3章Ⅺ－1－1）●歯槽膿漏薬（a）②

d　○　正しい。☞第3章Ⅺ－2－1）(a)

以上から、正しい組み合わせは「5」となる。

問64　正解4　▶皮膚に用いる薬

a　×　外皮用薬は、表皮の角質層が柔らかくなることで有効成分が浸透しやすくなることから、入浴後に用いるのが効果的とされる。☞第3章X

b　○　正しい。☞第3章X【剤形による取扱い上の注意】①

c　×　スプレー剤、エアゾール剤は、使用上の注意に従い、患部から十分離して噴霧し、また、連続して噴霧する時間は3秒以内とすることが望ましい。☞第3章X【剤形による取扱い上の注意】③

d　○　正しい。☞第3章X【剤形による取扱い上の注意】②

以上から、正しい組み合わせは「4」となる。

問65　正解1　▶禁煙補助剤（咀嚼剤）

1　○　正しい。正しくは、「口腔内が（ア　酸性）になるとニコチンの吸収が低下するため、コーヒーなど口腔内を（ア　酸性）にする食品を摂取した後しばらくは使用を避けることとされている。また、ニコチンは（イ　交感神経系）を興奮させる作用を示し、アドレナリン作動成分が配合された医薬品（鎮咳去痰薬、鼻炎用薬、痔疾用薬等）との併用により、その作用を（ウ　増強）させるおそれがある。」となる。☞第3章Ⅻ－2）【相互作用】

2、3、4、5　×　上記記述を参照。

問66　正解1　▶口内炎及び口内炎用薬

a　○　正しい。☞第3章Ⅺ－2

b　○　正しい。☞第3章Ⅺ－2－2）【受診勧奨】

c　×　問題文は、殺菌消毒成分についての記述である。血液の凝固機能を正常に保つ働きがあるフィトナジオンは、

炎症を起こした歯周組織からの出血を抑える作用を期待して配合されている場合がある。☞第3章XI-1-1）●歯槽膿漏薬（b）②、☞第3章XI-2-1）（b）

d ○　正しい。☞第3章XI-2-1）(c)

以上から、正しい組み合わせは「1」となる。

問67　正解2　▶滋養強壮保健薬

a ○　正しい。☞第3章XⅢ-3）●漢方処方製剤（a）

b ○　正しい。☞第3章XⅢ-3）●生薬成分

c ○　正しい。☞第3章XⅢ-2）(d)

以上から、正しい組み合わせは「2」となる。

問68　正解4　▶外皮用薬及び配合成分

a ○　正しい。☞第3章X-5）(a)【剤形の選択】

b ×　問題文は、ピロールニトリンについての記述である。ブテナフィン塩酸塩は皮膚糸状菌の細胞膜を構成する成分の産生を妨げることにより、その増殖を抑える働きがある。☞第3章X-5）(b)②⑤

c ×　湿疹か皮膚糸状菌による皮膚感染かはっきりしない場合に、抗真菌成分が配合された医薬品を使用することは適当でない。☞第3章X-5）(a)【剤形の選択】

d ○　正しい。☞第3章X-5）(b)⑥

以上から、正しい組み合わせは「4」となる。

問69　正解4　▶殺虫剤・忌避剤

a ×　忌避剤は人体に直接使用されるが、蚊、ツツガムシ、トコジラミ（ナンキンムシ）、ノミ等が人体に取り付いて吸血したり、病原細菌等を媒介するのを防止するものであり、虫さされによる痒みや腫れなどの症状を和らげる効果はない。☞第3章XV-2

b ○　正しい。☞第3章XV-2-1）(b)

c ×　ディートを含有する忌避剤（医薬品及び医薬部外品）は、生後6ヶ月未満の乳児への使用を避けることとされている。☞第3章XV-1-2）【忌避剤を使用する際の一般的な留意事項】

d ○　正しい。☞第3章XV-1-2）【忌避剤を使用する際の一般的な留意事項】

以上から、正しい組み合わせは「4」となる。

問70　正解2　▶滋養強壮保健薬

1 ×　医薬部外品の保健薬の配合成分や分量は人体に対する作用が緩和なものに限られ、カシュウ、ゴオウ、ゴミシ、ジオウ、ロクジョウ等の生薬成分については、医薬品においてのみ認められている。☞第3章XⅢ-1）

2 ○　正しい。☞第3章XⅢ-1）

3 ×　一般用医薬品におけるビタミンAの1日分量は4000国際単位が上限となっている。☞第3章XⅢ-2）(a)①

4 ×　数種類の生薬をアルコールで抽出した薬用酒も、滋養強壮を目的として用いられるが、アルコールを含有するため、服用後は乗り物又は機械類の運転操作等を避ける必要がある。☞第3章XⅢ-3）●生薬成分

問71　正解1　▶漢方処方製剤

1　○　正しい。☞第3章ⅩⅣ－1－2）(a)

2　×　防已黄耆湯は、体力中等度以下で、疲れやすく、汗のかきやすい傾向があるものの肥満に伴う関節の腫れや痛み、むくみ、多汗症、肥満症（筋肉にしまりのない、いわゆる水ぶとり）に適すとされる。構成生薬としてカンゾウを含む。☞第3章ⅩⅣ－1－2）(b)

3　×　防風通聖散は、体力充実して、腹部に皮下脂肪が多く、便秘がちなものの高血圧や肥満に伴う動悸・肩こり・のぼせ・むくみ・便秘、蓄膿症（副鼻腔炎、湿疹・皮膚炎、ふきでもの（にきび、肥満症に適すとされる。☞第3章ⅩⅣ－1－2）(c)

4　×　小柴胡湯は、体力中等度で、ときに脇腹（腹）からみぞおちあたりにかけて苦しく、食欲不振や口の苦味があり、舌に白苔がつくものの食欲不振、吐きけ、胃炎、胃痛、胃腸虚弱、疲労感、かぜの後期の諸症状に適すとされる。☞第3章Ⅰ－1－2）(g)③

5　×　清上防風湯は、体力中等度以上で、赤ら顔で、ときにのぼせがあるもののにきび、顔面・頭部の湿疹・皮膚炎、赤鼻（酒さ）に適すとされる。☞第3章ⅩⅣ－1－2）(e)

問72　正解5　▶ビタミン

a　×　問題文は、ビタミンAについての記述である。ビタミンB1は、炭水化物からのエネルギー産生に不可欠な栄養素で、神経の正常な働きを維持する作用がある。☞第3章ⅩⅢ－2）(a)①④

b　○　正しい。☞第3章ⅩⅢ－2）(a)⑥

c　○　正しい。☞第3章ⅩⅢ－2）(a)⑦

d　○　正しい。☞第3章ⅩⅢ－2）(a)②

以上から、正しい組み合わせは「5」となる。

問73　正解1　▶消毒薬

a　○　正しい。☞第3章Ⅹ－1）(e)

b　×　イソプロパノールは、結核菌を含む一般細菌類、真菌類、ウイルスに対する殺菌消毒作用を示す。☞第3章ⅩⅤ－1－2）②

c　○　正しい。☞第3章ⅩⅤ－1－2）

d　×　問題文は塩素系殺菌消毒成分についての記述である。ポリオキシエチレンアルキルフェニルエーテルは、クレゾール石ケン液と同様な殺菌消毒作用を有する成分として用いられることもある。☞第3章ⅩⅤ－1－2）(a)①・(b)①

以上から、正しい組み合わせは「1」となる。

問74　正解4　▶肥満症又は肥胖症

1　○　正しい。☞第3章ⅩⅣ－1－2）(b)

2　○　正しい。☞第3章ⅩⅣ－1－2）(c)

3　○　正しい。☞第3章ⅩⅣ－1－2）(d)

4　×　構成生薬として、防已黄耆湯にはカンゾウ、防風通聖散にはカンゾウ、マオウ、ダイオウ、大柴胡湯にはダイオウが含まれる。☞第3章ⅩⅣ－1－2）(b)(c)(d)

問75　正解2　▶殺虫剤・忌避剤

1　○　正しい。☞第3章ⅩⅤ－2－

１）（a）

2　×　問題文は、ピレスロイド系殺虫成分についての記述である。有機塩素系殺虫成分（DDT等）は、日本ではかつて広く使用され、感染症の撲滅に大きな効果を上げたが、残留性や体内蓄積性の問題から、現在ではオルトジクロロベンゼンがウジ、ボウフラの防除の目的で使用されているのみとなっている。☞第３章ⅩⅤ－２－１）（b）（d）

3　○　正しい。☞第３章ⅩⅤ－２－１）（c）

4　○　正しい。☞第３章ⅩⅤ－２－１）（f）②

問76　正解1　▶消毒薬とその成分

a　○　正しい。☞第３章ⅩⅤ－１－２）（a）②

b　×　クレゾール石ケン液は、結核菌を含む一般細菌類、真菌類に対して比較的広い殺菌消毒作用を示すが、大部分のウイルスに対する殺菌消毒作用はない。☞第３章ⅩⅤ－１－２）（a）①

c　○　正しい。☞第３章ⅩⅤ－１－２）（b）②

d　○　正しい。☞第３章ⅩⅤ－１－２）【誤用・事故等による中毒への対処】（a）

以上から、正しい組み合わせは「1」となる。

問77　正解5　▶口腔咽喉薬、うがい薬

a　○　正しい。☞第３章Ⅱ－２

b　×　噴射式の液剤では、息を吸いながら噴射すると気管支や肺に入ってしまうおそれがあるため、軽く息を吐きながら噴射することが望ましい。☞第３章Ⅱ－２【口腔咽喉薬・含嗽薬に関する一般的な注意事項】

c　×　口腔咽喉薬・含嗽薬は、成分の一部が口腔や咽頭の粘膜から吸収されて循環血流中に入りやすく、全身的な影響を生じることがあるため、配合成分によっては注意を要する場合がある。☞第３章Ⅱ－２【口腔咽喉薬・含嗽薬に関する一般的な注意事項】

以上から、正しい組み合わせは「5」となる。

問78　正解1　▶殺虫剤・忌避剤

a　○　正しい。☞第３章ⅩⅤ－２－１）（f）

b　×　シラミの防除は、医薬品による方法以外に物理的方法もある。物理的方法としては、散髪や洗髪、入浴による除去、衣服の熱湯処理などがある。☞第３章ⅩⅤ－２－１）（d）

c　×　蒸散剤は、殺虫成分を基剤に混ぜて整形し、加熱したとき又は常温で徐々に揮散するようにしたものである。燻蒸剤は、空間噴射の殺虫剤のうち、容器中の医薬品を煙状又は霧状にして一度に全量放出させるものである。☞第３章ⅩⅤ－２－２）●主な剤形、用法（b）

d　×　ディートを含有する忌避剤（医薬品及び医薬部外品）は、生後6ヶ月未満の乳児への使用を避けることとされている。☞第３章ⅩⅤ－２－２）【忌避剤を使用する際の一般的な留意事項】

以上から、正しい組み合わせは「1」となる。

問79　正解3　▶一般用検査薬

a　○　正しい。☞第３章ⅩⅥ－１

b　×　問題文は、擬陽性ではなく偽陰性についての記述である。☞第３章ⅩⅥ－１【検出感度、偽陰性・偽陽性】

模擬試験問題2

c　×　悪性腫瘍、心筋梗塞や遺伝性疾患など重大な疾患の診断に関係するものは一般用検査薬の対象外である。☞第3章ⅩⅥ－1

d　○　正しい。☞第3章ⅩⅥ－1

以上から、正しい組み合わせは「3」となる。

問80　正解2　▶漢方処方製剤

ア　○　正しい。☞第3章ⅩⅣ－1－2）（c）

イ　×　黄連解毒湯は、体力中等度以上で、のぼせぎみで顔色赤く、いらいらして落ち着かない傾向のあるものの鼻出血、不眠症、神経症、胃炎、二日酔い、血の道症、めまい、動悸、更年期障害、湿疹・皮膚炎、皮膚のかゆみ、口内炎に適すとされる。問題文の体力の記述以外は、清上防風湯についてのものである。☞第3章ⅩⅣ－1－2）（a）（e）

ウ　○　正しい。☞第3章ⅩⅣ－2）（d）

エ　×　清上防風湯は、体力中等度以上で、赤ら顔で、ときにのぼせがあるもののにきび、顔面・頭部の湿疹・皮膚炎、赤鼻（酒さ）に適すとされるが、胃腸の弱い人では食欲不振、胃部不快感の副作用が現れやすい等、不向きとされる。問題文は、防已黄耆湯についての記述である。☞第3章ⅩⅣ－1－2）（b）（e）

以上から、正しい組み合わせは「2」となる。

薬事関係法規・制度

問81　正解2　▶登録販売者

1　○　正しい。☞第4章Ⅰ【登録販売者】前段

2　×　販売従事登録を受けようとする者は、様式第八十六の二による申請書を医薬品の販売又は授与に従事する薬局又は医薬品の販売業の店舗の所在地の都道府県知事に提出しなければならない。☞第4章Ⅰ【登録販売者】前段

3　○　正しい。☞第4章Ⅲ－2）【リスク区分に応じた情報提供】（b）

4、5　○　正しい。☞第4章Ⅰ【登録販売者】後段

問82　正解5　▶食品

a　○　正しい。☞第4章Ⅱ－3）【保健機能食品等の食品】（a）

b　×　食品とは、医薬品、医薬部外品及び再生医療等製品以外のすべての飲食物をいう。☞食品安全基本法第2条

c　○　正しい。☞第4章Ⅱ－3）【保健機能食品等の食品】（a）②

d　×　機能性表示食品とは、事業者の責任において、科学的根拠に基づいた機能性を表示し、販売前に安全性及び機能性の根拠に関する情報などが消費者庁長官へ届け出られたものである。☞第4章Ⅱ－3）【保健機能食品等の食品】（a）③

以上から、正しい組み合わせは「5」となる。

問83　正解4　▶販売従事登録

a　○　正しい。☞第4章Ⅰ【登録販売者】中段、医薬品医療機器等法第5条第3号ホ

b　×　二以上の都道府県において販売従事登録を受けようと申請した者は、

当該申請を行った都道府県知事のうちいずれか一の都道府県知事の登録のみを受けることができる。☞第4章Ⅰ【登録販売者】中段、医薬品医療機器等法施行規則第159条の7第3項

c　○　正しい。☞第4章Ⅰ【登録販売者】後段、医薬品医療機器等法施行規則第159条の10第5項第3号

d　×　登録販売者名簿の住所は、登録事項ではないことから、転居の旨を登録を受けた都道府県知事に届け出る必要はない。☞第4章Ⅰ【登録販売者】後段、医薬品医療機器等法施行規則第159条の8第1項

以上から、正しい組み合わせは「4」となる。

問84　正解1　▶薬局

1　○　正しい。☞第4章Ⅲ-1)(a)

2　×　薬局では、医療用医薬品の他、要指導医薬品及び一般用医薬品を取り扱うことができる。☞第4章Ⅲ-1)(a)

3　×　医薬品を取り扱う場所であって、薬局として開設の許可を受けていないものについては、病院又は診療所の調剤所を除き、薬局の名称を付してはならない。☞第4章Ⅲ-1)(a)

4　×　医薬品をあらかじめ小分けし、販売する行為は、無許可製造、無許可製造販売に該当するため、認められない。☞第4章Ⅲ-1)

5　×　問題文は「地域連携薬局」についての記述である。専門医療機関連携連携薬局とは、薬局であって、その機能が、医師若しくは歯科医師又は薬剤師が診療又は調剤に従事する他の医療提供施設と連携し、薬剤の適正な使用の確保のために専門的な薬学的知見に基づく指導を実施するために必要な機能を有する、その所在地の都道府県知事の認定を受けた薬局である。☞第4章Ⅲ-1)(a)【地域連携薬局】【専門医療機関連携連携薬局】注：いずれも令和4年3月版「手引き」で追加された。

問85　正解1　▶医薬品医療機器等法

1　×　第1条において、「この法律は、医薬品、医薬部外品、化粧品、医療機器及び再生医療等製品の品質、有効性及び安全性の確保…」となっている。☞第4章Ⅰ

2、3、4　○　正しい。☞第4章Ⅰ

問86　正解2　▶毒薬・劇薬

a、d　○　正しい。☞第4章Ⅱ-1)【毒薬・劇薬】

b　×　毒薬又は劇薬は、要指導医薬品に該当することはあるが、現在のところ、毒薬又は劇薬で、一般用医薬品のものはない。☞第4章Ⅱ-1)【毒薬・劇薬】

c　×　劇薬については、容器等に白地に赤枠、赤字をもって、当該医薬品の品名及び「劇」の文字が記載されていなければならないとされている。☞第4章Ⅱ-1)【毒薬・劇薬】

以上から、正しい組み合わせは「2」となる。

問87　正解3　▶医薬品の定義と範囲

a　○　正しい。☞第4章Ⅱ-1)、医薬品医療機器等法第2条第1項第1号

b　×　日本薬局方に収載されている医薬品の中には、一般用医薬品として販売されている、又は一般用医薬品の中に配合されているものも少なくない。☞第4章Ⅱ-1)

c　○　正しい。☞第4章Ⅱ-1)前段

注：令和6年4月一部改訂版「手引き」では、法改正により「薬事・食品衛生審議会」を「薬事審議会」に更新された。

以上から、正しい組み合わせは「3」となる。

問88　正解2　▶添付文書等の記載事項

a　○　正しい。☞第4章Ⅱ-2)【容器・外箱等への記載事項】

b　×　「当該医薬品に関し虚偽又は誤解を招くおそれのある事項」「承認を受けていない効能、効果又は性能」については、添付文書等への記載が禁止されている。

c　×　添付文書等への記載については、「邦文でされていなければならない」とされている。☞第4章Ⅱ-2)【記載禁止事項】

d　○　正しい。☞第4章Ⅱ-2)【添付文書等への記載事項】

以上から、正しい組み合わせは「2」となる。

問89　正解5　▶日本薬局方

a、b、c、d　○　正しい。☞第4章Ⅱ-1)

以上から、正しい組み合わせは「5」となる。

問90　正解2　▶特別用途食品

1、3、4、5　×　☞第4章Ⅱ-3)【保健機能食品等の食品】

2　○　正しい。特別用途食品（特定保健用食品を除く。）は、乳児、幼児、妊産婦又は病者の発育又は健康の保持若しくは回復の用に供することが適当な旨を医学的・栄養学的表現で記載し、かつ、用途を限定したもので、健康増進法に基づく許可又は承認を受け、

「特別の用途に適する旨の表示」をする食品である。☞第4章Ⅱ-3)【保健機能食品等の食品】（b）

問91　正解5　▶化粧品

ア　×　人の身体の構造若しくは機能に影響を及ぼすことを目的とするものは化粧品に含まれない。☞第4章Ⅲ-3)【化粧品】

イ　×　化粧品を販売等する場合には、医薬品のような販売業の許可は必要なく、一般小売店において販売等することができる。☞第4章Ⅲ-3)【化粧品】

ウ　×　医薬品的な効能効果の表示・標榜がなされた場合には、法により禁止される虚偽又は誇大な広告に該当するほか、その標榜内容等によっては医薬品又は医薬部外品とみなされ、無承認無許可医薬品又は無承認無許可医薬部外品として取締りの対象となる。☞第4章Ⅲ-3)【化粧品】

エ　×　化粧品の成分本質（原材料）についても、原則として医薬品の成分を配合してはならないこととされており、配合が認められる場合にあっても、添加物として使用されているなど、薬理作用が期待できない量以下に制限されている。☞第4章Ⅲ-3)【化粧品】

以上から、正しい組み合わせは「5」となる。

問92　正解3　▶一般用・要指導医薬品

a　○　正しい。☞第4章Ⅱ-1)【一般用医薬品、要指導医薬品と医療用医薬品】前段

b　×　効能効果の表現に関しては、医療用医薬品では通常、診断疾患名（例えば、胃炎、胃・十二指腸潰瘍等）で示されているのに対し、一般用医薬品

及び要指導医薬品では、一般の生活者が判断できる症状（例えば、胃痛、胸やけ、むかつき、もたれ等）で示されている。☞第4章Ⅱ-1)【一般用医薬品、要指導医薬品と医療用医薬品】中段

c ○ 正しい。☞第4章Ⅱ-1)【一般用医薬品、要指導医薬品と医療用医薬品】中段

注：令和6年4月一部改訂版「手引き」では、法改正により「薬事・食品衛生審議会」を「薬事審議会」に更新された。

d × 卸売販売業者は、配置販売業者に対し、一般用医薬品以外の医薬品を販売又は授与してはならないこととされている。☞第4章Ⅱ-1)【一般用医薬品、要指導医薬品と医療用医薬品】後段

以上から、正しい組み合わせは「3」となる。

問93　正解2　▶配置販売業

a ○ 正しい。☞第4章Ⅲ-1)(c)後段

b × 配置販売業は、一般用医薬品のうち経年変化が起こりにくいこと等の基準（配置販売品目基準）に適合するもの以外の医薬品を販売等してはならないこととされている。☞第4章Ⅲ-1)(c)前段

c × 配置販売業では、医薬品を開封して分割販売することは禁止されている。

d ○ 正しい。☞第4章Ⅲ-1)(c)後段

以上から、正しい組み合わせは「2」となる。

問94　正解4　▶店舗の掲示事項

1、2、3、5 ○ 正しい。☞第4章Ⅲ-2)【薬局又は店舗における掲示】

4 × 「医薬品による健康被害の救済制度に関する解説」が正しい掲示事項である。

問95　正解1　▶店舗販売業

a ○ 正しい。☞第4章Ⅲ-1)

b ○ 正しい。☞第4章Ⅲ-1)(b)下段

c × 要指導医薬品又は第一類医薬品を販売し、授与する店舗の店舗管理者は薬剤師とされている。☞第4章Ⅲ-1)(b)中段

d × 医薬品をあらかじめ小分けし、販売する行為は、無許可製造、無許可製造販売に該当するため、認められない。☞第4章Ⅲ-1)

以上から、正しい組み合わせは「1」となる。

問96　正解3　▶特定保健用食品

ア × 「大豆イソフラボン」に認められた表示内容は、「骨の健康維持に役立つ等の骨関係」とされている。☞第4章別表4-3

イ、エ ○ 正しい。☞第4章別表4-3

ウ × 「ポリデキストロース」に認められた表示内容は、「おなかの調子を整える等」とされている。☞第4章別表4-3

以上から、正しい組み合わせは「3」となる。

問97　正解2　▶監視指導、苦情相談窓口

a ○ 正しい。☞第4章Ⅳ-3)【行政庁の監視指導】(b)

b ○ 正しい。☞第4章Ⅳ-3)【行

政庁の監視指導】（c）

c × 都道府県知事等は、薬局開設者又は医薬品の販売業者に対して、一般用医薬品の販売等を行うための業務体制が基準（体制省令）に適合しなくなった場合において、その業務体制の整備を命ずることができ、法令の遵守を確保するため措置が不十分であると認める場合においては、<u>その改善に必要な措置を講ずべきことを命ずることができる</u>。☞第４章Ⅳ－３）【行政庁による処分】（a）注：出題された記述は令和４年３月改定版「手引き」で追加された事項である。

d ○ 正しい。☞第４章Ⅳ－３）【苦情相談窓口】

以上から、正しい組み合わせは「２」となる。

問98　正解２　▶生物由来製品

ア、イ、エ ○ 正しい。☞第４章Ⅱ－１）【生物由来製品】

ウ × 生物由来製品とは、「人その他の生物（植物を除く。）に由来するものを原料又は材料として製造（小分けを含む。）をされる医薬品、医薬部外品、化粧品又は<u>医療機器</u>のうち、保健衛生上特別の注意を要するものとして、厚生労働大臣が薬事・食品衛生審議会の意見を聴いて指定するもの」とされている。☞第４章Ⅱ－１）【生物由来製品】

以上から、正しい組み合わせは「２」となる。

問99　正解１　▶医薬品等適正広告基準

a ○ 正しい。☞第４章Ⅳ－１）【医薬品等適正広告基準】（a）

b × チラシやパンフレット等の同一紙面に、医薬品と、食品、化粧品、雑貨類等の医薬品ではない製品を併せて掲載すること自体は<u>問題ないとされている</u>。☞第４章Ⅳ－１）【医薬品等適正広告基準】（a）

c、d ○ 正しい。☞第４章Ⅳ－１）【医薬品等適正広告基準】（b）

以上から、正しい組み合わせは「１」となる。

問100　正解２　▶濫用等のおそれ

a ○ 正しい。☞第４章Ⅲ－２）【その他の遵守事項等】①ⅲ）

b × 当該医薬品を購入し、又は譲り受けようとする者が若年者である場合にあっては、<u>当該者の氏名及び年齢</u>を薬剤師又は登録販売者に確認させることとされている。☞第４章Ⅲ－２）【その他の遵守事項等】①ⅰ）

c ○ 正しい。☞第４章Ⅲ－２）【その他の遵守事項等】②

d × 濫用等のおそれのあるものとして厚生労働大臣が指定する医薬品に、<u>メチルシステイン塩酸塩は含まれていない</u>。☞第４章Ⅲ－２）【その他の遵守事項等】②

以上から、正しい組み合わせは「２」となる。

注：濫用等のおそれのある医薬品については、令和５年４月改訂版「手引き」において、一部（薬効分類等）が削除される改正が行われたが、対象となる医薬品名の変更は行われていない。

医薬品の適正使用と安全対策

問 101　正解 2　▶一般用医薬品

a ×　一般用医薬品を含めて、医薬品の添付文書の内容は変わるものであり、医薬品の有効性・安全性等に係る新たな知見、使用に係る情報に基づき、<u>必要に応じて随時改訂がなされている</u>。☞第 5 章 I - 1）①

b ○　正しい。☞第 5 章 I - 1）③

c ×　日常生活上、どのようなことに心がけるべきかなど、症状の予防・改善につながる事項について一般の生活者に分かりやすく記載されていることがある（必須記載ではない）。☞第 5 章 I - 1）⑨

d ○　正しい。☞第 5 章 I - 4）【添付文書情報の活用】、薬生発 0611 第 1 号・令和 3 年 6 月 11 日　注：紙の添付文書の同梱廃止については、令和 4 年 3 月の「手引き」改正で追加された。

以上から、正しい組み合わせは「2」となる。

問 102　正解 2　▶一般用医薬品の製品表示

1 ○　正しい。☞第 5 章 I - 2）

2 ×　使用期限の表示については、適切な保存条件の下で製造後 3 年を超えて性状及び品質が安定であることが確認されている医薬品において法的な表示義務はないが、流通管理等の便宜上、外箱等に記載されるのが通常となっている。☞第 5 章 I - 2）

3 ○　正しい。☞第 5 章 I - 2）①

4 ○　正しい。☞第 5 章 I - 2）④

問 103　正解 2　▶添付文書

a ×　一般用医薬品を含めて、医薬品の添付文書の内容は変わるものであり、医薬品の有効性・安全性等に係る新たな知見、使用に係る情報に基づき、<u>必要に応じて随時改訂がなされている</u>。☞第 5 章 I - 1）①

b、d ○　正しい。☞第 5 章 I - 1）②

c ○　正しい。☞第 5 章 I - 1）④

以上から、正しい組み合わせは「2」となる。

問 104　正解 2　▶成分及び分量の項目

a ○　正しい。☞第 5 章 I - 1）⑧

b、c ×　添加物として配合されている成分については、現在のところ、製薬企業界の自主申し合わせに基づいて、添付文書及び外箱への記載がなされている。「香料」「pH 調整剤」「等張化剤」のように<u>用途名で記載されているものもある</u>。☞第 5 章 I - 1）⑧注

d ○　正しい。☞第 5 章 I - 1）⑧注

以上から、正しい組み合わせは「2」となる。

問 105　正解 4　▶「長期連用しないこと」

1 ×　グリチルレチン酸は、「<u>偽アルドステロン症を生じるおそれがあるため</u>」に、「短期間の服用にとどめ、連用しないこと」とされている。☞第 5 章別表 5 - 1

2 ×　センノシドが配合された瀉下剤は、「<u>腸管粘膜への刺激が大きくなり、腸管粘膜に炎症を生じるおそれがあるため</u>」に、「<u>大量に使用（服用）しないこと</u>」とされている。☞第 5 章別表 5 - 1

3 ×　タンニン酸アルブミンは、「タンニン酸アルブミンは、乳製カゼインを由来としているため。カゼインは牛乳タンパクの主成分であり、<u>牛乳アレルギーのアレルゲンとなる可能性があ</u>

るため」に「本剤又は本剤の成分、牛乳によるアレルギー症状を起こしたことがある人」は、「使用（服用）しないこと」とされている。☞第5章別表5－1

4 ○　正しい。第5章別表5－1

5 ×　ロートエキスが配合された内服薬、外用痔疾用薬（坐薬、注入軟膏）については、「乳児に頻脈を起こすおそれがあるため」に、「使用（服用）しないこと」とされている。☞第5章別表5－1

問106　正解4　▶保管、取扱い上の注意

a ×　錠剤、カプセル剤、散剤等では、取り出したときに室温との急な温度差で湿気を帯びるおそれがあるため、冷蔵庫内での保管は不適当である。☞第5章Ⅰ－1）⑩（a）

b ×　医薬品は、小児の目につくところに医薬品が置かれていた場合に、誤飲事故が多く報告されており、小児の手の届かないところに保管することとされている。☞第5章Ⅰ－1）⑩（b）

c ○　正しい。☞第5章Ⅰ－2）

d ×　点眼薬では、複数の使用者間で使い回されると、万一、使用に際して薬液に細菌汚染があった場合に、別の使用者に感染するおそれがあるため、「他の人と共用しないこと」等と記載されている。☞第5章Ⅰ－2）（d）

以上から、正しい組み合わせは「4」となる。

問107　正解1　▶してはいけないこと

ア、イ ○　正しい。☞第5章別表5－1

ウ ×　インドメタシンを主な成分とする外用鎮痛消炎薬は、「一定期間又は一定回数使用しても症状の改善がみられない場合は、ほかに原因がある可能性があるため」に、「長期連用しないこと」とされている。☞第5章別表5－1

エ ×　スクラルファートは、「長期連用により、アルミニウム脳症及びアルミニウム骨症を生じるおそれがあるため」に、「長期連用しないこと」とされている。☞第5章別表5－1

以上から、正しい組み合わせは「1」となる。

問108　正解5　▶緊急安全性情報

a ×　緊急安全性情報は、厚生労働省からの命令、指示、製造販売業者の自主決定等に基づいて作成される。☞第5章Ⅰ－3）【緊急安全性情報】

b ×　緊急安全性情報は、総合機構による医薬品医療機器情報配信サービスによる配信（PMDAメディナビ）、製造販売業者から医療機関や薬局等への直接の配布、ダイレクトメール、ファクシミリ、電子メール等による情報提供（1ヶ月以内）等により情報伝達されるものであり、A4サイズの黄色地の印刷物で、イエローレターとも呼ばれる。☞第5章Ⅰ－3）【緊急安全性情報】

c ×　医薬品、医療機器又は再生医療等製品について作成される。☞第5章Ⅰ－3）【緊急安全性情報】

d ×　小柴胡湯による間質性肺炎に関する緊急安全性情報（平成8年3月）のように、一般用医薬品にも関係する緊急安全性情報が発出されたこともある。☞第5章Ⅰ－3）【緊急安全性情報】

以上から、正しい組み合わせは「5」となる。

問 109　正解 2　▶使用上の注意

a、c ○　正しい。☞第5章別表5－1

b ×　問題文は、「甲状腺疾患の診断を受けた人」に対する記述である。☞第5章別表5－1

d ×　問題文は、「ロペラミド塩酸塩を主な成分とする止瀉薬」に対する記述である。☞第5章別表5－1
以上から、正しい組み合わせは「2」となる。

問 110　正解 1　▶使用上の注意

1 ○　正しい。☞第5章別表5－1

2 ×　アミノフィリン水和物は、アレルギーの既往歴のある人に対して「アレルギー症状の既往歴のある人が再度使用した場合、ショック（アナフィラキシー）、皮膚粘膜眼症候群（スティーブンス・ジョンソン症候群）、中毒性表皮壊死融解症（ライエル症候群）等の重篤なアレルギー性の副作用を生じる危険性が高まるため」に、使用しないこととされている。☞第5章別表5－1

3 ×　ジヒドロコデインリン酸塩は、「コデインで、母乳への移行により、乳児でモルヒネ中毒が生じたとの報告があるため」に、「授乳中の人は本剤を服用しないか、本剤を服用する場合は授乳を避けること」とされている。☞第5章別表5－1

4 ×　ロートエキスを主な成分とする止瀉薬は、眠気等が懸念されることから、「服用後、乗物又は機械類の運転操作をしないこと」とされている。☞第5章別表5－1

5 ×　エチニルエストラジオールは、「妊婦又は妊娠していると思われる人」に対して、「妊娠中の女性ホルモン成分の摂取によって、胎児の先天性異常の発生が報告されているため」に、使用しないこととされている。☞第5章別表5－1

問 111　正解 5　▶保管及び取扱い上の注意

a ×　医薬品は、適切な保管がなされないと化学変化や雑菌の繁殖等を生じることがあり、特にシロップ剤などは変質しやすいため、開封後は冷蔵庫内に保管されるのが望ましいとされている。☞第Ⅴ章Ⅰ－1）⑩（a）

b ○　正しい。☞第Ⅴ章Ⅰ－1）⑩（c）

c ×　点眼薬では、複数の使用者間で使い回されると、万一、使用に際して薬液に細菌汚染があった場合に、別の使用者に感染するおそれがあるため、「他の人と共用しないこと」と記載されている。☞第Ⅴ章Ⅰ－1）⑩（d）

d ○　正しい。☞第Ⅴ章Ⅰ－2）④
以上から、正しい組み合わせは「5」となる。

問 112　正解 1　▶緊急安全性情報

1 ○　正しい。正しくは「医薬品、医療機器又は再生医療等製品について（a 緊急かつ重大な注意喚起）や使用制限に係る対策が必要な状況にある場合に、厚生労働省からの命令、指示、製造販売業者の自主決定等に基づいて作成される。製造販売業者及び行政当局による報道発表、（独）医薬品医療機器総合機構による医薬品医療機器情報配信サービスによる配信（PMDAメディナビ）、製造販売業者から医療機関や薬局等への直接配布、ダイレクトメール、ファックス、電子メール等による情報提供（（b 1ヶ月）以内）等により情報伝達されるものである。

A4 サイズの印刷物で、（c イエローレ
ター）とも呼ばれる。」となる。☞第
5 章 I - 3）【緊急安全性情報】
2、3、4、5 × 上記記述を参照。

問 113 正解 1 ▶被害救済制度
ア、イ ○ 正しい。☞第 5 章Ⅲ - 1）
ウ × 救済給付業務に必要な費用のう
ち、給付費については、製造販売業者
から年度ごとに納付される拠出金が充
てられるほか、事務費については、そ
の 2 分の 1 相当額は国庫補助により賄
われている。☞第 5 章Ⅲ - 1）
注：令和 6 年 4 月一部改訂版「手引
き」では、法改正により「薬事・食品
衛生審議会」を「薬事審議会」に更新
された。
エ × 給付の種類としては、医療費、
医療手当、障害年金、障害児養育年金、
遺族年金、遺族一時金及び葬祭料があ
る。給付の種類によっては請求期限が
定められており、その期限を過ぎた分
については請求できないので注意する
必要がある。☞第 5 章Ⅲ - 2）（a）
以上から、正しい組み合わせは「1」
となる。

問 114 正解 2 ▶医薬品医療機器総合機構
a、c ○ 正しい。☞第 5 章 I - 3）
【総合機構ホームページ】
b × 健康被害を受けた本人（又は家
族）の給付請求を受けて、その健康被
害が医薬品の副作用によるものかどう
か、医薬品が適正に使用されたかどう
かなど、医学的薬学的判断を要する事
項について薬事・食品衛生審議会の諮
問・答申を経て、厚生労働大臣が判定
した結果に基づいて、医療費、障害年
金、遺族年金等の各種給付が行われる。
☞第 5 章Ⅲ - 1）

注：令和 6 年 4 月一部改訂版「手引
き」では、法改正により「薬事・食品
衛生審議会」を「薬事審議会」に更新
された。
d ○ 正しい。☞第 5 章Ⅲ - 2）
以上から、正しい組み合わせは「2」
となる。

問 115 正解 1 ▶安全性速報
a × 安全性速報は、医薬品、医療機
器又は再生医療等製品について一般的
な使用上の注意の改訂情報よりも迅速
な注意喚起や適正使用のための対応の
注意喚起が必要な状況にある場合に、
厚生労働省からの命令、指示、製造販
売業者の自主決定等に基づいて作成さ
れる。☞第Ⅴ章 I - 3）【安全性速報】
b、c ○ 正しい。上記記述を参照。
☞第Ⅴ章 I - 3）【安全性速報】
d × A4 サイズの青色地の印刷物で、
ブルーレターとも呼ばれる。イエロー
レターと呼ばれるのは緊急安全性情報
である。☞第Ⅴ章 I - 3）【安全性速
報】
以上から、正しい組み合わせは「1」
となる。

問 116 正解 3 ▶企業からの副作用報告
1、2、4、5 × 企業からの副作用
等の報告では、副作用の重篤性の違い、
副作用症例の発生が使用上の注意から
予測できないものか、予測できるもの
か、国内事例・海外事例の違いによっ
て報告期限が異なる。正しくは「a =
15 日以内、b = 2 年以内、c = 30 日
以内」となる。☞第 5 章別表 5 - 4
3 ○ 正しい。上記記述を参照。

問 117 正解 5 ▶適正使用の啓発活動
a、b、c ○ 正しい。☞第 5 章Ⅴ

以上から、正しい組み合わせは「5」となる。

問118　正解5　▶安全性等の調査

a、b、c　○　正しい。☞第5章Ⅱ−1−1)【企業からの副作用等の報告制度】

d　○　正しい。☞第1章Ⅳ−2)、第5章Ⅱ−1−1)【企業からの副作用等の報告制度】

以上から、正しい組み合わせは「5」となる。

問119　正解5　▶医薬品PLセンター

a、b　○　正しい。☞第5章Ⅲ−2)【医薬品PLセンター】

c　×　消費者が、医薬品又は医薬部外品に関する苦情（健康被害以外の損害も含まれる）について製造販売元の企業と交渉するに当たって、公平・中立な立場で申立ての相談を受け付け、交渉の仲介や調整・あっせんを行い、裁判によらずに迅速な解決に導くことを目的としている。☞第5章Ⅲ−2)【医薬品PLセンター】

以上から、正しい組み合わせは「5」となる。

問120　正解4　▶医薬品の安全対策

1、2、3、5　×　正しくは、「(a アミノピリン）等が配合されたアンプル入り（b かぜ薬）の使用による重篤な副作用（ショック）で1959年から1965年までの間に計38名の死亡例が発生した。アンプル剤は錠剤や散剤等、他の剤形に比べて、血中濃度が（c 急速に）高値に達するため、通常用量でも副作用を生じやすいことが確認されたことから、1965年、厚生省（当時）より関係製薬企業に対し、アンプル入り（b かぜ薬）製品の回収が要請された。」となる。☞第Ⅴ章Ⅳ (a)

4　○　正しい。上記記述を参照。

●リスク区分に応じた情報提供

リスク区分	対応する専門家	購入者側から質問等がなくても行う積極的な情報提供	情報提供を行う場所	購入者側から相談があった場合の応答
要指導医薬品	薬剤師	対面により、書面を用いた情報提供及び薬学的知見に基づく指導を義務づけ	情報提供を行う場所（配置販売の場合は医薬品を配置する場所）	義務
第一類医薬品		書面を用いた情報提供を義務づけ		
第二類医薬品	薬剤師又は登録販売者	努力義務		
第三類医薬品		（法上の規定は特になし）		

模擬試験問題 3　解答・解説

医薬品に共通する特性と基本的な知識

問 1　正解 2　▶医薬品の本質

a　×　医薬品は、人の疾病の診断、治療若しくは予防に使用されること、又は人の身体の構造や機能に影響を及ぼすことを目的とする生命関連製品である。☞第1章Ⅰ-1) 前段

b　○　正しい。☞第1章Ⅰ-1) 前段

c　○　正しい。☞第1章Ⅰ-1) 中段

d　○　正しい。☞第1章Ⅰ-1) 後段

以上から、正しい組み合わせは「2」となる。

問 2　正解 4　▶医薬品のリスク評価

a、b、d　○　正しい。☞第1章Ⅰ-2)

c　×　医薬品は、少量の投与でも長期投与されれば慢性的な毒性が発現する場合もある。☞第1章Ⅰ-2)

以上から、正しい組み合わせは「4」となる。

問 3　正解 2　▶健康食品

a、c　○　正しい。☞第1章Ⅰ-3)

b　×　「特定保健用食品」は、身体の生理機能などに影響を与える保健機能成分を含むもので、個別に（一部は規格基準に従って）特定の保健機能を示す有効性や安全性などに関する国の審査を受け、許可されたものである。注：令和4年3月版「手引き」ではキシリトールの記述は削除されている。☞第1章Ⅰ-3)

d　×　「機能性表示食品」は、事業者の責任で科学的根拠をもとに疾病に罹患していない者の健康維持及び増進に役立つ機能を商品のパッケージに表示するものとして国に届出された商品であるが、特定保健用食品とは異なり国の個別の許可を受けたものではない。注：令和4年3月版「手引き」では「…疾病リスクの低減に係るものを除く…」の記述は削除されている。☞第1章Ⅰ-3)

以上から、正しい組み合わせは「2」となる。

問 4　正解 2　▶医薬品の副作用

a、d　○　正しい。☞第1章Ⅱ-1) 後段

b　×　医薬品を使用した場合には、期待される有益な反応（主作用）以外の反応が現れることがある。主作用以外の反応であっても、特段の不都合を生じないものであれば、通常、副作用として扱われることはないが、好ましくないものについては一般に副作用という。☞第1章Ⅱ-1)（a）

c　○　正しい。☞第1章Ⅱ-1) 前段

以上から、正しい組み合わせは「2」となる。

問 5　正解 1　▶医薬品等の相互作用

a、b　○　正しい。☞第1章Ⅱ-3)（b）

c　×　外用薬や注射薬であっても、食品によって医薬品の作用や代謝に影響を受ける可能性がある。☞第1章Ⅱ-3)（b）

d　×　複数の疾病を有する人では、疾病ごとにそれぞれ医薬品が使用される場合が多く、医薬品同士の相互作用に関して特に注意が必要となる。☞第1

章Ⅱ-3）（a）

以上から、正しい組み合わせは「1」となる。

問6　正解4　▶プラセボ効果

a　×　医薬品を使用したとき、結果的又は偶発的に薬理作用によらない作用を生じることをプラセボ効果（偽薬効果）という。☞第1章Ⅱ-5）

b、d　○　正しい。☞第1章Ⅱ-5）

c　×　プラセボ効果は、主観的な変化だけでなく、客観的に測定可能な変化として現れることもあるが、不確実であり、それを目的として医薬品が使用されるべきではない。☞第1章Ⅱ-5）

以上から、正しい組み合わせは「4」となる。

問7　正解5　▶小児への医薬品使用

a　×　「医療用医薬品の添付文書等の記載要領の留意事項」）において、小児という場合には、おおよその目安として、「7歳以上、15歳未満」の年齢区分が用いられている。☞第1章Ⅱ-4）（a）

b　○　正しい。☞第1章Ⅱ-4）（a）

c　×　保護者等に対して、成人用の医薬品の量を減らして小児へ与えるような安易な使用は避け、必ず年齢に応じた用法用量が定められているものを使用するよう説明がなされることも重要である。☞第1章Ⅱ-4）（a）

d　×　小児は、血液脳関門が未発達であるため、吸収されて循環血液中に移行した医薬品の成分が脳に達しやすく、中枢神経系に影響を与える医薬品で副作用を起こしやすい。☞第1章Ⅱ-4）（a）

以上から、正しい組み合わせは「5」となる。

問8　正解3　▶食品との飲み合わせ

a　×　酒類（アルコール）をよく摂取する者では、肝臓の代謝機能が高まっていることが多い。☞第1章Ⅱ-3）（b）

b　○　正しい。☞第1章Ⅱ-3）（b）

c　×　外用薬や注射薬であっても、食品によって医薬品の作用や代謝に影響を受ける可能性がある。☞第1章Ⅱ-3）（b）

以上から、正しい組み合わせは「3」となる。

問9　正解2　▶高齢者と医薬品

a、d　○　正しい。☞第1章Ⅱ-4）（b）

b　×　高齢者は、持病（基礎疾患）を抱えていることが多く、一般用医薬品の使用によって基礎疾患の症状が悪化したり、治療の妨げとなる場合がある。☞第1章Ⅱ-4）（b）

c　×　高齢者によくみられる傾向として、医薬品の説明を理解するのに時間がかかる場合や、細かい文字が見えづらく、添付文書や製品表示の記載を読み取るのが難しい場合があり、情報提供や相談対応において特段の配慮が必要となる。☞第1章Ⅱ-4）（b）

以上から、正しい組み合わせは「2」となる。

問10　正解2　▶医薬品のリスク評価

a　○　正しい。☞第1章Ⅰ-2）

b　×　医薬品に対しては、製造販売後安全管理の基準としてGood Vigilance Practice（GVP）が制定されている。また、製造販売後の調査及び試験の実施の基準としてGood Post-marketing

Study Practice（ＧＰＳＰ）が制定されている。☞第1章Ⅰ－2）

c ○ 正しい。☞第1章Ⅰ－2）

d × 治療量を超えた量を単回投与した後に毒性が発現するおそれが高い。☞第1章Ⅰ－2）

以上から、正しい組み合わせは「2」となる。

問11 正解5 ▶妊婦又は授乳婦

a ○ 正しい。☞第1章Ⅱ－4）(c)

b × ビタミンＡ含有製剤のように、妊娠前後の一定期間に通常の用量を超えて摂取すると胎児に先天異常を起こす危険性が高まるとされているものがある。☞第1章Ⅱ－4）(c)

c × 胎盤には、胎児の血液と母体の血液とが混ざらない仕組み（血液－胎盤関門）がある。☞第1章Ⅱ－4）(c)

d ○ 正しい。☞第1章Ⅱ－4）(d)

以上から、正しい組み合わせは「5」となる。

問12 正解3 ▶医薬品の品質

a、b、d ○ 正しい。☞第1章Ⅱ－6）

c × 表示されている「使用期限」は、未開封状態で保管された場合に品質が保持される期限である。☞第1章Ⅱ－6）

以上から、正しい組み合わせは「3」となる。

問13 正解3 ▶コミュニケーション

ア ○ 正しい。☞第1章Ⅲ－2）前段

イ × 購入者等が医薬品を使用する状況は随時変化する可能性があるため、販売数量は一時期に使用する必要量とする等、販売時のコミュニケーションの機会が継続的に確保されるよう配慮することも重要である。☞第1章Ⅲ－2）後段

ウ、エ ○ 正しい。☞第1章Ⅲ－2）中段

以上から、正しい組み合わせは「3」となる。

問14 正解3 ▶治療中の医薬品使用

a、d ○ 正しい。☞第1章Ⅱ－4）(e)

b × 医療機関での治療は特に受けていない場合であっても、医薬品の種類や配合成分等によっては、特定の症状がある人が使用するとその症状を悪化させるおそれがある等、注意が必要なものがある。☞第1章Ⅱ－4）(e)

c × 医療機関・薬局で交付された薬剤を使用している人については、登録販売者において一般用医薬品との併用の可否を判断することは困難なことが多く、その薬剤を処方した医師若しくは歯科医師又は調剤を行った薬剤師に相談するよう説明する必要がある。☞第1章Ⅱ－4）(e)

以上から、正しい組み合わせは「3」となる。

問15 正解1 ▶一般用医薬品の役割

a、b、c、d ○ 正しい。☞第1章Ⅲ－1）

以上から、正しい組み合わせは「1」となる。

問16 正解3 ▶健康被害の再発防止

1、2、4、5 × 正しくは「（HIV（ヒト免疫不全ウイルス））訴訟を踏まえ、医薬品副作用被害救済・研究振興調査機構（当時）との連携による承認審査体制の充実、製薬企業に対し従来

の副作用報告に加えて感染症報告の義
務づけ、緊急に必要とされる医薬品を
迅速に供給するための「緊急輸入」制
度の創設等を内容とする改正薬事法が
1996年に成立し、翌年4月に施行さ
れた。」となる。☞第1章Ⅳ－2）(c)
3 ○ 正しい。上記記述を参照。

問17 正解4 ▶薬害、医薬品の副作用
a × サリドマイド製剤、キノホルム
製剤については、過去に一般用医薬品
として販売されていたこともある。☞
第1章Ⅳ－2）後段
b × 医薬品の副作用被害やいわゆる
薬害は、医薬品が十分注意して使用さ
れたとしても起こり得るものである。
☞第1章Ⅳ－1）
c ○ 正しい。☞第1章Ⅱ－1）後段
d ○ 正しい。☞第1章Ⅳ－1）
以上から、正しい組み合わせは「4」
となる。

問18 正解3 ▶サリドマイド訴訟
a、b ○ 正しい。☞第1章Ⅳ－2）
(e)
c × サリドマイドは催眠鎮静成分と
して承認されたが、副作用として血管
新生を妨げる作用もあった。☞第1章
Ⅳ－2）(a)
d × 血管新生を妨げる作用は、サリ
ドマイドの光学異性体のうち、一方の
異性体（S体）のみが有する作用であ
り、もう一方の異性体（R体）にはな
く、また、鎮静作用はR体のみが有
するとされている。サリドマイドが摂
取されると、R体とS体は体内で相互
に転換するため、R体のサリドマイド
を分離して製剤化しても催奇形性は避
けられない。☞第1章Ⅳ－2）(a)
以上から、正しい組み合わせは「3」
となる。

問19 正解1 ▶スモン及びスモン訴訟
1 × スモン訴訟は、整腸剤として販
売されていたキノホルム製剤を使用し
たことにより、亜急性脊髄視神経症に
罹患したことに対する損害賠償訴訟で
ある。☞第1章Ⅳ－2）(b)
2、3、4 ○ 正しい。☞第1章Ⅳ－
2）(b)

問20 正解4 ▶副作用等にかかる訴訟
ア × スモン訴訟とは、整腸剤として
販売されていたキノホルム製剤を使用
したことにより、亜急性脊髄視神経症
に罹患したことに対する損害賠償訴訟
である。☞第1章Ⅳ－2）(b)
イ ○ 正しい。☞第1章Ⅳ－2）(c)
ウ × CJD訴訟とは、脳外科手術等
に用いられていたヒト乾燥硬膜を介し
てクロイツフェルト・ヤコブ病（CJ
D）に罹患したことに対する損害賠償
訴訟である。☞第1章Ⅳ－2）(d)
エ × C型肝炎訴訟は、出産や手術で
の大量出血などの際に特定のフィブリ
ノゲン製剤や血液凝固第Ⅸ因子製剤の
投与を受けたことにより、C型肝炎ウ
イルスに感染したことに対する損害賠
償訴訟である。☞第1章Ⅳ－2）(e)
以上から、正しい組み合わせは「4」
となる。

模擬試験問題3

問21　正解3　▶胃及び小腸

a　×　消化液に含まれる消化酵素の作用によって飲食物を分解するのは、<u>化学的消化</u>である。☞第2章Ⅰ-1-1）

b　○　正しい。☞第2章Ⅰ-1-1）（a）①

c　×　ペプシノーゲンは胃酸によって、<u>タンパク質</u>を消化する酵素であるペプシンとなり、胃酸とともに胃液として働く。☞第2章Ⅰ-1-1）（c）

d　○　正しい。☞第2章Ⅰ-1-1）（c）

以上から、正しい組み合わせは「3」となる。

問22　正解3　▶口腔及び食道

a　×　歯冠の表面は<u>エナメル質</u>で覆われ、体で最も硬い部分となっている。☞第2章Ⅰ-1-1）（a）①

b　○　正しい。☞第2章Ⅰ-1-1）（a）③

c　×　嚥下された飲食物は、<u>重力によって胃に落ち込むのでなく、食道の運動によって胃に送られる</u>。☞第2章Ⅰ-1-1）（b）

d　○　正しい。☞第2章Ⅰ-1-1）（b）

以上から、正しい組み合わせは「3」となる。

問23　正解1　▶泌尿器系

a、c　○　正しい。☞第2章Ⅰ-1-4）（a）

b　×　<u>副腎髄質</u>では、自律神経系に作用するアドレナリン（エピネフリン）とノルアドレナリン（ノルエピネフリン）が産生・分泌される。☞第2章Ⅰ-1-4）（a）【副腎】

d　○　正しい。☞第2章Ⅰ-1-4）（b）【尿道】

以上から、正しい組み合わせは「1」となる。

問24　正解2　▶胃

a　×　胃は、食道から内容物が送られてくると、その刺激に反応して胃壁の<u>平滑筋が弛緩し、容積が拡がる（胃適応性弛緩）</u>。☞第2章Ⅰ-1-1）（c）

b、d　○　正しい。☞第2章Ⅰ-1-1）（c）

c　×　食道から送られてきた内容物は、胃の運動によって胃液と混和され、かゆ状となって小腸に送り出されるまで数時間、胃内に滞留する。滞留時間は、炭水化物主体の食品の場合には<u>比較的短く</u>、脂質分の多い食品の場合には<u>比較的長い</u>。☞第2章Ⅰ-1-1）（c）

以上から、正しい組み合わせは「2」となる。

問25　正解2　▶肝臓及び胆嚢

a　○　正しい。☞第2章Ⅰ-1-1）（f）

b　×　肝臓は、脂溶性ビタミンであるビタミンA、D等のほか、<u>ビタミンB6やB12等の水溶性ビタミンの貯蔵臓器でもある</u>。☞第2章Ⅰ-1-1）（f）ⅰ）

c　○　正しい。☞第2章Ⅰ-1-1）（f）ⅱ）

d　×　アルコールの場合、胃や小腸で吸収されるが、肝臓へと運ばれて一度アセトアルデヒドに代謝されたのち、<u>さらに代謝されて酢酸となる</u>。体内で脂肪酸から生成された酢酸は排泄されずエネルギー源となる。☞第2章Ⅰ-1-1）（f）ⅱ）

以上から、正しい組み合わせは「2」
となる。

問26　正解2　▶皮膚

a　○　正しい。☞第2章Ⅰ-3-1）
前段

b　×　皮膚は、表皮、真皮、皮下組織
の3層構造からなる。表皮は最も外側
にある角質層と生きた表皮細胞の層に
分けられる。<u>角質層は、細胞膜が丈夫
な線維性のタンパク質（ケラチン）で
できた板状の角質細胞と、セラミド
（リン脂質の一種）を主成分とする細
胞間脂質で構成されており、皮膚のバ
リア機能を担っている。</u>☞第2章Ⅰ-
3-1）中段

c　○　正しい。☞第2章Ⅰ-3-1）
中段

d　×　汗腺には、腋窩（わきのした）
などの毛根部に分布する<u>アポクリン腺
（体臭腺）</u>と、手のひらなど毛根がな
いところも含め全身に分布するエクリ
ン腺の二種類がある。☞第2章Ⅰ-3
-1）後段

以上から、正しい組み合わせは「2」
となる。

問27　正解4　▶眼球

a　×　透明な角膜や<u>水晶体には血管が
通っておらず</u>、房水によって栄養分や
酸素が供給される。☞第2章Ⅰ-2-
1）（a）

b、d　○　正しい。☞第2章Ⅰ-2-
1）（a）

c　×　水晶体から網膜までの眼球内は、
<u>硝子体という透明のゼリー状組織で満
たされている。</u>☞第2章Ⅰ-2-1）
（a）

以上から、正しい組み合わせは「4」
となる。

問28　正解3　▶循環器系

ア　×　心臓の<u>右側部分（右心房、右心
室）</u>は、全身から集まってきた血液を
肺へ送り出す。肺でのガス交換が行わ
れた血液は、心臓の<u>左側部分（左心房、
左心室）</u>に入り、そこから全身に送り
出される。☞第2章Ⅰ-1-3）（a）

イ　○　正しい。☞第2章Ⅰ-1-3）
（c）②【赤血球】

ウ　×　好中球は、最も数が多く、白血
球の約60％を占めている。☞第2章
Ⅰ-1-3）（c）②【白血球】

エ　○　正しい。☞第2章Ⅰ-1-3）
（d）

以上から、正しい組み合わせは「3」
となる。

問29　正解4　▶医薬品の剤形

a　○　正しい。☞第2章Ⅱ-3）（e）

b　○　正しい。☞第2章Ⅱ-3）（c）

c　×　口腔内崩壊錠などの錠剤は、内
服用医薬品の剤形として最も広く用い
られている。口腔内崩壊錠は、口の中
の唾液で速やかに溶ける工夫がなされ
ているため、水なしで服用することが
できる。一方で、<u>トローチ剤、ドロッ
プ剤といった口腔用錠剤は、薬効を期
待する部位が口の中や喉であるものが
多く、飲み込まずに口の中で舐めて、
徐々に溶かして使用する。</u>
注：令和6年4月一部改訂版「手引
き」では、剤形に係る記載の整理が行
われた。☞第2章Ⅱ-3）（a）①・
（b）①

d　○　正しい。☞第2章Ⅱ-3）（f）
①

以上から、正しい組み合わせは「4」
となる。

模擬試験問題3

問30 正解4 ▶筋組織

a × 筋組織は筋細胞と結合組織からできているのに対して、腱は結合組織のみでできているため、伸縮性はあまりない。☞第2章Ⅰ－3－3)

b ○ 正しい。☞第2章Ⅰ－3－3)

c × 心筋は、心臓壁にある筋層を構成する筋組織で、不随意筋であるが筋線維には骨格筋のような横縞模様があり、強い収縮力と持久力を兼ね備えている。☞第2章Ⅰ－3－3)

以上から、正しい組み合わせは「4」となる。

問31 正解2 ▶耳

a ○ 正しい。☞第2章Ⅰ－2－3)(a)

b × 中耳は、外耳と内耳をつなぐ部分で、鼓膜、鼓室、耳小骨、耳管からなる。内耳は、聴覚器官である蝸牛と、平衡器官である前庭の2つの部分からなる。☞第2章Ⅰ－2－3)(b)(c)

c、d ○ 正しい。☞第2章Ⅰ－2－3)(c)

以上から、正しい組み合わせは「2」となる。

問32 正解2 ▶効果器と交感神経系

1、3、4 ○ 正しい。☞第2章Ⅰ－4－2)

2 × 気管、気管支は、交感神経系が活発になると拡張し、副交感神経系が活発になると収縮する。☞第2章Ⅰ－4－2)

問33 正解2 ▶全身的に現れる副作用

a ○ 正しい。☞第2章Ⅲ－1－2)(a)

b × 皮膚粘膜眼症候群及び中毒性表皮壊死融解症のいずれもが発生は非常にまれであり、発症機序の詳細は不明である。また、発症の可能性がある医薬品の種類も多いため、発症の予測は極めて困難である。☞第2章Ⅲ－1－2)(a)・(b)

c × 医薬品により生じる肝機能障害は、有効成分又はその代謝物の直接的肝毒性が原因で起きる中毒性のものと、有効成分に対する抗原抗体反応が原因で起きるアレルギー性のものに大別される。☞第2章Ⅲ－1－3)

d ○ 正しい。☞第2章Ⅲ－1－3)

以上から、正しい組み合わせは「2」となる。

問34 正解2 ▶薬の代謝及び排泄

a ○ 正しい。☞第2章Ⅱ－1)(b)①

b × 多くの有効成分は血液中で血漿タンパク質と結合して複合体を形成しており、複合体を形成している有効成分の分子には薬物代謝酵素の作用で代謝されず、またトランスポーターによって輸送されることもない。☞第2章Ⅱ－1)(b)②

c ○ 正しい。☞第2章Ⅱ－1)(b)②

d × 排泄とは、代謝によって生じた物質（代謝物）が尿等で体外へ排出されることであり、有効成分は未変化体のままで、あるいは代謝物として、腎臓から尿中へ、肝臓から胆汁中へ、又は肺から呼気中へ排出される。体外への排出経路としては、その他に汗中や母乳中などがある。☞第2章Ⅱ－1)(b)

以上から、正しい組み合わせは「2」となる。

問35　正解2　▶骨格系

a、b ○　正しい。☞第2章Ⅰ-3-2）

c ×　骨組織を構成する無機質は、炭酸カルシウムやリン酸カルシウム等の石灰質からなるが、それらのカルシウムが骨から溶け出し、ほぼ同量のカルシウムが骨に沈着する。吸収と形成のバランスが取られることにより、一定の骨密度が保たれる。無機質は骨に硬さを与え、有機質（タンパク質及び多糖体）は骨の強靭さを保つ。☞第2章Ⅰ-3-2）

d ×　骨の関節面は弾力性に富む柔らかな軟骨層（関節軟骨）に覆われ、これが衝撃を和らげ、関節の動きを滑らかにしている。☞第2章Ⅰ-3-2）
以上から、正しい組み合わせは「2」となる。

問36　正解4　▶皮膚に現れる副作用

a ×　光線過敏症が現れた場合は、原因と考えられる医薬品の使用を中止して、皮膚に医薬品が残らないよう十分に患部を洗浄し、遮光（白い生地や薄手の服は紫外線を透過するおそれがあるので不可）して速やかに医師の診療を受ける必要がある。☞第2章Ⅲ-3-6）（a）

b ×　薬疹は、あらゆる医薬品で起きる可能性があり、同じ医薬品でも生じる発疹の型は人によって様々である。☞第2章Ⅲ-3-6）（b）

c、d ○　正しい。☞第2章Ⅲ-3-6）（b）
以上から、正しい組み合わせは「4」となる。

問37　正解3　▶薬の体内での働き

1、2、4、5 ×　正しくは「循環血液中に移行した有効成分は、血流によって全身の組織・器官へ運ばれて作用するが、多くの場合、標的となる細胞に存在する（a 受容体）、酵素、（b トランスポーター）などの（c タンパク質）と結合し、その機能を変化させることで薬効や副作用を現す。」となる。☞第2章Ⅱ-2）

3 ○　正しい。上記記述を参照。

問38　正解5　▶泌尿器系の副作用

a ×　副交感神経系の機能を抑制する作用がある成分が配合された医薬品を使用すると、膀胱の排尿筋の収縮が抑制され、尿が出にくい、尿が少ししか出ない、残尿感がある等の症状を生じることがある。☞第2章Ⅲ-3-4）（b）

b、d ○　正しい。☞第2章Ⅲ-3-4）（b）

c ○　正しい。☞第2章Ⅲ-3-4）（c）
以上から、正しい組み合わせは「5」となる。

問39　正解4　▶循環器、泌尿器の副作用

ア ×　不整脈とは、心筋の自動性や興奮伝導の異常が原因で心臓の拍動リズムが乱れる病態である。☞第2章Ⅲ-3-3）（a）

イ ○　正しい。☞第2章Ⅲ-3-3）（b）

ウ ×　尿意があるのに尿が全く出なくなったり（尿閉）、下腹部が膨満して激しい痛みを感じるようになる。これらの症状は前立腺肥大等の基礎疾患がない人でも現れることが知られており、男性に限らず女性においても報告されている。☞第2章Ⅲ-3-3）（b）

エ ×　膀胱炎様症状として、尿の回数

模擬試験問題3

増加（頻尿）、排尿時の疼痛、残尿感等の症状が現れる。☞第2章Ⅲ－3－3）（c）

以上から、正しい組み合わせは「4」となる。

問40　正解3　▶感覚器官

ア　×　視細胞が光を感じる反応にはビタミンAが不可欠であるため、ビタミンAが不足すると夜間視力の低下（夜盲症）を生じる。☞第2章Ⅰ－2－1）（a）

イ　○　正しい。☞第2章Ⅰ－2－2）（b）

ウ　○　正しい。☞第2章Ⅰ－2－3）（b）

エ　○　正しい。☞第2章Ⅰ－2－3）（c）

以上から、正しい組み合わせは「3」となる。

主な医薬品とその作用

問41　正解1　▶かぜ薬の配合成分

a　×　グアイフェネシンは、痰の切れを良くする成分である。☞第3章Ⅰ－1－2）（e）

b　×　メキタジンは、くしゃみや鼻汁を抑える成分（抗ヒスタミン成分）である。☞第3章Ⅰ－1－2）（b）

c　×　アスコルビン酸は、粘膜の健康維持・回復に重要なビタミンCの補給を目的として用いられる。☞第3章Ⅰ－1－2）（k）

d　○　正しい。☞第3章Ⅰ－1－2）（c）

以上から、正しい組み合わせは「1」となる。

問42　正解5　▶かぜ及びかぜ薬

a　×　かぜの約8割はウイルス（ライノウイルス、コロナウイルス、アデノウイルスなど）の感染が原因であるが、それ以外に細菌の感染や、まれに冷気や乾燥、アレルギーのような非感染性の要因による場合もある。☞第3章Ⅰ－1－1）

b　○　正しい。☞第3章Ⅰ－1－1）

c　×　かぜ薬とは、かぜの諸症状の緩和を目的として使用される医薬品の総称であり、ウイルスの増殖を抑えたり、ウイルスを体内から除去するものではない。☞第3章Ⅰ－1－1）

以上から、正しい組み合わせは「5」となる。

問43　正解3　▶鎮痛目的の漢方処方製剤

a　×　問題文は呉茱萸湯についての記述である。芍薬甘草湯は、体力に関わらず使用でき、筋肉の急激な痙攣を伴う痛みのあるもののこむらがえり、筋

肉の痙攣、腹痛、腰痛に適すとされる。
☞第3章Ⅰ-2-2）●漢方処方製剤
（g）

b ○ 正しい。☞第3章Ⅰ-2-2）
●漢方処方製剤（d）

c ○ 正しい。☞第3章Ⅰ-2-2）
●漢方処方製剤（c）

d ○ 正しい。☞第3章Ⅰ-2-2）
●漢方処方製剤（f）
以上から、正しい組み合わせは「3」
となる。

問44　正解3　▶医薬品の配合成分

a × 解熱鎮痛成分の鎮痛作用を助ける目的で、アリルイソプロピルアセチル尿素のような鎮静成分が配合されている場合がある。☞第3章Ⅰ-2-2）（b）

b × 胃粘液の分泌を促す、胃粘膜を覆って胃液による消化から保護する、荒れた胃粘膜の修復を促す等の作用を期待して、トロキシピド等が配合されている場合がある。☞第3章Ⅲ-1-2）（d）①

c ○ 正しい。☞第3章Ⅲ-1-2）（a）

d ○ 正しい。☞第3章Ⅰ-2-2）（d）
以上から、正しい組み合わせは「3」
となる。

問45　正解3　▶解熱鎮痛薬の成分

a ○ 正しい。☞第3章Ⅰ-2-2）（a）【化学的に合成された成分】①

b × アスピリンやサザピリンは、成分名が「～ピリン」であっても非ピリン系の解熱鎮痛成分である。ピリン系解熱鎮痛成分によって薬疹（ピリン疹と呼ばれる。）等のアレルギー症状を起こすことがある人は使用しない。現

在では、イソプロピルアンチピリンが一般用医薬品で唯一のピリン系解熱鎮痛成分である。☞第3章Ⅰ-2-2）（a）【化学的に合成された成分】④、注

c ○ 正しい。☞第3章Ⅰ-2-2）（a）【化学的に合成された成分】②

d ○ 正しい。☞第3章Ⅰ-2-2）（a）【化学的に合成された成分】④
以上から、正しい組み合わせは「3」
となる。

問46　正解5　▶漢方処方製剤、生薬成分

a × 問題文は釣藤散（ちょうとうさん）についての記述である。桂枝加朮附湯は、体力虚弱で、汗が出、手足が冷えてこわばり、ときに尿量が少ないものの関節痛、神経痛に適すとされる。☞第3章Ⅰ-2-2）●漢方処方製剤（b）（f）

b ○ 正しい。☞第3章Ⅰ-2-2）●漢方処方製剤（a）

c × 問題文はジリュウについての記述である。シャクヤクは、ボタン科のシャクヤクの根を基原とする生薬で、鎮痛鎮痙作用、鎮静作用を示し、内臓の痛みにも用いられる。☞第3章Ⅰ-2-2）（a）【生薬成分】①②

d ○ 正しい。☞第3章Ⅰ-2-2）（a）【生薬成分】
以上から、正しい組み合わせは「5」
となる。

問47　正解5　▶催眠鎮静薬の配合成分

a、c、d ○ 正しい。☞第3章Ⅰ-3-1）（a）

b × 抗ヒスタミン成分を主薬とする催眠鎮静薬は、睡眠改善薬として一時的な睡眠障害（寝つきが悪い、眠りが浅い）の緩和に用いられるものであり、慢性的に不眠症状がある人や、医療機

関において不眠症の診断を受けている人を対象とするものではない。☞第3章Ⅰ－3－1）（a）

以上から、正しい組み合わせは「5」となる。

問48　正解1　▶ブロモバレリル尿素

ア ○　正しい。☞第3章Ⅰ－3－2）【相互作用】

イ ○　正しい。☞第3章Ⅰ－2－3）【相互作用】

ウ、エ ○　正しい。☞第3章Ⅰ－3－1）（b）

以上から、正しい組み合わせは「1」となる。

問49　正解2　▶乗物酔い防止薬

a ○　正しい。☞第3章Ⅰ－5－1）（a）

b ×　問題文は、ジメンヒドリナートについての記述である。ジプロフィリンは、脳に軽い興奮を起こさせて平衡感覚の混乱によるめまいを軽減させることを目的として用いられる。☞第3章Ⅰ－5－1）（e）

c ○　正しい。☞第3章Ⅰ－5－1）（c）

d ×　問題文は、キサンチン系成分についての記述である。ジメンヒドリナートは、ジフェンヒドラミンテオクル酸塩の一般名で、専ら乗物酔い防止薬に配合される抗ヒスタミン成分である。

以上から、正しい組み合わせは「2」となる。

問50　正解3　▶小児の疳と生薬製剤

a ×　ゴオウは、ウシ科のウシの胆嚢中に生じた結石を基原とする生薬で、強心作用のほか、末梢血管の拡張による血圧降下、興奮を静める等の作用があるとされる。問題文は、レイヨウカクについての記述である。☞第3章Ⅳ－1－2）（a）②、☞第3章Ⅰ－6－1）（b）

b ×　レイヨウカクは、ウシ科のサイカレイヨウ（高鼻レイヨウ）等の角を基原とする生薬で、緊張や興奮を鎮める作用等を期待して用いられる。問題文はジンコウについての記述である。☞第3章Ⅰ－6－1）（b）（c）

c ×　ジンコウは、ジンチョウゲ科のジンコウ、その他同属植物の材、特にその辺材の材質中に黒色の樹脂が沈着した部分を採取したものを基原とする生薬で、鎮静、健胃、強壮などの作用を期待して用いられる。問題文は、ゴオウについての記述である。☞第3章Ⅰ－6－1）（c）、第3章Ⅳ－1－2）（a）②

以上から、正しい組み合わせは「3」となる。

問51　正解1　▶鎮咳去痰薬の配合成分

a、b ○　正しい。☞第3章Ⅱ－1－2）（a）

c ×　問題文は、ジプロフィリン等のキサンチン系成分についての記述である。メトキシフェナミン塩酸塩等のアドレナリン作動成分は、交感神経系を刺激して気管支を拡張させる作用を示す。☞第3章Ⅱ－1－2）（b）

d ×　問題文は、エチルシステイン塩酸塩、メチルシステイン塩酸塩、カルボシステイン等についての記述である。デキストロメトルファン臭化水素酸塩水和物は、咳を抑えることを目的とする成分のうち、延髄の咳嗽中枢に作用するものとして用いられる。☞第3章Ⅱ－1－2）（a）（c）

以上から、正しい組み合わせは「1」となる。

問52　正解1　▶カンゾウ

1　○　正しい。正しくは、「カンゾウは、マメ科のウラルカンゾウ又はグリキルリザ・グラブラの根及びストロンで、ときには周皮を除いたもの（皮去りカンゾウ）を基原とする生薬であり、含有する（a グリチルリチン酸）による抗炎症作用のほか、気道粘膜からの分泌を促す等の作用も期待される。

カンゾウを大量に摂取すると（a グリチルリチン酸）の大量摂取につながり、（b 偽アルドステロン症）を起こすおそれがあるため、（c 麻黄湯）等のカンゾウを含有する医薬品には、注意が必要である。」となる。☞第3章Ⅱ-2-1）(d)

2、3、4、5　×　上記記述を参照。

問53　正解4　▶腸の薬

a、b　○　正しい。☞第3章Ⅲ-2-2）(a)

c　×　問題文は、収斂成分についての記述である。トリメブチンマレイン酸塩は、消化管（胃及び腸）の平滑筋に直接作用して、消化管の運動を調整する作用（消化管運動が低下しているときは亢進的に、運動が亢進しているときは抑制的に働く）があるとされる。☞第3章Ⅲ-2-2）(a)【トリメブチンマレイン酸塩】、☞第3章Ⅲ-2-2）(b)①

d　○　正しい。☞第3章Ⅲ-2-2）●漢方処方製剤①

以上から、正しい組み合わせは「4」となる。

問54　正解4　▶胃の薬の配合成分

a　○　正しい。☞第3章Ⅲ-1-2）(a)

b　×　胃粘液の分泌を促す、胃粘膜を覆って胃液による消化から保護する、荒れた胃粘膜の修復を促す等の作用を期待して、テプレノン等が配合されている場合がある。テプレノンについては、まれに重篤な副作用として肝機能障害を生じることがある。☞第3章Ⅲ-1-2）(d)①

c　×　胃粘膜保護作用を期待して、アカメガシワ（トウダイグサ科のアカメガシワの皮を基原とする生薬）等の生薬成分も用いられる。味覚や嗅覚を刺激して反射的な唾液や胃液の分泌を促すことにより、弱った胃の働きを高めることを目的として、オウバク、オウレン、センブリ、ゲンチアナ、リュウタン、ケイヒ、ユウタン等の生薬成分が配合されている場合がある。☞第3章Ⅲ-1-2）(b)・(d)①

d　○　正しい。☞第3章Ⅲ-1-2）(c)

以上から、正しい組み合わせは「4」となる。

問55　正解2　▶胃腸鎮痛鎮痙薬

ア、イ　○　正しい。☞第3章Ⅲ-3-1）(a)

ウ　×　パパベリン塩酸塩は、抗コリン成分と異なり自律神経系を介した作用ではないが、眼圧を上昇させる作用を示すことが知られている。緑内障の診断を受けた人では、症状の悪化を招くおそれがある。☞第3章Ⅲ-3-1）(b)

エ　○　正しい。☞第3章Ⅲ-3-1）(c)

以上から、正しい組み合わせは「2」

となる。

問56　正解3　▶心臓などの器官、血液

ア　×　センソは、ヒキガエル科のアジアヒキガエル等の<u>耳腺の分泌物を集めたものを基原とする生薬</u>で、微量で強い強心作用を示す。☞第3章Ⅳ－1－2）(a) ①

イ、ウ　○　正しい。☞第3章Ⅳ－1－2）(a) ①

エ　×　苓桂朮甘湯は、<u>構成生薬としてカンゾウを含む。</u>強心作用が期待される生薬は含まれず、主に利尿作用により、水毒の排出を促すことを主眼とする。☞第3章Ⅳ－1－2）●漢方処方製剤

以上から、正しい組み合わせは「3」となる。

問57　正解5　▶貧血用薬（鉄製剤）

a　×　☞第3章Ⅳ－3－2）(c)

b　×　貧血の症状がみられる以前から予防的に貧血用薬（鉄製剤）を使用することは適当でない。☞第3章Ⅳ－3－3）【受診勧奨等】

c　○　正しい。☞第3章Ⅳ－3－2）【主な副作用】

d　○　正しい。☞第3章Ⅳ－3－3）【受診勧奨等】

以上から、正しい組み合わせは「5」となる。

問58　正解2　▶婦人病の漢方処方製剤

1　×　桃核承気湯は、体力中等度以上で、のぼせて便秘しがちなものの月経不順、月経困難症、月経痛、月経時や産後の精神不安、腰痛、便秘、高血圧の随伴症状（頭痛、めまい、肩こり）、痔疾、打撲症に適すとされる。構成生薬としてダイオウを含む。☞第3章

Ⅵ－2）●漢方処方製剤（h）

2　○　正しい。☞第3章Ⅵ－2）●漢方処方製剤（c）

3　×　温清飲は、体力中等度で、皮膚はかさかさして色つやが悪く、のぼせるものの月経不順、月経困難、血の道症、更年期障害、神経症、湿疹・皮膚炎に適すとされる。☞第3章Ⅵ－2）●漢方処方製剤（b）

4　×　五積散は、体力中等度又はやや虚弱で、冷えがあるものの胃腸炎、腰痛、神経痛、関節痛、月経痛、頭痛、更年期障害、感冒に適すとされる。☞第3章Ⅵ－2）●漢方処方製剤（e）

問59　正解3　▶駆虫薬

a　×　駆除した虫体や腸管内に残留する駆虫成分の排出を促すため瀉下薬が併用されることがあるが、<u>ヒマシ油を使用すると腸管内で駆虫成分が吸収されやすくなり、副作用を生じる危険性が高まるため、ヒマシ油との併用は避ける必要がある。</u>☞第3章Ⅲ－4－2）

b　×　駆虫薬は、食事を摂って消化管内に内容物があるときに使用すると、消化管内容物の消化・吸収に伴って駆虫成分の吸収が高まることから、<u>空腹時に使用することとされているものが多い。</u>☞第3章Ⅲ－4－2）

c、d　○　正しい。☞第3章Ⅲ－4－2）

以上から、正しい組み合わせは「3」となる。

問60　正解4　▶痔及び痔疾用薬

a、b、c　○　正しい。☞第3章Ⅴ－1－1）

d　×　外用痔疾用薬の坐剤及び注入軟膏では、成分の一部が<u>直腸粘膜から吸</u>

収されて循環血流中に入りやすく、全身的な影響を生じることがある。☞第3章Ⅴ-1-2）●外用痔疾用薬
以上から、正しい組み合わせは「4」となる。

問61　正解4　▶浣腸薬及び配合成分
a　×　浣腸薬は、繰り返し使用すると直腸の感受性の低下（いわゆる慣れ）が生じて効果が弱くなり、医薬品の使用に頼りがちになるため、連用しないこととされている。☞第3章Ⅲ-4-1）
b、d　○　正しい。☞第3章Ⅲ-4-1）
c　×　炭酸水素ナトリウムは、直腸内で徐々に分解して炭酸ガスの微細な気泡を発生することで直腸を刺激する作用を期待して用いられる。☞第3章Ⅲ-4-1）(b)
以上から、正しい組み合わせは「4」となる。

問62　正解2　▶泌尿器用薬の配合成分
1　○　正しい。☞第3章Ⅴ-2-1）(a)(b)
2　×　問題文はウワウルシについての記述である。ブクリョウは、サルノコシカケ科のマツホドの菌核で、通例、外層をほとんど除いたものを基原とする生薬で、利尿、健胃、鎮静等の作用を期待して用いられる。☞第3章ⅩⅣ-2-1）(f)
3　○　正しい。☞第3章Ⅴ-2-1）●漢方処方製剤(d)
4　○　正しい。☞第3章Ⅴ-2-1）●漢方処方製剤(e)

問63　正解5　▶点鼻薬の配合成分
ア　×　ナファゾリン塩酸塩は、交感神経系を刺激して鼻粘膜を通っている血管を収縮させることにより、鼻粘膜の充血や腫れを和らげることを目的として用いられる。☞第3章Ⅷ-1）(a)
イ　×　クロモグリク酸ナトリウムは、肥満細胞からヒスタミンの遊離を抑える作用を示し、花粉、ハウスダスト（室内塵）等による鼻アレルギー症状の緩和を目的として、通常、抗ヒスタミン成分と組み合わせて配合される。☞第3章Ⅷ-1）(c)
ウ　×　ベンザルコニウム塩化物のような殺菌消毒成分は、陽性界面活性成分で、黄色ブドウ球菌、溶血性連鎖球菌又はカンジダ等の真菌類に対する殺菌消毒作用を示すが、結核菌やウイルスには効果がない。☞第3章Ⅷ-1）(e)
エ　○　正しい。☞第3章Ⅷ-4-2）(d)
以上から、正しい組み合わせは「5」となる。

問64　正解1　▶目に用いる医薬品等
a　○　正しい。☞第3章Ⅸ【点眼薬における一般的な注意】①
b　○　正しい。☞第3章Ⅸ-2）(a)
c　×　ソフトコンタクトレンズは水分を含みやすく、防腐剤などの配合成分がレンズに吸着されて、角膜に障害を引き起こす原因となるおそれがあるため、装着したままの点眼は避けることとされている製品が多い。☞第3章Ⅸ【点眼薬における一般的な注意】③
d　×　サルファ剤は、すべての細菌に対して効果があるというわけではなく、ウイルスや真菌の感染に対する効果はない。☞第3章Ⅸ-5）(a)
以上から、正しい組み合わせは「1」となる。

模擬試験問題3

問65　正解4　▶点眼薬

a　×　一般用医薬品の点眼薬は、その主たる配合成分から、人工涙液、一般点眼薬、抗菌性点眼薬、アレルギー用点眼薬に大別される。☞第3章Ⅸ

b　○　正しい。☞第3章Ⅸ【点眼薬における一般的な注意】③

c　×　点眼後は、目頭を押さえると、薬液が鼻腔内へ流れ込むのを防ぐことができ、効果的とされる。☞第3章Ⅸ【点眼薬における一般的な注意】①

d　×　一般用医薬品の点眼薬には、緑内障の症状を改善できるものはなく、目のかすみが緑内障による症状であった場合には効果が期待できないばかりでなく、配合されている成分によっては、緑内障の悪化につながるおそれがある場合がある。☞第3章Ⅸ【受診勧奨】

以上から、正しい組み合わせは「4」となる。

問66　正解1　▶皮膚に用いる薬

a　○　正しい。☞第3章Ⅹ-3）(a)①

b　○　正しい。☞第3章Ⅹ-3）(b)

c　×　酸化亜鉛やピロキシリンの収斂・皮膚保護成分は、患部が浸潤又は化膿している場合、傷が深いときなどには、表面だけを乾燥させてかえって症状を悪化させるおそれがあり、使用を避けることとされている。☞第3章Ⅹ-3）(g)

d　○　正しい。☞第3章Ⅹ-3）(j)

以上から、正しい組み合わせは「1」となる。

問67　正解4　▶歯痛・歯槽膿漏薬

a　○　正しい。☞第3章ⅩⅠ-1-2）【相互作用】

b　○　正しい。☞第3章ⅩⅠ-1-1）●歯槽膿漏薬（b）③

c　○　正しい。☞第3章ⅩⅠ-1-1）●歯槽膿漏薬（a）①

d　×　歯槽膿漏薬は、歯肉炎、歯槽膿漏の諸症状の緩和を目的とする医薬品である。患部局所に適用する外用薬のほか、内服で用いる歯槽膿漏薬もある。☞第3章ⅩⅠ-1-1）●歯槽膿漏薬

以上から、正しい組み合わせは「4」となる。

問68　正解4　▶漢方処方製剤

ア　×　漢方処方製剤においても、間質性肺炎や肝機能障害のような重篤な副作用が起きることがあり、また、証に適さない漢方処方製剤が使用されたために、症状の悪化や副作用を引き起こす場合もある。☞第3章ⅩⅣ-1-1）後段

イ　○　正しい。☞第3章ⅩⅣ-1-1）中段

ウ　○　正しい。☞第3章ⅩⅣ-1-1）後段

エ　×　一般用に用いることが出来る漢方処方は、現在300処方程度である。☞第3章ⅩⅣ-1-1）前段

以上から、正しい組み合わせは「4」となる。

問69　正解5　▶消毒薬及びその成分

a　×　消毒薬が誤って皮膚に付着した場合は、流水をかけながら着衣を取り、石けんを用いて流水で皮膚を十分に（15分間以上）水洗する。酸やアルカリは早期に十分な水洗がなされることが重要であり、特にアルカリ性の場合には念入りに水洗する。目に入った場合と同様、中和剤は用いない。☞第3章ⅩⅤ-1-2）【誤用・事故等によ

る中毒への対処】（c）

b × イソプロパノールは、アルコール分が微生物のタンパク質を変性させ、それらの作用を消失させることから、結核菌を含む一般細菌類、真菌類、ウイルスに対する殺菌消毒作用を示す。☞第3章ⅩⅤ－1－2）（a）②

c ○ 正しい。☞第3章ⅩⅤ－1－2）（a）①

d ○ 正しい。☞第3章ⅩⅤ－1－2）（b）②

以上から、正しい組み合わせは「5」となる。

問70　正解4　▶みずむし及び配合成分

ア × みずむしは、皮膚糸状菌（白癬菌）という真菌類の一種が皮膚に寄生することによって起こる疾患（表在性真菌感染症）である。☞第3章Ⅹ－5）（a）

イ ○ 正しい。☞第3章Ⅹ－5）（b）

ウ ○ 正しい。☞第3章Ⅹ－5）（b）⑥

エ × イミダゾール系抗真菌成分には、オキシコナゾール硝酸塩、ネチコナゾール塩酸塩、ビホナゾールなどがあるが、いずれも皮膚糸状菌の細胞膜を構成する成分の産生を妨げたり、細胞膜の透過性を変化させることにより、その増殖を抑えるものである。一方、テルビナフィン塩酸塩は、皮膚糸状菌の細胞膜を構成する成分の産生を妨げることにより、その増殖を抑えるものである。

以上から、正しい組み合わせは「4」となる。

問71　正解5　▶消毒薬

a × イソプロパノールは、ウイルスに対する不活性化効果はエタノールより

も低い。☞第3章ⅩⅤ－1－2）（a）②

b ○ 正しい。☞第3章ⅩⅤ－1－2）（a）①

c ○ 正しい。☞第3章ⅩⅤ－1－2）（b）①

d ○ 正しい。☞第3章ⅩⅤ－1－2）（b）②

以上から、正しい組み合わせは「5」となる。

問72　正解2　▶滋養強壮保健薬

a × 医薬部外品の保健薬の効能・効果の範囲は、滋養強壮、虚弱体質の改善、病中・病後の栄養補給等に限定されている。神経痛、筋肉痛、関節痛、しみ・そばかす等のような特定部位の症状に対する効能・効果については、医薬品においてのみ認められている。☞第3章ⅩⅢ－1）

b × 医薬部外品の保健薬は配合成分や分量は人体に対する作用が緩和なものに限られ、カシュウ、ゴオウ、ゴミシ、ジオウ、ロクジョウ等の生薬成分については、医薬品においてのみ認められている。☞第3章ⅩⅢ－1）

c ○ 正しい。☞第3章ⅩⅢ－3）●漢方処方製剤

d × ヘスペリジンはビタミン様物質のひとつで、ビタミンCの吸収を助ける等の作用があるとされ、滋養強壮保健薬のほか、かぜ薬等にも配合されている場合がある。☞第3章ⅩⅢ－2）（d）

以上から、正しい組み合わせは「2」となる。

問73　正解1　▶衛生害虫及びその防除

a × 燻蒸処理を行う場合、ゴキブリの卵は医薬品の成分が浸透しない殻で

覆われているため、殺虫効果を示さない。☞第3章ⅩⅤ－2－1）(c)

b　○　正しい。☞第3章ⅩⅤ－2－1）(e)

c　○　正しい。☞第3章ⅩⅤ－2－1）(c)

d　○　正しい。☞第3章ⅩⅤ－2－1）(b)

以上から、正しい組み合わせは「1」となる。

問74　正解5　▶漢方処方製剤

1　×　黄連解毒湯は、体力中等度以上で、のぼせぎみで顔色赤く、いらいらして落ち着かない傾向のあるものの鼻出血、不眠症、神経症、胃炎、二日酔い、血の道症、めまい、動悸、更年期障害、湿疹・皮膚炎、皮膚のかゆみ、口内炎に適すとされる。☞第3章ⅩⅣ－1－2）(a)

2　×　清上防風湯は、体力中等度以上で、赤ら顔で、ときにのぼせがあるもののにきび、顔面・頭部の湿疹・皮膚炎、赤鼻（酒さ）に適すとされるが、胃腸の弱い人では食欲不振、胃部不快感の副作用が現れやすい等、不向きとされる。構成生薬としてカンゾウを含む。☞第3章ⅩⅣ－1－2）(e)

3　×　防風通聖散は、体力充実して、腹部に皮下脂肪が多く、便秘がちなものの高血圧や肥満に伴う動悸・肩こり・のぼせ・むくみ・便秘、蓄膿症（副鼻腔炎）、湿疹・皮膚炎、ふきでもの（にきび、肥満症に適すとされる。☞第3章ⅩⅣ－1－2）(c)

4　×　大柴胡湯は、体力が充実して、脇腹からみぞおちあたりにかけて苦しく、便秘の傾向があるものの胃炎、常習便秘、高血圧や肥満に伴う肩こり・頭痛・便秘、神経症、肥満症に適すと

される。☞第3章ⅩⅣ－1－2）(d)

5　○　正しい。☞第3章ⅩⅣ－1－2）(b)

問75　正解3　▶肥満症又は肥胖症

a　×　問題文は大柴胡湯についての記述である。防已黄耆湯は、体力中等度以下で、疲れやすく、汗のかきやすい傾向があるものの肥満に伴う関節の腫れや痛み、むくみ、多汗症、肥満症（筋肉にしまりのない、いわゆる水ぶとり）に適すとされる。構成生薬としてカンゾウを含む。☞第3章ⅩⅣ－1－2）(b)

b　○　正しい。☞第3章ⅩⅣ－1－2）(c)

c　×　問題文は防已黄耆湯についての記述である。大柴胡湯については、選択肢aを参照。☞第3章ⅩⅣ－1－2）(d)

d　×　防已黄耆湯には、構成生薬としてカンゾウが、防風通聖散には、カンゾウ、マオウ、ダイオウが含まれる。☞第3章ⅩⅣ－1－2）(c)(b)

以上から、正しい組み合わせは「3」となる。

問76　正解2　▶一般用検査薬

1　×　専ら疾病の診断に使用されることが目的とされる医薬品のうち、人体に直接使用されることのないものを体外診断用医薬品という。☞第3章ⅩⅥ－1

2　○　正しい。☞第3章ⅩⅥ－2－2）【検査結果に影響を与える要因】(b)

3　×　通常、尿は弱酸性であるが、食事その他の影響で中性～弱アルカリ性に傾くと、正確な検査結果が得られなくなることがある。☞第3章ⅩⅥ－2

－2）【検査結果に影響を与える要因】
（f）

4　×　いかなる検査薬においても偽擬陰性・偽擬陽性を完全に排除することは困難である。☞第3章ⅩⅥ－1【検出感度、偽擬陰性・偽擬陽性】

問77　正解5　▶妊娠検査薬

ア　×　検体としては、尿中hCG（ヒト絨毛性性腺刺激ホルモン）が検出されやすい早朝尿（起床直後の尿）が向いているが、尿が濃すぎると、かえって正確な結果が得られないこともある。☞第3章ⅩⅥ－3－2）（b）

イ　×　採取した尿を放置すると、雑菌の繁殖等によって尿中の成分の分解が進み、検査結果に影響を与えるおそれがあるので、なるべく採尿後速やかに検査がなされることが望ましい。☞第3章ⅩⅥ－3－2）（d）

ウ　×　妊娠検査薬は、妊娠の早期判定の補助として尿中のhCGの有無を調べるものであり、その結果をもって直ちに妊娠しているか否かを断定することはできない。☞第3章ⅩⅥ－3－2）【検査結果の判断、受診勧奨】

エ　○　正しい。☞第3章ⅩⅥ－3－2）【検査結果に影響を与える要因】
以上から、正しい組み合わせは「5」となる。

問78　正解4　▶代表的な生薬成分

1、2、3　×　☞第3章ⅩⅣ－2－1）（a）～（h）

4　○　正しい。☞第3章ⅩⅣ－2－1）（a）～（h）

問79　正解2　▶瀉下薬の配合成分

a　○　正しい。☞第3章Ⅲ－2－2）（c）⑤

b　×　腸内容物の浸透圧を高めることで糞便中の水分量を増し、また、大腸を刺激して排便を促すことを目的として、酸化マグネシウム等のマグネシウムを含む成分が配合されている場合がある。☞第3章Ⅲ－2－2）（c）②

c　○　正しい。☞第3章Ⅲ－2－2）（c）①ⅱ

d　×　ヒマシ油は、急激で強い瀉下作用（峻下作用）を示すため、激しい腹痛又は悪心・嘔吐の症状がある人、妊婦又は妊娠していると思われる女性、3歳未満の乳幼児では使用を避けることとされている。☞第3章Ⅲ－2－2）（c）①ⅰ
以上から、正しい組み合わせは「2」となる。

問80　正解4　▶殺虫剤の配合成分

a　×　ジクロルボス等の有機リン系殺虫成分の殺虫作用は、アセチルコリンを分解する酵素と不可逆的に結合してその働きを阻害することによる。☞第3章ⅩⅤ－2－2）（a）

b　○　正しい。☞第3章ⅩⅤ－2－2）（b）

c　×　プロポクスル等のカーバメイト系殺虫成分は、アセチルコリンエステラーゼの阻害によって殺虫作用を示すが、有機リン系殺虫成分と異なり、アセチルコリンエステラーゼとの結合は可逆的である。一般に有機リン系殺虫成分に比べて毒性は低い。☞第3章ⅩⅤ－2－2）（c）

d　○　正しい。☞第3章ⅩⅤ－2－2）（e）
以上から、正しい組み合わせは「4」となる。

模擬試験問題3

問81　正解4　▶生物由来製品

a　×　一般用医薬品又は要指導医薬品においても、生物由来の原材料が用いられているものがあるが、現在のところ、生物由来製品として指定された一般用医薬品又は要指導医薬品はない。☞第4章Ⅱ-1)【生物由来製品】

b　○　正しい。☞第4章Ⅱ-1)【生物由来製品】注：この記述は、令和5年4月版「手引き」には含まれていない。

c　×　生物由来製品とは、「人その他の生物（植物を除く。）に由来するものを原料又は材料として製造（小分けを含む。）をされる医薬品、医薬部外品、化粧品又は医療機器のうち、保健衛生上特別の注意を要するものとして、厚生労働大臣が薬事・食品衛生審議会の意見を聴いて指定するもの」とされており、再生医療等製品は含まれていない。☞第4章Ⅱ-1)【生物由来製品】

d　○　正しい。☞第4章Ⅱ-1)【生物由来製品】

以上から、正しい組み合わせは「4」となる。

問82　正解1　▶医薬品医療機器等法

1　○　正しい。☞第4章Ⅰ
2、3、4、5　×　☞第4章Ⅰ

問83　正解1　▶法に基づく許可

a　○　正しい。☞第4章Ⅱ-3)【化粧品】

b　○　正しい。☞第4章Ⅱ-3)【医薬部外品】

c　×　医薬部外品の販売等については、医薬品のような販売業の許可は必要な

く、一般小売店において販売等することができる。【医薬部外品】

d　○　正しい。☞第4章Ⅱ-1)、医薬品、医療機器等法24条

注：令和6年4月一部改訂版「手引き」において、「薬事・食品衛生審議会」は「薬事審議会」に更新された。

以上から、正しい組み合わせは「1」となる。

問84　正解4　▶医薬品

1　○　正しい。☞第4章Ⅱ-2)【容器・外箱等への記載事項】

2　○　正しい。☞第4章Ⅱ-2)【容器・外箱等への記載事項】(g)

3　○　正しい。☞第4章Ⅱ-2)【記載禁止事項】

4　×　日本薬局方に収載されている医薬品の中には、一般用医薬品として販売されている、又は一般用医薬品の中に配合されているものも少なくないとされており、一般用医薬品の配合成分が、すべて日本薬局方に収載されているわけではない。☞第4章Ⅱ-1)

問85　正解4　▶購入等の記録

1、2、3、5　○　正しい。☞第4章Ⅲ-2)【医薬品の購入等に関する記録等】(b)

4　×　医薬品のリスク区分は記載事項ではない。☞第4章Ⅲ-2)【医薬品の購入等に関する記録等】(b)

問86　正解5　▶医薬品のリスク区分

a　×　第一類医薬品は、「その副作用等により日常生活に支障を来す程度の健康被害が生ずるおそれがある医薬品のうちその使用に関し特に注意が必要なものとして厚生労働大臣が指定するもの及びその製造販売の承認の申請に

際して第14条第11項に該当するとされた医薬品であって当該申請に係る承認を受けてから厚生労働省令で定める期間を経過しないもの」である。☞第4章Ⅱ－1)【一般用医薬品のリスク区分】①

b ○ 正しい。☞第4章Ⅱ－1)【一般用医薬品のリスク区分】②

c × 第三類医薬品は、「第一類医薬品及び第二類医薬品以外の一般用医薬品は、保健衛生上のリスクが比較的低い一般用医薬品である（ただし、日常生活に支障を来す程度ではないが、副作用等により身体の変調・不調が起こるおそれはある）。」☞第4章Ⅱ－1)【一般用医薬品のリスク区分】③

d ○ 正しい。☞第4章Ⅱ－1)【一般用医薬品のリスク区分】

以上から、正しい組み合わせは「5」となる。

問87　正解2　▶食品のマーク

1、3、4、5 × 特別用途食品の標識である。☞第4章Ⅱ－3)【保健機能食品等の食品】(b)

注：特定保健用食品の記述は、令和4年3月版「手引き」で改正されたが、マークそのものは変わっていない。

2 ○ 正しい。上記記述を参照。

問88　正解3　▶日本薬局方

ア × 日本薬局方とは、法第41条第1項の規定に基づいて、厚生労働大臣が医薬品の性状及び品質の適正を図るため、薬事・食品衛生審議会の意見を聴いて、保健医療上重要な医薬品（有効性及び安全性に優れ、医療上の必要性が高く、国内外で広く使用されているもの）について、必要な規格・基準及び標準的試験法等を定めたものであ

る。☞第4章Ⅱ－1)

イ ○ 正しい。☞第4章Ⅱ－1)

ウ × 日本薬局方に収載されている医薬品の中には、一般用医薬品として販売されている、又は一般用医薬品の中に配合されているものも少なくない。☞第4章Ⅱ－1)

エ ○ 正しい。☞第4章Ⅱ－1)

以上から、正しい組み合わせは「3」となる。

注：令和6年4月一部改訂版「手引き」では、法改正により「薬事・食品衛生審議会」を「薬事審議会」に更新された。

問89　正解5　▶広告と販売方法

1、3 ○ 正しい。☞第4章Ⅳ－1)【医薬品等適正広告基準】(a)

2 ○ 正しい。☞第4章Ⅳ－2)【不適正な販売方法】

4 ○ 正しい。☞第4章Ⅳ－3)【医薬品等適正広告基準】(b)

5 × 漢方処方製剤等では、使用する人の体質等を限定した上で特定の症状等に対する改善を目的として、効能効果に一定の前提条件が付されていることが多いが、そうしたしばり表現を省いて広告することは原則として認められていない。【医薬品等適正広告基準】(a)

問90　正解5　▶外箱の記載事項

a × 「当該医薬品を購入し、又は譲り受けようとする者が若年者である場合にあっては、当該者の氏名及び年齢」を確認しなければならない。☞第4章Ⅲ－2)【その他の遵守事項等】①ⅰ)

b × この医薬品の服用量は1日6錠であり、内容量84錠に対してまだ半分の量が残っていると考えられるこ

から、「適正な使用のために必要と認められる数量を超えて当該医薬品を購入し、又は譲り受けようとする場合は、その理由」を確認しなければならない。☞第4章Ⅲ－2)【その他の遵守事項等】①ⅲ)

c ○ 正しい。☞第4章Ⅲ－2)【リスク区分に応じた情報提供】(a)

d ○ 正しい。☞第4章Ⅲ－2)【リスク区分に応じた陳列等】(a)
以上から、正しい組み合わせは「5」となる。

問91 正解3 ▶毒薬及び劇薬

a、d ○ 正しい。☞第4章Ⅱ－1)【毒薬・劇薬】
注：令和6年4月一部改訂版「手引き」では、法改正により「薬事・食品衛生審議会」を「薬事審議会」に更新された。

b × 毒薬については、それを収める直接の容器又は被包（以下「容器等」という。）に、黒地に白枠、白字をもって、当該医薬品の品名及び「毒」の文字が記載されていなければならない。☞第4章Ⅱ－1)【毒薬・劇薬】

c × 毒薬又は劇薬を、14歳未満の者その他安全な取扱いに不安のある者に交付することは禁止されている。☞第4章Ⅱ－1)【毒薬・劇薬】
以上から、正しい組み合わせは「3」となる。

問92 正解3 ▶店舗販売業

a × 複数の事業所について許可を受けている場合には、当該許可事業者内の異なる事業所間の医薬品の移転であっても、その移転に係る記録について許可を受けた事業所ごとに記録することとされている。☞第4章Ⅲ－2)【医薬品の購入等に関する記録等】(d)

b × 店舗販売業では、薬局と異なり、薬剤師が従事していても調剤を行うことはできず、要指導医薬品又は一般用医薬品以外の医薬品の販売等は認められていない。☞第4章Ⅲ－1)(b)

c ○ 正しい。☞第4章Ⅲ－1)(b)
以上から、正しい組み合わせは「3」となる。

問93 正解4 ▶毒薬又は劇薬

a、b、c ○ 正しい。☞第4章Ⅱ－1)【毒薬・劇薬】

d × 毒薬又は劇薬を、14歳未満の者その他安全な取扱いに不安のある者に交付することは禁止されている。☞第4章Ⅱ－1)【毒薬・劇薬】
以上から、正しい組み合わせは「4」となる。

問94 正解5 ▶配置販売業

a、b、c ○ 正しい。☞第4章Ⅲ－1)(c)後段

d ○ 正しい。☞第4章Ⅲ－1)(c)前段
以上から、正しい組み合わせは「5」となる。

問95 正解5 ▶販売従事登録

a ○ 正しい。☞第4章Ⅰ【登録販売者】前段

b × 二以上の都道府県において販売従事登録を受けようと申請した者は、当該申請を行った都道府県知事のうちいずれか一の都道府県知事の登録のみを受けることができる。☞第4章Ⅰ【登録販売者】中段

c × 「登録販売者の住所地」は販売従事登録の登録事項ではない。☞第4章Ⅰ【登録販売者】後段

d ○ 正しい。☞第4章Ⅰ【登録販売者】後段

以上から、正しい組み合わせは「5」となる。

問96 正解5 ▶医薬品の陳列方法

a ○ 正しい。☞第4章Ⅲ－2)【リスク区分に応じた陳列等】(a) ②

b × 指定第二類医薬品は、構造設備規則に規定する「情報提供を行うための設備」から7メートル以内の範囲に陳列しなければならない。☞第4章Ⅲ－2)【リスク区分に応じた陳列等】(a) ②

c ○ 正しい。☞第4章Ⅲ－2)【リスク区分に応じた陳列等】(a) ①

d ○ 正しい。☞第4章Ⅲ－2)【リスク区分に応じた陳列等】

以上から、正しい組み合わせは「5」となる。

問97 正解4 ▶店舗販売業

1 × 店舗販売業では、薬局と異なり、薬剤師が従事していても調剤を行うことはできず、要指導医薬品又は一般用医薬品以外の医薬品の販売等は認められていない。☞第4章Ⅲ－1)(b)

2 × 医薬品を取り扱う場所であって、薬局として開設の許可を受けていないものについては、病院又は診療所の調剤所を除き、薬局の名称を付してはならないとされている。☞第4章Ⅲ－1)(a)

3 × 店舗管理者として従事できる登録販売者の要件は、薬局、店舗販売業又は配置販売業において、一般従事者として薬剤師又は登録販売者の管理及び指導の下に実務に従事した期間と、登録販売者として業務(店舗管理者又は区域管理者としての業務を含む。)に従事した期間が、過去5年間のうち、通算して2年以上あることなどが必要である。又は、一般従事者として薬剤師又は登録販売者の管理及び指導の下に実務に従事した期間と、登録販売者として業務(店舗管理者又は区域管理者としての業務を含む。)に従事した期間が、過去5年間のうち通算して1年以上あり、一定の研修を受講・修了していることなどが必要とされている。ただし、これらの従事期間が通算して1年以上であり、かつ、過去に店舗管理者等として業務に従事した経験がある場合も店舗管理者となれることとされている。☞第4章Ⅲ－1)(b)

4 ○ 正しい。☞第4章Ⅲ－1)(b)

注:店舗販売業、配置販売業における登録販売者の管理者要件は、令和5年4月版「手引き」で改正された。本問は、改正前の手引きに基づく出題である。解説文は改正後のものである。

問98 正解5 ▶医薬品の適正広告

a × 一般用医薬品と同じ有効成分を含有する医療用医薬品の効能効果をそのまま標榜することも、承認されている内容を正確に反映した広告といえない。☞第4章Ⅳ－1)【医薬品等適正広告基準】(a)

b × 「天然成分を使用しているので副作用がない」「いくら飲んでも副作用がない」といった事実に反する広告表現は、過度の消費や乱用を助長するおそれがあるだけでなく、虚偽誇大な広告にも該当する。☞第4章Ⅳ－1)【医薬品等適正広告基準】(b)

c × チラシやパンフレット等の同一紙面に、医薬品と、食品、化粧品、雑貨類等の医薬品ではない製品を併せて掲載すること自体は問題ないが、医薬

品でない製品について医薬品的な効能
効果があるように見せかけ、一般の生
活者に誤認を与えるおそれがある場合
には、必要な承認等を受けていない医
薬品の広告とみなされることがある。
☞第4章Ⅳ－1)【医薬品等適正広告
基準】(a)

d ○ 正しい。☞第4章Ⅳ－1)【医
薬品等適正広告基準】(b)
以上から、正しい組み合わせは「5」
となる。

問99 正解1 ▶情報提供

a、b ○ 正しい。☞第4章Ⅲ－2)
【リスク区分に応じた販売従事者等】
後段(b)

c、d × 薬局開設者、店舗販売業者
又は配置販売業者は、第二類医薬品又
は第三類医薬品を販売し、又は授与す
るに当たっては、次に掲げる方法によ
り、薬剤師又は登録販売者に販売させ、
又は授与させなければならないことと
されている。
(a) 略
(b) 当該第二類医薬品又は第三類
医薬品を販売し、又は授与した薬剤師
又は登録販売者の氏名、当該薬局又は
店舗の名称及び当該薬局、店舗又は配
置販売業者の電話番号その他連絡先を、
当該第二類医薬品又は第三類医薬品を
購入し、又は譲り受けようとする者に
伝えさせること。☞第4章Ⅲ－2)
【リスク区分に応じた販売従事者等】
後段(b)
以上から、正しい組み合わせは「1」
となる。

問100 正解1 ▶行政庁が行う処分

a、b ○ 正しい。☞第4章Ⅳ－3)
【行政庁による処分】(a)

c ○ 正しい。☞第4章Ⅳ－3)【行
政庁による処分】(b)

d × 厚生労働大臣が医薬品、医療機
器等の名称、製造方法、効能、効果又
は性能に関する虚偽・誇大な広告を
行った者に対して、違反を行っていた
期間中における対象商品の売上額×
4.5%の課徴金を納付させる命令を行
う課徴金制度がある。☞第4章Ⅳ－
1)【課徴金制度】
以上から、正しい組み合わせは「1」
となる。

医薬品の適正使用と安全対策

問101 正解3 ▶添付文書

1 ○ 正しい。☞第5章Ⅰ－1)⑪
2 ○ 正しい。☞第5章Ⅰ－1)⑤
3 × 副作用については、i)まず一
般的な副作用について関係部位別に症
状が記載され、そのあとに続けて、ii)
まれに発生する重篤な副作用について
副作用名ごとに症状が記載されている。
☞第5章Ⅰ－1)⑤ ●その医薬品を
使用したあとに(a)
4 ○ 正しい。☞第5章Ⅰ－3)【総
合機構ホームページ】

問102 正解5 ▶一般用検査薬

a ○ 正しい。☞第5章Ⅰ－1)⑧注
b ○ 正しい。☞第5章Ⅰ－1)●そ
の医薬品を使用したあとに(c)
c ○ 正しい。☞第3章ⅩⅥ－1【販
売時の留意点】、☞第3ⅩⅥ章－2－
2)【検査結果の判断、受診勧奨】、☞
第3ⅩⅥ－3－2)【検査結果の判
断、受診勧奨】、☞第5章Ⅰ―1)●
その医薬品を使用したあとに(c)
d ○ 正しい。☞第5章Ⅲ－2)(b)
以上から、正しい組み合わせは「5」

となる。

問103　正解1　▶保管、取扱い上の注意

a　×　可燃性ガスを噴射剤としているエアゾール製品や消毒用アルコール等、危険物に該当する製品における消防法に基づく注意事項や、エアゾール製品に対する高圧ガス保安法に基づく注意事項については、それぞれ法律上、その容器への表示が義務づけられている。☞第5章Ⅰ-1）⑩（d）

b　○　正しい。☞第5章Ⅰ-1）⑩（c）

c　○　正しい。☞第5章Ⅰ-1）⑩（a）

d　×　点眼薬では、複数の使用者間で使い回されると、万一、使用に際して薬液に細菌汚染があった場合に、別の使用者に感染するおそれがあるため、「他の人と共用しないこと」と記載されている。☞第5章Ⅰ-1）⑩（d）

以上から、正しい組み合わせは「1」となる。

問104　正解3　▶使用上の注意

a　○　正しい。☞第5章Ⅰ-1）⑤

b　○　正しい。☞第5章Ⅰ-1）⑤　○してはいけないこと　（a）

c　×　一般的な副作用として記載されている症状であっても、発疹や発赤などのように、重篤な副作用の初期症状である可能性があるものも含まれている。☞第5章Ⅰ-1）⑤　○してはいけないこと　（a）

d　×　「服用後、乗物又は機械類の運転操作をしないこと」など、小児では通常当てはまらない内容もあるが、小児に使用される医薬品においても、その医薬品の配合成分に基づく一般的な注意事項として記載されている。☞第5章Ⅰ-1）⑤　○してはいけないこと　（d）

以上から、正しい組み合わせは「3」となる。

問105　正解2　▶副作用等の報告

1　×　医薬品等によるものと疑われる、身体の変調・不調、日常生活に支障を来す程度の健康被害（死亡を含む。）について報告が求められている。☞第5章Ⅱ-2

2　○　正しい。☞第5章Ⅱ-2

3　×　登録販売その他の医薬関係者は、医薬品の副作用等によるものと疑われる健康被害の発生を知った場合において、保健衛生上の危害の発生又は拡大を防止するため必要があると認めるときは、その旨を厚生労働大臣に報告しなければならないとされている。報告期限は定められていない。☞第5章Ⅱ-1-1【医薬品・医療機器等安全性情報報告制度】

4　×　報告様式の記入欄すべてに記入がなされる必要はなく、医薬品の販売等に従事する専門家においては、購入者等（健康被害を生じた本人に限らない）から把握可能な範囲で報告がなされればよい。☞第5章Ⅱ-2

問106　正解2　▶製品表示の記載

a　○　正しい。☞第5章Ⅰ-2）①

b　×　購入者によっては、購入後すぐ開封せずにそのまま保管する場合や持ち歩く場合があるため、添付文書を見なくても適切な保管がなされるよう、その容器や包装にも、保管に関する注意事項が記載されている。☞第5章Ⅰ-2）④

c　×　使用期限の表示については、適切な保存条件の下で製造後3年を超えて性状及び品質が安定であることが確認されている医薬品において法的な表

示義務はない。☞第5章Ⅰ－2）
d　○　正しい。☞第5章Ⅰ－1）⑩
以上から、正しい組み合わせは「2」
となる。

問107　正解3　▶適正使用情報の活用
1、2、4　○　正しい。☞第5章Ⅰ－
3）【その他の適正使用情報の活用】
3　×　不十分な情報や理解に基づいて
情報提供が行われた場合には、医薬品
の販売等に従事する専門家としての信
用・信頼が損なわれることにつながり
かねない。医薬品の販売等に従事する
専門家においては、購入者等に対して、
常に最新の知見に基づいた適切な情報
提供を行うため、得られる情報を積極
的に収集し、専門家としての資質向上
に努めることが求められる。☞第5章
Ⅰ－3）【その他の適正使用情報の活
用】

問108　正解2　▶添付文書
ア　○　正しい。☞第5章Ⅰ－1）⑥
イ　×　一般用検査薬では1回の検査で
は確定診断ができないことから、検査
結果が陰性であっても何らかの症状が
ある場合は、再検査するか又は医師に
相談する旨等が記載されている。☞第
3章XⅥ－1【販売時の留意点】、☞
第3章XⅥ－2－2）【検査結果の判
断、受診勧奨】、☞第3章XⅥ－3－
2）【検査結果の判断、受診勧奨】、☞
第5章Ⅰ－1）●その医薬品を使用し
たあとに（c）
ウ　○　正しい。☞第5章Ⅰ－1）⑤
●その医薬品を使用したあとに（c）
エ　×　人体に直接使用しない検査薬等
については、添加物として配合されて
いる成分は掲載されていない。☞第5
章Ⅰ－1）⑧

以上から、正しい組み合わせは「2」
となる。

問109　正解4　▶被害救済制度
a、b　×　製品不良など、製薬企業に
損害賠償責任がある場合や、無承認無
許可医薬品（いわゆる健康食品として
販売されたもののほか、個人輸入によ
り入手された医薬品を含む。）の使用
による健康被害については救済制度の
対象から除外されている。☞第5章Ⅲ
－2）（b）
c、d　○　正しい。☞第5章Ⅲ－2）
（b）
以上から、正しい組み合わせは「4」
となる。

問110　正解4　▶救済給付の支給対象
1、2、3　×　救済制度の対象となら
ない医薬品が定められており、要指導
医薬品又は一般用医薬品では、殺虫
剤・殺鼠剤、殺菌消毒剤（人体に直接
使用するものを除く）、一般用検査薬、
一部の日局収載医薬品（精製水、ワセ
リン等）が該当する。☞第5章Ⅲ－
2）（b）
4　○　正しい。上記記述を参照。

問111　正解1　▶医薬品安全性情報報告書
1　×　報告書の患者情報は、「患者氏
名」ではなく「患者イニシャル」と
なっている。☞第5章別表5－5
2、3、4、5　○　正しい。☞第5章
別表5－5

問112　正解5　▶服用しないこと
a　×　ジフェンヒドラミンサリチル酸
塩等のジフェンヒドラミンを含む成分
が配合された内服薬は、「乳児に昏睡
を起こすおそれがあるため」に、「授

乳中の人は本剤を服用しないか、本剤を服用する場合は授乳を避けること」とされている。☞第5章表5-1

b ○ 正しい。☞第5章表5-1

c × ブロモバレリル尿素が配合された解熱鎮痛薬は、「胎児障害の可能性があり、使用を避けることが望ましいため」に、妊婦又は妊娠していると思われる人は相談することとされている。☞第5章別表5-1

d × ダイオウが配合された内服薬は、「乳児に下痢を起こすおそれがあるため」に、「授乳中の人は本剤を服用しないか、本剤を服用する場合は授乳を避けること」とされている。☞第5章別表5-1

以上から、正しい組み合わせは「5」となる。

問113 正解4 ▶緊急安全性情報

1、2、3、5 × 正しくは、「医薬品、医療機器又は再生医療等製品について緊急かつ重大な注意喚起や使用制限に係る対策が必要な状況にある場合に、（ア 厚生労働省）からの命令、指示、製造販売業者の自主決定等に基づいて作成されるもので、（イ イエローレター）とも呼ばれる。医療用医薬品や医家向け医療機器についての情報伝達である場合が多いが、小柴胡湯による（ウ 間質性肺炎）に関する緊急安全性情報（平成8年3月）のように、一般用医薬品にも関係する緊急安全性情報が発出されたこともある。」となる。☞第5章Ⅰ-3)【緊急安全性情報】

4 ○ 正しい。上記記述を参照。

問114 正解1 ▶企業からの副作用報告

1 ○ 正しい。企業からの副作用等の報告では、副作用の重篤性の違い、副作用症例の発生が使用上の注意から予測できないものか、予測できるものか、国内事例・海外事例の違いによって報告期限が異なる。正しくは「a＝2年以内、b＝15日以内、c＝15日以内」となる。以上から、正しい組み合わせは「1」となる。☞第5章　別表5-4

2、3、4、5 × 誤り。上記記述を参照。

問115 正解3 ▶添付文書の構成項目

ア × 製造年月日は、添付文書への記載事項とはされていない。☞第5章Ⅰ-1)

イ ○ 正しい。☞第5章Ⅰ-1)④

ウ × 製造所の許可番号は、添付文書への記載事項とはされていない。☞第5章Ⅰ-1)

エ ○ 正しい。☞第5章Ⅰ-1)○12

以上から、正しい組み合わせは「3」となる。

問116 正解2 ▶医薬品の安全性情報

a ○ 正しい。☞第5章Ⅰ-3)【緊急安全性情報】

b × 医薬品、医療機器又は再生医療等製品について一般的な使用上の注意の改訂情報よりも迅速な注意喚起や適正使用のための対応の注意喚起が必要な状況にある場合に、厚生労働省からの命令、指示、製造販売業者の自主決定等に基づいて作成される。☞第5章Ⅰ-3)【安全性速報】

c × 小柴胡湯による間質性肺炎に関する緊急安全性情報（平成8年3月）のように、一般用医薬品にも関係する緊急安全性情報が発出されたこともあ

る。☞第５章Ⅰ－３）【緊急安全性情報】

d ○ 正しい。☞第５章Ⅰ－３）【総合機構ホームページ】

以上から、正しい組み合わせは「２」となる。

問117　正解５　▶副作用等報告

a、b、c ○ 正しい。☞第５章Ⅱ－２

d × 報告書の送付は、郵送、ファクシミリ又は電子メールにより、総合機構に送付することとされている。報告者に対しては、安全性情報受領確認書が交付される。☞第５章Ⅱ－２

以上から、正しい組み合わせは「５」となる。

問118　正解４　▶被害救済制度

a ○ 正しい。☞第５章Ⅲ－１）

b × 健康被害を受けた本人（又は家族）の給付請求を受けて、その健康被害が医薬品の副作用によるものかどうか、医薬品が適正に使用されたかどうかなど、医学的薬学的判断を要する事項について薬事・食品衛生審議会の諮問・答申を経て、厚生労働大臣が判定した結果に基づいて、医療費、障害年金、遺族年金等の各種給付が行われる。☞第５章Ⅲ－１）

注：令和６年４月一部改訂版「手引き」では、法改正により「薬事・食品衛生審議会」を「薬事審議会」に更新された。

c × 救済給付業務に必要な費用のうち、給付費については、製造販売業者から年度ごとに納付される拠出金が充てられるほか、事務費については、その２分の１相当額は国庫補助により賄われている。☞第５章Ⅲ－１）

d ○ 正しい。☞第５章Ⅲ－１）

以上から、正しい組み合わせは「４」となる。

問119　正解４　▶イブプロフェン

1、2、3、5 ○ 正しくは「イブプロフェンは、妊娠期間の（ア 延長）、胎児の動脈管の（イ 収縮）・早期閉鎖、子宮収縮の抑制、分娩時出血の増加のおそれがあるため、出産予定日（ウ 12）週以内の妊婦に対して、使用（服用）しないこととしている。」となる。☞第５章別表５－１

4 × 上記記述を参照。

問120　正解５　▶安全対策

1、2、3、4 × 正しくは「（a 小柴胡湯）による間質性肺炎については、1991年４月以降、使用上の注意に記載されていたが、その後、（a 小柴胡湯）と（b インターフェロン製剤）の併用例による間質性肺炎が報告されたことから、1994年１月、（b インターフェロン製剤）との併用を禁忌とする旨の使用上の注意の改訂がなされた。しかし、それ以降も慢性肝炎患者が（a 小柴胡湯）を使用して間質性肺炎が発症し、死亡を含む重篤な転帰に至った例もあったことから、1996年３月、厚生省（当時）より関係製薬企業に対して（c 緊急安全性情報の配布）が指示された。」となる。☞第５章Ⅳ（b）

5 ○ 正しい。上記記述を参照。

第4章別表
4−2．化粧品の効能効果の範囲

（1）頭皮、毛髪を清浄にする。	（30）肌にはりを与える。
（2）香りにより毛髪、頭皮の不快臭を抑える。	（31）肌にツヤを与える。
（3）頭皮、毛髪をすこやかに保つ。	（32）肌を滑らかにする。
（4）毛髪にはり、こしを与える。	（33）ひげを剃りやすくする。
（5）頭皮、頭髪にうるおいを与える。	（34）ひげそり後の肌を整える。
（6）頭皮、毛髪のうるおいを保つ。	（35）あせもを防ぐ（打粉）。
（7）毛髪をしなやかにする。	（36）日やけを防ぐ。
（8）クシどおりをよくする。	（37）日やけによるシミ、ソバカスを防ぐ。
（9）毛髪のつやを保つ。	（38）芳香を与える。
（10）毛髪につやを与える。	（39）爪を保護する。
（11）フケ、カユミがとれる。	（40）爪をすこやかに保つ。
（12）フケ、カユミを抑える。	（41）爪にうるおいを与える。
（13）毛髪の水分、油分を補い保つ。	（42）口唇の荒れを防ぐ。
（14）裂毛、切毛、枝毛を防ぐ。	（43）口唇のキメを整える。
（15）髪型を整え、保持する。	（44）口唇にうるおいを与える。
（16）毛髪の帯電を防止する。	（45）口唇をすこやかにする。
（17）（汚れをおとすことにより）皮膚を清浄にする。	（46）口唇を保護する。口唇の乾燥を防ぐ。
（18）（洗浄により）ニキビ、アセモを防ぐ（洗顔料）。	（47）口唇の乾燥によるカサツキを防ぐ。
（19）肌を整える。	（48）口唇を滑らかにする。
（20）肌のキメを整える。	（49）ムシ歯を防ぐ（使用時にブラッシングを行う歯みがき類）。
（21）皮膚をすこやかに保つ。	（50）歯を白くする（使用時にブラッシングを行う歯みがき類）。
（22）肌荒れを防ぐ。	（51）歯垢を除去する（使用時にブラッシングを行う歯みがき類）。
（23）肌をひきしめる。	（52）口中を浄化する（歯みがき類）。
（24）皮膚にうるおいを与える。	（53）口臭を防ぐ（歯みがき類）。
（25）皮膚の水分、油分を補い保つ。	（54）歯のやにを取る（使用時にブラッシングを行う歯みがき類）。
（26）皮膚の柔軟性を保つ。	（55）歯石の沈着を防ぐ（使用時にブラッシングを行う歯みがき類）。
（27）皮膚を保護する。	
（28）皮膚の乾燥を防ぐ。	（56）乾燥による小ジワを目立たなくする。
（29）肌を柔らげる。	

注1）例えば、「補い保つ」は「補う」又は「保つ」との効能でも可とする。
注2）「皮膚」と「肌」の使い分けは可とする。
注3）（　　）内は、効能には含めないが、使用形態から考慮して、限定するものである。
注4）（56）については、日本香粧学会の「化粧品機能評価ガイドライン」に基づく試験等を行い、その効果を確認した場合に限る。

　このほかに、「化粧くずれを防ぐ」、「小じわを目立たなくみせる」、「みずみずしい肌に見せる」等のメーキャップ効果及び「清涼感を与える」、「爽快にする」等の使用感等を表示し、広告することは事実に反しない限り認められている。

模擬試験問題 4　解答・解説

医薬品に共通する特性と基本的な知識

問 1　正解 3　▶医薬品の本質

a　×　一般用医薬品として販売される製品は、製造物責任法（PL法）の対象でもある。☞第1章Ⅰ-1) 後段

b　×　医療用医薬品と比較すればリスクは相対的に低いと考えられる一般用医薬品であっても、科学的な根拠に基づく適切な理解や判断によって適正な使用が図られる必要がある。☞第1章Ⅰ-1) 前段

c　×　一般用医薬品の販売に専門家が関与し、専門用語を分かりやすい表現で伝えるなどの適切な情報提供を行い、また、購入者等が知りたい情報を十分に得ることができるように、相談に対応することが不可欠である。☞第1章Ⅰ-1) 中段

d　○　正しい。☞第1章Ⅰ-1) 前段

以上から、正しい組み合わせは「3」となる。

問 2　正解 4　▶リスク評価

a　×　少量の医薬品の投与でも発がん作用、胎児毒性や組織・臓器の機能不全を生じる場合もある。☞第1章Ⅰ-2)

b　○　正しい。☞第1章Ⅰ-2)

c　×　医薬品の効果とリスクは、用量と作用強度の関係（用量・反応関係）に基づいて評価される。「無作用量」とは、効果の発現が検出されない薬物用量のことである。☞第1章Ⅰ-2)

d　×　医薬品に対しては、製造販売後の調査及び試験の実施の基準としてGood Post- marketing Study Practice（GPSP）が制定されている。☞第1章Ⅰ-2)

以上から、正しい組み合わせは「4」となる。

問 3　正解 4　▶健康食品

a　×　「栄養機能食品」は、身体の健全な成長や発達、健康維持に必要な栄養成分（ビタミン、ミネラルなど）の補給を目的としたもので、国が定めた規格基準に適合したものであれば、その栄養成分の健康機能を表示できる。☞第1章Ⅰ-3)　注：「健康食品」については令和4年3月改訂版「手引き」では記述が変更されている。

b　○　正しい。☞第1章Ⅰ-3)

c　×　「機能性表示食品」は、事業者の責任で科学的根拠をもとに疾病に罹患していない者の健康維持及び増進に役立つ機能を商品のパッケージに表示するものとして国に届出された商品である。☞第1章Ⅰ-3)

d　○　正しい。☞第1章Ⅰ-3)

以上から、正しい組み合わせは「4」となる。

問 4　正解 1　▶副作用

a　○　正しい。☞第1章Ⅱ-1) 前段

b　○　正しい。☞第1章Ⅱ-1) 後段

c　×　複数の疾病を有する人の場合、ある疾病のために使用された医薬品の作用が、その疾病に対して薬効をもたらす一方、別の疾病に対しては症状を悪化させたり、治療が妨げられたりすることもある。☞第1章Ⅱ-1) (a)

d　○　正しい。☞第1章Ⅱ-1)

以上から、正しい組み合わせは「1」

となる。

問5　正解1　▶アレルギー

a　○　正しい。☞第1章Ⅱ－1）(b)
中段

b　×　アレルギーは、内服薬だけでなく外用薬等でも引き起こされることがある。☞第1章Ⅱ－1）(b) 中段

c　○　正しい。☞第1章Ⅱ－1）(b)
後段

d　×　アレルギーには体質的・遺伝的な要素もある。☞第1章Ⅱ－1）(b)
後段

以上から、正しい組み合わせは「1」となる。

問6　正解4　▶医薬品の使用等

a　×　小児への使用を避けるべき医薬品を「子供だから大人用のものを半分にして飲ませればよい」として服用させるなど、安易に医薬品を使用するような場合には、特に副作用につながる危険性が高い。☞第1章Ⅱ－1）(a)

b、d　○　正しい。☞第1章Ⅱ－1）(a)

c　×　手軽に入手できる一般用医薬品を使用して症状を一時的に緩和するだけの対処を漫然と続けているような場合には、いたずらに副作用有害事象を招く危険性が増す。☞第1章Ⅱ－1）(a)

以上から、正しい組み合わせは「4」となる。

問7　正解2　▶小児等への使用

a　○　正しい。☞第1章Ⅱ－4）(a)
前段

b　×　幼児に使用される錠剤やカプセル剤は、服用時に喉につかえやすいので、注意するよう添付文書に記載されている。☞第1章Ⅱ－4）(a)

c　○　正しい。☞第1章Ⅱ－4）(a)
前段

d　×　乳児は医薬品の影響を受けやすく、また、状態が急変しやすく、一般用医薬品の使用の適否が見極めにくいため、基本的には医師の診療を受けることが優先され、一般用医薬品による対処は最小限（夜間等、医師の診療を受けることが困難な場合）にとどめるのが望ましい。☞第1章Ⅱ－4）(a)
後段

以上から、正しいものの組み合わせは「2」となる。

問8　正解1　▶治療を受けている人

a　○　正しい。☞第1章Ⅱ－1）前段

b、c　○　正しい。☞第1章Ⅱ－1）(a)

以上から、正しい組み合わせは「1」となる。

問9　正解3　▶妊婦、授乳婦

a　○　正しい。☞第1章Ⅱ－4）(c)
中段

b　○　正しい。☞第1章Ⅱ－4）(d)

c　×　ビタミンA含有製剤は、妊娠前後の一定期間に通常の用量を超えて摂取しても、胎児に先天異常を起こす危険性が高まるとされている。☞第1章Ⅱ－4）(c) 中段

d　○　正しい。☞第1章Ⅱ－4）(c)
後段

以上から、正しい組み合わせは「3」となる。

問10　正解1　▶プラセボ効果

a、b　○　正しい。☞第1章Ⅱ－5）

c　×　プラセボ効果によってもたらされる反応や変化にも、望ましいもの

模擬試験問題4

（効果）と不都合なもの（副作用）とがある。☞第1章Ⅱ－5）後段

d　×　プラセボ効果は不確実であり、それを目的として医薬品が使用されるべきではない。☞第1章Ⅱ－5）

以上から、正しいものの組み合わせは「1」となる。

問11　正解3　▶コミュニケーション

a、b、c　○　正しい。☞第1章Ⅲ－2）中段

d　×　購入者等が医薬品を使用する状況は随時変化する可能性があるため、販売数量は一時期に使用する必要量とする等、販売時のコミュニケーションの機会が継続的に確保されるよう配慮することも重要である。☞第1章Ⅲ－2）後段

以上から、正しい組み合わせは「3」となる。

問12　正解1　▶小児等

a　○　正しい。なお、令和4年3月改訂版「手引き」では次のように一部の年齢区分が見直されている。

「新生児：生後4週未満、乳児：生後4週以上、1歳未満、幼児：1歳以上、7歳未満、小児：7歳以上、15歳未満」☞第1章Ⅱ－4）（a）、☞「医療用医薬品の添付文書等の記載要領の留意事項について」平成29年6月8日・薬生安発0608第1号

b　○　正しい。☞第1章Ⅱ－4）（a）

c　×　小児は、血液脳関門が未発達であるため、吸収されて循環血液中に移行した医薬品の成分が脳に達しやすく、中枢神経系に影響を与える医薬品で副作用を起こしやすい。☞第1章Ⅱ－4）（a）

d　×　医薬品の販売に従事する専門家

においては、保護者等に対して、成人用の医薬品の量を減らして小児へ与えるような安易な使用は避け、必ず年齢に応じた用法用量が定められているものを使用するよう説明がなされることも重要である。☞第1章Ⅱ－4）（a）

以上から、正しい組み合わせは「1」となる。

問13　正解4　▶高齢者

a　×　厚生労働省の「医療用医薬品の添付文書等の記載要領の留意事項」では、おおよその目安として65歳以上を「高齢者」としている。☞第1章Ⅱ－4）（b）

b、d　○　正しい。☞第1章Ⅱ－4）（b）

c　×　高齢者であっても基礎体力や生理機能の衰えの度合いは個人差が大きく、年齢のみから一概にどの程度、副作用を生じるリスクが増大しているかを判断することは難しい。☞第1章Ⅱ－4）（b）

以上から、正しい組み合わせは「4」となる。

問14　正解4　▶妊婦、授乳婦など

a　○　正しい。☞第1章Ⅱ－4）（c）

b　×　一般用医薬品においても、多くの場合、妊婦が使用した場合における安全性に関する評価が困難であるため、妊婦の使用については「相談すること」としているものが多い。☞第1章Ⅱ－4）（c）

c　×　便秘薬のように、配合成分やその用量によっては流産や早産を誘発するおそれがあるものがある。☞第1章Ⅱ－4）（c）

d　○　正しい。☞第1章Ⅱ－4）（d）

以上から、正しい組み合わせは「4」

となる。

問15　正解4　▶妊婦

a　×　妊婦が妊娠に伴う不眠症状がある場合であっても、妊娠に伴う不眠は、睡眠改善薬の適用症状でないため、ジフェンヒドラミン塩酸塩を主薬とする催眠鎮静薬（睡眠改善薬）は、使用しないこととされている。☞第5章　別表「次の人は使用（服用）しないこと」妊婦、授乳婦等

b、c　○　正しい。☞第1章Ⅱ-4）(c)

以上から、正しい組み合わせは「4」となる。

問16　正解5　▶小児等の使用

a　×　小児は、肝臓や腎臓の機能が未発達であるため、医薬品成分の代謝・排泄に時間がかかり、作用が強く出過ぎたり、副作用がより強く出ることがある。☞第1章Ⅱ-4）(a) 前段

b　○　正しい。☞第1章Ⅱ-4）(a) 中段

c　○　正しい。☞第1章Ⅱ-4）(a) 後段

以上から、正しい組み合わせは「5」となる。

問17　正解5　▶プラセボ効果

　医薬品を使用したとき、結果的又は偶発的に（a　薬理作用）によらない作用を生じることをプラセボ効果（（b　偽薬）効果）という。プラセボ効果は、医薬品を使用したこと自体による楽観的な結果への期待（暗示効果）や、条件付けによる生体反応、時間経過による（c　自然発生的）な変化等が関与して生じると考えられている。☞第1章Ⅱ-5）

以上から、正しい組み合わせは「5」となる。

問18　正解5　▶HIV訴訟

a　○　正しい。☞第1章Ⅳ-2）(c) 前段

b　○　正しい。☞第1章Ⅳ-2）(c) 後段

c　×　HIV訴訟は、国及び製薬企業を被告として、1989年5月に大阪地裁、同年10月に東京地裁で提訴されたが、1996年3月に大阪地裁、東京地裁での和解が成立した。☞第1章Ⅳ-2）(c) 中段

d　○　正しい。☞第1章Ⅳ-2）(c) 後段

以上から、正しい組み合わせは「5」となる。

問19　正解5　▶医薬品

a　○　正しい。☞第1章Ⅱ-4）(c) 中段

b　○　正しい。☞第1章Ⅱ-4）(c) 中段

c　×　医薬品の種類によっては、授乳婦が使用した医薬品の成分の一部が乳汁中に移行することが知られており、母乳を介して乳児が医薬品の成分を摂取することになる場合がある。☞第1章Ⅱ-4）(d) 前段

以上から、正しい組み合わせは「5」となる。

問20　正解2　▶スモン及びスモン訴訟

a　○　正しい。☞第1章Ⅳ-2）(b) 前段

b　×　スモン訴訟とは、整腸剤として販売されたキノホルム製剤を使用したことにより、亜急性脊髄視神経症に罹患したことに対する損害賠償訴訟であ

る。☞第1章Ⅳ−2）（b）前段

c ○ 正しい。☞第1章Ⅳ−2）（b）後段

d × スモン訴訟は、1977年10月に東京地裁において和解が成立して以来、各地の地裁及び高裁において和解が勧められ、1979年9月に全面和解が成立した。☞第1章Ⅳ−2）（b）後段

以上から、正しいものの組み合わせは「2」となる。

人体の働きと医薬品

問21　正解2　▶消化器系

a ○ 正しい。☞第2章Ⅰ−1−1）（f）

b ○ 正しい。☞第2章Ⅰ−1−1）（e）

c × ペプシノーゲンは、胃酸によって、タンパク質を消化する酵素であるペプシンとなり、胃酸とともに胃液として働く。☞第2章Ⅰ−1−1）（c）

d × 肝臓は、横隔膜の直下に位置し、胆汁を産生する。☞第2章Ⅰ−1−1）（f）

以上から、正しい組み合わせは「2」となる。

問22　正解4　▶大腸

a × 盲腸、虫垂、上行結腸、横行結腸、下行結腸、S状結腸、直腸からなる管状の臓器で、内壁粘膜に絨毛がない点で小腸と区別される。☞第2章Ⅰ−1−1）（g）

b、d ○ 正しい。☞第2章Ⅰ−1−1）（g）

c × 糞便の成分の大半は水分で、そのほか、はがれ落ちた腸壁上皮細胞の残骸（15〜20％）や腸内細菌の死骸（10〜15％）が含まれ、食物の残滓は

約5％に過ぎない。☞第2章Ⅰ−1−1）（g）

以上から、正しい組み合わせは「4」となる。

問23　正解2　▶消化器系

a ○ 正しい。☞第2章Ⅰ−1−1）

b ○ 正しい。☞第2章Ⅰ−1−1）（a）

c ○ 正しい。☞第2章Ⅰ−1−1）（e）

d × 飲食物を飲み込む運動（嚥下）が起きるときには、喉頭の入り口にある弁（喉頭蓋）が反射的に閉じることにより、飲食物が喉頭や気管に流入せずに食道へと送られる。☞第2章Ⅰ−1−1）（b）

以上から、正しい組み合わせは「2」となる。

問24　正解2　▶脾臓、腎臓

a、b ○ 正しい。☞第2章Ⅰ−1−1）（d）

c ○ 正しい。☞第2章Ⅰ−1−4）（a）

d × 腎小体と尿細管とで腎臓の基本的な機能単位（ネフロン）を構成している。☞第2章Ⅰ−1−4）（a）

以上から、正しい組み合わせは「2」となる。

問25　正解2　▶口腔、食道

a ○ 正しい。☞第2章Ⅰ−1−1）（a）②

b × 歯冠の表面は、エナメル質で覆われ、体で最も硬い部分となっている。☞第2章Ⅰ−1−1）（a）①

c ○ 正しい。☞第2章Ⅰ−1−1）（a）③

d ○ 正しい。☞第2章Ⅰ−1−1）

(b)

以上から、正しい組み合わせは「2」となる。

問26　正解4　▶呼吸器系

a　×　鼻汁には<u>リゾチーム</u>が含まれ、気道の防御機構の一つとなっている。☞第2章Ⅰ－1－2）(a)

b、c　○　正しい。☞第2章Ⅰ－1－2）(c)

d　○　正しい。☞第2章Ⅰ－1－2）(d)

以上から、正しい組み合わせは「4」となる。

問27　正解5　▶感覚器官

a　×　雪眼炎は、紫外線を含む光に長時間曝されると、<u>角膜</u>の上皮に損傷を生じた状態である。☞第2章Ⅰ－2－1）(a)

b　×　視細胞が光を感じる反応にはビタミンAが不可欠であるため、<u>ビタミンA</u>が不足すると夜間視力の低下（夜盲症）を生じる。☞第2章Ⅰ－2－1）(a)

c　×　中耳は外耳と内耳をつなぐ部分で、鼓膜、鼓室、耳小骨、耳管からなる。<u>鼓室</u>の内部では、互いに連結した微細な3つの耳小骨が鼓膜の振動を増幅して、内耳へ伝導する。

d　○　正しい。☞第2章Ⅰ－2－2）(b)

以上から、正しい組み合わせは「5」となる。

問28　正解1　▶胆嚢、肝臓

a　○　正しい。☞第2章Ⅰ－1－1）(f) ⅲ)

b　○　正しい。☞第2章Ⅰ－1－1）(f)

c　×　胆汁に含まれる胆汁酸塩は、脂質の消化を容易にし、また、<u>脂溶性ビタミンの吸収</u>を助ける。☞第2章Ⅰ－1－1）(f)

d　×　肝臓では、必須アミノ酸以外のアミノ酸を生合成することができる。☞第2章Ⅰ－1－1）(f) ⅲ)

以上から、正しい組み合わせは「1」となる。

問29　正解3　▶小腸、膵臓

a　×　小腸は、全長6～7mの管状の臓器で、<u>十二指腸、空腸、回腸の3部分</u>に分かれる。☞第2章Ⅰ－1－1）(d)

b　○　正しい。☞第2章Ⅰ－1－1）(d)

c　×　膵臓は、胃の後下部に位置する細長い臓器で、膵液を<u>十二指腸へ分泌</u>する。☞第2章Ⅰ－1－1）(e)

d　○　正しい。☞第2章Ⅰ－1－1）(e)

以上から、正しい組み合わせは「3」となる。

問30　正解5　▶脳や神経系の働き

a　×　心臓の内部は上部左右の心房、下部左右の心室の4つの空洞に分かれており、<u>心房で血液を集めて心室に送り、心室から血液を拍出する</u>。☞第2章Ⅰ－1－3）(a)

b　×　静脈にかかる圧力は比較的低いため、血管壁は動脈よりも<u>薄い</u>。☞第2章Ⅰ－1－3）(b)

c　○　正しい。☞第2章Ⅰ－1－3）(c) ②【白血球】ⅲ)

d　○　正しい。☞第2章Ⅰ－1－3）(e)

以上から、正しい組み合わせは「5」となる。

問31　正解3　▶目

a　×　水晶体は、その周りを囲んでいる毛様体の収縮・弛緩によって、近くの物を見るときには丸く厚みが増し、遠くの物を見るときには扁平になる。☞第2章Ⅰ－2－1）(a)

b、c　○　正しい。☞第2章Ⅰ－2－1）(b)【眼瞼】【結膜】

d　×　涙腺は上眼瞼の裏側にある分泌腺で、血漿から涙液を産生する。☞第2章Ⅰ－2－1）(b)【涙器】

以上から、正しい組み合わせは「3」となる。

問32　正解2　▶リンパ系

a　○　正しい。☞第2章Ⅰ－1－3）(e)

b　×　リンパ液は、血漿とほとんど同じ成分からなるが、タンパク質が少なく、リンパ球を含む。☞第2章Ⅰ－1－3）(e)

c　×　リンパ管は、互いに合流して次第に太くなり、最終的に鎖骨の下にある静脈につながる。☞第2章Ⅰ－1－3）(e)

d　○　正しい。☞第2章Ⅰ－1－3）(e)

以上から、正しいものの組み合わせは「2」となる。

問33　正解1　▶泌尿器系

a　×　腎臓には内分泌腺としての機能があり、骨髄における赤血球の産生を促進するホルモンを分泌する。☞第2章Ⅰ－1－4）(a)

b　○　正しい。☞第2章Ⅰ－1－4）(a)

c　×　腎小体は、ボウマン嚢と糸球体とで構成される腎臓の基本的な機能単位である。☞第2章Ⅰ－1－4）(a)

d　×　副腎皮質ホルモンの一つであるアルドステロンは、カリウムの排泄を促す作用があり、電解質と水分の排出調節の役割を担っている。☞第2章Ⅰ－1－4）(a)

以上から、正しい組み合わせは「1」となる。

問34　正解3　▶筋組織

a、b、c　○　正しい。☞第2章Ⅰ－3－3）

d　×　筋組織は神経からの指令によって収縮するが、随意筋（骨格筋）は体性神経系（運動神経）で支配されるのに対して、不随意筋（平滑筋及び心筋）は自律神経系に支配されている。☞第2章Ⅰ－3－3）

以上から、正しい組み合わせは「3」となる。

問35　正解4　▶脳や神経系

a　×　中枢神経系は脳と脊髄から構成され、脳は脊髄と、延髄でつながっている。☞第2章Ⅰ－4－1）

b　×　脳において、血液の循環量は心拍出量の約15％、酸素の消費量は全身の約20％、ブドウ糖の消費量は全身の約25％と多い。☞第2章Ⅰ－4－1）

c、d　○　正しい。☞第2章Ⅰ－4－2）

以上から、正しい組み合わせは「4」となる。

問36　正解3　▶血液

a　○　正しい。☞第2章Ⅰ－1－3）(c)

b　×　リンパ球は、リンパ節、脾臓等のリンパ組織で増殖し、細菌、ウイルス等の異物を認識するT細胞リンパ球、

それらに対する抗体（免疫グロブリン）を産生するB細胞リンパ球がある。☞第２章Ｉ－１－３）(c)②【白血球】

c　○　正しい。☞第２章Ｉ－１－３）(c)②【白血球】ⅰ）

d　○　正しい。☞第２章Ｉ－１－３）(c)②【血小板】

以上から、正しい組み合わせは「3」となる。

問37　正解2　▶鼻、耳

a　○　正しい。☞第２章Ｉ－１－２）(a)

b　○　正しい。☞第２章Ｉ－１－２）(b)

c　○　正しい。☞第２章Ｉ－１－３）(a)

d　×　内耳は、聴覚器官である蝸牛と、平衡器官である前庭の２つの部分からなる。☞第２章Ｉ－２－３）(b)

以上から、正しい組み合わせは「2」となる。

問38　正解4　▶剤形

a　×　カプセル剤は、カプセル内に散剤や顆粒剤、液剤等を充填した剤形である。☞第２章Ⅱ－３）(e)

b　○　正しい。☞第２章Ⅱ－３）(d)

c　○　正しい。☞第２章Ⅱ－３）(a)②

d　○　正しい。☞第２章Ⅱ－３）(a)

注：令和６年４月一部改訂版「手引き」では、剤形に係る記載の整理が行われた。

以上から、正しい組み合わせは「4」となる。

問39　正解2　▶医薬品の吸収

a　○　正しい。☞第２章Ⅱ－１）(a)

b　×　内服薬の有効成分の吸収量や吸収速度は、消化管内容物や他の医薬品の作用によって影響を受ける。☞第２章Ⅱ－１）(a)①

c　×　一般に、消化管からの吸収は、消化管が積極的に医薬品成分を取り込むのではなく、濃度の高い方から低い方へ受動的に拡散していく現象である。☞第２章Ⅱ－１）(a)①

d　○　正しい。☞第２章Ⅱ－１）(a)②

以上から、正しい組み合わせは「2」となる。

問40　正解4　▶精神神経系の副作用

a　×　精神神経症状は、医薬品の大量服用や長期連用、乳幼児への適用外の使用等の不適正な使用がなされた場合に限らず、通常の用法・用量でも発生することがある。☞第２章Ⅲ－２－１）

b、c　○　正しい。☞第２章Ⅲ－２－２）

d　×　無菌性髄膜炎は、大部分はウイルスが原因と考えられているが、マイコプラズマ感染症やライム病、医薬品の副作用等によって生じることもある。☞第２章Ⅲ－２－２）

以上から、正しい組み合わせは「4」となる。

模擬試験問題4

147

主な医薬品とその作用

問41　正解4　▶かぜ

a　×　かぜの約8割は<u>ウイルス（ライ</u><u>ノウイルス、コロナウイルス、アデノ</u><u>ウイルスなど）の感染が原因である。</u>☞第3章Ⅰ-1-1）

b、c、d　○　正しい。☞第3章Ⅰ-1-1）

以上から、正しい組み合わせは「4」となる。

問42　正解1　▶かぜ

a　○　正しい。☞第3章Ⅰ-1-2）(g) ①

b　○　正しい。☞第3章Ⅰ-1-2）(g) ②

c　×　<u>記述は、小青竜湯についてのも</u><u>のである。</u>☞第3章Ⅰ-1-2)(g) ④

d　×　桂枝湯は、<u>体力虚弱で、汗が出</u><u>るもののかぜの初期に適すとされる。</u>☞第3章Ⅰ-1-2）(g) ⑤

以上から、正しい組み合わせは「1」となる。

問43　正解1　▶かぜ薬の成分

a　○　正しい。☞第3章Ⅰ-1-2)(c)

b　○　正しい。☞第3章Ⅱ-1-2)(c)

c　×　ジヒドロコデインリン酸塩は、<u>鎮咳成分である。</u>☞第3章Ⅰ-1-2）(d)

以上から、正しい組み合わせは「1」となる。

問44　正解3　▶カフェイン

a　×　カフェインは、<u>脳に軽い興奮状</u><u>態を引き起こし、一時的に眠気や倦怠</u><u>感を抑える効果がある。</u>☞第3章Ⅰ-4-1）前段

b　○　正しい。☞第3章Ⅰ-4-1）中段

c　×　摂取されたカフェインの一部は<u>乳汁中に移行する。</u>☞第3章Ⅰ-4-1）中段

d　×　カフェインは、食品（お茶、コーヒー等）にも含まれているため、<u>それらが眠気防止薬と同時に摂取され</u><u>るとカフェインが過量となり、中枢神</u><u>経系や循環器系等への作用が強く現れ</u><u>るおそれがある。</u>☞第3章Ⅰ-4-2）【相互作用】

以上から、正しい組み合わせは「3」となる。

問45　正解3　▶かぜ薬の成分と目的

1　×　ブロメラインは、<u>炎症による腫</u><u>れを和らげる目的で配合される。</u>☞第3章Ⅰ-1-2）(f)

2　×　ブロムヘキシン塩酸塩は、<u>痰の</u><u>切れを良くする目的で配合される。</u>☞第3章Ⅰ-1-2）(e)

3　○　正しい。☞第3章Ⅰ-1-2)(d)

4　×　メキタジンは、<u>くしゃみや鼻汁</u><u>を抑える目的で配合される。</u>☞第3章Ⅰ-1-2）(b)

以上から、正しいものは「3」となる。

問46　正解2　▶催眠鎮静薬

a　○　正しい。☞第3章Ⅰ-3-1)(a)

b　×　ジフェンヒドラミン塩酸塩は、<u>抗ヒスタミン成分の中でも特に中枢作</u><u>用が強い。</u>☞第3章Ⅰ-3-1）(a)

c　×　<u>抗ヒスタミン成分は、脳内にお</u><u>けるヒスタミン刺激を低下させること</u><u>により、眠気を促す。</u>☞第3章Ⅰ-3-1）(a)

d　○　正しい。☞第3章Ⅰ-3-1)(b)

以上から、正しい組み合わせは「2」となる。

問47　正解4　▶かぜの症状緩和

1　○　正しい。☞第3章Ⅰ－1－2）(g)②

2　○　正しい。☞第3章Ⅰ－1－2）(g)①

3　○　正しい。☞第3章Ⅰ－1－2）(g)③

4　×　柴胡桂枝湯は、体力中等度又はやや虚弱で、多くは腹痛を伴い、ときに微熱・寒気・頭痛・吐きけなどのあるものの胃腸炎、かぜの中期から後期の症状に適すとされる。☞第3章Ⅰ－1－2）(g)③

以上から、誤っているものは「4」となる。

問48　正解3　▶小児の疳

a　○　正しい。身体的な問題がなく生じる夜泣き、ひきつけ、疳の虫等の症状については、成長に伴って自然に治まるのが通常である。☞第3章Ⅰ－6

b　×　小児鎮静薬は、夜泣き、ひきつけ、疳の虫等の症状を鎮めるほか、小児における虚弱体質、消化不良などの改善を目的とする医薬品（生薬製剤・漢方処方製剤）である。☞第3章Ⅰ－6

c　×　漢方処方製剤は、用法用量において適用年齢の下限が設けられていない場合であっても、生後3ヶ月未満の乳児には使用しないこととなっている。☞第3章Ⅰ－6漢方処方製剤

d　○　正しい。☞第3章Ⅰ－6漢方処方製剤

以上から、正しい組み合わせは「3」となる。

問49　正解3　▶眠気防止薬

a　○　正しい。☞第3章Ⅰ－4－1）

b　×　カフェインには、作用は弱いながら反復摂取により依存を形成するという性質があるため、「短期間の服用にとどめ、連用しないこと」という注意喚起がなされている。☞第3章Ⅰ－4－1）

c　○　正しい。☞第3章Ⅰ－4－1）注

d　○　正しい。☞第3章Ⅰ－4－2）【相互作用】

以上から、正しい組み合わせは「3」となる。

問50　正解3　▶鎮咳去痰薬

a　○　正しい。☞第3章Ⅱ－1－2）(b)

b　×　トリメトキノール塩酸塩水和物は、交感神経系を刺激して気管支を拡張させる作用を示し、呼吸を楽にして咳や喘息の症状を鎮めることを目的として用いられる。☞第3章Ⅱ－1－2）(b)注：旧「手引」（H30年3月）では、「トリメトキノール塩酸塩」であった。

c　×　ノスカピン塩酸塩水和物は、非麻薬性鎮咳成分とも呼ばれる。☞第3章Ⅱ－1－2）(a)注：旧手引き（H30年3月）では、「ノスカピン塩酸塩」であった。

d　○　正しい。☞第3章Ⅱ－1－2）(c)

以上から、正しい組み合わせは「3」となる。

問51　正解3　▶口腔咽喉薬、含嗽薬

a　×　口腔内や喉に付着した細菌等の微生物を死滅させたり、その増殖を抑えることを目的として、セチルピリジニウム塩化物、デカリニウム塩化物、ベンゼトニウム塩化物、ポビドンヨード、ヨウ化カリウム、ヨウ素、クロルヘキシジングルコン酸塩、クロルヘキ

シジン塩酸塩、チモール等の殺菌消毒成分が用いられる。トラネキサム酸は炎症を和らげる成分である。☞第3章Ⅱ-2-1）(b)

b ○ 正しい。☞第3章Ⅱ-2-1）(c)

c ○ 正しい。☞第3章Ⅱ-2-1）(e) ②

以上から、正しい組み合わせは「3」となる。

問52 正解1 ▶制酸薬

a ○ 正しい。銅クロロフィリンカリウムについての記述である。☞第3章Ⅲ-1-2）(d) ①

b ○ 正しい。無水リン酸水素カルシウム、沈降炭酸カルシウムについての記述である。☞第3章Ⅲ-1-2）(a)

c、d ○ 正しい。ロートエキスについての記述である。☞第3章Ⅲ-1-2）(d) ④、☞第3章Ⅲ-3-1）(a)

以上から、正しい組み合わせは「1」となる。

問53 正解2 ▶鎮咳去痰薬

a ○ 正しい。☞第3章Ⅱ-1-2）(c)

b × デキストロメトルファン臭化水素酸塩水和物には鎮咳成分が配合されている。☞第3章Ⅱ-1-2）(a)

c ○ 正しい。☞第3章Ⅱ-2-1）(d)

d × トラネキサム酸には抗炎症成分が配合されている。☞第3章Ⅱ-1-2）(d)

以上から、正しい組み合わせは「2」となる。

問54 正解1 ▶口腔咽喉薬、含嗽薬

a × トローチ剤やドロップ剤は、有効成分が口腔内や咽頭部に行き渡るよう、口中に含み、噛まずにゆっくり溶かすようにして使用されることが重要であり、噛み砕いて飲み込んでしまうと効果は期待できない。☞第3章Ⅱ-2【口腔咽喉薬・含嗽薬に関する一般的な注意事項】

b、c ○ 正しい。☞第3章Ⅱ-2【口腔咽喉薬・含嗽薬に関する一般的な注意事項】

以上から、正しい組み合わせは「1」となる。

問55 正解4 ▶ユビデカレノン

a ○ 正しい。☞第3章Ⅳ-4-1）生薬成分以外の成分（a）

b × ユビデカレノンは、摂取された栄養素からエネルギーが産生される際にビタミンB群とともに働く。☞第3章Ⅳ-4-1）生薬成分以外の成分（a）

c ○ 正しい。☞第3章Ⅳ-4-2）【相互作用】

d × 小児において心疾患による動悸、息切れ、むくみの症状があるような場合には、医師の診療を受けることが優先されるべきであり、15歳未満の小児向けの製品はない。☞第3章Ⅳ-4-1）生薬成分以外の成分（a）

以上から、正しい組み合わせは「4」となる。

問56 正解1 ▶強心薬

a × ゴオウは、ウシ科のウシの胆囊中に生じた結石を基原とする生薬で、強心作用のほか、末梢血管の拡張による血圧降下、興奮を静める等の作用があるとされる。☞第3章Ⅳ-1-2）

(a) ②

b ○ 正しい。☞第3章Ⅳ－1－2）
(a) ①

c ○ 正しい。☞第3章Ⅳ－1－2）
漢方処方製剤

d ○ 正しい。☞第3章Ⅳ－1－2）
(a) ②
注：令和4年3月版「手引き」では記
述が変更されている。
以上から、正しい組み合わせは「1」
となる。

問57　正解4　▶漢方処方製剤

1、2、3、5　×　記述は六君子湯に
ついてのものである。☞第3章Ⅲ－1
－2）漢方処方製剤（a）、☞第3章Ⅲ
－2－2）漢方処方製剤④、☞第3章
Ⅲ－1－2）漢方処方製剤（b）、☞
第3章Ⅲ－2－2）漢方処方製剤②

4　○　正しい。☞第3章Ⅲ－1－2）
漢方処方製剤（d）
以上から、正しいものは「4」となる。

問58　正解3　▶胃腸鎮痛鎮痙薬

a　×　痛みが次第に強くなる、痛みが
周期的に現れる、嘔吐や発熱を伴う、
下痢や血便・血尿を伴う、原因不明の
痛みが30分以上続く等の場合には、
基本的に医療機関を受診するなどの対
応が必要である。その際、医師の診療
を受けるまでの当座の対処として一般
用医薬品が使用されると、痛みの発生
部位が不明確となり、原因の特定を困
難にすることがあるので、原因不明の
腹痛に安易に胃腸鎮痛鎮痙薬を使用す
ることは好ましくない。☞第3章Ⅲ－
3－2）【受診勧奨】

b　○　正しい。☞第3章Ⅲ－3－2）
【相互作用】

c　○　正しい。☞第3章Ⅲ－3－1）

(c)

d　×　パパベリン塩酸塩は、抗コリン
成分と異なり、胃液分泌を抑える作用
は見出されない。抗コリン成分と異な
り自律神経系を介した作用ではないが、
眼圧を上昇させる作用を示す。☞第3
章Ⅲ－3－1）（b）
以上から、正しい組み合わせは「3」
となる。

問59　正解3　▶高コレステロール

a　○　正しい。☞第3章Ⅳ－2－1）

b　×　パンテチンは、LDL等の異化
排泄を促進し、リポタンパクリパーゼ
活性を高めて、HDL産生を高める作
用があるとされる。☞第3章Ⅳ－2－
2）（a）

c　×　大豆油不けん化物（ソイステ
ロール）には、腸管におけるコレステ
ロールの吸収を抑える働きがあるとさ
れる。☞第3章Ⅳ－2－2）（a）

d　×　ビタミンEは、コレステロール
からの過酸化脂質の生成を抑えるほか、
末梢血管における血行を促進する作用
があるとされ、血中コレステロール異
常に伴う末梢血行障害（手足の冷え、
痺れ）の緩和等を目的として用いられ
る。☞第3章Ⅳ－2－2）（b）②
以上から、正しい組み合わせは「3」
となる。

問60　正解3　▶胃腸鎮痛鎮痙薬

1　×　消化管の運動は副交感神経系の
刺激によって亢進し、また、副交感神
経系は胃液分泌の亢進にも働く。☞第
3章Ⅲ－3－1）（a）前段

2　×　ブチルスコポラミン臭化物の作
用は、消化管に限定されないため、散
瞳による目のかすみや異常な眩しさ、
顔のほてり、頭痛、眠気、口渇、便秘、

排尿困難等の副作用が現れることがある。高齢者では、使用する前にその適否を十分考慮し、慎重な使用がなされることが重要である。☞第3章Ⅲ－3－1）(a) 中段

3　○　正しい。☞第3章Ⅲ－3－1）(b)

4　×　オキセサゼインは、局所麻酔作用のほか、胃液分泌を抑える作用もあるとされ、胃腸鎮痛鎮痙薬と制酸薬の両方の目的で使用される。☞第3章Ⅲ－3－1）(c)

以上から、正しいものは「3」となる。

問61　正解5　▶外用痔疾用薬

a　×　局所の感染を防止することを目的とする殺菌消毒成分は配合されていない。

b　×　ステロイド性抗炎症成分が配合された坐剤及び注入軟膏では、その含有量によらず長期連用を避ける必要がある。☞第3章Ⅴ－1－2）(c) ①

c　×　トコフェロールコハク酸エステルは、血行を促して、うっ血鬱血を改善する効果を期待して配合されている。☞第3章Ⅴ－1－2）内用痔疾用薬 (c)

d　○　正しい。☞第3章Ⅴ－1－2）(d)

以上から、正しい組み合わせは「5」となる。

問62　正解5　▶駆虫薬

（**a**　パモ酸ピルビニウム）は、蟯虫の呼吸や栄養分の代謝を抑えて殺虫作用を示すとされ、水に溶けにくいため消化管からの吸収は少ないとされている。

（**b**　ピペラジンリン酸塩）は、（**c**　アセチルコリン）伝達を妨げて、回

虫及び蟯虫の運動筋を麻痺させる作用を示し、虫体を排便とともに排出させることを目的として用いられる。☞第3章Ⅲ－4－2）代表的な駆虫成分、主な副作用 (c)(d)

以上から、正しい組み合わせは「5」となる。

問63　正解1　▶妊娠検査薬

a　○　正しい。☞第3章ⅩⅥ－3－2）【検査結果に影響を与える要因】(a)

b　○　正しい。☞第3章ⅩⅥ－3－2）【検査結果に影響を与える要因】(c)

c　○　正しい。☞第3章ⅩⅥ－3－2）【検査結果に影響を与える要因】(d)

以上から、正しい組み合わせは「1」となる。

問64　正解5　▶貧血用薬（鉄製剤）

a　○　正しい。☞第3章Ⅳ－3－3）【受診勧奨等】

b　×　服用の前後30分にタンニン酸を含む飲食物（緑茶、紅茶、コーヒー、ワイン、柿等）を摂取すると、タンニン酸と反応して鉄の吸収が悪くなることがあるので、服用前後はそれらの摂取を控えることとされている。☞第3章Ⅳ－3－3）【相互作用】

c　×　鉄分の吸収は空腹時のほうが高いとされているが、消化器系への副作用を軽減するには、食後に服用することが望ましい。☞第3章Ⅳ－3－2）【主な副作用】

以上から、正しい組み合わせは「5」となる。

問65　正解5　▶外皮用薬

a　×　インドメタシンは、皮膚の下層にある骨格筋や関節部まで浸透してプロスタグランジンの産生を抑える作用を示す。☞第3章X－2）(b) ②

b　×　ノニル酸ワニリルアミドは、皮膚に温感刺激を与え、末梢血管を拡張させて患部の血行を促す効果を期待して用いられる。☞第3章X－2）(f) ②

c　○　正しい。☞第3章X－2）(g)

d　×　ヘパリン類似物質は、患部局所の血行を促すとともに、抗炎症作用や保湿作用も期待して用いられる。☞第3章X－2）(j)

以上から、正しい組み合わせは「5」となる。

問66　正解3　▶消毒薬、殺菌消毒成分

a　×　酸やアルカリが目に入った場合は、早期に十分な水洗がされることが重要であり、特にアルカリ性物質の場合には念入りに水洗する。なお、酸をアルカリで中和したり、アルカリを酸で中和するといった処置は、熱を発生して刺激をかえって強め、状態が悪化するおそれがあるため適切ではない。☞第3章XV－1－2）(b)

b　×　次亜塩素酸ナトリウムやサラシ粉などの塩素系殺菌消毒成分は、強い酸化力により一般細菌類、真菌類、ウイルス全般に対する殺菌消毒作用を示す。☞第3章XV－1－2）(b) ①

c　○　正しい。☞第3章XV－1－2）(e) ②

d　×　クレゾール石ケン液は、原液を水で希釈して用いられるが、結核菌を含む一般細菌類、真菌類に対して比較的広い殺菌消毒作用を示すが、大部分のウイルスに対する殺菌消毒作用はない。☞第3章XV－1－2）(e) ①

以上から、正しい組み合わせは「3」となる。

問67　正解1　▶漢方処方製剤の婦人薬

a　○　正しい。☞第3章VI－2）漢方処方製剤 (c)

b　○　正しい。☞第3章VI－2）漢方処方製剤 (e)

c　×　桃核承気湯は、妊婦又は妊娠していると思われる女性、授乳婦における使用に関して留意する必要があり、構成生薬としてダイオウを含む。☞第3章VI－2）漢方処方製剤 (h)

d　×　当帰芍薬散は、胃腸の弱い人には不向きとされ、構成生薬にカンゾウは含まれない。☞第3章VI－2）漢方処方製剤 (i)

以上から、正しいものの組み合わせは「1」となる。

問68　正解5　▶殺菌消毒成分

a　×　ヨードチンキは、ヨウ素及びヨウ化カリウムをエタノールに溶解させたもので、皮膚刺激性が強く、化膿している部位では、かえって症状を悪化させるおそれがある。☞第3章X－1）(c) ②

b　×　アクリノールは、黄色の色素で、一般細菌類の一部（連鎖球菌、黄色ブドウ球菌などの化膿菌）に対する殺菌消毒作用を示すが、真菌、結核菌、ウイルスに対しては効果がない。☞第3章X－1）(a)

c　○　正しい。☞第3章X－1）(f)

以上から、正しい組み合わせは「5」となる。

問69　正解3　▶心臓、血液に作用する薬

a　×　センソは、ヒキガエル科のシナヒキガエル等の毒腺の分泌物を集めた

ものを基原とする生薬で、1日用量中センソ5mgを超えて含有する医薬品は劇薬に指定されている。☞第3章Ⅳ－1－2）(a) ①

b ○　正しい。☞第3章Ⅳ－1－2）(a) ②

c ○　正しい。☞第3章Ⅳ－1－2）(b) ②

d ×　ジャコウは、シカ科のジャコウジカの雄の麝香腺分泌物を基原とする生薬で、強心作用のほか、呼吸中枢を刺激して呼吸機能を高めたり、意識をはっきりさせる等の作用がある。☞第3章Ⅳ－1－2）(a) ②

以上から、正しいものの組み合わせは「3」となる。

問70　正解4　▶歯槽膿漏薬

a ×　グリチルリチン酸二カリウムは、歯周組織の炎症を和らげることを目的として配合されている。☞第3章Ⅺ－1－1）(a) ②

b ×　カルバゾクロムは、炎症を起こした歯周組織からの出血を抑える作用を期待して配合されている。☞第3章Ⅺ－1－1）(a) ③

c ○　正しい。☞第3章Ⅺ－1－1）(b) ②

d ○　正しい。☞第3章Ⅺ－1－1）(b) ③

以上から、正しい組み合わせは「4」となる。

問71　正解5　▶生薬成分

a ×　シンイではなくモクツウについての記述である。☞第3章Ⅴ－2－1）⑤

b ×　ジュウヤクではなくブクリョウについての記述である。☞第3章ⅩⅣ－2－1）(f)

c ○　正しい。☞第3章Ⅲ－1－2）⑥

d ○　正しい。☞第3章Ⅲ－1－2）④

以上から、正しい組み合わせは「5」となる。

問72　正解1　▶瀉下薬の成分

a、b ○　正しい。☞第3章Ⅲ－2－2）(c) ① ii）

c ○　正しい。☞第3章Ⅲ－2－2）(c) ① i）

d ×　硫酸マグネシウム等のマグネシウムを含む成分は、一般に消化管からの吸収は少ないとされているが、一部は腸で吸収されて尿中に排泄されることが知られている。腎臓病の診断を受けた人では、高マグネシウム血症を生じるおそれがある。☞第3章Ⅲ－2－2）(c) ②

以上から、正しい組み合わせは「1」となる。

問73　正解1　▶痔、痔疾用薬

a ×　痔核は、肛門に存在する細かい血管群が部分的に拡張し、肛門内にいぼ状の腫れが生じたもので、一般に「いぼ痔」と呼ばれる。☞第3章Ⅴ－1－1）

b ×　坐剤及び注入軟膏では、成分の一部が直腸粘膜から吸収されて循環血流中に入りやすく、全身的な影響を生じることがあるため、配合成分によっては注意を要する場合がある。☞第3章Ⅴ－1－2）外用痔疾用薬

c ×　局所への穏やかな刺激によって痒みを抑える効果を期待して、熱感刺激を生じさせるクロタミトンが用いられる。☞第3章Ⅴ－1－2）外用痔疾用薬（b) ②

d ○ 正しい。☞第3章Ⅴ-1-2）
内用痔疾用薬 漢方処方製剤（a）
以上から、正しい組み合わせは「1」
となる。

問74 正解5 ▶滋養強壮保健薬

a ○ 正しい。☞第3章ⅩⅢ-3）生
薬成分（d）

b ○ 正しい。☞第3章ⅩⅢ-3）生
薬成分（f）（i）

c × 数種類の生薬をアルコールで抽
出した薬用酒も、滋養強壮を目的とし
て用いられるが、血行を促進させる作
用があることから、手術や出産の直後
等で出血しやすい人では使用を避ける
必要がある。☞第3章ⅩⅢ-3）生薬
成分

d ○ 正しい。☞第3章ⅩⅢ-3）生
薬成分（e）
以上から、正しい組み合わせは「5」
となる。

問75 正解1 ▶禁煙補助剤

a × ニコチン置換療法は、ニコチン
の摂取方法を喫煙以外に換えて離脱症
状の軽減を図りながら徐々に摂取量を
減らし、最終的にニコチン摂取をゼロ
にする方法である。☞第3章Ⅻ-1）

b ○ 正しい。☞第3章Ⅻ-1）

c、d ○ 正しい。☞第3章Ⅻ-2）
以上から、正しい組み合わせは「1」
となる。

問76 正解1 ▶女性の症状と婦人薬

a ○ 正しい。☞第3章Ⅵ-1）中段

b × 月経前症候群とは、月経の約
10～3日前に現れ、月経開始と共に
消失する腹部膨満感、頭痛、乳房痛な
どの身体症状や感情の不安定、興奮、
抑鬱などの精神症状を主体とするもの

をいう。☞第3章Ⅵ-1）中段

c ○ 正しい。☞第3章Ⅵ-1）後段

d × 月経周期は、個人差があり、約
21日～40日と幅がある。種々のホル
モンの複雑な相互作用によって調節さ
れており、視床下部や下垂体で産生さ
れるホルモンと、卵巣で産生される女
性ホルモンが月経周期に関与している。
☞第3章Ⅵ-1）前段
以上から、正しいものの組み合わせは
「1」となる。

問77 正解5 ▶ステロイド性抗炎症成分

a × 主なステロイド性抗炎症成分と
しては、デキサメタゾン、プレドニゾ
ロン吉草酸エステル酢酸エステル、プ
レドニゾロン酢酸エステル、ヒドロコ
ルチゾン、ヒドロコルチゾン酪酸エス
テル、ヒドロコルチゾン酢酸エステル
等がある。インドメタシンは非ステロ
イド性抗炎症成分である。☞第3章Ⅹ
-2）(a)(b)

b × 非ステロイド性抗炎症成分であ
るウフェナマートは、副作用として、
刺激感、熱感、乾燥感が現れることが
ある。☞第3章Ⅹ-2）(b)①

c、d ○ 正しい。☞第3章Ⅹ-2）
(a)
以上から、正しいものの組み合わせは
「5」となる。

問78 正解1 ▶浣腸薬とその成分

1 ○ 正しい。☞第3章Ⅲ-4-1）
(a)

2 × 浣腸薬は、繰り返し使用するこ
とで直腸の感受性の低下（いわゆる慣
れ）が生じて効果が弱くなる。☞第3
章Ⅲ-4-1）

3 × 大腸刺激性瀉下成分であるビサ
コジルは、大腸のうち特に結腸や直腸

の粘膜を刺激して、排便を促すと考えられている。また、結腸での水分の吸収を抑えて、糞便のかさを増大させる働きもあるとされる。☞第3章Ⅲ-4-1）(b)、第3章Ⅲ-2-2）(c)①ⅱ）

4 × 坐剤を挿入した後すぐに排便を試みると、坐剤が排出されて効果が十分得られないことから、便意が強まるまでしばらく我慢する。☞第3章Ⅲ-4-1）(b)

以上から、正しいものは「1」となる。

問79 正解4 ▶漢方

a × 漢方処方製剤は、用法用量において適用年齢の下限が設けられていない場合であっても、生後3ヶ月未満の乳児には使用しないこととされている。☞第3章XIV-1-1）後段

b、c、d ○ 正しい。☞第3章XIV-1-1）

以上から、正しい組み合わせは「4」となる。

問80 正解5 ▶一般用検査薬

a × 悪性腫瘍、心筋梗塞や遺伝性疾患など重大な疾患の診断に関係するものは一般用検査薬の対象外である。☞第3章XⅥ-1

b × 一般用検査薬については薬局又は医薬品の販売業（店舗販売業、配置販売業）において取り扱うことが認められている。☞第3章XⅥ-1

c ○ 正しい。☞第3章XⅥ-1

d ○ 正しい。☞第3章XⅥ-1【販売時の留意点】

以上から、正しい組み合わせは「5」となる。

薬事に関する法規と制度

問81 正解4 ▶医薬品医療機器等法

1、2、3、5 × 正しくは「この法律は、医薬品、医薬部外品、化粧品、医療機器及び再生医療等製品（以下「医薬品等」という。）の品質、有効性及び安全性の確保並びにこれらの使用による（a 保健衛生）上の危害の発生及び（b 拡大の防止）のために必要な規制を行うとともに、（c 指定薬物）の規制に関する措置を講ずるほか、医療上特にその必要性が高い医薬品、医療機器及び再生医療等製品の研究開発の促進のために必要な措置を講ずることにより、（a 保健衛生）の向上を図ることを目的とする。」となる。☞医薬品医療機器等法第1条

4 ○ 正しい。上記記述を参照。注：医薬品医療機器等法は令和元年に改正されたが、上記部分は変更されていない。

以上から、正しい組み合わせは「4」となる。

問82 正解2 ▶要指導医薬品

a、c、d ○ 正しい。☞第4章Ⅱ-1）

b × 一般用医薬品及び要指導医薬品は、あらかじめ定められた用量に基づき、適正使用することによって効果を期待するものである。☞第4章Ⅱ-1）

以上から、正しい組み合わせは「2」となる。

問83 正解5 ▶薬局

1、2、3 ○ 正しい。☞第4章Ⅲ-1）(a)

4 ○ 正しい。☞第4章Ⅲ-1）(a)【健康サポート薬局】

5 × 医師若しくは歯科医師又は薬剤師が診療又は調剤に従事する他の医療

提供施設と連携し、薬剤の適正な使用の確保のために専門的な薬学的知見に基づく指導を実施するために必要な機能を有する薬局は、傷病の区分ごとに、その所在地の都道府県知事の認定を受けて専門医療機関連携薬局と称することができることとされている。☞第4章Ⅲ－1）(a)【専門医療機関連携連携薬局】

注：健康サポート薬局、専門医療機関連携薬局の記述は、令和4年3月版「手引き」で追加された。

問84　正解1　▶医薬品の定義

1　○　正しい。☞第4章Ⅱ－1）、☞医薬品医療機器等法第2条第1項

2、3、4、5　×　上記記述を参照。

問85　正解5　▶日本薬局方

a　×　日本薬局方とは、厚生労働大臣が医薬品の性状及び品質の適正を図るため、薬事・食品衛生審議会の意見を聴いて定めたものである。☞第4章Ⅱ－1）前段

注：令和6年4月一部改訂版「手引き」では、法改正により「薬事・食品衛生審議会」を「薬事審議会」に更新された。

b　×　日局に収載されている医薬品の中には、一般用医薬品として販売されている、又は一般用医薬品の中に配合されているものも少なくない。☞第4章Ⅱ－1）前段

c　○　正しい。☞第4章Ⅱ－1）前段

d　○　正しい。☞第4章Ⅱ－1）中段
以上から、正しいものの組み合わせは「5」となる。

問86　正解4　▶販売従事登録の申請

a　○　正しい。☞第4章Ⅰ【登録販売者】前段

b　×　令和4年3月版「手引き」では該当部分は、「申請者が精神の機能の障害により業務を適正に行うに当たって必要な認知、判断及び意思疎通を適切に行うことができないおそれがある者である場合は、当該申請者に係る精神の機能の障害に関する医師の診断書」に変更されている。☞第4章Ⅰ【登録販売者】中段

c　×　申請書には、申請者の戸籍謄本、戸籍抄本、戸籍記載事項証明書又は本籍の記載のある住民票の写しを添えなければならないが、成年被後見人又は被保佐人とする登記記録がない旨を証明した書面の写しは定められていない。☞第4章Ⅰ【登録販売者】前段
以上から、正しい組み合わせは「4」となる。

問87　正解4　▶医薬品医療機器等法

この法律は、医薬品、医薬部外品、(a　化粧品)、医療機器及び再生医療等製品の品質、有効性及び安全性の確保並びにこれらの使用による保健衛生上の危害の発生及び拡大の防止のために必要な規制を行うとともに、(b　指定薬物)の規制に関する措置を講ずるほか、医療上特にその必要性が高い医薬品、医療機器及び再生医療等製品の(c　研究開発)の促進のために必要な措置を講ずることにより、保健衛生の向上を図ることを目的とする。☞第4章Ⅰ
以上から、正しい組み合わせは「4」となる。

問88　正解3　▶リスク区分

a　×　第一類医薬品及び第二類医薬品を指定する告示は、随時改定されてい

る。第一類医薬品、第二類医薬品又は第三類医薬品への分類については、安全性に関する新たな知見や副作用の発生状況等を踏まえ、適宜見直しが図られている。☞第4章Ⅱ-1)【一般用医薬品のリスク区分】後段

b ○ 正しい。☞第4章Ⅱ-1)【一般用医薬品のリスク区分】前段

c ○ 正しい。☞第4章Ⅱ-1)【一般用医薬品のリスク区分】②

d × 第三類医薬品は、保健衛生上のリスクが比較的低い一般用医薬品であるが、日常生活に支障を来す程度ではないが、副作用等により身体の変調・不調が起こるおそれはある。☞第4章Ⅱ-1)【一般用医薬品のリスク区分】③

以上から、正しいものの組み合わせは「3」となる。

問89 正解3 ▶行政庁の監視指導

a ○ 正しい。☞第4章Ⅳ-3)【行政庁の監視指導】(a)

b ○ 正しい。☞第4章Ⅳ-3)【行政庁による処分】(a)中段

c ○ 正しい。☞第4章Ⅳ-3)【行政庁による処分】(c)前段

以上から、正しい組み合わせは「3」となる。

問90 正解2 ▶毒薬及び劇薬

a ○ 正しい。☞医薬品医療機器等法第47条

b × 毒薬を貯蔵し、又は陳列する場所には、かぎを施さなければならない。☞医薬品医療機器等法第48条第2項

c × 毒薬は、その直接の容器又は直接の被包に、黒地に白枠、白字をもって、その品名及び「毒」の文字が記載されていなければならない。☞医薬品

医療機器等法第44条第1項

d ○ 正しい。☞第4章Ⅱ-1)【毒薬・劇薬】後段

以上から、正しい組み合わせは「2」となる。

問91 正解3 ▶記載事項

a × 正しくは「製造販売業者等の氏名又は名称及び住所」である。☞第4章Ⅱ-2)【容器・外箱等への記載事項】(a)

b ○ 正しい。☞第4章Ⅱ-2)【容器・外箱等への記載事項】(d)

c × 「効能又は効果」は法定表示事項ではない。

d ○ 正しい。☞第4章Ⅱ-2)【容器・外箱等への記載事項】(i)

以上から、正しい組み合わせは「3」となる。

問92 正解3 ▶医薬部外品

a × 化粧品としての使用目的を有する製品について、医薬品的な効能効果を表示・標榜しようとする場合には、その効能効果があらかじめ定められた範囲内であって、人体に対する作用が緩和であるものに限り、医薬部外品の枠内で、薬用化粧品類、薬用石けん、薬用歯みがき類として承認されている。☞第4章Ⅱ-3)【医薬部外品】

b ○ 正しい。☞第4章Ⅱ-3)【医薬部外品】

c × 医薬部外品の販売等については、医薬品のような販売業の許可は必要なく、一般小売店において販売等することができる。☞第4章Ⅱ-3)【医薬部外品】

d × 衛生害虫類（ねずみ、はえ、蚊、のみその他これらに類する生物）の防除のため使用される製品群は、「防除

用医薬部外品」の表示がなされている。
☞第4章Ⅱ-3)【医薬部外品】
以上から、正しい組み合わせは「3」
となる。

問93　正解5　▶食品

a　×　食品衛生法において、食品とは、医薬品、医薬部外品及び再生医療等製品以外のすべての飲食物をいう。☞第4章Ⅱ-3)【保健機能食品等の食品】

b　○　正しい。☞第4章Ⅱ-3)【保健機能食品等の食品】(d)

c　○　正しい。☞第4章Ⅱ-3)【保健機能食品等の食品】注203

以上から、正しい組み合わせは「5」
となる。

問94　正解5　▶薬局

a　×　薬局は、「その所在地の都道府県知事（その所在地が保健所を設置する市又は特別区の区域にある場合においては、市長又は区長。）の許可を受けなければ、開設してはならない」と規定されている。☞第4章Ⅲ-1)(a)

b　×　薬局では、医薬品の調剤と併せて、店舗により医薬品の販売を行うことが認められている。☞第4章Ⅲ-1)(a)

c　×　薬剤師不在時間とは、例えば、緊急時の在宅対応や急遽日程の決まった退院時カンファレンスへの参加のため、一時的に当該薬局において薬剤師が不在となる時間が該当するものであり、学校薬剤師の業務やあらかじめ予定されている定期的な業務によって恒常的に薬剤師が不在となる時間は認められない。☞第4章Ⅲ-1)【薬剤師不在時間等】

d　○　正しい。☞第4章Ⅲ-1)【薬剤師不在時間等】

以上から、正しい組み合わせは「5」
となる。

問95　正解3　▶配置販売業

a　○　正しい。☞第4章Ⅲ-1)(c)中段

b　×　配置販売業は、一般用医薬品のうち経年変化が起こりにくいこと等の基準に適合するもの以外の医薬品を販売等してはならないとされている。☞第4章Ⅲ-1)(c)前段

c　×　配置販売業者又はその配置員は、その住所地の都道府県知事が発行する身分証明書の交付を受け、かつ、これを携帯しなければ、医薬品の配置販売に従事してはならないとされている。☞第4章Ⅲ-1)(c)後段

d　○　正しい。☞第4章Ⅲ-1)(c)後段

以上から、正しい組み合わせは「3」
となる。

問96　正解3　▶医薬品の外観、容器等

a　○　正しい。☞第4章Ⅱ-1)

b　×　模造に係る医薬品は、販売し、授与し、又は販売若しくは授与の目的で製造し、輸入し、若しくは陳列してはならないとされている。☞第4章Ⅱ-1)注：「模造に係る医薬品」についての記述は「手引き」にはないことから、参考となる箇所を表示しました。

c　×　医薬品は、その直接の容器又は直接の被包に、邦文でその名称が記載されていなければならない。☞第4章Ⅱ-2)【記載禁止事項】

d　○　正しい。☞第4章Ⅱ-2)【記載禁止事項】

以上から、正しいものの組み合わせは「3」となる。

模擬試験問題4

問97　正解2　▶医薬品の販売業の許可

a ○　正しい。☞第4章Ⅲ－1）前段

b ×　医薬品の販売業の許可について
は、店舗販売業の許可、<u>配置販売業の
許可又は卸売販売業の許可</u>の3種類に
分けられている。☞第4章Ⅲ－1）前
段

c ×　一般の生活者に対して医薬品を
販売等することができるのは、店舗販
売業及び配置販売業の許可を受けた者
だけである。☞第4章Ⅲ－1）前段

d ○　正しい。☞第4章Ⅲ－1）中段

以上から、正しい組み合わせは「2」
となる。

問98　正解5　▶医薬品

a ×　医薬品とは、<u>人又は動物の疾病
の診断、治療又は予防に使用される</u>こ
とが目的とされている物である。医薬
品医療機器等法にいう医薬品には、動
物の疾病の治療に使用される物も、<u>含
まれる</u>。☞第4章Ⅱ－1）前段

b、c ○　正しい。☞第4章Ⅱ－1）
前段

d ○　正しい。☞第4章Ⅱ－1）中段
(a)

以上から、正しい組み合わせは「5」
となる。

問99　正解1　▶監視指導及び処分

a ○　正しい。☞第4章Ⅳ－3）【行
政庁の監視指導】(a)

b ○　正しい。☞第4章Ⅳ－3）【行
政庁の監視指導】(c)

c ×　<u>都道府県知事等は、薬局開設者
又は医薬品の販売業者に対して、一般
用医薬品の販売等を行うための業務体
制が基準（体制省令）に適合しなく
なった場合において、その業務体制の
整備を命ずることができる</u>。☞第4章

Ⅳ－3）【行政庁による処分】(a)

d ×　都道府県知事等は、薬局開設者
又は医薬品の販売業者（<u>配置販売業者
を除く。</u>）に対して、その構造設備が
基準に適合せず、又はその構造設備に
よって不良医薬品を生じるおそれがあ
る場合においては、その構造設備の改
善を命じることができる。☞第4章Ⅳ
－3）【行政庁による処分】(a)

以上から、正しい組み合わせは「1」
となる。

問100　正解4　▶店舗販売業

a ×　店舗販売業の許可は、<u>店舗ごと
に、その店舗の所在地の都道府県知事
（その店舗の所在地が保健所を設置す
る市又は特別区の区域にある場合におい
ては、市長又は区長）</u>が与えることと
されている。☞第4章Ⅲ－1）(b)

b、c ○　正しい。☞第4章Ⅲ－1）(b)

以上から、正しい組み合わせは「4」
となる。

医薬品の適正使用と安全対策

問101　正解5　▶添付文書

a ○　正しい。☞第5章Ⅰ－1）②

b ○　正しい。☞第5章Ⅰ－1）③

c ×　添付文書の内容は、新たな知見、
使用に係る情報に基づき、<u>必要に応じ
て随時改訂がなされている</u>。☞第5章
Ⅰ－1）①

d ○　正しい。☞第5章Ⅰ－1）①

以上から、正しい組み合わせは「5」
となる。

問102　正解5　▶保管及び取扱い

a ○　正しい。☞第5章Ⅰ－1）⑩
(c)

b ×　錠剤、カプセル剤、散剤等では、

取り出したときに室温との急な温度差で湿気を帯びるおそれがあるため、冷蔵庫内での保管は不適当である。☞第5章Ⅰ-1）⑩（a）

c、d ○ 正しい。☞第5章Ⅰ-1）⑩（a）

以上から、正しい組み合わせは「5」となる。

問103 正解1 ▶使用上の注意

a ○ 正しい。☞第5章Ⅰ-1）⑤（a）

b ○ 正しい。☞第5章Ⅰ-1）⑤（c）

c × 「してはいけないこと」の項に、アレルギーの既往歴がある人等は使用しないこととして記載されている。☞第5章Ⅰ-1）⑤（a）

d × 「してはいけないこと」の項に、摂取されたアルコールによって、医薬品の作用の増強、副作用を生じる危険性の増大等が予測される場合に、「服用前後は飲酒しないこと」と、記載されている。☞第5章Ⅰ-1）⑤（d）

以上から、正しい組み合わせは「1」となる。

問104 正解1 ▶添付文書の記載

a × 副作用については、まず一般的な副作用について発現部位別に症状が記載され、そのあとに続けて、まれに発生する重篤な副作用について副作用名ごとに症状が記載されている。☞第5章Ⅰ-1）⑤その医薬品を使用したあとに（a）

b ○ 正しい。各医薬品の薬理作用等から発現が予測され、容認される軽微な症状（例えば、抗ヒスタミン薬の眠気等）であるが、症状の持続又は増強がみられた場合には、いったん使用を

中止した上で専門家に相談する旨が記載されている。☞第5章Ⅰ-1）⑤その医薬品を使用したあとに（b）

c ○ 正しい。製造販売元の製薬企業において購入者等からの相談に応じるための窓口担当部門の名称、電話番号、受付時間等が記載されている。☞第5章Ⅰ-1）⑪

以上から、正しい組み合わせは「1」となる。

問105 正解3 ▶添付文書の記載

1、2、4、5 × 使用上の注意は、「してはいけないこと」、「相談すること」及び「その他の注意」から構成され、適正使用のために重要と考えられる項目が前段に記載されている。また、「使用上の注意」、「してはいけないこと」及び「相談すること」の各項目の見出しには、それぞれ統一された標識的マークが付されている。☞第5章Ⅰ-1）⑤

3 ○ 正しい。上記記述を参照。

以上から、最も適切なものは「3」となる。

 相談すること

 使用上の注意

 してはいけないこと

使用上の注意のマーク

問106 正解2 ▶漢方処方製剤

a、c ○ 正しい。防風通聖散、小青竜湯には構成生薬としてマオウが含まれており、添付文書等において、「相談すること」の項目中に「次の診断を

受けた人」として「甲状腺機能障害」と記載されている。☞第4章XⅣ1－2）(c)、第5章　別表5－1「相談すること」基礎疾患等　甲状腺機能障害

b、d × 桂枝湯、半夏厚朴湯には構成生薬としてマオウが含まれていない。☞第5章　別表5－1「相談すること」基礎疾患等　甲状腺機能障害

以上から、正しい組み合わせは「2」となる。

問107　正解5　▶副作用情報等の収集

a × 医薬品・医療機器等安全性情報報告制度に基づく報告を行う医薬関係者は、薬局開設者、病院、診療所若しくは飼育動物診療施設の開設者又は医師、歯科医師、薬剤師、登録販売者、獣医師その他の医薬関係者とされている。☞第5章Ⅱ－1）【医薬品・医療機器等安全性情報報告制度】

b × 医薬関係者は、医薬品の副作用等によるものと疑われる健康被害の発生を知った場合において、保健衛生上の危害の発生又は拡大を防止するため必要があると認めるときは、その旨を厚生労働大臣に報告しなければならないとされている。なお、実務上は、報告書を総合機構に提出することとされている。☞第5章Ⅱ－1－1）【医薬品・医療機器等安全性情報報告制度】

c ○ 正しい。☞第5章Ⅱ－1）【医薬品・医療機器等安全性情報報告制度】

以上から、正しい組み合わせは「5」となる。

問108　正解4　▶使用上の注意

a、c × いずれも、添付文書等において、「15歳未満の小児」を対象に「次の人は使用（服用）しないこと」とはされていない。

b、d ○ 正しい。イブプロフェンについては、「一般用医薬品では、小児向けの製品はないため。」に、ロペラミドについては、「外国で乳幼児が過量摂取した場合に、中枢神経系障害、呼吸抑制、腸管壊死に至る麻痺性イレウスを起こしたとの報告があるため。」に、それぞれ「15歳未満の小児」は使用（服用）しないことと添付文書等において表記されている。☞第5章別表5－1「してはいけないこと」小児における年齢制限

以上から、正しいものの組み合わせは「4」となる。

注：令和4年3月版「手引き」では次のように年齢区分の一部が見直されている。「新生児：生後4週未満、乳児：生後4週以上、1歳未満、幼児：1歳以上、7歳未満、小児：7歳以上、15歳未満」☞第1章Ⅱ－4）(a)、☞「医療用医薬品の添付文書等の記載要領の留意事項について」平成29年6月8日・薬生安発0608第1号

問109　正解5　▶使用上の注意

a、b × いずれも、添付文書等において、妊婦、授乳婦等を対象に記載することとはされていない。

c、d ○ 正しい。ヒマシ油類、ジヒドロコデインリン酸塩は、使用上の注意において、「次の人は使用（服用）しないこと」の項目中に、「授乳中の人は本剤を服用しないか、本剤を服用する場合は授乳を避けること」と記載することとされている。その理由は、ヒマシ油類は「乳児に下痢を起こすおそれがあるため。」、ジヒドロコデインリン酸塩は「コデインで、母乳への移行により、乳児でモルヒネ中毒が生じたとの報告があるため。」である。☞

第5章別表5－1「してはいけないこと」妊婦、授乳婦等
以上から、正しいものの組み合わせは「5」となる。

問 110　正解 4　▶鎮咳去痰薬

a、d ×　「使用上の注意」の項目中には、該当記述は含まれない。

b、c ○　正しい。コデインリン酸塩水和物、ジヒドロコデインリン酸塩については、その作用本体であるコデイン、ジヒドロコデインがモルヒネと同じ基本構造を持ち、依存性がある成分であり、麻薬性鎮咳成分とも呼ばれる。倦怠感や虚脱感等が現れることがある。添付文書等において、「使用上の注意」の項目中に「過量服用・長期連用しないこと」と記載することとされている。☞第3章Ⅱ－1－2）☞第5章　別表5－1　「大量に使用（服用）しないこと」乱用に関する注意

以上から、正しい組み合わせは「4」となる。

問 111　正解 5　▶緊急安全性情報、速報

a ×　緊急かつ重大な注意喚起や使用制限に係る対策が必要な状況にある場合に、厚生労働省からの命令、指示、製造販売業者の自主決定等に基づいて作成される。☞第5章Ⅰ－3）【緊急安全性情報】

b ×　緊急安全性情報は、A4サイズの黄色地の印刷物で、イエローレターとも呼ばれる。ブルーレターとも呼ばれるのは、安全性速報である。☞第5章Ⅰ－3）【緊急安全性情報】【安全性速報】

c ○　正しい。☞第5章Ⅰ－3）【安全性速報】

d ○　正しい。☞第5章Ⅰ－3）【緊

急安全性情報】
以上から、正しい組み合わせは「5」となる。

問 112　正解 5　▶一般用医薬品の安全対策

1、2、3、4 ×　正しくは、「解熱鎮痛成分として（ア　アミノピリン、スルピリン）が配合されたアンプル入りかぜ薬の使用による重篤な（イ　副作用（ショック））で、1959年から1965年までの間に計38名の死亡例が発生した。

アンプル剤は他の剤形（錠剤、散剤等）に比べて吸収が速く、血中濃度が（ウ　急速）に高値に達するため、通常用量でも副作用が生じやすいことが確認されたことから、1965年、厚生省（当時）より関係製薬企業に対し、アンプル入りかぜ薬製品の回収が要請された。」となる。☞第5章Ⅳ（a）

5 ○　正しい。上記記述を参照。

問 113　正解 3　▶使用上の注意

a ○　正しい。☞第5章別表5－1「してはいけないこと」基礎疾患等

b ×　フェルビナクは、「本剤又は本剤の成分によりアレルギー症状を起こしたことがある人」、「ぜんそくを起こしたことがある人」に対して、使用（服用）しないことと表記することとされているが、目のかすみ、異常なまぶしさを生じることがあるために「服用後、乗物又は機械類の運転操作をしないこと」とはされていない。☞第5章別表5－1「してはいけないこと」基礎疾患等

c、d ○　正しい。☞第5章別表5－2「相談すること」基礎疾患等
以上から、正しい組み合わせは「3」となる。

問 114　正解 3　▶漢方処方製剤

1、2、4、5　×　芍薬甘草湯は、添付文書等において、鬱血性心不全、心室頻拍の副作用が現れることがあるため、「してはいけないこと」の項目中に「症状があるときのみの服用にとどめ、連用しないこと」と記載することとされている。☞第 5 章　別表 5 − 1　連用に関する注意

3　○　正しい。上記記述を参照。

問 115　正解 4　▶副作用情報の評価

　　収集された副作用等の情報は、その医薬品の製造販売業者等において評価・検討され、必要な安全対策が図られる。各制度により集められた副作用情報については、（**a　総合機構**）において（**b　専門委員**）の意見を聴きながら調査検討が行われ、その結果に基づき、厚生労働大臣は、（**c　薬事・食品衛生審議会**）の意見を聴いて、製品回収等の安全対策上必要な行政措置を講じている。☞第 5 章Ⅱ− 1 − 2）
注：令和 6 年 4 月一部改訂版「手引き」では、法改正により「薬事・食品衛生審議会」を「薬事審議会」に更新された。
以上から、正しい組み合わせは「4」となる。

問 116　正解 2　▶副作用等報告

1、3、4、5　○　正しい。☞第 5 章Ⅱ− 1 − 1）【企業からの副作用等の報告制度】、別表 5 − 5
2　×　医薬品安全性情報報告書の患者情報の記入欄は「患者イニシャル」となっている。☞第 5 章　別表 5 − 5

問 117　正解 5　▶副作用情報等の収集等

a　×　保健衛生上の危害の発生又は拡大防止の観点から、医薬品の販売に従事する専門家は、医薬品の副作用等によるものと疑われる健康被害の発生を知った場合においては、適宜速やかに、郵送、ファクシミリ又は電子メールにより、その旨を厚生労働大臣に報告（実務上は独立行政法人医薬品医療機器総合機構に報告書を提出）しなければならない。☞第 5 章Ⅱ− 2

b　○　正しい。☞第 5 章Ⅱ− 2、別表 5 − 4

c　×　各制度により集められた副作用情報については、総合機構において専門委員の意見を聴きながら調査検討が行われる。☞第 5 章Ⅱ− 1 − 2）
以上から、正しい組み合わせは「5」となる。

問 118　正解 2　▶注意事項

1、3、4　×　インドメタシン、合成ヒドロタルサイト、無水カフェインは、いずれも一般用医薬品の添付文書において、「してはいけないこと」の項において「服用後、乗物又は機械類の運転操作をしないこと」とは記載されていない。

2　○　スコポラミン臭化水素酸塩水和物は、一般用医薬品の添付文書等において、「眠気、目のかすみ、異常なまぶしさを 生じることがあるため。」に、「してはいけないこと」の項において、「服用後、乗物又は機械類の運転操作をしないこと」と記載されている成分である。☞第 5 章別表 5 − 1　してはいけないこと 「服用後、乗物又は機械類の運転操作をしないこと」
以上から、正しいものは「2」となる。

問 119　正解 1　▶安全対策

1　○　正しくは、「2003 年 8 月までに、

PPA が配合された一般用医薬品による（**a　脳出血**）等の副作用症例が複数報告され、それらの多くが用法・用量の範囲を超えた使用又は禁忌とされてる（**b　高血圧症**）患者の使用によるものであった。そのため、厚生労働省から関係製薬企業等に対して使用上の注意の改訂、情報提供の徹底等を行うとともに、代替成分として（**c　プソイドエフェドリン塩酸塩**）等への速やかな切替えにつき指示がなされた。」

となる。☞第5章Ⅳ（d）

2、3、4、5　× 上記記述を参照。

問120　正解5　▶啓発活動
a　○　正しい。☞第5章Ⅴ
b　×　医薬品の適正使用の重要性等に関して、小中学生のうちからの啓発が重要である。☞第5章Ⅴ
c　○　正しい。☞第5章Ⅴ
以上から、正しい組み合わせは「5」となる。

第4章別表
4－3．特定保健用食品：これまでに認められている主な特定の保健の用途

表示内容	保健機能成分
おなかの調子を整える等	各種オリゴ糖、ラクチュロース、ビフィズス菌、各種乳酸菌、食物繊維（難消化性デキストリン、ポリデキストロース、グアーガム分解物、サイリウム種皮等）
血糖値が気になる方に適する、食後の血糖値の上昇を緩やかにする等の血糖値関係	難消化性デキストリン、小麦アルブミン、グアバ葉ポリフェノール、L-アラビノース等
血圧が高めの方に適する等の血圧関係	ラクトトリペプチド、カゼインドデカペプチド、杜仲葉配糖体（ベニポシド酸）、サーデンペプチド等
コレステロールが高めの方に適する等のコレステロール関係	キトサン、大豆たんぱく質、低分子化アルギン酸ナトリウム
歯の健康維持に役立つ等の歯関係	パラチノース、マルチトール、エリスリトール等
コレステロール＋おなかの調子、中性脂肪＋コレステロール等	低分子化アルギン酸ナトリウム、サイリウム種皮等
骨の健康維持に役立つ等の骨関係	大豆イソフラボン、MBP（乳塩基性たんぱく質）等
カルシウム等の吸収を高める等のミネラルの吸収関係	クエン酸リンゴ酸カルシウム、カゼインホスホペプチド、ヘム鉄、フラクトオリゴ糖等
食後の血中中性脂肪が上昇しにくい又は身体に脂肪がつきにくい等の中性脂肪関係	中鎖脂肪酸等

模擬試験問題4

４－４．栄養機能食品：栄養機能表示と注意喚起表示

（☞第４章Ⅱ－３）

栄養成分	栄養機能表示	注意喚起表示
亜鉛	亜鉛は、味覚を正常に保つのに必要な栄養素です。亜鉛は、皮膚や粘膜の健康維持を助ける栄養素です。亜鉛は、たんぱく質・核酸の代謝に関与して、健康の 維持に役立つ栄養素です。	本品は、多量摂取により疾病が治癒したり、より健康が増進するものではありません。亜鉛の摂りすぎは、銅の吸収を阻害するおそれがありますので、過剰摂取にならないよう注意してください。１日の摂取の目安を守ってください。乳幼児・小児は本品の摂取を避けてください。
カルシウム	カルシウムは、骨や歯の形成に必要な栄養素です。	本品は、多量摂取により疾病が治癒したり、より健康が増進するものではありません。１日の摂取目安量を守ってください。
鉄	鉄は、赤血球を作るのに必要な栄養素です。	
銅	銅は、赤血球の形成を助ける栄養素です。銅は、多くの体内酵素の正常な働きと骨の形成を助ける栄養素です。	本品は、多量摂取により疾病が治癒したり、より健康が増進するものではありません。１日の摂取目安量を守ってください。乳幼児・小児は本品の摂取を避けてください。
マグネシウム	マグネシウムは、骨の形成や歯の形成に必要な栄養素です。マグネシウムは、多くの体内酵素の正常な働きとエネルギー産生を助けるとともに、血液循環を正常に保つのに必要な栄養素です。	本品は、多量摂取により疾病が治癒したり、より健康が増進するものではありません。多量に摂取すると軟便（下痢）になることがあります。１日の摂取目安量を守ってください。乳幼児・小児は本品の摂取を避けてください。
ナイアシン	ナイアシンは、皮膚や粘膜の健康維持を助ける栄養素です。	本品は、多量摂取により疾病が治癒したり、より健康が増進するものではありません。１日の摂取目安量を守ってください。
パントテン酸	パントテン酸は、皮膚や粘膜の健康維持を助ける栄養素です。	
ビオチン	ビオチンは、皮膚や粘膜の健康維持を助ける栄養素です。	
ビタミンA	ビタミンAは、夜間の視力の維持を助ける栄養素です。ビタミンAは、皮膚や粘膜の健康維持を助ける栄養素です。	本品は、多量摂取により疾病が治癒したり、より健康が増進するものではありません。１日の摂取目安量を守ってください。妊娠３ヶ月以内又は妊娠を希望する女性は過剰摂取にならないよう注意してください。

β－カロテン（ビタミンAの前駆体）※	β－カロテンは、夜間の視力の維持を助ける栄養素です。β－カロテンは、皮膚や粘膜の健康維持を助ける栄養素です。	本品は、多量摂取により疾病が治癒したり、より健康が増進するものではありません。1日の摂取目安量を守ってください。
ビタミンB₁	ビタミンB₁は、炭水化物からのエネルギー産生と皮膚と粘膜の健康維持を助ける栄養素です。	本品は、多量摂取により疾病が治癒したり、より健康が増進するものではありません。1日の摂取目安量を守ってください。
ビタミンB₂	ビタミンB₂は、皮膚や粘膜の健康維持を助ける栄養素です。	
ビタミンB₆	ビタミンB₆は、たんぱく質からのエネルギーの産生と皮膚や粘膜の健康維持を助ける栄養素です。	
ビタミンB₁₂	ビタミンB₁₂は、赤血球の形成を助ける栄養素です。	
ビタミンC	ビタミンCは、皮膚や粘膜の健康維持を助けるとともに、抗酸化作用を持つ栄養素です。	
ビタミンD	ビタミンDは、腸管のカルシウムの吸収を促進し、骨の形成を助ける栄養素です。	
ビタミンE	ビタミンEは、抗酸化作用により、体内の脂質を酸化から守り、細胞の健康維持を助ける栄養素です。	
葉酸	葉酸は、赤血球の形成を助ける栄養素です。葉酸は、胎児の正常な発育に寄与する栄養素です。	本品は、多量摂取により疾病が治癒したり、より健康が増進するものではありません。1日の摂取目安量を守ってください。本品は、胎児の正常な発育に寄与する栄養素ですが、多量摂取により胎児の発育が良くなるものではありません。

※ビタミンAの前駆体である β－カロテンは、ビタミンA源の栄養機能食品として、ビタミンAと同様に栄養機能表示が認められている。β－カロテンはビタミンAに換算して1/12であるため、「妊娠3ヶ月以内又は妊娠を希望する女性は過剰摂取にならないように注意してください。」旨の注意喚起表示は不要とされている。

模擬試験問題4

第5章別表

5－4．企業からの副作用等の報告

○副作用症例報告			報告期限	
		重篤性	国内事例	外国事例
医薬品によるものと疑われる副作用症例の発生	使用上の注意から予測できないもの	死亡	15日以内	
		重篤（死亡を除く）	15日以内	
		非重篤	定期報告	
	使用上の注意から予測できるもの	死亡	15日以内	
		重篤（死亡を除く）：新有効成分含有医薬品として承認後2年以内	15日以内	
		市販直後調査などによって得られたもの	15日以内	
		重篤（死亡を除く）：上記以外	30日以内	
		非重篤		
	発生傾向が使用上の注意等から予測することが出来ないもの	重篤（死亡含む）	15日以内	
	発生傾向の変化が保健衛生上の危害の発生又は拡大のおそれを示すもの	重篤（死亡含む）	15日以内	

○感染症症例報告			報告期限	
		重篤性	国内事例	外国事例
医薬品によるものと疑われる感染症症例の発生	使用上の注意から予測できないもの	重篤（死亡を含む）	15日以内	
		非重篤	15日以内	
	使用上の注意から予測できるもの	重篤（死亡を含む）	15日以内	
		非重篤		

○外国での措置報告	報告期限
外国における製造、輸入又は販売の中止、回収、廃棄その他の保健衛生上の危害の発生又は拡大を防止するための措置の実施	15日以内

○研究報告	報告期限
副作用・感染症により、癌その他の重大な疾病、障害若しくは死亡が発生するおそれがあることを示す研究報告	30日以内
副作用症例・感染症の発生傾向が著しく変化したことを示す研究報告	30日以内
承認を受けた効能若しくは効果を有しないことを示す研究報告	30日以内

第5章別表5-1から出題される問題数は多く、合否の分かれ目ともなります。
問題を解きながら表をチェックする習慣をつけましょう。　　☞第5章別表

第5章別表

5-1　主な使用上の注意の記載とその対象成分・薬効群等

●「してはいけないこと」

「次の人は使用（服用）しないこと」

【アレルギーの既往歴】

アレルギーの既往歴	主な成分・薬効群等	理　由
「本剤又は本剤の成分によりアレルギー症状を起こしたことがある人」	かぜ薬、解熱鎮痛薬	アレルギー症状の既往歴のある人が再度使用した場合、ショック（アナフィラキシー）、皮膚粘膜眼症候群（スティーブンス・ジョンソン症候群）、中毒性表皮壊死融解症（ライエル症候群）等の重篤なアレルギー性の副作用を生じる危険性が高まるため。
	デキストロメトルファン臭化水素酸塩水和物、フェノールフタリン酸デキストロメトルファン	
	クエン酸チペビジン、チペピジンヒベンズ酸塩	
	アミノフィリン水和物、テオフィリン	
	リドカイン、リドカイン塩酸塩	
	クロルフェニラミンマレイン酸塩、ベラドンナ総アルカロイド・プソイドエフェドリン塩酸塩・カフェイン又はクロルフェニラミンマレイン酸塩・ベラドンナ総アルカロイド・プソイドエフェドリン硫酸塩・カフェインを含有する鼻炎用内服薬	
	ヨードチンキを含有するみずむし・たむし用薬	
	ポビドンヨードが配合された含嗽薬、口腔咽喉薬、殺菌消毒薬	
	ブチルスコポラミン臭化物	
	ロペラミド塩酸塩	
	メキタジン	

	リドカイン、リドカイン塩酸塩、アミノ安息香酸エチル、塩酸パラブチルアミノ安息香酸ジエチル又はジブカイン塩酸塩が配合された外用痔疾用薬（坐薬、注入軟膏）	
「喘息を起こしたことがある人」	インドメタシン、フェルビナク、ケトプロフェン又はピロキシカムが配合された外用鎮痛消炎薬	喘息発作を誘発するおそれがあるため。
「本剤又は他のかぜ薬、解熱鎮痛薬を使用（服用）して喘息を起こしたことがある人」	アセトアミノフェン、アスピリン、イブプロフェン、イソプロピルアンチピリン等の解熱鎮痛成分	アスピリン喘息を誘発するおそれがあるため。
「次の医薬品によるアレルギー症状（発疹・発赤、かゆみ、かぶれ等）を起こしたことがある人 チアプロフェン酸を含有する解熱鎮痛薬、スプロフェンを含有する外用鎮痛消炎薬、フェノフィブラートを含有する高脂血症治療薬」	ケトプロフェンが配合された外用鎮痛消炎薬	接触皮膚炎、光線過敏症を誘発するおそれがあるため。
「次の添加物によるアレルギー症状（発疹・発赤、かゆみ、かぶれ等）を起こしたことがある人 オキシベンゾン、オクトクリレンを含有する製品（日焼け止め、香水等）」		接触皮膚炎を誘発するおそれがあるため。
「本剤又は本剤の成分、牛乳によるアレルギー症状を起こしたことがある人」	タンニン酸アルブミン カゼイン、カゼインナトリウム等（添加物）	タンニン酸アルブミンは、乳製カゼインを由来としているため。カゼインは牛乳タンパクの主成分であり、牛乳アレルギーのアレルゲンとなる可能性があるため。

【症状・状態】

「次の症状がある人」	主な成分・薬効群等	理　由
胃酸過多	カフェイン、無水カフェイン、カフェインクエン酸塩等のカフェインを含む成分を主薬とする眠気防止薬	カフェインが胃液の分泌を亢進し、症状を悪化させるおそれがあるため。
前立腺肥大による排尿困難	プソイドエフェドリン塩酸塩	交感神経刺激作用により、尿の貯留・尿閉を生じるおそれがあるため。
激しい腹痛又は吐き気・嘔吐	ヒマシ油が配合された瀉下薬	急性腹症（腸管の狭窄、閉塞、腹腔内器官の炎症等）の症状である可能性があるため。
「患部が化膿している人」「次の部位には使用しないこと：水痘（水ぼうそう）、みずむし・たむし等又は化膿している患部」	ステロイド性抗炎症成分が配合された外用薬	細菌等の感染に対する抵抗力を弱めて、感染を増悪させる可能性があるため。
	インドメタシン、フェルビナク、ケトプロフェン又はピロキシカムが配合された外用薬	感染に対する効果はなく、逆に感染の悪化が自覚されにくくなるおそれがあるため。

【基礎疾患等】

「次の診断を受けた人」	主な成分・薬効群等	理　由
心臓病	プソイドエフェドリン塩酸塩	徐脈又は頻脈を引き起こし、心臓病の症状を悪化させるおそれがあるため。
	芍薬甘草湯	
	カフェイン、無水カフェイン、カフェインクエン酸塩等のカフェインを含む成分を主薬とする眠気防止薬	
胃潰瘍		胃液の分泌が亢進し、胃潰瘍の症状を悪化させるおそれがあるため。
高血圧	プソイドエフェドリン塩酸塩	交感神経興奮作用により血圧を上昇させ、高血圧を悪化させるおそれがあるため。
甲状腺機能障害		甲状腺機能亢進症の主症状は、交感神経系の緊張等によってもたらされており、交感神経系を興奮させる成分は、症状を悪化させるおそれがあるため。
糖尿病		肝臓でグリコーゲンを分解して血糖値を上昇させる作用があり、糖尿病を悪化させるおそれがあるため。
「日常的に不眠の人、不眠症の診断を受けた人」	抗ヒスタミン成分を主薬とする催眠鎮静薬（睡眠改善薬）	睡眠改善薬は、慢性的な不眠症状に用いる医薬品でないため。医療機関において不眠症の治療を受けている場合には、その治療を妨げるおそれがあるため。

その他	主な成分・薬効群等	理　由
「透析療法を受けている人」	スクラルファート、水酸化アルミニウムゲル、ケイ酸アルミン酸マグネシウム、ケイ酸アルミニウム、合成ヒドロタルサイト、アルジオキサ等のアルミニウムを含む成分が配合された胃腸薬、胃腸鎮痛鎮痙薬	長期間服用した場合に、アルミニウム脳症及びアルミニウム骨症を発症したとの報告があるため。
「口の中に傷やひどいただれのある人」	クロルヘキシジングルコン酸塩が配合された製剤 （口腔内への適応を有する場合）	傷やただれの状態を悪化させるおそれがあるため。

【小児における年齢制限】

	主な成分・薬効群等	理　由
「15歳未満の小児」	アスピリン、アスピリンアルミニウム、サザピリン、プロメタジンメチレンジサリチル酸塩、サリチル酸ナトリウム	外国において、ライ症候群の発症との関連性が示唆されているため。
	プロメタジン塩酸塩等のプロメタジンを含む成分	外国において、乳児突然死症候群、乳児睡眠時無呼吸発作のような致命的な呼吸抑制が現れたとの報告があるため。
	イブプロフェン	一般用医薬品では、小児向けの製品はないため。
	抗ヒスタミン成分を主薬とする催眠鎮静薬（睡眠改善薬）	小児では、神経過敏、興奮を起こすおそれが大きいため。
	オキセサゼイン	一般用医薬品では、小児向けの製品はないため。
	ロペラミド	外国で乳幼児が過量摂取した場合に、中枢神経系障害、呼吸抑制、腸管壊死に至る麻痺性イレウスを起こしたとの報告があるため。
「6歳未満の小児」	アミノ安息香酸エチル	メトヘモグロビン血症を起こすおそれがあるため。
「3歳未満の小児」	ヒマシ油類	

【妊婦、授乳婦等】

	主な成分・薬効群等	理　由
「妊婦又は妊娠していると思われる人」	ヒマシ油類	腸の急激な動きに刺激されて流産・早産を誘発するおそれがあるため。
	ジフェンヒドラミン塩酸塩を主薬とする催眠鎮静薬（睡眠改善薬）	妊娠に伴う不眠は、睡眠改善薬の適用症状でないため。

	エチニルエストラジオール、エストラジオール	妊娠中の女性ホルモン成分の摂取によって、胎児の先天性異常の発生が報告されているため。
	オキセサゼイン	妊娠中における安全性は確立されていないため。
「出産予定日 12 週以内の妊婦」	アスピリン、アスピリンアルミニウム、イブプロフェン	妊娠期間の延長、胎児の動脈管の収縮・早期閉鎖、子宮収縮の抑制、分娩時出血の増加のおそれがあるため。
「授乳中の人は本剤を服用しないか、本剤を服用する場合は授乳を避けること」	ジフェンヒドラミン塩酸塩、ジフェンヒドラミンサリチル酸塩等のジフェンヒドラミンを含む成分が配合された内服薬、点鼻薬、坐薬、注入軟膏	乳児に昏睡を起こすおそれがあるため。
	アミノフィリン水和物、テオフィリンが配合された鎮咳去痰薬、鎮暈薬	乳児に神経過敏を起こすことがあるため。
	ロートエキスが配合された内服薬、外用痔疾用薬（坐薬、注入軟膏）	乳児に頻脈を起こすおそれがあるため。（なお、授乳婦の乳汁分泌が抑制されることがある。）
	センノシド、センナ、ダイオウ又はカサントラノールが配合された内服薬 ヒマシ油類	乳児に下痢を起こすおそれがあるため。
	コデインリン酸塩水和物、ジヒドロコデインリン酸塩	コデインで、母乳への移行により、乳児でモルヒネ中毒が生じたとの報告があるため。

「服用後、乗物又は機械類の運転操作をしないこと」

薬効群	主な成分等	懸念される症状
かぜ薬、催眠鎮静薬、乗物酔い防止薬、鎮咳去痰薬、口腔咽喉薬、鼻炎用内服薬、アレルギー用薬、内服痔疾用薬	ジフェンヒドラミン塩酸塩、クロルフェニラミンマレイン酸塩等の抗ヒスタミン成分	眠気等
かぜ薬、鎮咳去痰薬	コデインリン酸塩水和物、ジヒドロコデインリン酸塩、デキストロメトルファン臭化水素酸塩水和物、フェノールフタリン酸デキストロメトルファン※ ※鎮咳去痰薬のみ	
解熱鎮痛薬、催眠鎮静薬	ブロモバレリル尿素、アリルイソプロピルアセチル尿素	

止瀉薬	ロペラミド塩酸塩、ロートエキス	
胃腸鎮痛鎮痙薬、乗物酔い防止薬	スコポラミン臭化水素酸塩水和物、メチルオクタトロピン臭化物	眠気、目のかすみ、異常なまぶしさを生じることがあるため
胃腸薬	ピレンゼピン塩酸塩水和物	目のかすみ、異常なまぶしさを生じることがあるため。
かぜ薬、胃腸鎮痛鎮痙薬、鼻炎用内服薬、乗物酔い防止薬	スコポラミン臭化水素酸塩水和物、メチルオクタトロピン臭化物以外の抗コリン成分	

【連用に関する注意】

薬効群	主な成分等	理　由
かぜ薬、解熱鎮痛薬、抗菌性点眼薬、鼻炎用内服薬、鎮静薬、アレルギー用薬 「**長期連用しないこと**」	（成分によらず、当該薬効群の医薬品すべてに記載）	一定期間又は一定回数使用しても症状の改善がみられない場合は、ほかに原因がある可能性があるため
外用鎮痛消炎薬 「**長期連用しないこと**」	インドメタシン、フェルビナク、ケトプロフェン、ピロキシカム	
瀉下薬 「**連用しないこと**」	ヒマシ油	
鼻炎用点鼻薬 「**長期連用しないこと**」	（成分によらず、左記薬効群の医薬品すべてに記載）	二次充血、鼻づまり等を生じるおそれがある。
眠気防止薬 「**短期間の服用にとどめ、連用しないこと**」	カフェイン、無水カフェイン、カフェインクエン酸塩等のカフェインを含む成分	眠気防止薬は、一時的に緊張を要する場合に居眠りを防止する目的で使用されるものであり、連用によって睡眠が不要になるというものではなく、短期間の使用にとどめ、適切な睡眠を摂る必要があるため。

短期間の服用に限られる漢方生薬製剤 「**短期間の服用にとどめ、連用しないこと**」	グリチルリチン酸二カリウム、グリチルレチン酸、カンゾウ等のグリチルリチン酸を含む成分 （1日用量がグリチルリチン酸として40mg以上、又はカンゾウとして1g以上を含有する場合）	偽アルドステロン症を生じるおそれがあるため。
外用痔疾用薬（坐薬、注入軟膏） 「**長期連用しないこと**」		
漢方生薬製剤以外の鎮咳去痰薬、瀉下剤、婦人薬 「**長期連用しないこと**」		
胃腸薬、胃腸鎮痛鎮痙薬 「**長期連用しないこと**」	スクラルファート、水酸化アルミニウムゲル、ケイ酸アルミン酸マグネシウム、ケイ酸アルミニウム、合成ヒドロタルサイト、アルジオキサ等のアルミニウムを含む成分が配合された胃腸薬、胃腸鎮痛鎮痙薬	長期連用により、アルミニウム脳症及びアルミニウム骨症を生じるおそれがあるため。
外用痔疾用薬、化膿性皮膚疾患用薬、鎮痒消炎薬、しもやけ・あかぎれ用薬 「**長期連用しないこと**」	ステロイド性抗炎症成分 （コルチゾン換算で1g又は1mLあたり0.025mg以上を含有する場合。ただし、坐薬及び注入軟膏では、含量によらず記載）	副腎皮質の機能低下を生じるおそれがあるため。
漢方製剤 「**症状があるときのみの服用にとどめ、連用しないこと**」	芍薬甘草湯	うっ血性心不全、心室頻拍の副作用が現れることがあるため
止瀉薬 「**1週間以上継続して服用しないこと**」	次没食子酸ビスマス、次硝酸ビスマス等のビスマスを含む成分	海外において、長期連用した場合に精神神経症状が現れたとの報告があるため。
浣腸薬 「**連用しないこと**」	（成分によらず、当該薬効群の医薬品に記載）	感受性の低下（いわゆる"慣れ"）が生じて、習慣的に使用される傾向があるため。
駆虫薬 「**○○以上続けて服用しないこと**」 （承認内容により、回数又は日数を記載）		過度に服用しても効果が高まることはなく、かえって副作用を生じるおそれがあるため。 虫卵には駆虫作用が及ばず、成虫になるのを待つため、1ヶ月以上の間隔を置く必要があるため。

「大量に使用（服用）しないこと」

主な成分・薬効群	理　由
センナ、センノシド、ダイオウ、カサントラノール、ビサコジル、ピコスルファートナトリウム等の刺激性瀉下成分が配合された瀉下剤	腸管粘膜への刺激が大きくなり、腸管粘膜に炎症を生じるおそれがあるため。

【乱用に関する注意】

	主な成分・薬効群等	理　由
「過量服用・長期連用しないこと」	コデインリン酸塩水和物、ジヒドロコデインリン酸塩が配合された鎮咳去痰薬（内服液剤）	倦怠感や虚脱感等が現れることがあるため。依存性・習慣性がある成分が配合されており、乱用事例が報告されているため。

【食品との相互作用に関する注意】

	主な成分・薬効群等	懸念される相互作用
「服用前後は飲酒しないこと」	かぜ薬、解熱鎮痛薬	肝機能障害、胃腸障害が生じるおそれがあるため。
	次硝酸ビスマス、次没食子酸ビスマス等のビスマスを含む成分	吸収増大による精神神経系障害が生じるおそれがあるため。
	ブロモバレリル尿素又はアリルイソプロピルアセチル尿素が配合された解熱鎮痛薬、催眠鎮静薬、乗物酔い防止薬	鎮静作用の増強が生じるおそれがあるため。
	抗ヒスタミン成分を主薬とする催眠鎮静薬	
「コーヒーやお茶等のカフェインを含有する飲料と同時に服用しないこと」	カフェイン、無水カフェイン、カフェインクエン酸塩等のカフェインを含む成分を主薬とする眠気防止薬	カフェインが過量摂取となり、中枢神経系、循環器系等に作用が強く現れるおそれがあるため。

【併用薬に関する注意】

「本剤を使用している間は、次の医薬品を使用しないこと」	主な成分・薬効群等	懸念される相互作用
他の瀉下薬（下剤）	茵蔯蒿湯、大黄甘草湯、大黄牡丹皮湯、麻子仁丸、桃核承気湯、防風通聖散、三黄瀉心湯、大柴胡湯、乙字湯（ダイオウを含む場合）、瀉下成分が配合された駆虫薬	激しい腹痛を伴う下痢等の副作用が現れやすくなるため。
ヒマシ油	駆虫薬（瀉下成分が配合されていない場合）	駆虫成分が腸管内にとどまらず吸収されやすくなるため。
駆虫薬	ヒマシ油	

【その他：副作用等を避けるため必要な注意】

「次の部位には使用しないこと」	主な成分・薬効群等	理 由
目や目の周囲、粘膜（例えば、口腔、鼻腔、膣等）	みずむし・たむし用薬	皮膚刺激成分により、強い刺激や痛みを生じるおそれがあるため。
目の周囲、粘膜等	外用鎮痒消炎薬（エアゾール剤に限る）	エアゾール剤は特定の局所に使用することが一般に困難であり、目などに薬剤が入るおそれがあるため。
	外用鎮痛消炎薬	皮膚刺激成分により、強い刺激や痛みを生じるおそれがあるため
湿疹、かぶれ、傷口		
陰のう、外陰部等	みずむし・たむし用薬	角質層が薄いため白癬菌は寄生しにくく、いんきん・たむしではなく陰のう湿疹等、他の病気である可能性があるため。また、皮膚刺激成分により、強い刺激や痛みを生じるおそれがあるため。
湿疹		湿疹に対する効果はなく、誤って使用すると悪化させるおそれがあるため。
湿潤、ただれ、亀裂や外傷のひどい患部	（液剤、軟膏剤又はエアゾール剤の場合）	刺激成分により、強い刺激や痛みが現れることがあるため。
目の周囲、粘膜、やわらかな皮膚面（首の回り等）、顔面等	うおのめ・いぼ・たこ用薬	角質溶解作用の強い薬剤であり、誤って目に入ると障害を与える危険性があるため。粘膜や首の回り等の柔らかい皮膚面、顔面等に対しては作用が強すぎるため。
炎症又は傷のある患部		刺激が強く、症状を悪化させるおそれがあるため。
ただれ、化膿している患部	殺菌消毒薬（液体絆創膏）	湿潤した患部に用いると、分泌液が貯留して症状を悪化させることがあるため。
湿潤、ただれのひどい患部、深い傷、ひどいやけどの患部	バシトラシンが配合された化膿性皮膚疾患用薬	刺激が強く、症状を悪化させるおそれがあるため。
「本剤の使用中は、天候にかかわらず、戸外活動を避けるとともに、日常の外出時も本剤の塗布部を衣服、サポーター等で覆い、紫外線に当てないこと。なお、塗布後も当分の間、同様の注意をすること」	ケトプロフェンが配合された外用鎮痛消炎薬	使用中又は使用後しばらくしてから重篤な光線過敏症が現れることがあるため。

5−2．主な使用上の注意の記載とその対象成分・薬効群等

●「相談すること」

【「妊婦又は妊娠していると思われる人」】

主な成分・薬効群等	理　由
アスピリン、アスピリンアルミニウム、サザピリン、エテンザミド、サリチルアミド、イブプロフェン、イソプロピルアンチピリン、アセトアミノフェンが配合されたかぜ薬、解熱鎮痛薬	妊娠末期のラットに投与した実験において、胎児に弱い動脈管の収縮がみられたとの報告があるため。 なお、アスピリンについては、動物実験（ラット）で催奇形性が現れたとの報告があるため。また、イソプロピルアンチピリンについては、化学構造が類似した他のピリン系解熱鎮痛成分において、動物実験（マウス）で催奇形性が報告されているため。
ブロモバレリル尿素が配合されたかぜ薬、解熱鎮痛薬、催眠鎮静薬、乗物酔い防止薬	胎児障害の可能性があり、使用を避けることが望ましいため。
ベタネコール塩化物、ウルソデオキシコール酸	
副腎皮質ホルモンが配合された外用痔疾用薬、鎮痒消炎薬	
コデインリン酸塩水和物、ジヒドロコデインリン酸塩が配合されたかぜ薬、鎮咳去痰薬	麻薬性鎮咳成分であり、吸収された成分の一部が胎盤関門を通過して胎児へ移行することが知られているため。 コデインリン酸塩水和物については、動物実験（マウス）で催奇形性が報告されているため。
瀉下薬 （カルボキシメチルセルロースカルシウム、カルボキシメチルセルロースナトリウム、ジオクチルソジウムスルホサクシネート又はプランタゴ・オバタ種皮のみからなる場合を除く）	腸の急激な動きに刺激されて流産・早産を誘発するおそれがあるため。
浣腸薬、外用痔疾用薬（坐薬、注入軟膏）	
「妊娠3ヶ月以内の妊婦、妊娠していると思われる人又は妊娠を希望する人」 ビタミンA主薬製剤、ビタミンAD主薬製剤	ビタミンAを妊娠3ヶ月前から妊娠3ヶ月までの間に栄養補助剤から1日10,000国際単位以上を継続的に摂取した婦人から生まれた児に、先天異常（口裂、耳・鼻の異常等）の発生率の増加が認められたとの研究報告があるため。

【「授乳中の人」】

薬効群	乳汁中に移行する可能性がある主な成分等
かぜ薬、解熱鎮痛薬、鎮咳去痰薬、鼻炎用内服薬、アレルギー用薬	メチルエフェドリン塩酸塩、メチルエフェドリンサッカリン塩、トリプロリジン塩酸塩水和物、プソイドエフェドリン塩酸塩、ペントキシベリンクエン酸塩、アスピリン、アスピリンアルミニウム、イブプロフェン
かぜ薬、解熱鎮痛薬、眠気防止薬、乗物酔い防止薬、鎮咳去痰薬 （カフェインとして1回分量100mg以上を含有する場合）	カフェイン、無水カフェイン、安息香酸ナトリウムカフェイン
胃腸鎮痛鎮痙薬、乗物酔い防止薬	メチルオクタトロピン臭化物、メチキセン塩酸塩、ジサイクロミン塩酸塩
外用痔疾用薬（坐薬、注入軟膏）	メチルエフェドリン塩酸塩、メチルエフェドリンサッカリン塩
止瀉薬	ロペラミド塩酸塩
婦人薬	エチニルエストラジオール、エストラジオール

【「高齢者」】

主な成分・薬効群等	理　由
解熱鎮痛薬、鼻炎用内服薬	効き目が強すぎたり、副作用が現れやすいため。
グリセリンが配合された浣腸薬	
メチルエフェドリン塩酸塩、メチルエフェドリンサッカリン塩、プソイドエフェドリン塩酸塩、トリメトキノール塩酸塩水和物、メトキシフェナミン塩酸塩等のアドレナリン作動成分又はマオウが配合された内服薬、外用痔疾用薬（坐薬、注入軟膏）	心悸亢進、血圧上昇、糖代謝促進を起こしやすいため。
グリチルリチン酸二カリウム、グリチルレチン酸又はカンゾウが配合された内服薬、外用痔疾用薬（坐薬、注入軟膏） （1日用量がグリチルリチン酸として40mg以上、又はカンゾウとして1g以上を含有する場合）	偽アルドステロン症を生じやすいため。
スコポラミン臭化水素酸塩水和物、メチルオクタトロピン臭化物、イソプロパミドヨウ化物等の抗コリン成分又はロートエキスが配合された内服薬、外用痔疾用薬（坐薬、注入軟膏）	緑内障の悪化、口渇、排尿困難又は便秘の副作用が現れやすいため。

【小児に対する注意】

	主な成分等	理　由
発熱している小児、けいれんを起こしたことがある小児	テオフィリン、アミノフィリン水和物	けいれんを誘発するおそれがあるため。
「水痘（水ぼうそう）もしくはインフルエンザにかかっている又はその疑いのある乳・幼・小児（15歳未満）」	サリチルアミド、エテンザミド	構造が類似しているアスピリンにおいて、ライ症候群の発症との関連性が示唆されており、原則として使用を避ける必要があるため。
1ヶ月未満の乳児（新生児）	マルツエキス	身体が非常に未熟であり、安易に瀉下薬を使用すると脱水症状を引き起こすおそれがあるため。

【アレルギーの既往歴】

	主な成分	理　由
「薬によりアレルギー症状や喘息を起こしたことがある人」	黄色4号（タートラジン）（添加物）	喘息誘発のおそれがあるため。
	ガジュツ末・真昆布末を含む製剤	まれにアナフィラキシーを起こすことがあるため。

【特定の症状・状態】

「次の症状がある人」	主な成分・薬効群等	理　由
高熱	かぜ薬、鎮咳去痰薬、鼻炎用内服薬、小児五疳薬	かぜ以外のウイルス性の感染症その他の重篤な疾患の可能性があるため。
けいれん	ピペラジンリン酸塩水和物等のピペラジンを含む成分	痙攣を起こしたことがある人では、発作を誘発する可能性があるため。
むくみ	グリチルリチン酸二カリウム、グリチルレチン酸、カンゾウ等のグリチルリチン酸を含む成分（1日用量がグリチルリチン酸として40mg以上、又はカンゾウとして1g以上を含有する場合）	偽アルドステロン症の発症のおそれが特にあるため。
下痢	緩下作用のある成分が配合された内服痔疾用薬	下痢症状を助長するおそれがあるため。
はげしい下痢	小児五疳薬	大腸炎等の可能性があるため。

急性のはげしい下痢又は腹痛・腹部膨満感・吐きけ等の症状を伴う下痢	タンニン酸アルブミン、次硝酸ビスマス、次没食子酸ビスマス等の収斂成分を主体とする止瀉薬	下痢を止めるとかえって症状を悪化させることがあるため。
	ロペラミド塩酸塩	
発熱を伴う下痢、血便又は粘液便の続く人		
便秘を避けなければならない肛門疾患		便秘が引き起こされることがあるため。
はげしい腹痛	瀉下薬（ヒマシ油、マルツエキスを除く）、浣腸薬、ビサコジルを主薬とする坐薬	急性腹症（腸管の狭窄、閉塞、腹腔内器官の炎症等）の可能性があり、瀉下薬や浣腸薬の配合成分の刺激によって、その症状を悪化させるおそれがあるため。
吐き気・嘔吐		
痔出血	グリセリンが配合された浣腸薬	腸管、肛門に損傷があると、傷口からグリセリンが血管内に入って溶血を起こすことや、腎不全を起こすおそれがあるため。
排尿困難	ジフェンヒドラミン塩酸塩、クロルフェニラミンマレイン酸塩等の抗ヒスタミン成分	排尿筋の弛緩と括約筋の収縮が起こり、尿の貯留を来すおそれがあるため。特に、前立腺肥大症を伴っている場合には、尿閉を引き起こすおそれがあるため。
	ジフェニドール塩酸塩	
	構成生薬としてマオウを含む漢方処方製剤	
	スコポラミン臭化水素酸塩水和物、メチルオクタトロピン臭化物、イソプロパミドヨウ化物等の抗コリン成分	
	ロートエキス	
口内のひどいただれ	含嗽薬	粘膜刺激を起こすおそれのある成分が配合されている場合があるため。

| はげしい目の痛み | 眼科用薬 | 急性緑内障、角膜潰瘍又は外傷等の可能性が考えられるため。
特に、急性緑内障の場合には、専門医の処置によって早急に眼圧を下げないと失明の危険性があり、角膜潰瘍の場合も、専門医による適切な処置を施さないと視力障害等を来すことがあるため。 |

【基礎疾患等】

「次の診断を受けた人」	主な成分・薬効群等	理　由
てんかん	ジプロフィリン	中枢神経系の興奮作用により、てんかんの発作を引き起こすおそれがあるため。
胃・十二指腸潰瘍	アスピリン、アスピリンアルミニウム、エテンザミド、イソプロピルアンチピリン、アセトアミノフェン、サリチルアミド	胃・十二指腸潰瘍を悪化させるおそれがあるため。
	次硝酸ビスマス、次没食子酸ビスマス等のビスマスを含む成分	ビスマスの吸収が高まり、血中に移行する量が多くなり、ビスマスによる精神神経障害等が発現するおそれがあるため。
肝臓病	小柴胡湯	間質性肺炎の副作用が現れやすいため。
	アスピリン、アスピリンアルミニウム、エテンザミド、イブプロフェン、イソプロピルアンチピリン、アセトアミノフェン	肝機能障害を悪化させるおそれがあるため。
	サントニン	
	ピペラジンリン酸塩等のピペラジンを含む成分	肝臓における代謝が円滑に行われず、体内への蓄積によって副作用が現れやすくなるため。
	セミアルカリプロティナーゼ、ブロメライン	代謝、排泄の低下によって、副作用が現れやすくなるため。
	ガジュツ末・真昆布末を含む製剤	肝機能障害を起こすことがあるため。
甲状腺疾患	ポビドンヨード、ヨウ化カリウム、ヨウ素等のヨウ素系殺菌消毒成分が配合された口腔咽喉薬、含嗽薬	ヨウ素の体内摂取が増える可能性があり、甲状腺疾患の治療に影響を及ぼすおそれがあるため。

甲状腺機能障害 甲状腺機能亢進症	アドレナリン作用成分が配合された鼻炎用点鼻薬	甲状腺機能亢進症の主症状は、交感神経系の緊張等によってもたらされており、交感神経系を興奮させる成分は、症状を悪化させるおそれがあるため。
	メチルエフェドリン塩酸塩、トリメトキノール塩酸塩水和物、フェニレフリン塩酸塩、メトキシフェナミン塩酸塩等のアドレナリン作動成分	
	マオウ	
	ジプロフィリン	中枢神経系の興奮作用により、症状の悪化を招くおそれがあるため。
	水酸化アルミニウム・炭酸マグネシウム・炭酸カルシウム共沈生成物、沈降炭酸カルシウム、無水リン酸水素カルシウム、リン酸水素カルシウム水和物、乳酸カルシウム水和物	甲状腺ホルモンの吸収を阻害するおそれがあるため。
高血圧	アドレナリン作用成分が配合された鼻炎用点鼻薬	交感神経興奮作用により血圧を上昇させ、高血圧を悪化させるおそれがあるため。
	メチルエフェドリン塩酸塩、トリメトキノール塩酸塩水和物、フェニレフリン塩酸塩、メトキシフェナミン塩酸塩等のアドレナリン作動成分	
	マオウ	
	グリチルリチン酸二カリウム、グリチルレチン酸、カンゾウ等のグリチルリチン酸を含む成分 （1日用量がグリチルリチン酸として40mg以上、又はカンゾウとして1g以上を含有する場合）	大量に使用するとナトリウム貯留、カリウム排泄せつ促進が起こり、むくみ（浮腫）等の症状が現れ、高血圧を悪化させるおそれがあるため。
心臓病	アドレナリン作用成分が配合された鼻炎用点鼻薬	心臓に負担をかけ、心臓病を悪化させるおそれがあるため。
	メチルエフェドリン塩酸塩、トリメトキノール塩酸塩水和物、フェニレフリン塩酸塩、メトキシフェナミン塩酸塩、ジプロフィリン等のアドレナリン作動成分	
	マオウ	

		スコポラミン臭化水素酸塩水和物、メチルオクタトロピン臭化物、イソプロパミドヨウ化物等の抗コリン成分	
		ロートエキス	
		アスピリン、アスピリンアルミニウム、エテンザミド、イブプロフェン、アセトアミノフェン	むくみ（浮腫）、循環体液量の増加が起こり、心臓の仕事量が増加し、心臓病を悪化させるおそれがあるため。
		グリチルリチン酸の塩類、カンゾウ又はそのエキス（1日用量がグリチルリチン酸として40mg以上、又はカンゾウとして1g以上を含有する場合）	大量に使用するとナトリウム貯留、カリウム排泄促進が起こり、むくみ（浮腫）等の症状が現れ、心臓病を悪化させるおそれがあるため。
		硫酸ナトリウム	血液中の電解質のバランスが損なわれ、心臓の負担が増加し、心臓病を悪化させるおそれがあるため。
		グリセリンが配合された浣腸薬	排便直後に、急激な血圧低下等が現れることがあり、心臓病を悪化させるおそれがあるため。
腎臓病		アスピリン、アスピリンアルミニウム、エテンザミド、イブプロフェン、アセトアミノフェン	むくみ（浮腫）、循環体液量の増加が起こり、腎臓病を悪化させるおそれがあるため。
		グリチルリチン酸二カリウム、グリチルレチン酸、カンゾウ（1日用量がグリチルリチン酸として40mg以上、又はカンゾウとして1g以上を含有する場合）	大量に使用するとナトリウム貯留、カリウム排泄促進が起こり、むくみ（浮腫）等の症状が現れ、腎臓病を悪化させるおそれがあるため。
		スクラルファート、水酸化アルミニウムゲル、ケイ酸アルミン酸マグネシウム、ケイ酸アルミニウム、合成ヒドロタルサイト、アルジオキサ等のアルミニウムを含む成分が配合された胃腸薬、胃腸鎮痛鎮痙薬	過剰のアルミニウムイオンが体内に貯留し、アルミニウム脳症、アルミニウム骨症を生じるおそれがあるため。使用する場合には、医療機関において定期的に血中アルミニウム、リン、カルシウム、アルカリフォスファターゼ等の測定を行う必要があるため。
		制酸成分を主体とする胃腸薬	ナトリウム、カルシウム、マグネシウム等の無機塩類の排泄が遅れたり、体内貯留が現れやすいため。

	酸化マグネシウム、水酸化マグネシウム、硫酸マグネシウム等のマグネシウムを含む成分、硫酸ナトリウムが配合された瀉下薬	
	ピペラジンリン酸塩等のピペラジンを含む成分、プソイドエフェドリン塩酸塩	腎臓における排泄が円滑に行われず、副作用が現れやすくなるため。
糖尿病	アドレナリン作用成分が配合された鼻炎用点鼻薬	肝臓でグリコーゲンを分解して血糖値を上昇させる作用があり、糖尿病の症状を悪化させるおそれがあるため。
	メチルエフェドリン塩酸塩、トリメトキノール塩酸塩水和物、フェニレフリン塩酸塩、メトキシフェナミン塩酸塩等のアドレナリン作動成分	
	マオウ	
緑内障	眼科用薬	緑内障による目のかすみには効果が期待できず、また、充血除去作用成分が配合されている場合には、眼圧が上昇し、緑内障を悪化させるおそれがあるため。
	パパベリン塩酸塩	眼圧が上昇し、緑内障を悪化させるおそれがあるため。
	坑コリン成分が配合された鼻炎用内服薬、坑コリン成分が配合された鼻炎用点鼻薬	抗コリン作用によって房水流出路（房水通路）が狭くなり、眼圧が上昇し、緑内障を悪化させるおそれがあるため。
	ペントキシベリンクエン酸塩	
	スコポラミン臭化水素酸塩水和物、メチルオクタトロピン臭化物、イソプロパミドヨウ化物等の抗コリン成分	
	ロートエキス	
	ジフェニドール塩酸塩	
	ジフェンヒドラミン塩酸塩、クロルフェニラミンマレイン酸塩等の抗ヒスタミン成分	
血栓のある人（脳血栓、心筋梗塞、血栓静脈炎等）、血栓症を起こすおそれのある人	トラネキサム酸（内服）、セトラキサート塩酸塩	生じた血栓が分解されにくくなるため。
貧血	ピペラジンリン酸塩等のピペラジンを含む成分	貧血の症状を悪化させるおそれがあるため。
全身性エリテマトーデス、混合性結合組織病	イブプロフェン	無菌性髄膜炎の副作用を起こしやすいため。

「次の病気にかかったことの ある人」	主な成分・薬効群等	理　由
胃・十二指腸潰瘍、潰瘍性大 腸炎、クローン病	イブプロフェン	プロスタグランジン産生抑制 作用によって消化管粘膜の防 御機能が低下し、胃・十二指 腸潰瘍、潰瘍性大腸炎、ク ローン病が再発するおそれが あるため。

【併用薬等】

「次の医薬品を使用（服用） している人」	主な成分・薬効群等	理　由
瀉下薬（下剤）	柴胡加竜骨牡蛎湯、響声破笛 丸	腹痛、激しい腹痛を伴う下痢 が現れやすくなるため。
「モノアミン酸化酵素阻害剤 （セレギリン塩酸塩等）で治 療を受けている人」	プソイドエフェドリン塩酸塩	モノアミン酸化酵素阻害剤と の相互作用によって、血圧を 上昇させるおそれがあるため。
「インターフェロン製剤で治 療を受けている人」	小柴胡湯、小柴胡湯が配合さ れたかぜ薬	インターフェロン製剤との相 互作用によって、間質性肺炎 を起こしやすくなるため。

解答用紙

問 1	①②③④⑤	問41	①②③④⑤	問81	①②③④⑤
問 2	①②③④⑤	問42	①②③④⑤	問82	①②③④⑤
問 3	①②③④⑤	問43	①②③④⑤	問83	①②③④⑤
問 4	①②③④⑤	問44	①②③④⑤	問84	①②③④⑤
問 5	①②③④⑤	問45	①②③④⑤	問85	①②③④⑤
問 6	①②③④⑤	問46	①②③④⑤	問86	①②③④⑤
問 7	①②③④⑤	問47	①②③④⑤	問87	①②③④⑤
問 8	①②③④⑤	問48	①②③④⑤	問88	①②③④⑤
問 9	①②③④⑤	問49	①②③④⑤	問89	①②③④⑤
問10	①②③④⑤	問50	①②③④⑤	問90	①②③④⑤
問11	①②③④⑤	問51	①②③④⑤	問91	①②③④⑤
問12	①②③④⑤	問52	①②③④⑤	問92	①②③④⑤
問13	①②③④⑤	問53	①②③④⑤	問93	①②③④⑤
問14	①②③④⑤	問54	①②③④⑤	問94	①②③④⑤
問15	①②③④⑤	問55	①②③④⑤	問95	①②③④⑤
問16	①②③④⑤	問56	①②③④⑤	問96	①②③④⑤
問17	①②③④⑤	問57	①②③④⑤	問97	①②③④⑤
問18	①②③④⑤	問58	①②③④⑤	問98	①②③④⑤
問19	①②③④⑤	問59	①②③④⑤	問99	①②③④⑤
問20	①②③④⑤	問60	①②③④⑤	問100	①②③④⑤
問21	①②③④⑤	問61	①②③④⑤	問101	①②③④⑤
問22	①②③④⑤	問62	①②③④⑤	問102	①②③④⑤
問23	①②③④⑤	問63	①②③④⑤	問103	①②③④⑤
問24	①②③④⑤	問64	①②③④⑤	問104	①②③④⑤
問25	①②③④⑤	問65	①②③④⑤	問105	①②③④⑤
問26	①②③④⑤	問66	①②③④⑤	問106	①②③④⑤
問27	①②③④⑤	問67	①②③④⑤	問107	①②③④⑤
問28	①②③④⑤	問68	①②③④⑤	問108	①②③④⑤
問29	①②③④⑤	問69	①②③④⑤	問109	①②③④⑤
問30	①②③④⑤	問70	①②③④⑤	問110	①②③④⑤
問31	①②③④⑤	問71	①②③④⑤	問111	①②③④⑤
問32	①②③④⑤	問72	①②③④⑤	問112	①②③④⑤
問33	①②③④⑤	問73	①②③④⑤	問113	①②③④⑤
問34	①②③④⑤	問74	①②③④⑤	問114	①②③④⑤
問35	①②③④⑤	問75	①②③④⑤	問115	①②③④⑤
問36	①②③④⑤	問76	①②③④⑤	問116	①②③④⑤
問37	①②③④⑤	問77	①②③④⑤	問117	①②③④⑤
問38	①②③④⑤	問78	①②③④⑤	問118	①②③④⑤
問39	①②③④⑤	問79	①②③④⑤	問119	①②③④⑤
問40	①②③④⑤	問80	①②③④⑤	問120	①②③④⑤

注：問題によっては選択肢が５つではない場合があります。解答に際しては注意してください。

解答用紙

問 1	① ② ③ ④ ⑤	問41	① ② ③ ④ ⑤	問81	① ② ③ ④ ⑤
問 2	① ② ③ ④ ⑤	問42	① ② ③ ④ ⑤	問82	① ② ③ ④ ⑤
問 3	① ② ③ ④ ⑤	問43	① ② ③ ④ ⑤	問83	① ② ③ ④ ⑤
問 4	① ② ③ ④ ⑤	問44	① ② ③ ④ ⑤	問84	① ② ③ ④ ⑤
問 5	① ② ③ ④ ⑤	問45	① ② ③ ④ ⑤	問85	① ② ③ ④ ⑤
問 6	① ② ③ ④ ⑤	問46	① ② ③ ④ ⑤	問86	① ② ③ ④ ⑤
問 7	① ② ③ ④ ⑤	問47	① ② ③ ④ ⑤	問87	① ② ③ ④ ⑤
問 8	① ② ③ ④ ⑤	問48	① ② ③ ④ ⑤	問88	① ② ③ ④ ⑤
問 9	① ② ③ ④ ⑤	問49	① ② ③ ④ ⑤	問89	① ② ③ ④ ⑤
問10	① ② ③ ④ ⑤	問50	① ② ③ ④ ⑤	問90	① ② ③ ④ ⑤
問11	① ② ③ ④ ⑤	問51	① ② ③ ④ ⑤	問91	① ② ③ ④ ⑤
問12	① ② ③ ④ ⑤	問52	① ② ③ ④ ⑤	問92	① ② ③ ④ ⑤
問13	① ② ③ ④ ⑤	問53	① ② ③ ④ ⑤	問93	① ② ③ ④ ⑤
問14	① ② ③ ④ ⑤	問54	① ② ③ ④ ⑤	問94	① ② ③ ④ ⑤
問15	① ② ③ ④ ⑤	問55	① ② ③ ④ ⑤	問95	① ② ③ ④ ⑤
問16	① ② ③ ④ ⑤	問56	① ② ③ ④ ⑤	問96	① ② ③ ④ ⑤
問17	① ② ③ ④ ⑤	問57	① ② ③ ④ ⑤	問97	① ② ③ ④ ⑤
問18	① ② ③ ④ ⑤	問58	① ② ③ ④ ⑤	問98	① ② ③ ④ ⑤
問19	① ② ③ ④ ⑤	問59	① ② ③ ④ ⑤	問99	① ② ③ ④ ⑤
問20	① ② ③ ④ ⑤	問60	① ② ③ ④ ⑤	問100	① ② ③ ④ ⑤
問21	① ② ③ ④ ⑤	問61	① ② ③ ④ ⑤	問101	① ② ③ ④ ⑤
問22	① ② ③ ④ ⑤	問62	① ② ③ ④ ⑤	問102	① ② ③ ④ ⑤
問23	① ② ③ ④ ⑤	問63	① ② ③ ④ ⑤	問103	① ② ③ ④ ⑤
問24	① ② ③ ④ ⑤	問64	① ② ③ ④ ⑤	問104	① ② ③ ④ ⑤
問25	① ② ③ ④ ⑤	問65	① ② ③ ④ ⑤	問105	① ② ③ ④ ⑤
問26	① ② ③ ④ ⑤	問66	① ② ③ ④ ⑤	問106	① ② ③ ④ ⑤
問27	① ② ③ ④ ⑤	問67	① ② ③ ④ ⑤	問107	① ② ③ ④ ⑤
問28	① ② ③ ④ ⑤	問68	① ② ③ ④ ⑤	問108	① ② ③ ④ ⑤
問29	① ② ③ ④ ⑤	問69	① ② ③ ④ ⑤	問109	① ② ③ ④ ⑤
問30	① ② ③ ④ ⑤	問70	① ② ③ ④ ⑤	問110	① ② ③ ④ ⑤
問31	① ② ③ ④ ⑤	問71	① ② ③ ④ ⑤	問111	① ② ③ ④ ⑤
問32	① ② ③ ④ ⑤	問72	① ② ③ ④ ⑤	問112	① ② ③ ④ ⑤
問33	① ② ③ ④ ⑤	問73	① ② ③ ④ ⑤	問113	① ② ③ ④ ⑤
問34	① ② ③ ④ ⑤	問74	① ② ③ ④ ⑤	問114	① ② ③ ④ ⑤
問35	① ② ③ ④ ⑤	問75	① ② ③ ④ ⑤	問115	① ② ③ ④ ⑤
問36	① ② ③ ④ ⑤	問76	① ② ③ ④ ⑤	問116	① ② ③ ④ ⑤
問37	① ② ③ ④ ⑤	問77	① ② ③ ④ ⑤	問117	① ② ③ ④ ⑤
問38	① ② ③ ④ ⑤	問78	① ② ③ ④ ⑤	問118	① ② ③ ④ ⑤
問39	① ② ③ ④ ⑤	問79	① ② ③ ④ ⑤	問119	① ② ③ ④ ⑤
問40	① ② ③ ④ ⑤	問80	① ② ③ ④ ⑤	問120	① ② ③ ④ ⑤

注：問題によっては選択肢が５つではない場合があります。解答に際しては注意してください。

解答用紙

問 1	①②③④⑤	問41	①②③④⑤	問81	①②③④⑤
問 2	①②③④⑤	問42	①②③④⑤	問82	①②③④⑤
問 3	①②③④⑤	問43	①②③④⑤	問83	①②③④⑤
問 4	①②③④⑤	問44	①②③④⑤	問84	①②③④⑤
問 5	①②③④⑤	問45	①②③④⑤	問85	①②③④⑤
問 6	①②③④⑤	問46	①②③④⑤	問86	①②③④⑤
問 7	①②③④⑤	問47	①②③④⑤	問87	①②③④⑤
問 8	①②③④⑤	問48	①②③④⑤	問88	①②③④⑤
問 9	①②③④⑤	問49	①②③④⑤	問89	①②③④⑤
問10	①②③④⑤	問50	①②③④⑤	問90	①②③④⑤
問11	①②③④⑤	問51	①②③④⑤	問91	①②③④⑤
問12	①②③④⑤	問52	①②③④⑤	問92	①②③④⑤
問13	①②③④⑤	問53	①②③④⑤	問93	①②③④⑤
問14	①②③④⑤	問54	①②③④⑤	問94	①②③④⑤
問15	①②③④⑤	問55	①②③④⑤	問95	①②③④⑤
問16	①②③④⑤	問56	①②③④⑤	問96	①②③④⑤
問17	①②③④⑤	問57	①②③④⑤	問97	①②③④⑤
問18	①②③④⑤	問58	①②③④⑤	問98	①②③④⑤
問19	①②③④⑤	問59	①②③④⑤	問99	①②③④⑤
問20	①②③④⑤	問60	①②③④⑤	問100	①②③④⑤
問21	①②③④⑤	問61	①②③④⑤	問101	①②③④⑤
問22	①②③④⑤	問62	①②③④⑤	問102	①②③④⑤
問23	①②③④⑤	問63	①②③④⑤	問103	①②③④⑤
問24	①②③④⑤	問64	①②③④⑤	問104	①②③④⑤
問25	①②③④⑤	問65	①②③④⑤	問105	①②③④⑤
問26	①②③④⑤	問66	①②③④⑤	問106	①②③④⑤
問27	①②③④⑤	問67	①②③④⑤	問107	①②③④⑤
問28	①②③④⑤	問68	①②③④⑤	問108	①②③④⑤
問29	①②③④⑤	問69	①②③④⑤	問109	①②③④⑤
問30	①②③④⑤	問70	①②③④⑤	問110	①②③④⑤
問31	①②③④⑤	問71	①②③④⑤	問111	①②③④⑤
問32	①②③④⑤	問72	①②③④⑤	問112	①②③④⑤
問33	①②③④⑤	問73	①②③④⑤	問113	①②③④⑤
問34	①②③④⑤	問74	①②③④⑤	問114	①②③④⑤
問35	①②③④⑤	問75	①②③④⑤	問115	①②③④⑤
問36	①②③④⑤	問76	①②③④⑤	問116	①②③④⑤
問37	①②③④⑤	問77	①②③④⑤	問117	①②③④⑤
問38	①②③④⑤	問78	①②③④⑤	問118	①②③④⑤
問39	①②③④⑤	問79	①②③④⑤	問119	①②③④⑤
問40	①②③④⑤	問80	①②③④⑤	問120	①②③④⑤

注：問題によっては選択肢が５つではない場合があります。解答に際しては注意してください。

解答用紙

問 1	① ② ③ ④ ⑤	問41	① ② ③ ④ ⑤	問81	① ② ③ ④ ⑤
問 2	① ② ③ ④ ⑤	問42	① ② ③ ④ ⑤	問82	① ② ③ ④ ⑤
問 3	① ② ③ ④ ⑤	問43	① ② ③ ④ ⑤	問83	① ② ③ ④ ⑤
問 4	① ② ③ ④ ⑤	問44	① ② ③ ④ ⑤	問84	① ② ③ ④ ⑤
問 5	① ② ③ ④ ⑤	問45	① ② ③ ④ ⑤	問85	① ② ③ ④ ⑤
問 6	① ② ③ ④ ⑤	問46	① ② ③ ④ ⑤	問86	① ② ③ ④ ⑤
問 7	① ② ③ ④ ⑤	問47	① ② ③ ④ ⑤	問87	① ② ③ ④ ⑤
問 8	① ② ③ ④ ⑤	問48	① ② ③ ④ ⑤	問88	① ② ③ ④ ⑤
問 9	① ② ③ ④ ⑤	問49	① ② ③ ④ ⑤	問89	① ② ③ ④ ⑤
問10	① ② ③ ④ ⑤	問50	① ② ③ ④ ⑤	問90	① ② ③ ④ ⑤
問11	① ② ③ ④ ⑤	問51	① ② ③ ④ ⑤	問91	① ② ③ ④ ⑤
問12	① ② ③ ④ ⑤	問52	① ② ③ ④ ⑤	問92	① ② ③ ④ ⑤
問13	① ② ③ ④ ⑤	問53	① ② ③ ④ ⑤	問93	① ② ③ ④ ⑤
問14	① ② ③ ④ ⑤	問54	① ② ③ ④ ⑤	問94	① ② ③ ④ ⑤
問15	① ② ③ ④ ⑤	問55	① ② ③ ④ ⑤	問95	① ② ③ ④ ⑤
問16	① ② ③ ④ ⑤	問56	① ② ③ ④ ⑤	問96	① ② ③ ④ ⑤
問17	① ② ③ ④ ⑤	問57	① ② ③ ④ ⑤	問97	① ② ③ ④ ⑤
問18	① ② ③ ④ ⑤	問58	① ② ③ ④ ⑤	問98	① ② ③ ④ ⑤
問19	① ② ③ ④ ⑤	問59	① ② ③ ④ ⑤	問99	① ② ③ ④ ⑤
問20	① ② ③ ④ ⑤	問60	① ② ③ ④ ⑤	問100	① ② ③ ④ ⑤
問21	① ② ③ ④ ⑤	問61	① ② ③ ④ ⑤	問101	① ② ③ ④ ⑤
問22	① ② ③ ④ ⑤	問62	① ② ③ ④ ⑤	問102	① ② ③ ④ ⑤
問23	① ② ③ ④ ⑤	問63	① ② ③ ④ ⑤	問103	① ② ③ ④ ⑤
問24	① ② ③ ④ ⑤	問64	① ② ③ ④ ⑤	問104	① ② ③ ④ ⑤
問25	① ② ③ ④ ⑤	問65	① ② ③ ④ ⑤	問105	① ② ③ ④ ⑤
問26	① ② ③ ④ ⑤	問66	① ② ③ ④ ⑤	問106	① ② ③ ④ ⑤
問27	① ② ③ ④ ⑤	問67	① ② ③ ④ ⑤	問107	① ② ③ ④ ⑤
問28	① ② ③ ④ ⑤	問68	① ② ③ ④ ⑤	問108	① ② ③ ④ ⑤
問29	① ② ③ ④ ⑤	問69	① ② ③ ④ ⑤	問109	① ② ③ ④ ⑤
問30	① ② ③ ④ ⑤	問70	① ② ③ ④ ⑤	問110	① ② ③ ④ ⑤
問31	① ② ③ ④ ⑤	問71	① ② ③ ④ ⑤	問111	① ② ③ ④ ⑤
問32	① ② ③ ④ ⑤	問72	① ② ③ ④ ⑤	問112	① ② ③ ④ ⑤
問33	① ② ③ ④ ⑤	問73	① ② ③ ④ ⑤	問113	① ② ③ ④ ⑤
問34	① ② ③ ④ ⑤	問74	① ② ③ ④ ⑤	問114	① ② ③ ④ ⑤
問35	① ② ③ ④ ⑤	問75	① ② ③ ④ ⑤	問115	① ② ③ ④ ⑤
問36	① ② ③ ④ ⑤	問76	① ② ③ ④ ⑤	問116	① ② ③ ④ ⑤
問37	① ② ③ ④ ⑤	問77	① ② ③ ④ ⑤	問117	① ② ③ ④ ⑤
問38	① ② ③ ④ ⑤	問78	① ② ③ ④ ⑤	問118	① ② ③ ④ ⑤
問39	① ② ③ ④ ⑤	問79	① ② ③ ④ ⑤	問119	① ② ③ ④ ⑤
問40	① ② ③ ④ ⑤	問80	① ② ③ ④ ⑤	問120	① ② ③ ④ ⑤

注：問題によっては選択肢が5つではない場合があります。解答に際しては注意してください。

解答用紙

問 1	①②③④⑤	問41	①②③④⑤	問81	①②③④⑤
問 2	①②③④⑤	問42	①②③④⑤	問82	①②③④⑤
問 3	①②③④⑤	問43	①②③④⑤	問83	①②③④⑤
問 4	①②③④⑤	問44	①②③④⑤	問84	①②③④⑤
問 5	①②③④⑤	問45	①②③④⑤	問85	①②③④⑤
問 6	①②③④⑤	問46	①②③④⑤	問86	①②③④⑤
問 7	①②③④⑤	問47	①②③④⑤	問87	①②③④⑤
問 8	①②③④⑤	問48	①②③④⑤	問88	①②③④⑤
問 9	①②③④⑤	問49	①②③④⑤	問89	①②③④⑤
問10	①②③④⑤	問50	①②③④⑤	問90	①②③④⑤
問11	①②③④⑤	問51	①②③④⑤	問91	①②③④⑤
問12	①②③④⑤	問52	①②③④⑤	問92	①②③④⑤
問13	①②③④⑤	問53	①②③④⑤	問93	①②③④⑤
問14	①②③④⑤	問54	①②③④⑤	問94	①②③④⑤
問15	①②③④⑤	問55	①②③④⑤	問95	①②③④⑤
問16	①②③④⑤	問56	①②③④⑤	問96	①②③④⑤
問17	①②③④⑤	問57	①②③④⑤	問97	①②③④⑤
問18	①②③④⑤	問58	①②③④⑤	問98	①②③④⑤
問19	①②③④⑤	問59	①②③④⑤	問99	①②③④⑤
問20	①②③④⑤	問60	①②③④⑤	問100	①②③④⑤
問21	①②③④⑤	問61	①②③④⑤	問101	①②③④⑤
問22	①②③④⑤	問62	①②③④⑤	問102	①②③④⑤
問23	①②③④⑤	問63	①②③④⑤	問103	①②③④⑤
問24	①②③④⑤	問64	①②③④⑤	問104	①②③④⑤
問25	①②③④⑤	問65	①②③④⑤	問105	①②③④⑤
問26	①②③④⑤	問66	①②③④⑤	問106	①②③④⑤
問27	①②③④⑤	問67	①②③④⑤	問107	①②③④⑤
問28	①②③④⑤	問68	①②③④⑤	問108	①②③④⑤
問29	①②③④⑤	問69	①②③④⑤	問109	①②③④⑤
問30	①②③④⑤	問70	①②③④⑤	問110	①②③④⑤
問31	①②③④⑤	問71	①②③④⑤	問111	①②③④⑤
問32	①②③④⑤	問72	①②③④⑤	問112	①②③④⑤
問33	①②③④⑤	問73	①②③④⑤	問113	①②③④⑤
問34	①②③④⑤	問74	①②③④⑤	問114	①②③④⑤
問35	①②③④⑤	問75	①②③④⑤	問115	①②③④⑤
問36	①②③④⑤	問76	①②③④⑤	問116	①②③④⑤
問37	①②③④⑤	問77	①②③④⑤	問117	①②③④⑤
問38	①②③④⑤	問78	①②③④⑤	問118	①②③④⑤
問39	①②③④⑤	問79	①②③④⑤	問119	①②③④⑤
問40	①②③④⑤	問80	①②③④⑤	問120	①②③④⑤

注：問題によっては選択肢が５つではない場合があります。解答に際しては注意してください。

解答用紙

問 1	①②③④⑤	問41	①②③④⑤	問81	①②③④⑤
問 2	①②③④⑤	問42	①②③④⑤	問82	①②③④⑤
問 3	①②③④⑤	問43	①②③④⑤	問83	①②③④⑤
問 4	①②③④⑤	問44	①②③④⑤	問84	①②③④⑤
問 5	①②③④⑤	問45	①②③④⑤	問85	①②③④⑤
問 6	①②③④⑤	問46	①②③④⑤	問86	①②③④⑤
問 7	①②③④⑤	問47	①②③④⑤	問87	①②③④⑤
問 8	①②③④⑤	問48	①②③④⑤	問88	①②③④⑤
問 9	①②③④⑤	問49	①②③④⑤	問89	①②③④⑤
問10	①②③④⑤	問50	①②③④⑤	問90	①②③④⑤
問11	①②③④⑤	問51	①②③④⑤	問91	①②③④⑤
問12	①②③④⑤	問52	①②③④⑤	問92	①②③④⑤
問13	①②③④⑤	問53	①②③④⑤	問93	①②③④⑤
問14	①②③④⑤	問54	①②③④⑤	問94	①②③④⑤
問15	①②③④⑤	問55	①②③④⑤	問95	①②③④⑤
問16	①②③④⑤	問56	①②③④⑤	問96	①②③④⑤
問17	①②③④⑤	問57	①②③④⑤	問97	①②③④⑤
問18	①②③④⑤	問58	①②③④⑤	問98	①②③④⑤
問19	①②③④⑤	問59	①②③④⑤	問99	①②③④⑤
問20	①②③④⑤	問60	①②③④⑤	問100	①②③④⑤
問21	①②③④⑤	問61	①②③④⑤	問101	①②③④⑤
問22	①②③④⑤	問62	①②③④⑤	問102	①②③④⑤
問23	①②③④⑤	問63	①②③④⑤	問103	①②③④⑤
問24	①②③④⑤	問64	①②③④⑤	問104	①②③④⑤
問25	①②③④⑤	問65	①②③④⑤	問105	①②③④⑤
問26	①②③④⑤	問66	①②③④⑤	問106	①②③④⑤
問27	①②③④⑤	問67	①②③④⑤	問107	①②③④⑤
問28	①②③④⑤	問68	①②③④⑤	問108	①②③④⑤
問29	①②③④⑤	問69	①②③④⑤	問109	①②③④⑤
問30	①②③④⑤	問70	①②③④⑤	問110	①②③④⑤
問31	①②③④⑤	問71	①②③④⑤	問111	①②③④⑤
問32	①②③④⑤	問72	①②③④⑤	問112	①②③④⑤
問33	①②③④⑤	問73	①②③④⑤	問113	①②③④⑤
問34	①②③④⑤	問74	①②③④⑤	問114	①②③④⑤
問35	①②③④⑤	問75	①②③④⑤	問115	①②③④⑤
問36	①②③④⑤	問76	①②③④⑤	問116	①②③④⑤
問37	①②③④⑤	問77	①②③④⑤	問117	①②③④⑤
問38	①②③④⑤	問78	①②③④⑤	問118	①②③④⑤
問39	①②③④⑤	問79	①②③④⑤	問119	①②③④⑤
問40	①②③④⑤	問80	①②③④⑤	問120	①②③④⑤

注：問題によっては選択肢が5つでない場合があります。解答に際しては注意してください。

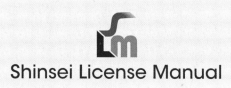

Shinsei License Manual